D1672179

Memorix

Radiodiagnostik

© Chapman & Hall GmbH, D-69469 Weinheim (Bundesrepublik Deutschland), 1997

ISBN 3-8261-0088-3

Memorix

Radiodiagnostik

von
Anke Lasserre

Mit 204 Abbildungen

CHAPMAN & HALL

an International Thomson Publishing company **I**(**T**)**P**®

London · Glasgow · Weinheim · New York · Tokyo · Melbourne · Madras

Dr. med. Anke Lasserre
Am Collinger Berg 43

D-66424 Homburg-Kirrberg

© Chapman & Hall GmbH, D-69469 Weinheim (Bundesrepublik Deutschland), 1997

Die Deutsche Bibliothek – CIP-Einheitsaufnahme
Lasserre, Anke:
Radiodiagnostik / von Anke Lasserre. - London ; Glasgow ; Weinheim ; New York ; Tokyo ; Melbourne ; Madras : Chapman and Hall, 1997
   (Memorix)
   ISBN 3-8261-0088-3

Herstellung: Susanne Tochtermann
Covergestaltung: Struve & Partner, Atelier für Grafik-Design, Heidelberg
Satz: Hagedorn GmbH, Viernheim
Druck und Verarbeitung: Druckhaus Beltz, Hemsbach
Printed in the Federal Republic of Germany

Zu Beginn meiner klinischen Tätigkeit habe ich viel Zeit darauf verwandt, ein kleines Notizbuch anzulegen, in dem ich wichtige Daten notiert habe, um schnell einen Blick darauf werfen zu können.

Dieses Memorix Spezial basiert auf meinem „privaten Kitteltaschenbuch", das sich in seiner Entstehung aus zusammenfassenden Tabellen und Schaubildern, theoretischen, schwer zu behaltenden Grundlagen und vor allem praktischen Anleitungen zusammensetzte. Ein solches „Kitteltaschenbuch" soll einen schnellen Zugriff zu komprimierten Fakten bieten; es ist selbstverständlich kein Ersatz für ein ausführliches Lehrbuch.

Mit dem Memorix Radiodiagnostik möchte ich die in der Radiodiagnostik tätigen Berufsgruppen in Krankenhaus und Praxis wie Assistenzärzte, MTRAs, AiPler, PJler und Studenten sowie die mit der klinischen Radiodiagnostik zusammenarbeitenden Fachgruppen ansprechen.

Die Gliederung der einzelnen Kapitel umfaßt die in der Radiodiagnostik zu untersuchenden Organsysteme und zwei tabellarisch gestaltete Kapitel über Kontrastmittel und Medikamente sowie über Symptomatik und Therapie von in der Radiodiagnostik auftretenden Notfällen. Die ersten beiden Kapitel geben einen kurzen Überblick über die physikalischen Grundlagen bzw. die unterschiedlichen Untersuchungsmethoden in der Radiodiagnostik. Die Kapitel sind, soweit dies möglich ist, übereinstimmend gegliedert, um ein schnelles Auffinden von Fragestellungen zu ermöglichen. Hierbei werden zunächst die verschiedenen bildgebenden Verfahren mit Technik, praktischen Hinweisen, Röntgenanatomie, Indikation, Normalbefund und Auswertungshilfen beschrieben. Nach für den Radiologen wichtigen Anmerkungen zur klinischen Untersuchung folgen, jeweils kurz komprimiert, röntgendiagnostische Krankheitsbilder, die sich in Anomalien, gut-, bösartige und postoperative Veränderungen gliedern. Am Ende eines jeden Kapitels steht ein kurzer Block mit den wichtigen röntgendiagnostischen Differentialdiagnosen. Durch das „begrenzte Fassungsvermögen einer Kitteltasche" wurde bei der Beschreibung der Arbeitstechniken auf die Kernspintomographie und weitgehend auf interventionelle Maßnahmen verzichtet. Die Kinder- und Neuroradiologie werden, soweit sie für den Bereitschaftsdienst bzw. die tägliche Routine relevant sind, grundlegend angesprochen. So setzt sich der Inhalt der bildgebenden Verfahren aus den konventionellen radiologischen Verfahren, der Computertomographie, der Sonographie und der Dopplersonographie zusammen.

Dieses Buch enthält keine Abbildungen von Röntgenaufnahmen, sondern nur grundlegende Schemazeichnungen zur leichteren Orientierung in der Röntgenanatomie und zur Interpretationshilfe von Röntgenbildern, da dies den Rahmen eines solchen „Kitteltaschenbuchs" sprengen würde. Hier sei auf die entsprechenden Lehrbücher und Atlanten der Radiodiagnostik verwiesen.

Mein Buch kann persönliche Anmerkungen und Notizen nicht ersetzen. Die beschriebenen Untersuchungstechniken sind Basisanleitungen und Vorschläge zur schnellen Orientierung und müssen in bezug auf den Patienten individuell verändert werden.

Den Mitarbeitern des Verlags Chapman & Hall sei an dieser Stelle für die vorzügliche Zusammenarbeit gedankt. Des weiteren möchte ich mich bei Frau Heike Becker für die Mithilfe bei der Erstellung des Manuskripts sowie bei Frau Silke Franzen-Schneider für ihre Mitarbeit in Fragen der radiologischen Einstelltechniken bedanken. Besonderer Dank gilt meinem Ehemann Herrn Dr. med. Jean-Jacques Lasserre für die unermüdliche Unterstützung bei der Entstehung des Werkes sowie der kritischen Durchsicht des Manuskripts.

Ich hoffe, daß die Zusammenstellung dieses Büchleins seinen Lesern eine Hilfe für den klinischen Arbeitsalltag sein wird und bin für kritische Anmerkungen und Verbesserungen jederzeit dankbar.

Homburg, im Frühjahr 1997   Anke Lasserre

9. Retroperitoneum und Peritonealhöhle 214

10. Endokrine Organe 224

14. Spezielle gynäkologische und geburtshilfliche Untersuchungen 428

15. HNO 439

19. Notfälle in der Radiodiagnostik   480

20. Verwendete und empfohlene Literatur   491

21. Index   493

Verwendete Symbole

<	kleiner
>	größer
≥	größer gleich
≤	kleiner gleich
⇨	vergleiche mit/daraus folgt
≈	ungefähr
=	gleichbleibend, unverändert
–	nicht vorhanden
∅	Durchmesser, negativ, nicht vorhanden
©	Copyright
☞	siehe, Verweis

- **/a:** pro Jahr
- **/d:** pro Tag
- **/h:** pro Stunde
- **/min:** pro Minute
- **/s:** pro Sekunde
- **A./Aa.:** Arterie/Arterien
- **a.-p.:** anterior-posterior
- **Abb.:** Abbildung
- **asc.:** ascendens
- **AVK:** arterielle Verschlußkrankheit
- **AZ:** Allgemeinzustand
- **bes.:** besonders
- **Ch:** Charrierre
- **CPR:** kardiopulmonale Reanimation
- **CCT:** Cranielle Computertomographie
- **CT:** Computertomographie
- **d.h.:** das heißt
- **d.-v.:** dorsoventral
- **d:** Tag
- **D.:** Ductus
- **DD:** Differentialdiagnose
- **desc.:** descendens
- **DIP:** distales Interphalangealgelenk
- **DL:** Durchleuchtung
- **F:** Frauen
- **F:** French
- **FFA:** Fokus-Film-Abstand
- **FKDS:** farbkodierte Duplexsonographie
- **ggf.:** gegebenenfalls
- **h:** Stunde
- **HE:** Hounsfield-Einheiten
- **HR-CT:** High Resolution Computertomographie
- **HSG:** Hysterosalpingographie
- **HWZ:** Halbwertszeit
- **i.a.:** intraarteriell
- **i.d.R.:** in der Regel
- **i.m.:** intramuskulär
- **i.R.:** im Rahmen
- **i.v.:** intravenös
- **IE:** internationale Einheit
- **in:** Inch
- **Ind.:** Indikation
- **INN:** International non-proprietary name (generic name)
- **ISG:** Iliosakralgelenk
- **Kap.:** Kapitel
- **keV:** Kilo-Elektronenvolt
- **kg:** Kilogramm
- **KG:** Körpergewicht
- **KI:** Kontraindikation
- **KM:** Kontrastmittel
- **LA:** linker Vorhof
- **LAO:** links-anterior-oblique/ II. Schrägdurchmesser
- **li:** links
- **Lig.:** Ligamentum
- **LJ:** Lebensjahre
- **LJZ:** Lebensjahrzehnt
- **LK:** Lymphknoten
- **LL:** linker Leberlappen
- **Lnn.:** Lymphknoten
- **Lok.:** Lokalisation
- **Lsg.:** Lösung
- **LV:** linker Ventrikel
- **LV:** linker Ventrikel
- **M.:** Morbus
- **M:** Männer
- **m:** männlich
- **max.:** maximal/Maximum
- **MCL:** Medioklavikularlinie
- **MCP:** Metakarpophalangealgelenk
- **MDP:** Magen-Darm-Passage
- **mg:** Milligramm
- **MHz:** Megaherz
- **min:** Minute
- **MIP:** maximum intensity projection
- **ml:** Milliliter
- **MRT:** Magnetresonanztomographie
- **MZU:** Miktionszystourethrographie
- **N./Nn.:** Nerv/Nerven
- **NBKS:** Nierenbeckenkelchsystem
- **Nuk:** Nuklearmedizin
- **NW:** Nebenwirkung
- **of:** okzipitofrontal
- **OL:** Oberlappen
- **om:** okzipitomental
- **Op.:** Operation
- **OSG:** oberes Sprunggelenk
- **p.-a.:** posterior-anterior
- **p.i.:** post injectionem
- **PI:** Pulsatilitätsindex
- **PIP:** proximales Interphalangealgelenk
- **postop.:** postoperativ
- **präop.:** präoperativ
- **PTA:** perkutane transluminale Angioplastie
- **RA:** rechter Vorhof
- **RAO:** rechts-anterior-oblique/ I. Schrägdurchmesser
- **re:** rechts
- **Recos:** Rekonstruktionen im CT

- **RF:** Raumforderung
- **RL:** rechter Leberlappen
- **Rö:** Röntgen
- **RV:** rechter Ventrikel
- **s.u.:** siehe unten
- **s:** Sekunde
- **Sono:** Sonographie, Ultraschall
- **SSW:** Schwangerschaftswoche
- **Tab.:** Tabelle
- **u./o.:** und/oder
- **u.a.:** unter anderem
- **UL:** Unterlappen
- **USG:** unteres Sprunggelenk
- **V./Vv.:** Vene/Venen
- **V.a.:** Verdacht auf
- **v.-d.:** ventrodorsal
- **vgl.:** vergleiche
- **w:** weiblich
- **WK:** Wirbelkörper
- **WS:** Wirbelsäule
- **Z.n.:** Zustand nach

Absorption: ☞ Schwächungseffekt.

Abstandsquadratgesetz: Strahlen einer Lichtquelle oder Röntgenstrahlen divergieren. Die Intensität oder Dosis einer Strahlung verringert sich mit dem Quadrat ihrer Entfernung von der Strahlenquelle.

AMBER-Technik: detektorgesteuertes Belichtungssystem mit punktförmiger Abtastung zur konventionellen Thoraxdiagnostik. ☞ Kap. 3, Thorax.

Anode: Teil der Röntgenröhre, auf den die Elektronen aufprallen, hier entsteht die Röntgenstrahlung. Die Anode besteht aus:
- Rotierendem *Drehanodenteller* von 80–90 mm Durchmesser, der sich mit 3000–9000 U/min dreht.
- Dieser Verbundteller setzt sich aus einer 1–1,3 mm dünnen Wolfram- (90 %) und Rhenium- (10 %) Legierung auf einem dicken Molybdänteller zusammen.

Automatische Belichtungssteuerung: der *Belichtungsautomat* mißt die auftretende Röntgenstrahlung. Die Aufnahmespannung (kV) wird von Hand eingestellt, während die Strahlenmenge (mAs), die für die richtige Filmschwärzung erforderlich ist, über den Belichtungsautomaten geschaltet wird. Hierbei wird eine vorgewählte mittlere Dosis im Bereich der *Dominanten* (= diagnostisch relevantes Objektdetail) gemessen und die Strahlung nach Erreichen dieser Dosis abgeschaltet. Zur Messung der Dosisleistung werden *Ionisationskammern* (Positionierung am Strahlenaustrittsfenster der Röntgenröhre, Dentalaufnahmen), *Halbleiterdetektoren* (Positionierung hinter der Filmkassette, Mammographie, Pädiatrie) und *Lichtmessungen mit der Photodiode* (Positionierung zwischen Bildverstärker und Fernsehkamera, Bildverstärkersystemen) benutzt. Im Normalbetrieb wird hinter dem Streustrahlenraster und vor der Film-Folien-Kombination gemessen.

Belastbarkeit von Röntgenröhren
- Wird in *kW* angegeben und ist durch die Brennfleckbelastbarkeit gekennzeichnet.
- Ein größerer Brennfleck (1 x 1 mm) ist stärker belastbar, hat aber eine größere geometrische Unschärfe als ein kleinerer Brennfleck (0,6 x 0,6 mm) und umgekehrt.
- Materialabhängig (Wolfram ⇨ nach 10 000 Aufnahmen 44 % Dosisabfall, Wolfram-Rhenium-Legierung ⇨ nach 10 000 Aufnahmen 10 % Dosisabfall).
  Schäden im Kurzzeitbereich: Brennfleckschäden der Anode. Schäden im Mittelzeitbereich: Rißbildung der Anode. Schäden im Langzeitbereich: Kugellagerschäden der Anode.
- *Überlastungsautomatik* in modernen Generatoren.
- *Hochleistungsröhren:* längere Aufnahmeserien mit hoher Leistung für Angiographie und Volumenscanning beim Spiral-CT.

Beruflich strahlenexponierte Personen
1. *Personen der Kategorie A:* Sie können mehr als 3/10 der Grenzwerte der effektiven Dosis *(bis 50 mSv)* erhalten und benötigen eine *Einstellungsuntersuchung* und eine *jährliche Kontrolle.*
2. *Personen der Kategorie B:* Können mehr als 1/10 bis höchstens 3/10 der Grenzwerte der effektiven Dosis erhalten *(15 mSv)* und benötigen eine *Einstellungsuntersuchung* und eine regelmäßige, halbjährliche Belehrung.

Bildverstärkeranlage (BV-Anlage): besteht aus einer *Bildverstärkerröhre* (Vakuumgefäß) mit
- Eingangsleuchtschirm mit fluoreszierendem Material,
- Photokathode, die bei Lichteinfall Elektronen emittiert,
- Beschleunigungsstrecke,
- Ausgangsleuchtschirm, der beim Aufprall von Elektronen sichtbares Licht abgibt.

Es entsteht ein stark verkleinertes Bild mit einer extrem erhöhten Lichtdichte (Verstärkung um den Faktor 10 000 gegenüber konventionellen Leuchtschirmen) sowie einer deutlich erhöhten Ortsauflösung. Zusätzlich kommt eine *TV-Anlage*, die das BV-Ausgangsbild über eine Fernsehkamera aufnimmt und über einen Videoverstärker an einen TV-Monitor weitergibt, hinzu. TV-Systeme haben i.d.R. 625, ggf. auch 1249 Zeilen, wobei 25 Vollbilder/s erzeugt werden. Die *Helligkeit des BV-TV-Bildes* kann durch eine automatische Dosisleistungsregelung und eine elektronische Regelung des TV-Systems geändert werden. Für den *Durchleuchtungs-Betrieb* ist bei der typischen BV-TV-Anlage der Röntgenstrahler fest mit dem Bildverstärker verbunden, wobei sich der Röntgenstrahler unter dem Patiententisch befindet. Es lassen sich *Zielaufnahmen* durchführen, wozu eine Kassette mit einem Film-Folien-System über einen Kassettenwagen aus der Parkstellung vor den BV-Eingang gefahren wird. Während der Aufnahme gelangt keine Strahlung auf den Bildverstärker, sondern nur auf den Röntgenfilm. *Indirekte Aufnahmen* lassen sich mit *100-mm-Einzelbildkameras* oder *35-mm-Kino-Kameras* über einen teildurchlässigen Spiegel, der zwischen BV-Ausgang und TV-Eingang schwenkbar angebracht ist, anfertigen. So können Einzelbild- oder Kino-Aufnahmen und TV-

Monitorbetrachtung gleichzeitig ablaufen. Vorteile der BV-TV-Anlagen: Erhöhung der Leuchtdichte und des Kontrastes, aber Verringerung der Ortsauflösung.

Bildqualität: wird beeinflußt durch das Objekt (Größe und Absorptionsverhalten), die Aufnahmeparameter (Brennfleckgröße, Strahlenqualität, Belichtungsdaten, Dosisleistung) und die technischen Eigenschaften des Bildübertragungssystems (Film-Folien-Kombination, Qualität der Fernsehkette). Sie wird außerdem beeinflußt durch *Rauschen, Unschärfe* und *Kontrast*.

Bremsstrahlung: ☞ Röntgenstrahlung.

Brennfleck

- *Elektronischer Brennfleck:* Schnittfläche des Elektronen-Strahlenbündels mit der Anodenoberfläche.
- *Thermischer Brennfleck:* der vom Elektronen-Strahlenbündel getroffene Teil der Anodenoberfläche.
- *Optischer Brennfleck:* rechtwinkelige Parallelprojektion des elektronischen Brennflecks auf eine zum Zentralstrahl senkrechte Ebene, Größe des optischen Brennflecks für die optische Schärfe entscheidend (Brennfleck des Routinebetriebs).
- *Zentralstrahl:* vom Fokus ausgehend durch die Mitte des Strahlenaustrittsfensters.
- *Fokus:* Mittelpunkt des elektronischen Brennflecks.
- *Großer Brennfleck (1 x 1 mm):* stärker belastbar, geometrische Unschärfe, für Aufnahmen mit großer Dicke geeignet, höhere Dosisleistungen für kurze Belichtung notwendig.
- *Kleiner Brennfleck (0,6 x 0,6 mm):* kleine geometrische Unschärfe, weniger belastbar, für Extremitätenaufnahmen geeignet.

Charakteristische Strahlung: ☞ Röntgenstrahlung.

Compton-Streuung: ☞ Schwächungseffekt.

Detailerkennbarkeit: abhängig von Detailgröße, -kontrast und -unschärfe. Details und Kontraste müssen eine bestimmte Schwelle überschreiten, um wahrgenommen zu werden. Kleine Details mit hohem Kontrast sind noch sichtbar, große Details mit geringem Kontrast sind nicht sichtbar.

Digitale Radiographie: bei der digitalen Radiographie (DR von Fa. Fuji, Digiscan von Fa. Siemens, PCR von Fa. Philips) wird anstelle einer Filmkassette mit Film-Folien-Kombination eine *Leuchtstoff-* oder *Speicherfolie* (Bariumfluorid) benutzt. Durch Röntgenstrahlung werden die Elektronen auf ein höheres Energieniveau gehoben und ein latentes Bild wird gespeichert. Nach der Röntgenaufnahme wird die Speicherfolie einer sog. *Leseeinheit* zugeführt, die Folie mit einem Laserstrahl abgetastet und die zuvor angeregten Elektronen unter Lichtaussendung wieder in den Grundzustand gebracht. Das dabei entstehende *Signal wird digitalisiert* und an einen *Bildprozessor* weitergegeben, in dem die Bildverarbeitung stattfindet. Das digitale Röntgenbild wird anschließend photographisch dokumentiert. Die ausgelesene Speicherfolie kann erneut verwendet werden. *Vorteile:* hohe Empfindlichkeit der Speicherfolie mit großem Dynamikbereich, Fehlbelichtungen praktisch ausgeschlossen, teilweise Reduktion der Strahlendosis, Möglichkeiten der Bildverarbeitung, z.B. mit Kantenbetonung bei Knochen- oder Weichteilbildern separat an einem Monitor. *Nachteile:* Auflösung bei 2000 x 2000 Bildelementen um die Hälfte geringer als bei konventionellen Film-Folien-Systemen. Einsatzmöglichkeiten: Bettlungen (Fehlbelichtungen praktisch ausgeschlossen, Möglichkeit der Nachverarbeitung), Traumatologie.

Dosisbedarf von Bildsystemen

Dosis µGy	Optische Dichte	Empfindlichkeitsklasse
10	1	100
5	1	200
2,5	1	400
1,25	1	800

Dosisbegriffe im Strahlenschutz

- *Ortsdosis:* Äquivalenzdosis für Weichteilgewebe, gemessen an einem bestimmten Ort.
- *Personendosis:* Äquivalenzdosis für Weichteilgewebe, gemessen an einer für die Strahlenexposition repräsentativen Stelle der Körperoberfläche.
- *Körperdosis:* Sammelbegriff für *effektive Dosis* und *Teilkörperdosis*.
- *Effektive Dosis:* Summe der gewichteten mittleren *Äquivalenzdosen* in den einzelnen Organen und Geweben.

Dosiseinheiten

Dosis	SI-Einheiten	Alte Einheiten	Umrechnung	Definition
Ionendosis	C/kg	Röntgen (R)	1 R=0,258 mC/kg 1 C/kg=3,876 kR	Die von einer Strahlung in einem Luftvolumen erzeugte Ladungsmenge im Verhältnis zur Masse
Energie dosis	1 J/kg, Gray (Gy)	Rad (rd)	1 rd=10 mGy 1 Gy=100 rd	Absorbierte Energie pro Masse, nur für die Dosimetrie
Äquivalent-dosis	1 J/kg, Sievert (Sv)	Rem (rem)	1 rem=10 mSv 1 Sv=100 rem	Entspricht der Energiedosis x einem Bewertungsfaktor für unterschiedliche Gewebe, nur für Dosimetrie und Strahlenschutz
Bewertungs-faktor	1			Relative biologische Wirksamkeit von Strahlen auf Gewebe

Dosismeßgeräte

Filmdosimeter: Dosismessung mit Bestimmung der Strahlenqualität, wird am Körper getragen, Auswertung alle 4 Wochen, Ergebnisse 30 Jahre aufbewahren.

Fingerringdosimeter: Thermolumineszenzdosimeter, nimmt Bestrahlung auf, die unter Wärmeeinwirkung als Licht wieder abgestrahlt wird, z.B. für Angiographie und Durchleuchtung.

Stab- oder Füllhalterdosimeter: jederzeit ablesbare Dosimeter zur Bestimmung von Personendosen.

Durchleuchtungszeiten (Mittelwerte nach Literaturangaben)

Organ	Durchleuchtungszeit in min, s
Thorax	1,12
Ösophagus	2,36
Magendoppelkontrast	5,18
MDP	4,14
Enteroklysma	14,17
Kolondoppelkontrast	4,30
Galle	1,44
T-Drain-Darstellung	1,50

Effektive Dosen von Röntgenuntersuchungen

Röntgenuntersuchung	Effektive Dosis beim Mann in mSv	Effektive Dosis bei der Frau in mSv
Enteroklysma	12,5	23,6
Myelographie LWS	8,5	14,7
Kolondoppelkontrast	6,9	11,8
MDP	6,2	11,7
Magendoppelkontrast	5,8	8,1
Panmyelographie	5,6	7,4
Kolonperitrasteinlauf	4,2	7,3
Magengastrographinschluck	2,2	2,9
i.v. Urogramm	1,6	2,8
Myelographie HWS	1,5	1,6
Ösophagusbreischluck	0,8	0,9
i.v. Galle	0,8	0,9
T-Drain-Darstellung	0,8	0,9
Thoraxdurchleuchtung	0,6	0,7
LWS + Sakrum a.-p. + lat.	0,51	1,02
Becken a.-p.	0,31	0,43
Abdomenübersicht a.-p.	0,26	0,46
BWS a.-p. + lat.	0,2	0,24
Thorax a.-p + links lat.	0,19	0,21
Thorax a.-p. 60 kV	0,13	0,17
Hüfte rechts a.-p.	0,1	0,17
Schädel a.-p.+ lat.	0,016	0,06
HWS a.-p.+ lat.	0,054	0,057
Thorax a.-p. 109 kV	0,049	0,058
Schulter a.-p.	0,032	0,031
NNH om/of	0,011	0,014
Oberschenkel links a.-p.	0,0023	0,0002
Abdomen CT		ca. 15,9

aus: Keske, A. et al.: Zur Abschätzung der Patientendosis bei radiologischen Untersuchungen, Der Radiologe, 3/95.
Die Höhe der Strahlenexposition ist abhängig von Spannung (kV), Strom-Zeit-Produkt (mAs), Gesamtfilterung der Röhre (mm Al), Fokus-Objekt-Abstand, Film-Folien-Kombination, Raster, Filmentwicklung und Patientendicke.
Effektive Dosis: ☞ Dosisbegriffe im Strahlenschutz.

Empfindlichkeitsklassen und ihre Anwendungen

Empfindlichkeitsklasse	Erwachsene	Kinder	Eigenschaften
600–800		Magen, Darm	Extreme Dosisreduktion, verminderte Detailerkennbarkeit
400–800		Thorax, Skelett, Abdomen	s.o.
400	Ösophagus, Magen, Darm, LWS a.-p., lat., Kreuz- und Steißbein lat.		Noch gute Detailerkennbarkeit, Dosiseinsparung
200	Thorax, Galle, Skelett rumpfnah		Gute Detailerkennbarkeit, noch dosissparend
100	Unterarm, Hand, Fuß, OSG		Sehr gute Detailerkennbarkeit
50	Spongiosadetailaufnahmen		Extrem gute Detailerkennbarkeit

Film-Folien-Systeme: bestehen aus einem *Röntgenfilm,* der meist auf beiden Seiten mit einer photographischen Emulsionsschicht, die für blauviolettes Licht der Folien besonders empfindlich ist, beschichtet ist, und aus diesem Film beiderseits anliegenden *Verstärkerfolien.* Die Verstärkerfolien fluoreszieren beim Auftreffen von Röntgenstrahlen und senden sichtbares Licht aus. Das entstehende Fluoreszenzbild wird auf den Röntgenfilm kopiert und trägt sehr viel effektiver (ca. 95 %) zur Bildentstehung bei als die Röntgenstrahlen selbst (ca. 5 %). Durch die Verwendung von Film-Folien-Kombinationen ergibt sich eine *Dosisreduktion* bei gleicher Filmschwärzung, die jedoch mit einer *Verringerung der Detailerkennbarkeit* verbunden ist. Die Film-Folien-Kombinationen haben verschiedene *Empfindlichkeitsklassen,* die mit denen in der Fotographie vergleichbar sind. Die Film-Folien-Kombinationen werden in *Kassetten* eingebettet, die aus einem Aluminiumboden, der wenig strahlenabsorbierend ist, und einem Deckel bestehen, der teilweise mit einer Bleifolie versehen ist, um Rückstrahlung von der Unterlage auf den Film zu vermeiden.

Filmdosimeter: ☞ Dosismeßgeräte.

Filmfehler: unsachgemäße oder zu lange Lagerung, Vorbelichtung (Grau-/Gelbschleier), Fingerabdrücke, Fingernagelmöndchen, elektrostatische Entladungsfiguren, Luftblasen (Entwickler: helle Flecken, Fixierlösung: dunkle Flecken).

Filmverarbeitung: hierzu werden *Entwicklersubstanzen* (organische Reduktionsmittel, z.B. Hydrochinon, Phenidon) zur Reduktion der Silberionen, eine *Zwischenbadwässerung,* eine *Fixierlösung* (saure Lösungen, z.B. Ammonium-Thiosulfat) und eine abschließende *Endwässerung im fließenden Wasser* angewandt. Heute erfolgt die Filmentwicklung automatisch in *Entwicklermaschinen* mit einem Rollentransportsystem und einer automatischen Trocknung, wobei Entwickler- und Fixierlösung unter Wasserbad zur Zeitreduktion mit höheren Temperaturen arbeiten. Eine weitere Vereinfachung bietet die *Tageslichtverarbeitung* von Röntgenfilmen, wobei an die automatische Entwicklungsmaschine eine integrierte Dunkelkammer angeschlossen ist. Solche Kompaktversionen benötigen nur eine geringe Grundfläche von ca. 1 m².

Fingerringdosimeter: ☞ Dosismeßgerät

Fokus: ☞ Brennfleck.

Fokus-Film-Abstand (FFA): Abstandswert zwischen Fokus und Bildebene in der Achse des Nutzstrahlenbündels. Die Intensität der Strahlung variiert nach den Abstandsquadratgesetz mit dem Quadrat der Entfernung, somit ist bei einer Vergrößerung des FFA von 1 m auf 2 m das mAs-Produkt mit 4 zu multiplizieren.

Fokussierungseinrichtung: ☞ Kathode.

Füllhalterdosimeter: ☞ Dosismeßgeräte.

Generator: besteht aus einem *Transformator* zur Hochspannungserzeugung für den Röhrenstromkreis und zur Erzeugung der Niederspannung für den Heizstromkreis sowie einem *Hochspannungsgleichrichter,* der den Stromfluß nur in eine Richtung passieren läßt. Man unterscheidet konventionelle Generatoren (1–12-Puls-Generatoren), Hochfrequenz- (HF-) und Konvertergeneratoren.

Hartstrahlaufnahmen: ☞ Spannung.

Heel-Effekt: Röntgenstrahlung ist nicht gleichmäßig über den Nutzstrahlenkegel verteilt:
- Die anodenseitige Schwärzung im Strahlenkegel ist geringer als die kathodenseitige Schwärzung.
- Je kleiner der Anodenwinkel, um so größer der anodenseitige Dosisanfall des Strahlenbündels. Auch im Inneren der Anode entsteht Röntgenstrahlung, die aus der Anode austritt und bei einem kleinem Anodenwinkel eine längere Strecke und einen größeren Dosisabfall hat.
- Verringerung des Heel-Effektes: kleines Kassettenformat, großer Film-Fokus-Abstand.

Ionisationseffekt: beim Durchtritt durch ein Gas bewirken Röntgenstrahlen eine Ionisation. Die dadurch bedingten Ladungsveränderungen können durch entsprechende Dosismeßgeräte gemessen werden.

Ionisationskammer: ☞ automatische Belichtungssteuerung.

Irisblende: werden im DL-Betrieb mit Bildverstärkern eingesetzt und ermöglichen eine verstellbare Kreiseinblendung zusätzlich zu den normalen Tiefenblenden, was eine Dosisreduktion von ca. 20 % ausmacht. ☞ auch Streustrahlung.

Kathode: besteht aus:

- *Wolframdrahtspirale*: ein Glühwendel dient als Elektronen-Emittierer. Sie wird bei Aufnahmen und im Durchleuchtungsbetrieb auf 2000 °C aufgeheizt. Der Schmelzpunkt von Wolfram liegt bei 3380 °C.
- *Fokussierungseinrichtung*: zur Bündelung, Ausrichtung und Beschleunigung im elektrischen Feld zwischen Kathode und Anode.

Klassische Streuung: ☞ Schwächungseffekt.

Kontrast: beeinflußt die Bildqualität. Die Dichtekontraste des Röntgenbildes entsprechen den Strahlenkontrasten. Die Strahlenkontraste werden durch *Absorption, Quantenrauschen* und *Streustrahlung* beeinflußt. Bei niedriger Aufnahme-/DL-Spannung treten die Strahlenkontraste stärker hervor, bei höherer Spannung verringern sie sich. Der Kontrast gibt die Differenz der kleinsten und größten Schwärzung an, was dem Schwärzungs- bzw. Bildumfang entspricht. ☞ Schwärzungskurve.

Kontrollbereich

- Zone, in der die Möglichkeit besteht, durch ionisierte Strahlung Körperdosen von mehr als *15 mSv* im Kalenderjahr zu erhalten.
- Während der Einschaltzeit des Gerätes müssen die Zugänge mit *„Kein Zutritt – Röntgen"* gekennzeichnet sein.
- Kontrollbereich kann kleiner als der Röntgenraum sein.
  Abstandsradien der Kontrollbereiche einzelner Geräte: Durchleuchtungsgerät 6,5 m, stationäres Aufnahmegerät 2,5 m, Mammographiegerät 1,5 m.

Kopierfilme: einseitig beschichtete Röntgenfilme. Kopieren im Auflichtverfahren: Kopierfilm liegt unter dem Originalfilm.

Körperdosen für beruflich strahlenexponierte Personen

Körperdosis	*Körperdosis/Jahr für Personen der Kategorie A*	*Körperdosis/Jahr für Personen der Kategorie B*
Effektive Dosis	50 mSv	15 mSv
Keimdrüsen, Gebärmutter, rotes Knochenmark	50 mSv	15 mSv
Schilddrüse, Knochenoberfläche, Haut	300 mSv	90 mSv
Hände, Unterarme, Füße, Unterschenkel, Knöchel einschl. Haut	500 mSv	150 mSv
Alle anderen Organe	150 mSv	45 mSv

Personen unter 18 Jahren, die sich im Kontrollbereich aufhalten, dürfen 1/10 der Grenzwerte nicht überschreiten. Bei gebärfähigen Frauen darf die im Monat kumulierte Körperdosis an der *Gebärmutter 5 mSv* nicht überschreiten.

Körperdosis: ☞ Dosisbegriffe im Strahlenschutz.

Lumineszenzeffekt: Röntgenstrahlen regen fluoreszierende Stoffe (Verstärkerfolien, Leuchtschirme) zur Lichtemission an.

Meßkammern: Meßfelder sind hinter den Bildzonen (=*Dominanten*) angebracht, in denen die am meisten interessierenden Objektdetails liegen. In einer Meßkammer liegen in der Regel 3 Meßfelder, die den entsprechenden Aufnahmen gemäß einzeln oder gemeinsam ausgewählt werden. Am Universalrasterstativ sind die Meßfelder markiert. Am Rasterblendentisch ist dies nicht möglich, da sich die Lage des Aufnahmesystems bei den einzelnen Aufnahmen verändert.

Natürliche Strahlenexposition: Summe der *kosmischen* Strahlung (Höhenstrahlung), der Radioaktivität der Umwelt (*terrestrische*) und des menschlichen Körpers bei *Inkorporation*, ca. *1–2 mSv/Jahr*.

Nichtstochastische Wirkung ionisierender Strahlung: ☞ auch Strahlenschäden.

- Nach Überschreiten einer bestimmten Schwellendosis tritt die Wirkung mit Sicherheit ein.
- Die Stärke der Wirkung ist dosisabhängig.
- Das Eintreten nichtstochastischer Wirkung soll durch möglichst geringe Dosen vermieden werden.

Optische Dichte (Schwärzung des Röntgenfilms): interpretiert die Abbildungseigenschaften des Films. Je empfindlicher ein Film ist, desto weiter liegt die Gradationskurve links im Koordinatensystem. Der Mittelteil der Kurve gibt Auskunft über Kontrast, optische Belichtung und den dargestellten Objektumfang. Die Steilheit der Kurve wird als Gradation bezeichnet (γ-Wert=Gradient).

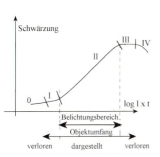

0: Grundschleier: hat jeder Film auch ohne Belichtung.
I: Fußteil ⇨ unterbelichtet.
II: Mittelteil ⇨ Steilheit bestimmt die Gradation, ausnutzbarer Bereich.
III: Schulter ⇨ überbelichtet.
IV: Solarisationseffekt.
α: Anstiegswinkel im Mittelteil II.
tan α = γ-Gradation/mittlerer Gradient.
Standardröntgenfilm: Gradient 2,5–3,2 bei idealen Entwicklungsbedingungen.

Schwärzungskurve=Gradationskurve

Ortsdosis: ⇨ Dosisbegriffe im Strahlenschutz.

Personendosis: ⇨ Dosisbegriffe im Strahlenschutz.

Photoabsorption: ⇨ Schwächungseffekt.

Photodiode: ⇨ automatische Belichtungssteuerung.

Photographischer Effekt: photographische Emulsionen werden durch Röntgenstrahlen geschwärzt.

Quanten: kleinster Energiebetrag elektromagnetischer Strahlung. ⇨ Röntgenstrahlung.

Quantenrauschen: Folge der örtlichen/zeitlichen statistischen Schwankung der Verteilung der Quanten an der bilderzeugenden Strahlung, was zu einer ungleichmäßigen Schwärzung im Röntgenbild führt. Nicht mit der Körnigkeit des Films oder der Folie verwechseln. ⇨ auch Verstärkerfolien.

Rasterdezentrierung: hat ungleichmäßigen Dosisabfall in der Bildebene zur Folge.

Rasterfokussierung: Absorberlamellenneigung des Rasters muß mit der Divergenz des Primärstrahlenbündels übereinstimmen. Abweichungen (Defokussierung) führen zu einem Dosisabfall in den Bildrandgebieten.

Rauschen: kann bedingt sein durch die *Körnigkeit der Film-Folien-Kombination*, durch *Quantenrauschen* (verstärkt mit zunehmender Empfindlichkeit des Film-Folien-Systems, Filmgradation oder verbessertem Kontakt von Film und Folie) und durch *elektronisches Rauschen*. ⇨ auch Bildqualität.

Richtungsänderung des Objekts bei Durchleuchtung
● Objekt im Drehpunkt: keine Änderung.
● Objekt hinter der Drehachse: gleichsinnige Änderung.
● Objekt vor der Drehachse: gegensinnige Änderung.

Röntgenfilme
● *Standardfilme:* beidseitig mit Silberbromidemulsion beschichtet, die für das blauviolette Folienlicht besonders empfindlich ist. *Kopierfilme:* einseitig beschichtet.
● Absorption von Licht und Röntgenstrahlen bewirken einen Elektronenaustritt aus Bromid, dabei entstehen ein Silberatom und eine Störstelle im Kristall, welche durch die Entwicklung des Films sichtbar gemacht werden.
● *Film-Folien-Kombinationen* haben verschiedene Empfindlichkeitsklassen ähnlich wie Fotofilme.

Röntgenröhre: besteht aus einer Elektronenquelle (Kathode), einem Bremskörper (Anode) und einem Glaszylinder mit Vakuum.

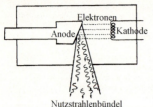

Kathode: Elektronenquelle.
Anode: Bremskörper.
Glaszylinder mit Hochvakuum: erleichtert das Austreten der Elektronen aus der Materie.

Röntgenröhre

Röntgenstrahlen: Röntgenstrahlung wird wird erzeugt, wenn schnelle Elektronen auf Materie mit hoher Dichte prallen. Die Beschleunigung erfolgt zwischen Kathode (negativ) und Anode (positiv). An der Anode werden die schnellen Elektronen, die aus der Kathode (Glühkathode) emittiert werden, abgebremst. Es entsteht:

- *Bremsstrahlung:* besteht aus vielen Wellenlängen, die zusammen ein *kontinuierliches Spektrum* bilden.
- *Charakteristische Röntgenstrahlung:* entsteht als diskreter Anteil beim Auffüllen von Lücken in tiefer gelegenen Elektronenschalen der Atome des Anodenmaterials aus höher gelegenen Schalen, diskontinuierliches Spektrum, Linienspektrum**.**
- *Wärmeenergie:* 99 % Wärmeenergie, 1 % Röntgenstrahlen.

Die Bremsstelle der Kathodenelektronen und der Entstehungsort der Röntgenstrahlung in der Anode wird *Brennfleck* genannt. Die Röntgenstrahlung (elektromagnetische Schwingung) wird nicht kontinuierlich, sondern in Portionen, in sog. *Quanten,* abgegeben.

Schwächungseffekt: Röntgenstrahlen können Stoffe durchdringen und werden dabei geschwächt.

- *Absorption = Photoabsorption:* ein Teil der Energie des Röntgenquants wird verwandt, um ein Atomelektron aus dem Kernfeld zu entfernen, der übrige Teil wird dem Elektron als kinetische Energie mitgeteilt. Die Absorption von Röntgenstrahlen durch schwere Elemente (z.B. Jod, Barium, Blei) dient der Kontrastdarstellung bzw. dem Strahlenschutz. Die Absorption der Strahlung ist abhängig von der Dicke, der Dichte und der Ordnungszahl des Stoffes und von der Energie der Röntgenstrahlen.
- *Compton-Streuung:* analog der Photoabsorption. Richtungsänderung des Röntgenquants mit partiellem Energieverlust; im kurzwelligen Bereich.
- *Klassische Streuung:* Richtungsänderung des Röntgenquants ohne Energieverlust; im langwelligen Bereich. Kohärente Streuung oder Rayleigh-Streuung.

Streustrahlen verlassen den Körper in alle Richtungen. Mit zunehmender Röhrenspannung wird die Streustrahlung mehr in Richtung Primärstrahlung abgelenkt.

Schwärzungskurve: ➪ optische Dichte.

Spannung

Hohe Spannung (125–150 kV)

- Hartstrahlaufnahmen ergeben kontrastarme Bilder.
- Vorteil: verminderte Strahlenbelastung, verringerte Bewegungsunschärfe;
- z.B. Thorax-Aufnahmen: Kontrast zwischen Knochen und Weichteilen fehlt, Rippen wirken nicht störend, Lungenparenchym gut beurteilbar.

Niedrige Spannung

- Weichstrahlaufnahmen ergeben kontrastreiche Bilder, Weichteile werden richtig belichtet, Knochen erscheint ohne Struktur;
- z.B. Mammographie.

Stabdosimeter: ➪ Dosismeßgeräte.

Stochastische Wirkung ionisierender Strahlung: ☞ auch Strahlenschäden.
- Eintrittswahrscheinlichkeit dosisabhängig.
- Schweregrad dosisunabhängig.
- Schwellenwert nicht bekannt.
- Risiko eines Erbschadens 1 %/Sv.
- Tumorrisiko: 5 %/Sv.

Strahlenbelastung in der pränatalen Entwicklung
Präimplantationsphase: 0,2 Gy und mehr ⇨ Tod.
Organogenese: 0,2 Gy ⇨ Verdoppelung der Mißbildungsrate, 1 Gy ⇨ in 40 % der Fälle schwere geistige Retardierung.
Fetalperiode: karzinogene Wirkung, Risiko etwa in gleicher Höhe wie im Kindesalter.

Strahlenempfindlichkeit von unterschiedlichen Geweben

Gewebe	Schaden	Begin-nender Schaden/ kritische Dosis, in Gy	Gewebe	Schaden	Begin-nender Schaden/ kritische Dosis, in Gy
Embryo, Fetus	Tod, Mißbildung	0,03/0,05	Lymphgewebe	Lymphozytopenie	0,3/0,5
Knochenmark	Stammzellschaden	0,2/1	Gonaden	Sterilität	0,1/2
Dünndarm	Enteritis, Stammzellschaden	1,5/4	Haut	Atrophie, Ulkus	3/8
Haare	Ausfall	3/6	Auge	Katarakt	2,5/4
Wachsender Knochen	Wachstumsstill-stand	3/6	Niere	Funktionsverlust, Atrophie	10/35
Leber	Funktionsverlust, Atrophie	25/35	Lunge	Funktionsverlust, Atrophie	25/40
Dickdarm	Funktionsverlust, Atrophie	30/40	ZNS	Funktionsverlust, Atrophie	30/40
Knochen, Knorpel	Funktionsverlust, Atrophie	50	Nervenge-webe	Funktionsverlust, Atrophie	50
Muskeln	Funktionsverlust, Atrophie	50	Bindegewebe	Funktionsverlust, Atrophie	50

Strahlenschäden

Einzeitige Ganzkörperbestrahlung und ihre Folgen	Dosis in Gy
Keine nachweisbaren Schäden	0,3
Depression des Knochenmarks (schnell reparabel)	0,5
Strahlenkrankheit	1
Mittlere letale Dosis, 50 % Sterblichkeit	4
Letale Dosis	7
Absolut letale Dosis	15

1. *Frühschäden:* Erytheme, Ulzerationen, Strahlenkrankheit
2. *Spätschäden:* Strahlenkatarakt, Gefäßschäden, Gewebe-fibrosierung

Hautschäden bei einmaliger Bestrahlung:
- bis 2,5 Gy keine Hautreaktionen
- 3–4 Gy: Erythem nach 8 h für 2 Tage
- 3,75–4 Gy: temporärer Haarausfall
- 6 Gy: Erythem bis 4 Wochen dauernd
- 8–10 Gy: Hauttoleranzdosis
- 16 Gy: Dermatitis exsudativa, Epitheliolyse

Langdauernde Strahlenschäden der Haut:
- Hyperpigmentierung
- Atrophie
- Teleangiektasien
- Hyperkeratose
- Ulkus
- Karzinom

Strahlenschutz: allgemeine Maßnahmen

Kurz durchleuchten, max. einblenden. Bildverstärkernahe Patientenposition verringert die Strahlenbelastung von Patient und Durchleuchter.

Strahlenschutzbeauftragter: wird vom Strahlenschutzverantwortlichen zur Beaufsichtigung der Strahlenschutzmaßnahmen ernannt. *Belehrung:* wird in der Regel vom Strahlenschutzbeauftragten halbjährlich durchgeführt.

Strahlenschutzverantwortlicher: ist, wer eine Röntgeneinrichtung betreibt.

Streustrahlenraster: bewegte und fokussierte Lamellen zwischen Patient und Film vermindern die im Patienten entstandenen Streustrahlen, die einen anderen Winkel als die Primärstrahlen haben. Hierzu werden dünne, parallel verlaufende Bleilamellen (z.B. 40 Bleilamellen/cm, Lamellenhöhe 1,5 mm, Lamellenstärke 70 µm, Lamellenabstand 180 µm) in Strahlenrichtung angebracht. Das Raster bewegt sich senkrecht zu den Lamellen bei Belichtung und wird somit nicht abgebildet. Die Streustrahlung wird auf 15 % reduziert, aber es wird eine 4 bis 5-fache Belichtungsverlängerung bei entsprechend erhöhter Strahlenexposition benötigt. Die Wirksamkeit eines Rasters wird bestimmt durch das *Schachtverhältnis (r)* = Verhältnis Lamellenhöhe zu Lamellenabstand, *die Linienzahl (L)* = Anzahl der Lamellen/cm (z.B. r/L für Normalraster 8/40, 10/44, für Hartstrahlraster 12/40, 15/44), die *Selektivität* = Prozentverhältnis Primärstrahlendurchlässigkeit zu Streustrahlendurchlässigkeit, die *Fokussierung* = Ausrichtung der Bleilamellen auf den Fokus und den *Rasterfaktor* = Faktor, der angibt, mit welchem Wert ein mAs-Produkt multipliziert werden muß bei Übergang der Aufnahmetechnik von „ohne" zu „mit" Raster bzw. von Normal- zu Hartstrahlraster.

Streustrahlung: bei Durchtritt durch Materie werden Röntgenstrahlen durch Absorption und Streuung geschwächt. Streustrahlung besteht aus in ihrer ursprünglichen Richtung abgelenkten Röntgenstrahlung und aus im Rahmen des Compton-Effekts geänderter Röntgenstrahlung. Die Streustrahlung verursacht eine mehr oder weniger diffuse Belichtung des Films, wodurch die Kontraste verringert werden. Die Streustrahlung ist um so größer, je größer das bestrahlte Feld und je dicker die durchstrahlte Schicht ist.
Maßnahmen zur Verringerung des Streuanteils:
1. *Einblenden* des Strahlbündels mit *Tubus, Tiefenblende, Irisblende.*
2. *Kompression*: Verringerung der Objektdicke führt zur Reduktion des Streustrahlenanteils.
3. *Vergrößerung* des *Objekt-Film-Abstands.*
4. *Streustrahlenraster* (wirkungsvollstes Mittel zur Reduktion der Streustrahlung).
☞ auch Bildqualität.

Tiefenblenden: sind verstellbare Bleilamellen, die in gestaffelter Ordnung vor der Röntgenröhre angeordnet sind und eine gewünschte Eingrenzung des Strahlenbündels sowie eine Verringerung der extrafokalen Strahlung ermöglichen. Ein Lichtvisier leuchtet die Grenzen des ausgestrahlten Feldes aus. Moderne Aufnahmesysteme haben eine Tiefenblendenautomatik. ☞ auch Streustrahlung.

Tomographie (konventionell): durch gegenseitige Verschiebung von Röntgenröhre und Filmkassette während der Belichtung werden in der Drehebene einzelne Körperschichten überlagerungsfrei und scharf abgebildet. Die darüber und darunter liegenden Strukturen sind verwischt und unscharf. Die Untersuchung erfolgt im Sitzen oder in Rücken- oder Seitenlage. Die Schichtung sollte möglichst in 2 Ebenen durchgeführt werden. *Lineare Tomographie:* Schichtwinkel 30–40°, Schichtdicke 1–2 mm; *Zonographie:* Schichtwinkel 4–8°, Schichtdicke 10–30 mm. Die Schichttiefe wird anhand der Übersichtsaufnahme bestimmt und entspricht am Patienten dem Abstand vom Aufnahmetisch. Außerdem können kreisförmige, elliptische oder spiralförmige Verwischungen durchgeführt werden.

Tubus: hiermit kann das Strahlenbündel auf eine bestimmte Größe reduziert werden. Anwendungen: Schädel-, Zahnaufnahmen, DL.

Überwachungsbereich: betriebliche Bereiche, in denen Personen im Kalenderjahr höhere Körperdosen als *5 mSv* als Ganzkörperexposition erhalten.

Unschärfe: ☞ auch Bildqualität, Verstärkerfolien, wird verursacht durch:
- *Bewegungsunschärfe:* Patient, Röhre.
- *Geometrische Unschärfe:* abhängig von Größe des Brennflecks. Je größer der Brennfleck, desto größer die geometrische Unschärfe. Je größer der Abstand Brennfleck-Objekt, desto geringer die Unschärfe. ☞ Ideal ist, wenn das Objekt nah am Film und fern vom Brennfleck ist.
- *Film- und Folienunschärfe:* scharfzeichnende Folien mit kleiner Körnung erfordern eine höhere Strahlendosis, weniger scharfzeichnende Folien mit grobem Korn, sog. Hochleistungsfolien, haben eine größere Unschärfe.

Vergrößerung: mit zunehmendem Fokus-Objekt-Abstand verringert sich die Größe des abgebildeten Objekts.

Verstärkerfolien

- Fluoreszierende Platten, die Röntgenstrahlen absorbieren und Fluoreszenzlicht emittieren. Meist Seltene-Erden- (SE-)Folien. Filmschwärzung durch Röntgenstrahlung 5 %, durch Fluoreszenzlicht 95 %.
- *Empfindlichkeitsklassen:* Ausgangswert gleich Dosisbedarf eines Systems, dessen Röntgenfilm die optische Dichte von 1 aufweist.
- *Eigenschaften:* Entstehung von *Unschärfe* durch *Streulicht, Durchbelichtungseffekt* und *mangelndes Anpressen des Films. Quantenrauschen* tritt bei hochverstärkenden Folien auf. Auf dem Röntgenbild entsteht vermehrte Körnelung.

Verzeichnung: bildferne Anteile eines Objekts werden stärker vergrößert als bildnahe Anteile, was zu einer nicht formgerechten Darstellung führt.

Wärmeenergie: ☞ Röntgenstrahlen.

Weichteilaufnahme: ☞ Spannung.

Wichtungsfaktoren zur Ermittlung der effektiven Körperdosis (organ- und gewebsbezogen)

Organe und Gewebe	Wichtungsfaktor	Organe und Gewebe	Wichtungsfaktor
Rotes Knochenmark	0,12	Leber	0,05
Blase	0,05	Lunge	0,12
Knochenoberfläche	0,01	Ösophagus	0,05
Brust	0,05	Haut	0,01
Unterer Dickdarm	0,12	Magen	0,12
Gonaden	0,20	Schilddrüse	0,05
		Restkörper	0,05

Zentralstrahl: ☞ Brennfleck.

Funktionsprinzip

Senkrecht zur Körperachse durchdringen gebündelte Röntgenstrahlen aus verschiedenen Richtungen eine Körperschicht. Die Schwächung der Strahlung wird auf der gegenüberliegenden Seite durch ein Detektorsystem registriert. Die in den einzelnen Projektionen registrierten Schwächungswerte werden von einen Computer in ihrer örtlichen Verteilung rekonstruiert und auf einem Monitor in unterschiedlichen Graustufen abgebildet. Computertomographen mit drehendem Aufnahmesystem sind die heute meist verwendeten Geräte. Röntgenröhre und Detektoren bewegen sich gemeinsam auf einer Kreisbahn um den unbewegten Patienten. Die Detektorenfächer besitzen zwischen 700 und 1000 Detektoren. Die Scanzeit (Aufnahmezeit) beträgt 0,7–1 s. Nachdem die Röntgenstrahlung eine definierte Schichtebene des Körpers durchdrungen hat, fährt der Tisch den Patienten zur nächsten Schichtebene.

Untersuchungsarten

- *Topogramm:* rekonstruierte Übersichtsaufnahme. Der Patient wird auf dem Tisch kontinuierlich durch den Strahlengang gefahren, wobei schrittweise in 1-mm-Intervallen Aufnahmen erfolgen, die im Rechner zu einem Übersichtsbild verarbeitet werden. Die Strahlenbelastung ist hierbei aufgrund einer hohen Empfindlichkeit der Detektoren um den Faktor 100 niedriger als bei den konventionellen Röntgenaufnahmen, die Kontrastauflösung ist aber deutlich schlechter.
- *Röntgenschichten:* von Hand gestartete Röntgenschichtaufnahmen, die bei Bedarf wiederholt werden können (z.B. für Punktionen).
- *Konventionelle Technik:* sequentielle Schichten mit darauffolgendem Tischvorschub bei optimaler Atemlage des Patienten, meist automatisch gestartet (z.B. Thorax: Inspiration, Abdomen: Exspiration). Die Bildrekonstruktion erfolgt unmittelbar nach der Akquisition.
- *Dynamisches CT:* zwischen den kurzen Scanzeiten von ca. 1 s liegen Pausen (Interscan-Zeiten) von 1–3 s, in denen sich der Tisch um den gewünschten Betrag der Scan-Strecke verschiebt. Die Bilder werden wegen der schnellen Bildfolge erst nach Untersuchungsende rekonstruiert. Gut geeignet für KM-Bolusinjektionen und bei schwerkranken Patienten wegen der kurzen Liegezeit. Auswertung der Bilder in 2-D-Technik möglich.
- *Serio-CT:* KM-Fluß-Studien. Die Untersuchung wird ohne Tischvorschub durchgeführt.
- *HR-CT (High-resolution-CT):* hochauflösende Untersuchungstechnik mit verbesserter Ortsauflösung. Hochauflösende, kantenbetonte Rekonstruktionsalgorithmen führen zu einem kontrastreicheren Bild, insbesondere bei dickeren Schichten, wobei sich das Rauschen jedoch verstärkt.
  - *Schichtdicke:* 4–5 mm bei Erwachsenen, 2 mm bei Kindern zur Lungendiagnostik; 2–5 mm zur Felsenbeindiagnostik.
  - *Schichtabstand:* repräsentative Schichten zur Lungendiagnostik (z.B. 10–15 Schichten bei einem Tischvorschub von 15 mm), ggf. auch Spiraltechnik; kontinuierliche Schichten zur Felsenbeindiagnostik.
  - *Scanzeit:* < 2 s/Schicht, 140 kV, 200 mAs.
  - *KM:* zur Lungendiagnostik im allgemeinen nicht notwendig (Ausnahmen: Abgrenzung hilärer Prozesse, geringe Fetteinlagerung im Mediastinum, a.-v. Fehlbildungen in der Lunge, DD Tumor/Atelektase).
- *Spiralvolumentechnik (Spiral-CT):* kontinuierlich rotierendes Aufnahmesystem, kontinuierliche Strahlung und kontinuierlicher Tischvorschub ergeben eine lückenlose Datenerfassung der untersuchten Körperregion. Aus dem spiralförmigen Rohdatensatz werden retrospektiv beliebig viele sich überlappende axiale CT-Schichten berechnet. Hieraus ergeben sich eine lückenlose Volumendarstellung ohne atembedingte Bewegungsartefakte (max. Scan-Zeit 24 s), eine exakte Größenbestimmung auch kleiner Objekte, eine bessere Ausnutzung des KM-Bolus, rasche Volumenaufnahme, z.B. bei schwerkranken Patienten oder bei Aufnahmen in funktionellen Extrem-

stellungen sowie Strahlendosis-Einsparungen durch die überlappende Bildberechnung. CT-Angiographie, retrospektive Berechnung von 2-D- und 3-D-Rekonstruktionen sind möglich.

- *Tischvorschub, Schichtdicke:* müssen vor Untersuchungsbeginn festgelegt werden. Schichtdicke max. 10 mm, bei max. Scan-Zeit von 24 s und einfachem Tischvorschub ergibt sich hieraus eine max. Länge der Spirale von 24 cm; bei doppeltem Tischvorschub eine Länge von 48 cm (geeignet für Notfalldiagnostik, aber schlechtere räumliche Auflösung).
- *Inkrement:* Schichtdicke der zu errechnenden Bilder, wird nach der Datenerfassung gewählt. Beispiel: Schichtdicke 10 mm, Inkrement 5 mm ⇨ 2 axiale CT-Bilder. Ein kleines Inkrement ergibt eine Vielzahl von CT-Bildern ohne bessere Detailauflösung, die aber gut geeignet für 2-D-/3-D-Rekonstruktionen sind.
- Bei den meisten Geräten (Ausnahme Geräte der ganz neuen Generation) muß erst der Datensatz der 1. Spirale bearbeitet werden, bevor eine 2. Spirale gestartet werden kann.
- Die Datenerfassungszeit ist zwar kurz, die Nachbearbeitungszeit jedoch lang, so daß kein eindeutiger Zeitvorteil gegenüber konventionellen oder dynamischen Schichten besteht.
- *2-D-Rekonstruktionen:* aus angrenzenden, axialen CT-Schichten < 8 mm (Vermeidung von Stufen- und Kantenartefakten) lassen sich Sekundärschnitte errechnen. Für den pathologischen Befund ergibt sich i.d.R. keine zusätzliche Information im Vergleich zu den axialen Schichten, die Darstellung ist häufig aber anschaulicher.
- *3-D-Oberflächenrekonstruktionen:* aus einem Bilddatensatz wird in jeder Einzelschicht vom Rechner automatisch der Umriß der anatomischen Struktur ermittelt und die Oberfläche 3-dimensional rekonstruiert. Der Datensatz wird in axialen Schichten, am besten mit Spiralvolumentechnik mit kleinem Inkrement erfaßt.
  - *Schwellenwert:* nur die interessierenden Strukturen haben einen höheren Dichtewert und werden rekontruiert.
  - *Schichtauswahl:* nur diejenigen Bildpunkte werden rekonstruiert, die oberhalb eines frei zu wählenden Schwellenwertes liegen.
  - *Räumlicher Eindruck:* eine frontal einfallende Lichtquelle wird simuliert. Bildpunkte, die nahe dem Betrachter liegen, werden hell, entfernte Bildpunkte dunkel wiedergegeben. Die Rekonstruktionen können aus unterschiedlichen Blickrichtungen durch Drehung und Kippung auf dem Bildschirm betrachtet werden.
- *CT-Angio (CTA)/MIP (maximum intensity projection):* hierbei werden zur Gefäß- (Gallengangs-)Darstellung 3-D-Oberflächenrekonstruktionen angefertigt, wofür Datensätze erforderlich sind, die zuvor in axialen Schichten in Spiralvolumentechnik erfaßt werden. Eine möglichst genaue Abstimmung des peripher injizierten KM-Bolus (30-s-Bolus; Flow 2,5–4 ml/s, Delay entsprechend), der Schichtdicke (3–5 mm), des Tischvorschubs (entsprechend der Schichtdicke) und des Inkrements (überlappend) ist hierzu notwendig.
  - Durch eine lückenlose Rekonstruktion eines virtuellen Betrachtungswinkels lassen sich überlagerungsfreie Projektionen anwählen bzw. ausschneiden, wobei nur Pixel mit höchster Dichte abgebildet werden. Daraus ergeben sich keine Überlagerungen durch Knochen oder andere kalzifizierte Strukturen.
  - Nachteile: fehlende Tiefenabbildung, Verlust eines schwächer kontrastierten Gefässes durch Überlagerung eines stärker kontrastierten.
  - Ind.: prä-OP, Nierenarterien, Aortenaneurysma, Karotisgabel.
- *Hydro-CT des Magen-Darm-Trakts:* 1–2 l Wasser dienen als negatives KM zur Homogenisierung des Darmlumens. 1–2 Amp. Buscopan/Glukagon i.v. zur Reduktion der Darmperistaltik obligat. KM-Gabe i.v.: Magen-Darm-Wand kontrastiert sich gegenüber dem Wasser gefüllten, hypodensen Darmlumen. Ind.: Tumoren, Entzündungen bes. des Magens.

Gantry (Faßöffnung): Abtasteinheit, die aus Röhre, Detektoreinheit und Meßerfassung besteht. Gantry-Öffnung ca. 70 cm. Kippung in der Horizontalachse um plus/minus 25° möglich.

Algorithmus: beeinflußt bei der Bildrekonstruktion Bildschärfe und Rauschen gegensinnig.

● Aufsteilender, kantenbetonter Algorithmus: hohe Bildschärfe, starkes Rauschen; HR-CT, Knochen, Innenohr, Lunge.

● Abgeflachter, glättender Algorithmus: niedrige Bildschärfe, niedriges Rauschen; Weichteildifferenzierung, adipöse Patienten.

● Standard-Algorithmus: ausgewogenes Verhältnis zwischen Bildschärfe und Rauschen.

Pixel: kleinste Einheit des Computertomogramms, errechneter Bildpunkt.

Voxel: gleich Pixel mal Schichtdicke, Volumenelement.

Hounsfield-Einheiten (HE): die gemessene Schwächung der Röntgenstrahlen wird zahlenmäßig auf der sog. Hounsfield-Skala angegeben. Der Hounsfield-Wert entspricht dem Strahlenschwächungswert und damit annähernd der Dichte des Meßobjekts.

● *Isodens:* gleiche Dichte wie umgebendes Medium.

● *Hypodens:* Gewebestrukturen mit Dichtewerten unter denen des Bezugswertes.

● *Hyperdens:* Gewebestrukturen mit Dichtewerten über denen des Bezugswertes.

Das menschliche Auge kann nicht die gesamte Skala der Grauzonen in der Computertomographie unterscheiden, sondern nur 15–20 Graustufen, weshalb eine Beschränkung der verschiedenen Graustufen durchgeführt wird (Fenstertechnik):

Fenster = Window: aus der Dichteskala ausgewählter, zusammenhängender Teilbereich.

Fensterbreite: der darzustellende Dichtebereich.

Fensterlage = Center: Dichtewert, der im Bereich der Fensterbreite im mittleren Grauton dargestellt wird.

Bildauswertung: Dichte-, Distanz-, Winkel- und Flächenmessung sowie Histogrammanalysen.

ROI: Region of interest. Wählbares Bildareal für die Bildbearbeitung.

Bildmatrix: meist quadratisch aufgebaut mit (80 x 80 bis) 512 x 512 Bildpunkten.

Strahlenbelastung: ca. 5–15 mGy/untersuchter Körperschicht. Schädel: 3–13 mGy/Schicht; Körperstamm: 1,5–3,5 mGy/Schicht. Abhängig von kV, mAs, Schichtzahl, Schichtdicke, Patientendicke, Untersuchungsmodus.

CT-Einstellung

Gewebe/Patient	*mAs*	*kV*
Weichteil	hoch	mittel (z.B. 120 kV)
Schulter	hoch	hoch (z.B. 137 kV)
Becken	hoch	hoch
Lunge	hoch/mittel	hoch
Wirbelsäule	hoch	hoch
Osteo-CT	niedrig	niedrig (z.B. 80 kV)
Dicke Patienten	hoch	hoch
Dünne Patienten/Kinder	niedrig	mittel
HR-CT, Knochen, Lunge	niedrig	niedrig

Ziel: Objektdurchdringung, geringes Bildrauschen, geringe Aufhärtung, guter Weichteilkontrast, niedrige Dosisbelastung.

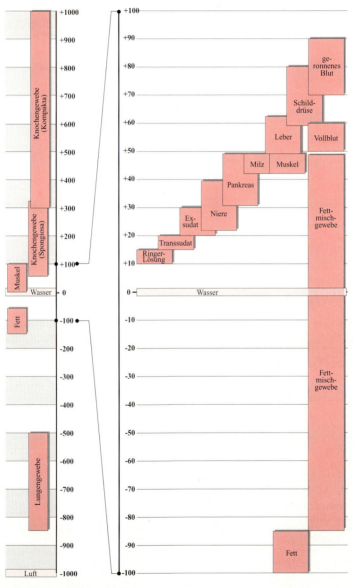

Hounsfield-Skala/Radiodensität im CT

CT-Artefakte

Ursache	Artefakt	Beschreibung	Minderung/Vermeidung
Strahlenphysik	Aufhärtungsartefakt	*Streifenartefakte:* durch ungleichmäßige Aufhärtung des Röntgenspektrums bei benachbarten Strukturen mit großen Dichteunterschieden, z.B. am Kalottenrand beim Schädel-CT	Geeignete Patientenlagerung, Gantry-Neigung
	Inhomogenität	*Flächenhafte Dichteanhebung:* in den Bildarealen, die das Meßfeld am Rand überschreiten	Patientenlagerung ganz innerhalb des Meßfeldes
	Teilvolumeneffekt	*Streifen, Ringe:* wenn 2 Strukturen unterschiedlicher Dichte in einem Voxel sind, hochabsorbierende Objekte ragen in die Aufnahmeschicht hinein	Dünne Schichten
Patient	Bewegungsartefakt	*Streifen, Doppelkonturen, Unschärfe:* willkürlich/ unwillkürlich (z.B. im Abdomen sich bewegendes KM im Magen-Darm-Trakt, Herzaktion)	Kurze Scanzeiten, bei willkürlichen Bewegungsartefakten: Umlagerung, Fixierung, ggf. Sedierung
	Metallartefakte	*Streifen hoher Dichte:* vollständige Absorbtion der Rö-Strahlen, von Metallkörpern ausgehend, z.B. Zahnfüllungen, TEP	Gantryneigung ändern
Meß-/Auswertesystem	Detektorfehler	*Ringartefakt:* um das Bildzentrum verlaufende Kreisfigur	Kalibrierung, Wartung
	Meßsystemfehler	*Linienartefakte:* bei fehlender Projektion	
	Abtastfehler	*Überlagerungsmuster* bei kleinerer Detailgröße als Abtasteinheit	Anpassung des Algorithmus an Detailgröße
	Rekonstruktionsfehler	*Kanteneffekte* an kontrastreichen Organgrenzen, z.B. Vortäuschung eines Subarachnoidalraumes, Pleuraverkalkungen	Kalibrierung, Wartung
Filmdokumentation	Untergrundschleier		Filmentwicklung überprüfen
	Helligkeitsfehler		

Patientenvorbereitung
- Möglichst 4–6 h vor Untersuchung nüchtern zur i.v. KM-Gabe, aber gut hydriert!
- 30 min (Oberbauch-CT) bzw. 90 min (Abdomen-CT mit Becken) vor Untersuchungsbeginn orale KM-Gabe.
- Abklären und ggf. vorbehandeln: Allergien, Hyperthyreose, Nierenfunktion.
- Harnblasenkatheter vor Untersuchungsbeginn bei i.v. KM-Gabe abklemmen.

Kontrastmittel

Intravenöse KM-Gabe
- Abgrenzung von Gefäßen möglich. Kontrastierungsverhalten (*Enhancement*) parenchymatöser Organe gibt differentialdiagnostische Hinweise. Unterscheidung in arterielle, venöse und parenchymatöse Phase.
- Jodhaltiges KM (300–370 mg/ml) wird i.v. entweder als *Bolusinjektion* (*forciert:* 150 ml mit Flow von 4–6 ml/s, *protrahiert:* 150 ml mit Flow 2 ml/s, *Doppelbolus:* 50 ml mit Flow 2 ml/s und 100 ml über 3–4 min als Schnellinfusion) oder als *intravenöse Schnellinfusion* gegeben.
- *KM-Menge:* 1,5–2 ml/kg (ca.100–150 ml/Untersuchung bei Erwachsenen).
- *Injektionsstelle*: am besten linke Kubitalvene über Verweilkanüle. Maschinelle/manuelle Injektion.
- *Injektionsgeschwindigkeit:* ca. 1–3 ml/s, abhängig von der Kreislaufleistung (Kreislaufzeit beim Gesunden von der Kubitalvene zu den zentralen Arterien ca. 13–22 s).
- *Delay*: Zeitverzögerung zwischen Injektionsbeginn und Start der CT-Schichten, damit Injektion erst beginnt, wenn die erste Schicht im CT anfängt.

Magen-Darm-Kontrastierung
- Zur Abgrenzung von Duodenum und Pankreas, in der Lymphomdiagnostik, Beckenorgandiagnostik.
- 2 bis 4%ige bariumhaltige Lösung (z.B. 20 ml Gastrografin auf 1 l Tee).
- Insg. 1500 ml zur kompletten Darmkontrastierung, 90 min (bzw. 30 min bei Oberbauch-CT) vor Untersuchungsbeginn anfangen zu trinken.
- Dichteanhebung des Darms zwischen 150–200 HE, bei zu großer Dichteanhebung Teilvolumeneffekte.
- *Duodenumkontrastierung:* auf dem CT-Tisch 100 ml in Rechtsseitenlage mit Strohhalm oder abgeschnittenem Infusionsschlauch trinken lassen.
- *Rektumkontrasierung:* zusätzlich Einlauf mit ca 100–200 ml Gastrografinlösung.
- *Stomakontrastierung:* 100–200 ml über Blasenkatheter, der geblockt werden kann.

Gallengängiges Kontrastmittel
- Zur Darstellung der Gallengänge.
- 30 ml gallengängiges KM (Biliscopin) i.v. langsam injizieren, nach 30–60 min maximales Enhancement.

CT-Anatomie

- Mittelgesichtsschädel, ☞ Kap. 11, Knochen.
- Orbita, ☞ Kap. 17, Ophthalmologie.
- NNH, ☞ Kap. 15, HNO.
- Felsenbein, ☞ Kap.15, HNO.
- Bronchialbaum, ☞ Kap. 3, Thorax.
- Lungensegmente, ☞ Kap. 3, Thorax.
- Lungenhilus, ☞ Kap. 3, Thorax.

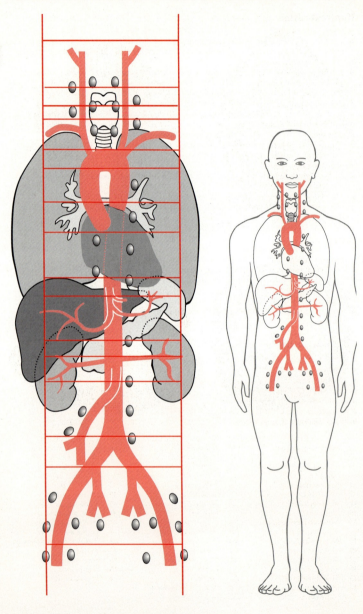

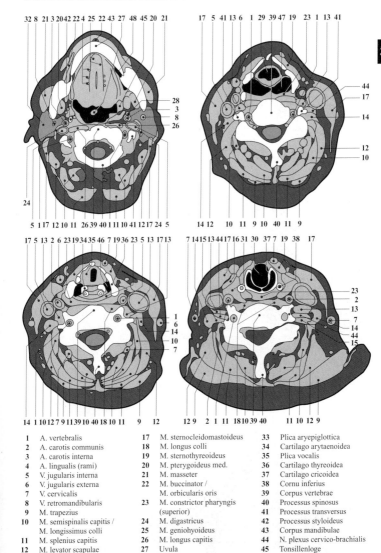

1	A. vertebralis	17	M. sternocleidomastoideus	33	Plica aryepiglottica
2	A. carotis communis	18	M. longus colli	34	Cartilago arytaenoidea
3	A. carotis interna	19	M. sternothyreoideus	35	Plica vocalis
4	A. lingualis (rami)	20	M. pterygoideus med.	36	Cartilago thyreoidea
5	V. jugularis interna	21	M. masseter	37	Cartilago cricoidea
6	V. jugularis externa	22	M. buccinator /	38	Cornu inferius
7	V. cervicalis		M. orbicularis oris	39	Corpus vertebrae
8	V. retromandibularis	23	M. constrictor pharyngis	40	Processus spinosus
9	M. trapezius		(superior)	41	Processus transversus
10	M. semispinalis capitis /	24	M. digastricus	42	Processus styloideus
	M. longissimus colli	25	M. geniohyoideus	43	Corpus mandibulae
11	M. splenius capitis	26	M. longus capitis	44	N. plexus cervico-brachialis
12	M. levator scapulae	27	Uvula	45	Tonsillenloge
13	M. scalenus ant.	28	M. stylohyoideus	46	Sinus piriformis
14	M. scalenus med.	29	Larynx	47	Hypopharynx
15	M. scalenus post.	30	Trachea	48	Vestibulum oris
16	M. sternohyoideus /	31	Glandula thyreoidea		
	omohyoideus	32	Glandula parotis		

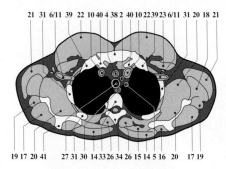

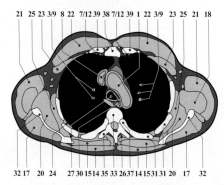

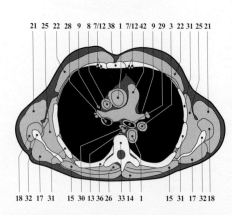

1	Aorta thoracica
2	A. carotis communis
3	A. pulmonalis
4	Truncus brachiocephalus
5	A. subclavia
6	A. axillaris
7	A. thoracica interna
8	V. cava superior
9	V. pulmonalis
10	V. brachiocephalica (anonyma)
11	V. axillaris
12	V. thoracica interna
13	V. azygos
14	M. trapezius
15	M. rhomboideus (minor, major)
16	M. supraspinatus
17	M. infraspinatus
18	M. teres major
19	M. teres minor
20	M. subscapularis
21	M. latissimus dorsi
22	M. pectoralis major
23	M. pectoralis minor
24	M. intercostalis (interior, intermedius, exterior)
25	M. serratus anterior
26	M. erector trunci
27	Trachea
28	Bronchus principalis
29	Bronchus lobaris
30	Oesophagus
31	Costa (Corpus costae)
32	Scapula
33	Corpus vertebrae
34	Processus spinosus
35	Processus transversus
36	Articulatio costo-transversalis
37	Caput costae
38	Sternum
39	Cartilago costalis
40	Clavicula
41	Spina scapulae
42	Truncus pulmonalis

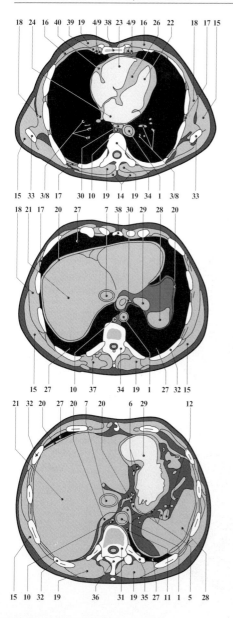

1　Aorta thoracica
2　Aorta abdominalis
3　A. pulmonalis
4　A. thoracica interna
5　A. lienalis
6　A. gastrica sinistra
7　V. cava inferior
8　V. pulmonalis
9　V. thoracica interna
10　V. azygos
11　V. hemiazygos
12　V. lienalis
13　V. hepatica
14　M. trapezius
15　M. latissimus dorsi
16　M. pectoralis major
17　M. intercostalis (interior, intermedius, exterior)
18　M. serratus anterior
19　M. errector trunci
20　Diaphragma
21　Hepar
22　Ventriculus sinister
23　Ventriculus dexter
24　Atrium sinistrum
25　Atrium dextrum
26　Septum interventriculare
27　Sinus phrenicocostalis
28　Lien
29　Gaster
30　Oesophagus
31　Vertebra
32　Costa (Corpus costae)
33　Scapula
34　Corpus vertebrae
35　Processus transversus
36　Processus spinosus
37　Caput costae
38　Sternum
39　Cartilago costalis
40　N. phrenicus

2

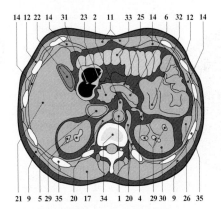

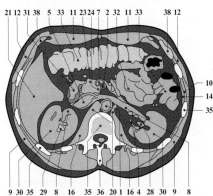

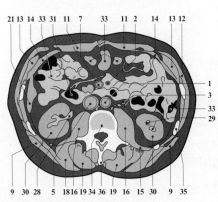

1   Aorta abdominalis
2   A. mesenteria superior
3   Vasa mesenterica (rami)
4   A. renalis
5   V. cava inferior
6   V. lienalis
7   V. mesenterica superior
8   V. renalis
9   M. latissimus dorsi
10 M. intercostalis (interior, intermedius, exterior)
11 M. rectus abdominis
12 M. obliquus externus abdominis
13 M. obliquus internus abdominis
14 M. transversus abdominis
15 M. quadratus lumborum
16 M. psoas
17 M. erector trunci
18 M. iliocostalis
19 M. longissimus dorsi
20 Diaphragma
21 Hepar, Lobus dexter
22 Vesicae fellae
23 Caput pancreatis
24 Processus uncinatus
25 Corpus pancreatis
26 Lien
27 Sinus renalis
28 Pelvis renalis
29 Calices renales
30 Cortex, Medulla renalis
31 Duodenum
32 Jejunum
33 Colon
34 Vertebra
35 Costa (Corpus costae)
36 Processus spinosus
37 Processus transversus
38 Arcus costalis

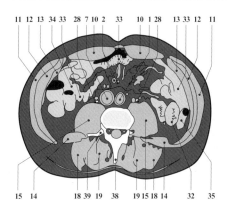

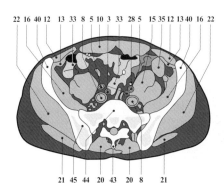

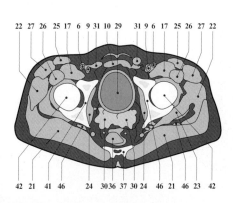

1 Aorta abdominalis
2 Vasa mesenterica (rami)
3 A. iliaca interna
4 A. iliaca interna (ramus)
5 A. iliaca externa
6 A. femoralis
7 V. cava inferior
8 V. iliaca communis
9 V. femoralis
10 M. rectus abdominis
11 M. obliquus externus abdominis
12 M. obliquus internus abdominis
13 M. transversus abdominis
14 M. quadratus lumborum
15 M. psoas
16 M. iliacus
17 M. iliopsoas
18 M. iliocostalis
19 M. longissimus dorsi
20 M. multifidus
21 M. glutaeus maximus
22 M. glutaeus medius
23 M. glutaeus minimus
24 M. obturatorius internus
25 M. sartorius
26 M. rectus femoris
27 M. tensor fasciae latae
28 Ureter
29 Vesica urinaria
30 Vesicula seminalis
31 Funiculus spermaticus
32 Jejunum
33 Ileum
34 Valvula iliocoecalis
35 Colon
36 Rectum
37 Os sacrum, Os coccygis
38 Processus spinosus
39 Processus transversus
40 Ala ossis ilium
41 Acetabulum
42 Caput femoris
43 Crista sacralis
44 Promontorium
45 Articulatio sacroiliaca
46 N. ischiadicus

2

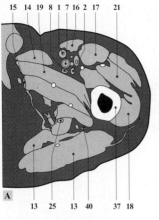

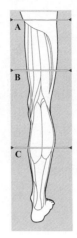

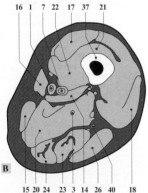

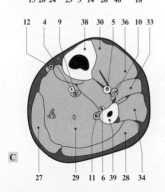

1   A. femoralis
2   A. profunda femoris
3   A. profunda femoris
    (ramus)
4   A. tibialis posterior
5   A. tibialis anterior
6   A. fibularis
7   V. femoralis
8   V. profunda femoris
9   V. tibialis posterior
10 V. tibialis anterior
11 V. fibularis
12 V. saphena magna
13 M. gluteus maximus
14 M. adductor longus
15 M. gracilis
16 M. sartorius
17 M. rectus femoris
18 M. vastus lateralis
19 M. adductor brevis
20 M. adductor magnus
21 M. vastus intermedius
22 M. vastus medialis
23 M. semitendineus
24 M. semimembranosus
25 M. semimembranosus
    (tendo)
26 M. biceps femoris
    cap. longum
27 M. gastrocnemius
    cap. mediale
28 M. gastrocnemius
    cap. laterale
29 M. soleus
30 M. tibialis anterior
31 M. tibialis anterior
    (tendo)
32 M. tibialis posterior
33 M. extensor digitorum
    longus
34 M. peroneus longus
35 M. flexor digitorum
    longus
36 M. extensor hallucis
    longus
37 Corpus femoris
38 Corpus tibiae
39 Fibula
40 N. ischiadicus

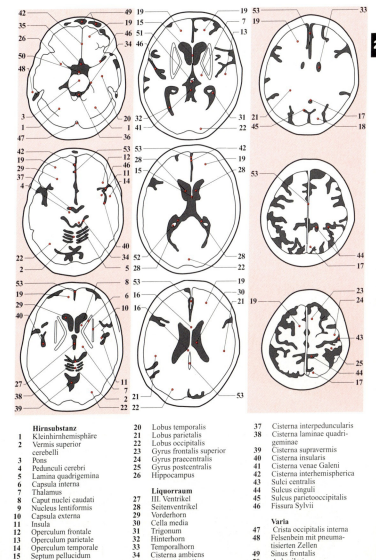

	Hirnsubstanz				
1	Kleinhirnhemisphäre	20	Lobus temporalis	37	Cisterna interpeduncularis
2	Vermis superior	21	Lobus parietalis	38	Cisterna laminae quadri-
	cerebelli	22	Lobus occipitalis		geminae
3	Pons	23	Gyrus frontalis superior	39	Cisterna supravermis
4	Pedunculi cerebri	24	Gyrus praecentralis	40	Cisterna insularis
5	Lamina quadrigemina	25	Gyrus postcentralis	41	Cisterna venae Galeni
6	Capsula interna	26	Hippocampus	42	Cisterna interhemispherica
7	Thalamus			43	Sulci centralis
8	Caput nuclei caudati		Liquorraum	44	Sulcus cinguli
9	Nucleus lentiformis	27	III. Ventrikel	45	Sulcus parietooccipitalis
10	Capsula externa	28	Seitenventrikel	46	Fissura Sylvii
11	Insula	29	Vorderhorn		
12	Operculum frontale	30	Cella media		Varia
13	Operculum parietale	31	Trigonum	47	Crista occipitalis interna
14	Operculum temporale	32	Hinterhorn	48	Felsenbein mit pneuma-
15	Septum pellucidum	33	Temporalhorn		tisierten Zellen
16	Corpus callosum	34	Cisterna ambiens	49	Sinus frontalis
17	Praecuneus	35	Cisterna basalis	50	A. basilaris
18	Cuneus		("Pentagon")	51	Corpus pineale
19	Lobus frontalis	36	Cisterna cerebellaris	52	Plexus chorioideus
			superior	53	Falx cerebri

Nach Lange, S. et al., Zerebrale und spinale Computertomographie, Medizinisch-wissenschaftliche Buchreihe Schering, 1988

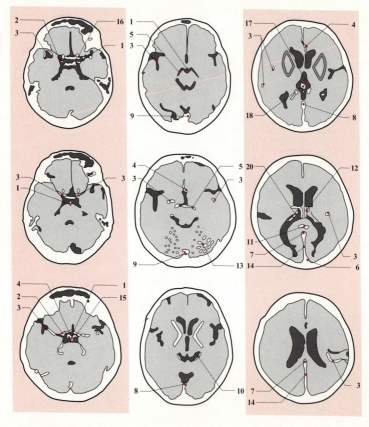

Arterien	Venen	Varia
Arterien	**Venen**	**Varia**
1 A. basilaris	6 Sinus sagittalis superior	15 Dorsum sellae
2 A. carotis interna	7 Sinus sagittalis inferior	16 Processus clinoideus
3 A. cerebri media	8 Sinus rectus	anterior
4 A. cerebri anterior	9 Confluens sinuum	17 Habenula
5 A. cerebri posterior	10 V. basalis	18 Corpus pineale
	11 V. cerebri magna Galeni	19 Falx cerebelli
	12 V. cerebri interna	20 Plexus chorioideus
	13 Tentorium	
	14 Interhemisphärenspalt	

Nach Lange, S. et al., Zerebrale und spinale Computertomographie, Medizinisch-wissenschaftliche Buchreihe Schering, 1988

Angiographie bedeutet eigentlich Gefäßdarstellung, wird jedoch meist synonym mit *Arteriographie* gebraucht.

● *Übersichtsangiographie:* KM wird in die Aorta abdominalis oder Aorta thoracica injiziert. Darstellung der großen Gefäßen mit ihren abgehenden kleinen Arterien.
● *Selektive Angiographie:* Darstellung einer Arterie und des dazugehörenden Organs.
● *Superselektive Angiographie:* Darstellung arterieller Äste zweiter und höherer Ordnung, z. B. bei interventionellen Eingriffen oder zur Prä-OP.-Vorbereitung bei besonderen Fragestellungen.

Blattfilmangiographie

Konventionelle Röntgentechnik. Zur Gefäßdarstellung wird KM mit einer Druckspritze injiziert, Aufnahmefrequenz bis 6 Bilder/s.

● Vorteile: geringe Bewegungsartefaktanfälligkeit, Erfassung eines größeren Bildausschnittes, höheres räumliches Auflösungsvermögen (um den Faktor 3 höher gegenüber 1024 x 1024 Bildpunkten bei der DSA).
● Nachteile: höhere KM-Gaben, keine Nachbearbeitungsmöglichkeiten.

Digitale Subtraktionsangiographie (DSA)

Zunächst wird vor der KM-Injektion ein sog. *Leer- oder Maskenbild* erstellt, welches von einer identischen Aufnahme nach Gefäßkontrastierung computergestützt subtrahiert wird. Durch die elektronischen Nachverarbeitungsmöglichkeiten können *Helligkeit* und *Kontrast* verändert werden, der *Kontrast* kann *invertiert* werden.

● *Remasking:* spätes Setzen der Maske, wodurch Bewegungsartefakte, die zeitlich vor der KM-Füllung liegen, ausgeklammert werden können. Darstellung eines gesamten Gefäßverlaufs, auch bei langsamem Blutfluß, kann durch Zusammenfassen der Kontraste über eine Bildfolge hinweg erreicht werden.
● *Road mapping:* Einfrieren eines unmittelbar zuvor gewonnenen DL-Bildes, während auf einem zweiten Monitor das aktuelle DL-Bild erscheint. Hierdurch kann eine komplizierte Sondierung erheblich erleichtert werden.

Intraarterielle DSA: intraarterielle KM-Injektion.

● Vorteile: geringe KM-Menge durch hohes Kontrastauflösungsvermögen, „Real-time-" Verfahren mit sofortiger Darstellung des subtrahierten Bildes, frühzeitiger Erkennung einer Katheterdislokation und Möglichkeit zu Road mapping bei schwieriger Sondierung. Kürzere Untersuchungszeit.
● Nachteile: Bewegungsartefakte (Patientenbewegung, Atmung, Schlucken, Darmperistaltik, Pulsationen).

Intravenöse DSA: venöse KM-Injektion (periphere Vene, Vena cava oder rechter Vorhof), nach pulmonaler Passage arterielle Gefäßkontrastierung.

● Vorteile: geringe Invasivität, ambulante Durchführung.
● Nachteile: geringer Gefäßkontrast, Bewegungsunschärfe.

Vorteile der unterschiedlichen Methoden

Konventionelle Blattfilmangiographie	i.a. DSA
Höhere räumliche Auflösung	Geringere KM-Menge
Weniger Bewegungs- und Atemartefakte	Geringere KM-Konzentration
	Beurteilung direkt am Monitor
	Schnellere Durchführbarkeit

Verschiebetisch-Angiographie

Blattfilmangiographie. Zur Untersuchung der Becken-Bein-Arterien wird der Tisch, auf dem der Patient liegt, entgegengesetzt der Blutflußrichtung bewegt. Der KM-Bolus wird in die Aorta abdominalis injiziert. Der Blutfluß bewegt sich nach distal, der Untersuchungstisch mit dem Patienten nach kranial.

Patientenaufklärung

Bei elektiven Eingriffen spätestens 1 Tag vor der geplanten Untersuchung. Der Aufklärungsbogen darf das persönliche ausführliche Gespräch nicht ersetzen. Hingewiesen werden muß auf den Untersuchungsablauf, auf den Ablauf vor und nach der Untersuchung sowie auf die Risiken, die durch Komplikationen entstehen können. Gezielt gefragt werden sollte nach *Gerinnungsstörungen, KM-Allergie, Niereninsuffizienz und Schilddrüsenüberfunktion.* ☞ auch Faustregeln für die Aufklärung von Diagnoseeingriffen.

Komplikationen

- KM bedingte Komplikationen: allergische Komplikationen (3 %), renale Dysfunktion, Hyperthyreose.
- Komplikationen der Punktionsstelle (ca. 90 %): Thrombose, Hämatom, Blutung, Dissektion, Embolie, Pseudoaneurysma, a.-v. Fistel, Infektion, Vasospasmus.
- Vagovasale Synkopen bei der Gefäßpunktion oder Kathetermanipulation.
- Luftembolie, Embolie durch Materialabbrüche.
- Spinale Läsionen mit Querschnittslähmung, zerebrale Komplikationen durch Thrombembolie im zerebralen Stromgebiet.
- Mortalität insg.: 0,03 %.

Vorbereitung des Patienten

- *Nahrungskarenz* 6 h vor der Untersuchung bei guter Hydratation (kein kohlensäurehaltiges Wasser!). Bei Nierenfunktionseinschränkung Internisten/Nephrologen vorher konsultieren.
- *Labor:* Quick-Wert (> 50 %), PTT (< 50 s), Thrombozyten (> 50 000/mm³), Kreatinin (< 1,5 mg%), Harnstoff (< 70 mg%).
- *Heparinisierte Patienten:* Heparin muß vor Untersuchungsbeginn abgesetzt werden (Halbwertszeit von Heparin ca. 90 min) und soll erst nach einer Stunde nach der Beendigung der Angiographie wieder angesetzt werden. Heparinantagonist: Protaminsulfat (1000 I.E. Heparin werden mit 10 mg Protaminsulfat i.v. antagonisiert).
- *Marcumar-Patienten:* müssen vor Untersuchungsbeginn auf Heparin umgesetzt werden, bei Notfallangiographie Anheben des Thromboplastinzeit mit Fresh-frozen-Plasma.
- Patient soll vor Untersuchungsbeginn die *Harnblase entleeren*.
- *RR-Kontrolle*.
- Großlumiger *venöser Zugang* kubital, der während der gesamten Untersuchungsdauer liegen bleibt.
- Kontrolle des *Pulsstatus* (periphere Pulse).
- *Rasur* der Punktionsstelle mit Elektrorasierer oder Einmalrasierer und Entfernung aller Haare mit einem Klebeband.
- *Hautdesinfektion* mit Alkohol oder Jodlösung.

Patientennachsorge

- Nach Beendigung der Angiographie muß der Katheter gezogen und der Untersucher (!) komprimiert die Punktionsstelle mit Zeige-, Mittel- und Ringfinger. Hierbei soll der arterielle Puls gerade noch zu tasten sein. *Cave:* bei flachem Punktionswinkel ist der Einstichort der Haut nicht identisch mit dem Einstichort im Gefäß.
- *Kompressionsdauer:* mindestens 10 min, ggf. länger bei häufigem Katheterwechsel, Schleuse, pathologischen Gerinnungsparametern oder Hypertonus. Möglichst ohne Tupfer komprimieren, damit man ein sich bildendes Hämatom rechtzeitig entdeckt.
- *Druckverband:* nach Punktion der A. femoralis zirkulärer Druckverband am Oberschenkel der punktierten Seite und am Rumpf. Nach Punktion der A. axillaris oder A. brachialis kein zirkulärer Druckverband, sondern Tupfer mit X-förmig verklebten Pflasterstreifen anbringen. Sandsack nicht notwendig.

- *Immobilisation:* 24 h nach Punktion der A. femoralis (möglichst flache Rückenlage, kein Aufsetzen, Essen, Trinken, Wasserlassen und Stuhlgang in liegender Position) bzw. 4 h nach Feinnadeloder venöser Punktion.
- *Kurzbefund* an Station mitgeben mit Infos über Art der Untersuchung, durchgeführte Behandlung, verabreichte Medikamente, mögliche Komplikationen, Dauer der Immobilisation, Kontrolle von Punktionsstelle, Blutdruck, Pulsen, empfohlene Medikation/Flüssigkeitszufuhr, Termin zur Wiedervorstellung, Telefonnummer des behandelnden/diensthabenden Radiologen.
- *Patientenkonsultation* durch den Untersucher 4–6 h nach Untersuchungsende. Am nächsten Vormittag Nachuntersuchung mit Kontrolle der Punktionsstelle und der peripheren Pulse zur Früherkennung von Thrombosen oder Hämatomen.

Punktionstechniken

Lokalanästhesie

- 10–20 ml Xylocain (0,5–1,0 %).
- Zunächst wird mit einer dünnen Nadel (25 G) eine Hautquaddel gesetzt. Danach langsame Injektion von Depots ventral, medial und lateral des Gesäßes (bei Doppelwandpunktionstechnik auch dorsal des Gesäßes). *Cave:* nicht die Arterie oder den Nerv punktieren. Einige Minuten bis zum vollständigen Wirkungseintritt warten.

Seldinger-Technik (i.a. Punktion)

Instrumentarium: Punktionskanüle mit Mandrin, Skalpell, Führungsdraht, 80–150 cm lang, mit 3–4 cm langer weicher Spitze in J-Form, Angiographiekatheter.
Durchführung:
- Nach Lokalanästhesie Inzision mit dem Skalpell, 0,3 cm lang, in Richtung der Hautspaltlinien.
- Gefäßpalpation mit dem Zeige- und Mittelfinger (der linken Hand bei Rechtshändern) in Verlaufsrichtung des Gefäßes.
- Punktion: die mit einem Obturator verschlossene Punktionsnadel (wird mit der rechten Hand bei Rechtshändern) in einem Winkel von ca. 45° zur Hautoberfläche langsam vorgeschoben und die Vorderwand der Arteria punktiert, wobei sich bei i.a. Lage der Nadelspitze der Nadelansatz mit Blut füllt.
- Alternativ: Doppelwandpunktionstechnik mit Perforation der dorsalen Gefäßwand und anschließendem Zurückziehen der Nadel, bis diese im Gefäßlumen liegt (*Cave:* erhöhtes Blutungsrisiko).
- Bei i.a. Lage der Nadelspitze wird die Verschlußkappe entfernt und die Nadel in Richtung des Einstichwinkels zurückgezogen, bis hellrotes Blut kräftig pulsierend austritt.
- Danach die Nadel um ca. 10° (mit der linken Hand) absenken und den bereitliegenden Führungsdraht (mit der rechten Hand) ohne Widerstand 10–20 cm in das Gefäßlumen einführen. Weitere Passage unter DL-Kontrolle (Stenosen, Kinking) bis zum ungefähren Ort, an dem der Katheter plaziert werden soll.
- Dann Nadel mit der rechten Hand zurückziehen, während die linke Hand den Führungsdraht an der Punktionsstelle unter Kompression fixiert. Abwischen des Führungsdrahtes mit einem in NaCl-Heparin-Lösung getränkten Tupfer.
- Jetzt mit der rechten Hand das Ende des Führungsdrahtes zu einer Schleife biegen und diese dann zwischen Daumen und Zeigefinger der linken Hand festhalten unter gleichzeitiger Kompression der Punktionsstelle mit den übrigen Fingern. Tip: für den Anfänger ist das Auffädeln des Katheters durch einen Assistenten einfacher.
- Über das 2 cm freie Ende des Führungsdrahtes wird der Katheter auf den Führungsdraht aufgefädelt, bis das Ende des Führungsdrahtes aus dem Katheter herausragt.
- Jetzt unter leicht drehenden Bewegungen Einführen des Katheters über die Punktionsstelle durch Haut und Subkutangewebe in das Gefäßlumen, Draht immer straff halten, Knickstellen

vermeiden, DL-Kontrolle. Sollte dies nicht auf Anhieb gelingen, Dilatator zur Dehnung verwenden.
- Vorschieben des Katheters mit dem Führungsdraht unter DL-Kontrolle an die gewünschte Stelle, dann Entfernung des Führungsdrahtes.
- Nach Entfernung des Führungsdrahtes muß sich ungehindert Blut aspirieren lassen und ungehindert NaCl durchgespült werden können.
- Dreiwegehahn am Katheterende anschließen, aspirieren, mit NaCl 0,9 % durchspülen, Dreiwegehahn verschließen.

Arterielle Punktionen
Transfemoraler Zugang:
A. femoralis, häufigster Zugangsweg.
1. *Retrograde Punktion*
   - *Punktionsstelle:* 1–2 cm unterhalb des Leistenbandes (Verbindungslinie zwischen Spina iliaca anterior superior und Symphyse). Punktionsstelle der Haut liegt bei einem Einstichwinkel der Nadel von ca. 45° 3–4 cm unterhalb des Leistenbandes. Die A. femoralis liegt 2–5 cm unter der Haut, medial liegt die V. femoralis, lateral der Nerv (IVAN= innen Vene, Arterie, Nerv). Falls Schwierigkeiten bei der Punktion entstehen, kann unter DL der Femurkopf als ossäre Orientierungshilfe herangezogen werden, nicht oberhalb des Femurkopfes punktieren.
   - *Punktionsrichtung:* ca. 45° zur Hautoberfläche und ca. 25° nach medial zum Nabel.
   - *Tips:* für Rechtshänder ist die Punktion der rechten Seite am einfachsten. Prinzipiell sollte die weniger symptomatische Seite punktiert werden (mögliche proximal gelegene Stenose, für spätere PTA ist die antegrade Punktion auf der symptomatischen Seite technisch einfacher).
   - Punktion nach Gefäß-OP (Prothese, Patch, Gefäßnaht): 4–8 Wochen nach OP ohne wesentliche Komplikationen möglich.
   - Punktion kranial des Leistenbandes: Gefahr einer retroperitonealen Blutung.
   - Zu tiefe Punktion: Gefahr einer a.-v. Fistel durch Überkreuzung der A. femoralis mit der V. profunda femoris oder Punktion der A. profunda femoris.
2. *Antegrade Punktion*
   - Meist für interventionelle Gefäßeingriffe (PTA usw.), anatomisch schwieriger als die retrograde Punktion.
   - *Punktionsstelle:* Punktion der Arterie unterhalb des Leistenbandes (am besten Markierung unter DL durch Plazieren z.B. einer Kanüle auf der Haut des Patienten über der Mitte des Femurkopfes in gedachter Verlaufsrichtung der Arterie). Subkutane Inzision ca. 1–2 cm weiter kranial.
   - *Punktionsrichtung:* ca. 45° nach distal.
   - *Tips:* Der Führungsgrad weicht auch bei korrekter Punktion häufig nach lateral in die A. profunda femoris ab. Dann sollte die Lage der Nadelspitze geändert und der Draht nochmals langsam vorgeschoben werden. Ggf. Klärung der anatomischen Verhältnisse durch kleine KM-Injektion (Road mapping) bzw. Neupunktion, wenn die Nadelspitze in der A. profunda femoris liegt.

Transaxillärer Zugang
- Zugangsweg bei technisch nicht möglicher Punktion der Femoralarterien, bei Verschluß der Aorta abdominalis (Leriche-Syndrom) oder bei interventionellen Eingriffen der Armarterien. Höhere Komplikationsrate als beim transfemoralen Zugang.
- *Punktionsstelle:* nach Lagerung des Arms in max. Abduktion oder mindestens 90°-Abduktion (Gefäß max. gestreckt, leichter zu fixieren) in der lateralen Achselfalte punktieren an den Randfasern des M. pectoralis. Bei Palpationsschwierigkeiten Lageveränderung des Arms, ggf. Unterpolsterung der Schulter. Lokalanästhesie nur sparsam verwenden, um Palpationsbefund nicht zu überlagern.

- *Punktionsrichtung:* ca. 45° zur Hautoberfläche nach kranial.
- *Tips:* Punktion der *linken A. axillaris* günstiger durch einfacheren Zugang zur Aorta descendens und Vermeidung von zerebralen Thrombembolien (bei rechtsseitiger Punktion muß man an allen 4 hirnversorgenden Arterien vorbei). *Weicher Führungsdraht* verfängt sich weniger leicht in den Seitenästen der A. axillaris.

Transbrachialer Zugang

- Zugangsweg bei kontraindizierter oder technisch nicht durchführbarer Punktion der Femoralarterien, Alternative zur transaxillären Punktion. Gefahr des Gefäßverschlusses mit Verlust der Extremität. Verwendung nur von 4-F- oder 5-F-Kathetern.
- *Punktionsstelle:* proximale Ellenbeuge anteromedial. Keine zu ausgeprägte Lokalanästhesie, da sonst der Palpationsbefund überdeckt wird bzw. ein Gefäßspasmus bei Irritation der Gefäße entstehen kann.
- *Punktionsrichtung:* ca. 45° zur Hautoberfläche.
- *Tips:* zur Spasmus- und Thromboseprophylaxe häufigen Katheterwechsel und Katheter > 5 F vermeiden.

Nadelangiographie

- Darstellung eines einzelnen Beines oder Unterarmes
- Nach Punktion mit der Seldinger-Nadel Einführung des Führungsdrahtes ca. 10–20 cm in das Gefäß.
- Nadel mit flachem Einführungswinkel einige Zentimeter über den Führungsdraht vorschieben und an der Haut fixieren.
- KM-Menge und Injektionsgeschwindigkeit müssen im Vergleich zur herkömmlichen Katheterangiographie halbiert werden.

Venöse Punktionen

V. femoralis

- Darstellung der V. cava inferior und ihrer Äste, Pulmonalisangiographie, Varikozelenverödung, selektive Blutentnahme, i.v. DSA.
- *Punktionsstelle:* bei außenrotiertem Bein medial der A. femoralis, distal des Leistenbandes. Unter Palpation der A. femoralis läßt man den Patienten kräftig pressen und punktiert. Probeaspiration von Blut, Injektion von NaCl ohne Widerstand.
- *Tips:* Punktion kann auch mit einer aufgesetzten und mit NaCl gefüllten Spritze unter Aspiration (Unterdruck) erfolgen.

Kubitalvene

- Darstellung der V. cava, Pulmonalisangiographie, i.v. DSA. Die V. basilica hat einen günstigeren Einmündungswinkel in das tiefe Venensystem als die V. cephalica.
- *Punktionsstelle:* medial in der Ellenbeuge. Arm 45° abgewinkelt. Stauschlauch am Oberarm. Keine zu ausgeprägte Lokalanästhesie. 16-G-Verweilkanüle mit 35er Führungsdraht.
- *Tips:* bei Gefäßspasmus zuwarten bzw. Spasmolytikum (Nitroglyzerin) geben.

V. jugularis interna

- Bei schlechten Venenverhältnissen oder bei der Anlage eines portosystemischen Shunts bei portaler Hypertonie.
- Der Patient liegt auf dem Rücken, möglichst in Kopftieflage. Der Kopf ist 45° zur Gegenseite gedreht.
- *Punktionsstelle:* etwas unterhalb der gut sichtbaren Kreuzungsstelle der V. jugularis externa mit dem M. sternocleidomastoideus, ca. 1 cm lateral der tastbaren A. carotis. Nach Lokalanästhesie (möglichst nicht mehr als 3 ml Xylocain: Diffusion zum N. vagus und N. recurrens) Patienten in Inspiration pressen lassen wie zum Stuhlgang. Punktion transmuskulär mit 16 G-Nadel mit aufgesetzter, teilweise mit NaCl gefüllter 10-ml-Spritze.

- *Punktionswinkel:* ca. 30° zur Hautoberfläche. Die Nadel zeigt auf den medialen Rand des klavi-kulären Muskelansatzes. Unter ständiger Aspiration wird die V. jugularis interna in 3–4,5 cm Tiefe erreicht. Vorschieben der Teflonhülle und Einlegen des Führungsdrahtes, ggf. der Katheter-schleuse.

Schleusen: haben eine als Ventil dienende Gummimembran am Ansatz zur Vermeidung von Blutungen. Spülungen zwischen Katheter und Schleuseninnenwand sind über einen Seitenarm möglich.

- Anwendung: häufiger Katheterwechsel, Auftreten arterieller Blutung (z.B. bei Katherwechsel, wenn zuvor benutzter Katheter >2 F war), Katheter ohne Endloch oder Ballonkatheter oder bei schwierigem Katheter-Handling.
- Nach Gefäßpunktion und Einführen des Führungsdrahtes wird die Punktionsnadel zurückgezogen und die Schleuse mit einliegendem Dilatator vorgeschoben.
- Entfernung des Dilatators, wobei das Hähnchen am Seitenarm geschlossen sein muß, da es sonst zu einer arteriellen Blutung aus dem Hähnchen kommt.
- Füllen der Schleuse mit NaCl.

Punktionsnadeln

- Einmalnadeln: Seldinger-Nadel, Teflonhülle mit geschliffener Metallkanüle. In der durchsichtigen Verschlußkappe am Kanülenende kann Blutrückstrom erkannt werden.
- Nadelgröße wird in Gauge (G) angegeben, Femoralarterie 16–18 G.

Führungsdrähte: dienen der Katheterführung und -plazierung und haben Platzhalterfunktion für den Katheter bei Katheterwechsel. Zum Einsatz kommen Führungsdrähte mit fixierten oder beweglichen Kernen. Beschichtung mit Teflon-Heparin-Überzug (Teflon-Draht) oder mit hydrophilen Polymeren (Terumo-Draht).

- Standardlänge 145 cm, Gesamtlänge des Führungsdrahtes 20 cm länger als die des Katheters.
- Flexibles, für das Gefäßlumen bestimmtes Ende und starres Ende, das außerhalb des Gefäßes verbleibt.
- J-Draht: Standardkonfiguration, enge Biegung 1,5–3 mm, weite Biegung 7–15 mm Radius.
- Gerade Spitze: für PTA, schmale Arterien. *Cave:* Perforations- und Dissektionsgefahr.
- Führungsdrahtgröße: Außendurchmesserangabe in Inch, Standarddurchmesser 0,035 in = 0,9 mm (1 Inch=2,54 cm).

Katheter: die zur arteriellen Gefäßdarstellung verwendeten Katheter haben ein offenes Ende, damit sie über einen Führungsdraht plaziert werden können. Über dieses Endloch bzw. zusätzliche Seitlöcher strömt das KM ab. Größere KM-Mengen können durch größeres Lumen mit höherer Flußrate und schwächerem Jet-Effekt appliziert werden. Je größer der Katheter, desto besser seine Form- und Torsionsstabilität.

- *Pigtail-Katheter:* Katheter mit vielen Seitlöchern, große KM-Mengen können über Seitlöcher abströmen, wird gestreckt über Führungsdraht eingeführt, für Übersichtsangiographien.
- *Sidewinder-Katheter, Kobra-Katheter mit enger Schleife (C1):* zur Sondierung nach kaudal gerichteter Gefäßabgänge.
- *Kobra-Katheter mit weiter Schleife (C2, C3):* zur Sondierung rechtwinkeliger Abgänge.
- *Sidewinder- /Kobra-Katheter in Schleifenkonfiguration:* zur Sondierung nach kaudal gerichteter Abgänge.
- *Vertebraliskatheter, Sidewinder-Katheter, Headhunter-Katheter:* zur Sondierung der supraaortalen Arterien.
- Kathetergröße: Außendurchmesser in French oder Charrière (1 F = 1Ch = 0,33 mm)

French (F) = Charrière (Ch)	Außen-∅ mm	Inch (in)	Gauge (G)	mm	Inch
0,5	0,16	0,006	27	0,41	0,016
1	0,33	0,013	26	0,46	0,018
1,5	0,49	0,019	25	0,51	0,020
1,8	0,59	0,023	24	0,56	0,22
2	0,67	0,026	23	0,64	0,025
2,5	0,82	0,032	22	0,71	0,028
3,0	1,00	0,039	21	0,81	0,032
4	1,33	0,052	20	0,97	0,038
5	1,67	0,078	19	1,07	0,042
6	2,00	0,079	18	1,27	0,050
7	2,33	0,092	17	1,50	0,059
8	2,67	0,105	16	1,65	0,065
9	3,00	0,118	15	1,83	0,072
10	3,33	0,131	14	2,11	0,083

1 French = 0,0131 Inch = 0,33 Millimeter   1 Inch = 2,54 cm

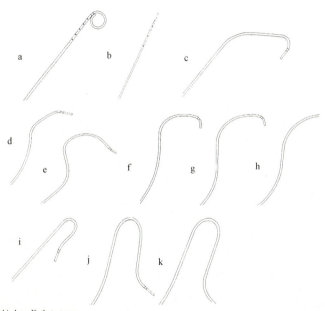

Verschiedene Kathetertypen

a Pigtailkatheter
b Gerader Katheter
c Nieren-Katheter
d Headhunter-1-Katheter
e Headhunter-2-Katheter
f Cobra-1-Katheter

g Cobra-2-Kathter
h Cobra-3-Katheter
i Simmons-Sidewinder-1-Katheter
j Simmons-Sidewinder-2-Katheter
k Simmons-Sidewinder-3-Katheter

Katheterplazierung

- Nach Punktion wird der Führungsdraht mit dem flexiblen Ende nach vorn 10–20 cm in das Gefäßlumen eingeführt, Entfernen der Teflonhülle der Punktionsnadel, wobei die Punktionsstelle mit Mittel- und Kleinfinger der linken Hand (bei Rechtshändern) komprimiert wird. Extraluminales Ende des Führungsdrahtes mit einem in NaCl-Heparin-Lösung getränkten Tupfer mit der rechten Hand abwischen, dann das starre Führungsdrahtende zu einer Schleife biegen und zwischen Zeigefinger und Daumen der linken Hand halten. Auffädeln des Katheters mit der rechten Hand und Einführen des Katheters über die Punktionsstelle unter drehenden Bewegungen. Danach Vorschieben des Führungsdrahtes und des Katheters unter DL bis in die gewünschte Position. Entfernen des Führungsdrahtes. Aspirationskontrolle und Katheterspülung. Dreiwegehahn anschließen.
- *Selektive Sondierung eines Gefäßes:* Katheterspitze einige Zentimeter kranial des zu sondierenden Gefäßabganges plazieren und in dessen Richtung drehen. Unter DL Katheter langsam zurückziehen. Bei größeren Gefäßen plötzliches Vorfallen der Katheterspitze, bei kleinen Gefäßen langsame Streckung beim Einhaken. Nach Aspiration von Blut erfolgt die Injektion einer kleinen KM-Menge zur Identifizierung des Gefäßes. Gelingt die Sondierung nicht, erneuter Versuch mit leicht rotiertem Katheter.
- **Dreht sich die Katheterspitze bei Rotation nach rechts im Uhrzeigersinn, liegt die Spitze dorsal. Dreht sich die Katheterspitze bei Rotation nach links gegen den Uhrzeigersinn, liegt die Spitze ventral (bei a.-p.-Projektion).**

Katheterwechsel

Einführung des Führungsdrahtes unter DL-Kontrolle bis über die Spitze des bereits einliegenden Katheters mit dem flexiblen Ende zuerst. *Cave:* Gefäßverletzung durch den Führungsdraht, deshalb Katheterende vorsichtig um 1–2 cm zurückziehen bei gleichzeitigem langsamen Vorschieben des Führungsdrahtes. Katheter entfernen, wobei die Punktionsstelle nach Entfernung mit der linken Hand mit Mittel-, Ring- und Kleinfinger komprimiert werden muß, Auffädeln des neuen Katheters erfolgt wie oben beschrieben.

Katheterspülen

Zur Vermeidung von intraluminalen Thromben muß jeder Katheter regelmäßig alle 2–3 Minuten mit NaCl-Heparin-Lösung gespült werden. Zuvor 1–2 ml Blut aspirieren. Dies kann mit derselben Spritze erfolgen oder mit 2 Spritzen, wobei dann das Blutaspirat verworfen wird. Am Ende der Spülung Katheter mit Zweiwegehahn verschließen, um einen Blutrückfluß zu vermeiden.

Testinjektionen

Zur Lageüberprüfung und zur Abschätzung der Injektionsgeschwindigkeit nach Katheterspülung einige Milliliter KM injizieren.

Druckspritze zur maschinellen Injektion anschließen

Nach Füllung Druckspritze mit der Öffnung nach unten und dem Stempel nach oben aufstellen, evtl. Luftblasen durch Beklopfen zum Aufsteigen bringen. Verbindungsschlauch der Druckspritze blasenfrei spülen. Beim Anschließen des Druckspritzenschlauches mit dem Katheter Spülflüssigkeit aus dem Katheter zurücklaufen lassen und gleichzeitig langsam KM aus der Druckspritze herauslaufen lassen. Verbindungsstück auf festen Schluß prüfen und mit Klemme am sterilen Abdecktuch befestigen. Zwischen den einzelnen Druckinjektionen muß der intraluminal liegende Katheter mit NaCl gespült werden.

Kathetermanöver

- *Cross-over:* Punktion der kontralateralen A. femoralis. Führungsdraht über die Bifurkation schieben und einen Kobra- oder Sidewinder-Katheter einführen und den Führungsdraht etwas zurückziehen, so daß er nicht mehr aus dem Katheterlumen herausschaut. Danach wird der Katheter bis in Höhe der Bifurkation zurückgezogen, bis er sich dort quasi einhängt. Führungsdraht jetzt langsam vorschieben. Nach geringem Vorführen des Katheters läßt sich der Führungsdraht dann in die kontralaterale Beckenarterie einführen.

2

- **Sidewinder-Konfiguration:** die Form des Sidewinder-Katheters wird durch Einführung über den Führungsdraht begradigt. Um die Sidewinder-Form herzustellen, muß der Katheter im Gefäßlumen gewendet werden. Beim Entfernen des Sidewinder-Katheters muß dieser zuvor durch Einführung des Führungsdrahtes gestreckt werden, um ein Einhaken zu verhindern.
  1. *Manöver in der Aorta ascendens:* Sidewinder-Katheter über Führungsdraht in die Aorta ascendens einführen. Führungsdraht zurückziehen, Katheter gleichzeitig drehen und etwas vorwärts bewegen. Katheter langsam zurückziehen, vor Erreichen der supraaortalen Äste den Führungsdraht über das Ende des Katheters leicht hinausschieben, was ein Einhaken des Katheters verhindert. Danach Zurückziehen des Katheters in gewünschter Konfiguration in die Aorta descendens.
  2. *Manöver über die kontralaterale Iliakalarterie:* Sondierung der kontralateralen Iliakalarterie in Cross-over-Technik. Führungsdraht mit Katheter weit nach distal vorschieben. Dann Führungsdraht bis in Höhe der Bifurkation zurückziehen. Anschließend Sidewinder-Katheter vorschieben, wobei sich die Sidewinder-Konfiguration in der Aorta abdominalis bildet. Katheter in Sidewinder-Konfiguration unter gleichzeitigem Drehen im Uhrzeigersinn in die Aorta abdominalis vorschieben.
  3. *Manöver über die linke A. subclavia:* gestreckten Sidewinder-Katheter über einen Führungsdraht in die linke A. subclavia plazieren. Führungsdraht zurückziehen und Katheter vorschieben, wodurch die Sidewinder-Konfiguration gebildet wird. Zurückziehen des Katheters in die Aorta abdominalis.
- **Loop-Technik:** Schleifenbildung eines Kobra-Katheters. Abstützen der Katheterspitze in jedem größeren Gefäßast möglich, wobei der Führungsdraht 10 cm tief in den Gefäßast hineingeschoben wird. Kobra-Katheter über den Führungsdraht einführen. Führungsdraht zurückziehen. Unter Drehen Katheter vorschieben, wobei es zu einer Schleifenbildung in der Aorta abdominalis kommt. *Auflösen der Schleife:* Abstützung über Gefäßast. *Zurückziehen des Katheters*: in Schleifenkonfiguration dringt die Katheterspitze tiefer in das Gefäß ein. *Vorschieben des Katheters:* Heraustreten aus dem Gefäß.

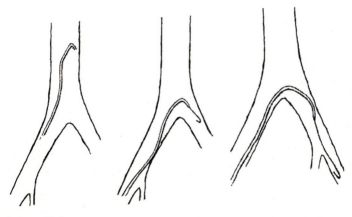

Cross-over-Manöver

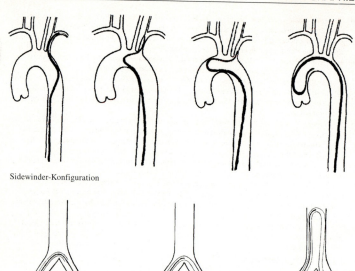

Sidewinder-Konfiguration

Loop-Technik

Utensilien des Angiographietisches

Schale für heparinisierte, sterile physiologische NaCl-Lösung (2500 IU Heparin/1000 ml). Kleine
Schale für KM, 2 Spritzen für NaCl, Spritze für KM, 2 10-ml-Spritzen für Lokalanästhesie (1 %ige
Xylocain-Lsg.), 3-Wege-Hahn mit 10-ml-Spritze zum Entlüften, Einmalnadel, Skalpell, Punktions-
kanüle (16 G), Tuchklemme, sterile Kompressen, sterile Abdeckung für den Bildverstärker, sterile
Kittel, steriles Lochtuch, sterile Abdecktüchter, steriles Hautpflaster.

Komplikationen und Schwierigkeiten bei der Angiographie

- *A.-v.-Fistel:* häufiger Punktionsversuch in derselben Höhe. Bei versehentlicher Punktion der Vene:
  Punktionswinkel und Punktionsart ändern.
- *Dissektion:* Draht und Katheter nie gegen Widerstand vorschieben, auch wenn Blut über den
  Katheter zurückfließt. Unter DL einige Milliliter KM injizieren; wenn KM-Depot in der Gefäß-
  wand stehenbleibt, Katheter zurückziehen, bis KM frei abfließt oder Katheter ganz entfernen.
  Dissektion in retrograder Richtung: meist komplikationslose Abheilung. *Dissektion in antegrader
  Richtung:* großes Dissekat mit Verlegung des echten Lumens möglich.
- *Thrombose an der Einstichstelle:* zu starke Kompression nach Katheterentfernung. Pulskontrolle.

- *Zuthrombosierter Katheter:* Katheter nie forciert gegen Widerstand freispülen. Katheter muß gewechselt werden. Nicht den Führungsdraht einführen (!). Katheterende (Ansatzstück) abschneiden, über freies Katheterende koaxial Schleuse gleicher French-Zahl einführen. Katheter über Schleuse entfernen und einen neuen Katheter plazieren.

- *Arterielle Thrombose:* Patient gibt Kältegefühl, Schmerzen und Parästhesien in der betroffenen Extremität an; Pulsverlust; blau-weiße Verfärbung; Abnahme der Hauttemperatur; der Thrombose geht häufig ein starker Gefäßspasmus voraus. Gabe von Vasodilatatoren (Nitroglyzerin, Tolazolin); Tieflagern der betroffenen Extremität; Schmerzbekämpfung (ggf. Morphin). Sollte nach 2 h konservativer Behandlungsversuche die Symptomatik immer noch bestehen, muß der Gefäßchirurg gerufen werden.

- *Nachblutung:* lokale Hämatome oder Nachblutung an der Einstichstelle, insbesondere bei Hypertonus, Störung des Gerinnungsstatus, traumatischer Punktion. Bildet sich ein über faustgroßes Hämatom oder kommt die Blutung nicht zum Stehen trotz über 1 h Kompressionsdauer, ist der Gefäßchirurg zu rufen.

- *Katheterknoten:* bes. Sidewinder- und Kobra-Katheter in Schleifenkonfiguration und dünnwandige Katheter. Katheter mit Knoten mit einem starren J-Draht sondieren und in einem weiten Abschnitt der Aorta plazieren. Über kontralaterale Seite einen steuerbaren Führungsdraht einführen und in den Knoten einhaken. Gemeinsam und gleichzeitig beide Drähte bis zur Bifurkation zurückziehen. Über kontralateralen Zugang wird ein Sidewinder- oder Kobra-Katheter eingeführt, in den Knoten eingehängt und danach in einem aortalen Seitenast plaziert. Langsames Vorschieben des verknoteten Katheters, wobei sich dieser auslösen soll. Entfernen des vormals verknoteten Katheters.

Vorsichtsmaßregeln

- Spritze beim Injizieren immer mit Stempel nach oben halten, durch Beklopfen der Seitenwand Luftblasen zum Absteigen bringen, Licht anschalten (!), Spritzeninhalt nie ganz injizieren.
- Führungsdraht nicht zu lange liegen lassen.
- Nie mit Gewalt Katheter oder Führungsdraht manipulieren.
- Bei Katheter- und Drahtmanövern durchleuchten.
- Katheter alle 2–3 Minuten mit NaCl-Heparin-Lösung spülen.
- Vor KM-Injektion immer aspirieren.
- Vor jedem Manöver Katheterposition überprüfen.

Ultraschall basiert auf der Streuung und Reflexion von Ultraschallwellen an den Grenzflächen unterschiedlicher Gewebestrukturen. Ultraschall wird mit Piezoelementen erzeugt und in Pulsationen in den Körper geleitet. Die zurückkehrenden Echos werden im Empfängerteil aufgezeichnet (Keramiken erzeugen durch Verformung bei Wechselstrom Schallwellen und können diese auch umgekehrt empfangen und in elektrische Energie umwandeln). Frequenz für den diagnostischen Bereich 2–20 MHz. Keine biologischen Schädigungen bekannt. Vollständige *Reflexion* tritt an Grenzflächen zwischen Luft, Knochen, Stein und Gewebe auf. Darmgase, Lunge und Knochen können so vom Ultraschall nicht durchdrungen werden. Durch *Streuung* kommt es zur vielfach ungerichteten Reflexion, die zur Abbildung z.B. von gerundeten Konturen wichtig ist.

Bildverfahren

- A-Mode (A=Amplitude): Abbildung in Kurven; Ultraschallinien, deren Echoamplituden als Funktion der Laufzeit wiedergegeben werden.
- B-Mode (B=Brightness): Abbildung in Graustufen; Ort der Reflexion wird als weißer Punkt abgebildet, der um so kräftiger ist, je stärker die Reflexion erfolgt. Die entstehenden B-Bilder werden mit einer Frequenz von 25–30/s wie im Film wiedergegeben (Real-time-Verfahren).
- M-Mode (time-motion): Registrierung von Bewegungsabläufen, aneinandergereihte B-Bilder bei unbewegtem Schallkopf (Echokardiographie).

Schallköpfe (Scanner)

- Linearscanner: parallele Abtastung.
- Konvexscanner: Curved-array-Schallköpfe, gefächerte Abtastung.
- Sektorscanner: Annular-array-Schallköpfe, radiäre Abtastung.

Frequenz in MHz	Abbildungstiefe in mm	Auflösung in mm
3,5	160	1,0
5	100	0,6
7,5	50	0,4

Ultraschallphänomene

Homogene Reflexverteilung	Inhomogene Reflexverteilung
Reflexarm (echoarm)	Diffus verteilt
Normal reflexreich (durchschnittlich echohaltig)	Herdförmig: echofrei mit scharfer/unscharfer Begrenzung; echoreich; sehr echoreich mit kompletter Reflexion
Reflexreich (echoreich)	Gemischt herdförmig: echoreich mit echoarmem Saum; echoarm mit echoreichem Saum

Typische Ultraschallbilder

- *Zyste:* rund, glatte Kontur, echofrei mit dorsaler Schallverstärkung, bilateraler Randschatten.
- *Stein:* Kuppenreflex mit dorsalem Schallschatten.
- *Darmluft:* Kuppenreflex mit Wiederholungsechos.
- *Gefäße:* tubuläre Doppelstruktur.
- *Kokarde:* zentral reflexreich, reflexarmer Randsaum.

Untersuchungsablauf

Immer die gleiche Reihenfolge der Schnittebenen einhalten. Körperquerschnitt wird von kaudal betrachtet. Ausreichend Kontaktgel zwischen Schallkopf und Patient anbringen. Alle Organe/Befunde in mehreren Ebenen darstellen. Schallkopf fächerartig wandern lassen. Längsschnitt: linker Bildschirmrand = kranial, rechter Bildschirmrand = kaudal. Befunddokumentation schriftlich und mit Videoprinter.

Geräteeinstellung

- *Monitoreinstellung:* Helligkeitsregler (Randstrukturen und Grundhelligkeit sollen differenzierbar sein), Kontrastregler (Graukeil: alle Graustufen sollen erkennbar sein).
- *Gerät-Grundeinstellung:* im gesunden Lebergewebe Einstellen von Sendeleistung (im Nahbereich gerade erkennbar), Gesamtverstärkung = Gain (keine Überstrahlung) und Tiefenverstärkungskurve (homogene Echodichte, einheitliche Bildhelligkeit).

Oberbauchsonographie

- *Schallkopf:* 3,5 MHz.
- Untersuchung in *Inspiration,* gegebenenfalls den Bauch herausstrecken lassen.
- *Vorbereitung:* möglichst morgens nüchtern, ggf. Vorbereitung zur Entblähung mit Dimethylpolysiloxan (z.B. sab simplex).

Schnittebene	Abgebildete Organe
Longitudinalschnitte	
1. Oberbauchlängsschnitt	Über der Aorta am Xyphoid beginnend: Aorta, Truncus coeliacus, A. hepatica communis, A. lienalis, V. lienalis, A. mesenteria superior, linker lateraler Leberlappen, Magen, Pankreaskorpus, Colon transversum. Schallkopf nach kaudal weiterbewegen: in Höhe des Bauchnabels findet sich die Bifurkation der Aorta. Schallkopf in Höhe der Aorta nach rechts verschieben: V. cava inferior, V. portae, V. mesenterica superior, Gallengang, Lobus caudatus, Teile des rechten Leberlappens, Pankreaskopf, Teile des Magens, rechtes Duodenum. Differenzierung zwischen Aorta abd. und V. cava inf.: die V. cava zeigt einen Doppelschlag, ist echofrei, komprimierbar und hat eine verminderte Füllung bei tiefer Inspiration
2. Interkostalschnitt	V. portae, D. choledochus, Gallenblase, Leber, V. cava inferior, Aorta
3. Flankenschnitt rechts	Niere, Leber, M. psoas
4. Flankenschnitt links	Niere, Milz, M. psoas, Magenanteile, linke Kolonflexur
5. Unterbauchlängsschnitt	Harnblase, Uterus/Prostata
Transversalschnitte	
1. Oberbauchquerschnitt	Leber, Magen, Pankreas, V. lienalis, Truncus coeliacus, A. mesenterica superior, V. mesenterica superior
2. Subkostaler Schrägschnitt	Gallenblase, rechte Kolonflexur, V. mesenterica superior, V. portae
3. Querschnitt rechte Flanke	Niere
4. Querschnitt linke Flanke	Niere, Milz
5. Unterbauchquerschnitt	Harnblase, Uterus/Prostata.

Schilddrüse

- Schallkopf: 5 MHz
- Keine Vorbereitung notwendig.

1. Querschnitt	Durch beide Schilddrüsenlappen, von kranial nach kaudal.
2. Längsschnitt	Kopf des Patienten zur Gegenseite gewendet, von lateral nach medial.
3. Darstellung	Große Halsgefäße.

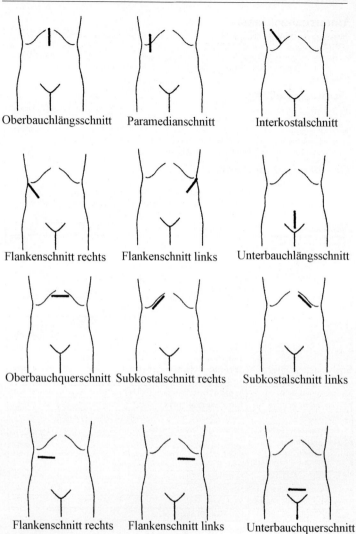

Oberbauchlängsschnitt   Paramedianschnitt   Interkostalschnitt

Flankenschnitt rechts   Flankenschnitt links   Unterbauchlängsschnitt

Oberbauchquerschnitt   Subkostalschnitt rechts   Subkostalschnitt links

Flankenschnitt rechts   Flankenschnitt links   Unterbauchquerschnitt

Schnittebenen im Abdomen-Ultraschall

Ultraschallartefakte

Artefakte	Beschreibung	Auftreten
Schallschatten	Starke Reflexion oder Absorption an Grenzflächen bewirken ein starkes Echo, dorsal hiervon kein Signal (Schallschatten). Im Schallschatten keine Aussage möglich	Konkremente, Luft, Rippen
Dorsale Schallverstärkung	Hinter echofreien Strukturen kein Energieverlust, Echoverstärkung	Echofreie Strukturen wie Zysten oder andere liquide Strukturen
Rauschen	Multiple kleine Reflexe in echofreien Strukturen durch Verstärkung schallkopfnaher Abbildungsschichten	Zysten, Harnblase
Wiederholungsechos	Bei hintereinanderliegenden Grenzflächen mit hohem Impedanzsprung entstehen hintereinanderliegende helle Banden	Gallenblase, Harnblase, Zysten
Zystenrandschatten	Lateraler Randschatten durch Energieverlust bei tangentialem Auftreffen der Schallwellen	Zysten
Schichtdickenartefakte	Randständige Binnenechos an flüssigkeitsgefüllten Hohlräumen, Wandbegrenzung erscheint unscharf, DD Sediment	Harnblase, Gallenblase, Zysten
Spiegelartefakte	Mehrfachreflexion am Übergang auf ein schräges Reflexband nach Durchlaufen einer weniger (echogenen) dichten Struktur	z.B. Zwerchfell: subphrenisch wird scheinbar Leberparenchym dargestellt
Bogenartefakte	Reflexion von sehr dichten Elementen in echoleere Strukturen, DD Septen, Sediment	Nachbarschaft von Luft, Konkrement oder Knochen zu Flüssigkeiten

Farbkodierte Duplexsonographie (FKDS)

Doppleruntersuchungen am Gefäß beruhen auf dem *Dopplereffekt*: Differenz zwischen Sendefrequenz und der von bewegten Objekten (Blut) reflektierten Frequenz.

Doppler-Formel: $F = 2 \, f_o \cdot v/c \cdot \cos \alpha$

- F: Doppler-Verschiebefrequenz (Frequenz der an den Blutkörperchen reflektierten Schallwellen).
- f_o: Sendefrequenz.
- v: Blutströmungsgeschwindigkeit.
- c: Schallausbreitungsgeschwindigkeit.
- α: Winkel zwischen Doppler-Strahl und Blutgefäß.

- *CW-Doppler (continuous wave):* Messung der Frequenzverschiebung einer kontinuierlich emittierten und empfangenen Schallwelle. Zwei getrennte Kristalle im Schallkopf, wobei ein Kristall kontinuierlich sendet und das andere empfängt. Zuordnung des Entstehungsortes der eintreffenden Signale nicht möglich.
- *PW-Doppler (pulsed wave):* hauptsächlich in der Duplexsonographie eingesetzte Technik, wobei die Frequenzverschiebung eines Schallimpulses einem definierten Ort zugewiesen werden kann. Nur ein Kristall zum Senden und Empfangen im Schallkopf.
- *Doppler-Winkel:* Winkel (α) zwischen Achse der Blutgefäße und dem Doppler-Strahl soll zwischen 10° und 60° liegen, > 60° ungenaue Messung, 90°-Messung nicht möglich (cos 90°=0). In der Duplexsonographie Winkelkorrektur anwenden.

- *PRF (Pulsrepetitionszeit):* Wiederholungszeit der vom Schallkopf emittierten Impulse/s. Nach der Laufzeit T des Pulses zum gewünschten Meßort wird das Meßtor kurze Zeit geöffnet für den Empfang der Echos (Größe und Tiefenlage des Meßortes werden vom Untersucher bestimmt). PRF ist umgekehrt proportional der Laufzeit T.
- *Wandfilter:* begrenzt die niedrigste noch erfaßbare Doppler-Frequenz (ca. 100 Hz) und damit die kleinste meßbare Flußgeschwindigkeit (ca. 5 cm/s), unterdrückt niederfrequentes Rauschen, das von unbewegtem Gewebe und der Gefäßwand ausgeht.
- *Aliasing (anders herum):* die tatsächliche Flußgeschwindigkeit liegt höher als die meßbare Flußgeschwindigkeit, positive Frequenzen erscheinen ab einem gewissen Schwellenwert als negative Frequenzen am unteren Rand des Spektrums. Durch *Verkleinern des Doppler-Winkels* und *Erhöhen der PRF* wird das Aliasing reduziert oder verhindert. Falls nicht möglich, kann die Null-Linie als Bezugsachse der Flußrichtung verschoben werden (*Base-line-Shift*), was den Meßbereich für eine Flußrichtung erweitert unter Verzicht auf die andere Flußrichtung.
- *Gain (Empfangsverstärkung):* Bildtiefenabhängige Verstärkung der empfangenen Echosignale. Das Doppler-Gain sollte soweit zurückgenommen werden, bis über soliden Geweben keine Farbsignale mehr kodiert werden.

Auswertung des Doppler-Spektrums

Positive Geschwindigkeitswerte (aus der Frequenzverschiebung errechnet) zeigen auf der Y-Achse nach oben, negative nach unten (Darstellung kann vom Untersucher am Gerät umgekehrt werden). Es gibt sog. *Niederwiderstandsgefäße (low resistance vessels),* die parenchymatöse Organe versorgen, und *Hochwiderstandsgefäße (high resistance vessels),* die die Muskulatur versorgen.

Hochwiderstandsgefäße (Typ Extremitätenarterie) haben einen steilen systolischen Anstieg (1.), kurz nach dem systolischen Gipfel (2.) einen raschen Abfall (3.), in der frühen und mittleren Diastole einen signifikanten Rückfluß (4.) und in der späten Diastole einen zweiten kleinen Vorwärtsfluß (5.). Hierzu gehört neben den Muskelarterien auch die A. carotis externa. Einen stärkeren diastolischen Vorwärtsfluß findet man bei Belastung der Muskeln, bei Entzündungen, Sepsis usw.

Niederwiderstandsgefäße (Typ Parenchymarterie) haben einen hohen enddiastolische Fluß und eine deutlich niedrigere Pulsatilität im Vergleich zu Hochwiderstandsgefäßen. Hierzu gehören die A. carotis interna und die A. vertebralis. Die A. carotis communis zeigt beide Qualitäten. Insgesamt zeigen normale arterielle Gefäße ein bi- bzw. triphasisches Spektrum mit einem offenen spektralen Fenster ohne Turbulenzen.

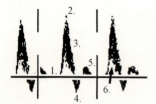

Typ Extremitätenarterie

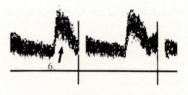

Typ Parenchymarterie

Dopplerspektren

1. Systolischer Anstieg
2. Systolischer Gipfel
3. Abfall

4. Rückfluß
5. Diastolischer Vorwärtsfluß
6. Freies spektrales Fenster unter der Kurve

Das Blut fließt in den Gefäßen nicht immer laminar mit einer einheitlichen Geschwindigkeit, sondern pulsativ. Man unterscheidet:
- *Vmax:* höchste Geschwindigkeit, Hüllkurve, grenzt Dopplerspektrum gegen Hintergrundsrauschen ab.
- *Vmode:* am häufigsten vertretene Geschwindigkeit.
- *Vmin:* langsamste Geschwindigkeit.
- *Vmean:* mittlere Geschwindigkeit.
- *TAVmean:* winkelkorrigierte, zeitgemittelte, amplitudengewichtete Doppler-Flußgeschwindigkeit zur direkten Flußbestimmung. Reduktion des Gefäßdurchmessers führt zu einer Erhöhung der Strömungsgeschwindigkeit.
  Fehlerquellen: zu großer Doppler-Winkel, falsche Messung der Gefäßquerschnittsfläche.

> *Volumenfluß* $Q = TAV_{mean} \cdot$ Gefäßquerschnittsfläche A

- *Stenosengradbestimmung:* $X = 100 \, (1-V1/V2)$
  X = Stenosegrad in %, V1 = prästenotische Geschwindigkeit, V2 = intrastenotische Geschwindigkeit.
- *Resistance Index (RI, Pourcelot-Index):* zur Beurteilung des peripheren Widerstandes, Normwert bis 0,75, Widerstandserhöhung bei Werten über 0,85.
  $RI = (V_{max} - V_{min})/V_{max}$
  V_{max} = maximale systolische Amplitude, V_{min} = minimale diastolische Amplitude.
- *Pulsatilitätsindex (PI, Gosling-Index):* zur Beurteilung peripherer Gefäßobstruktionen, Normwert bis 1,5.
  $PI = (V_{max} - V_{min})/V$
  V = gemittelte Amplitude über der Herzaktion (= TAV_{max}).

Farbkodierung: besteht aus einem Grauwert, dem B-Bild und einem Farbanteil, der die Bewegungen im B-Bild wieder gibt.
- *Blau:* Blutfluß vom Schallkopf weg.
- *Rot:* Blutfluß auf den Schallkopf zu.
- Farbkodierung vom Untersucher frei vertauschbar, Blutflußgeschwindigkeit korreliert mit der Farbintensität.
- Helles Blau/Rot: hohe Flußgeschwindigkeit (je heller, je schneller!).
- Dunkles Blau/ Rot: niedrige Flußgeschwindigkeit.

Bei der Aufklärungspflicht handelt es sich um eine ethische und rechtliche Pflicht des Arztes zur Information und Aufklärung des Patienten über alle relevanten Umstände seiner Erkrankung und ihrer Behandlung aus therapeutischen und juristischen Gründen. Die *therapeutische Aufklärungspflicht* ergibt sich aus der *ärztlichen Fürsorgepflicht* und bezieht sich auf die Besonderheiten der Erkrankung und die ärztlicherseits und seitens des Patienten notwendigen Maßnahmen zu ihrer Beseitigung. Die verfassungsrechtlich gewährleistete *juristische Aufklärungspflicht* dient der *Selbstbestimmung des Patienten*. Demgemäß ist die Erfüllung der Aufklärungspflicht die Voraussetzung für die Wirksamkeit der Einwilligung zum ärztlichen Eingriff, und von dieser Einwilligung und ihrer Wirksamkeit hängt die Rechtmäßigkeit des Eingriffs ab (Stichwort: Körperverletzung). *Ohne ausreichende Aufklärung ist ein Eingriff auch bei Einwilligung des Patienten rechtswidrig*, weil dieser eine sinnvolle Entscheidung nur treffen kann, wenn er *über den Nutzen, den Ablauf, die Alternativen und Risiken hinreichend informiert* worden ist. Die Ausübung des grundgesetzlich verbrieften Selbstbestimmungsrechtes hat in jedem Falle Vorrang vor dem ärztlichen Heilauftrag, so daß auch eine als einzige Chance anzusehende Operation von einem Patienten abgelehnt werden kann. Zur Aufklärung des Patienten ist ein *Arztgespräch* erforderlich, in dem auch das Aufklärungsbedürfnis des Patienten zu ermitteln ist. *Empfänger* der aufklärenden Information ist der Einwilligende, grundsätzlich also der *Patient selbst*. Nur *bei Kindern* oder sonst in ihrer Urteils- und Entschlußfähigkeit beschränkten Personen richtet sich die Aufklärung an die *Sorgeberechtigten* (Eltern, Vormund, Pfleger). Die Aufklärung sollte nicht unmittelbar vor dem Eingriff erfolgen, sondern *in den Tagen vorher stattfinden*, um eine bedachte Entscheidung des Patienten zu ermöglichen. Die Aufklärung ist grundsätzlich *formlos*, wobei *Merkblätter hilfreich* sein können, die auch Raum für handschriftliche Vermerke bieten (z.B. aus dem Perimed Compliance Verlag). Da aber in Kunstfehlerprozessen die Beweislast für die sachgerechte Durchführung des Eingriffs grundsätzlich beim Arzt liegt, ist *die schriftliche Aufklärung* zu empfehlen, wobei der Patient durch seine *Unterschrift* nicht nur zu erkennen geben sollte, daß er *mit dem Eingriff einverstanden* ist, sondern auch, daß er die *Gesprächsinhalte verstanden und keine Fragen mehr hat*. Auch Komplikationen, die für den Patienten als Laien überraschend sein müssen oder behandlungsbedürftige oder fatale Zwischenfälle hervorrufen können, sind aufklärungspflichtig. Die Komplikationsdichte als entscheidendes Merkmal für den Umfang der ärztlichen Aufklärung ist mittlerweile beseitigt. So wurde trotz einer Komplikationsdichte bei Angiographien zwischen 0,5–0,8 % und möglichen Todesfällen von 0,03–0,23 % im Regelfall ein Hinweis auf eine mögliche Halbseitenlähmung von der Rechtsprechung verlangt. Eine Aufklärung könne deshalb nicht ausschließlich deswegen unterbleiben, weil die Komplikationsdichte eines Eingriffs relativ geringfügig ist. Letztlich entscheidet *nicht die Komplikationsdichte* eines trotz seiner Seltenheit mit einer Therapie verbundenen Risikos über das Ausmaß der Aufklärungspflicht, sondern *die Bedeutung, die dieses Risiko für den Patienten haben kann*. Der BGH hat ein Risiko von 1:1000 noch als aufklärungspflichtig bezeichnet, wenn es typisch für die Behandlung ist. Eine Rolle spielt auch die *Dringlichkeit einer Indikation* und der zu erwartende Nutzen des Eingriffs. So hat der BGH, z.B. bei Angiographien, die nur der Diagnose dienen, höhere Anforderungen an die Aufklärung des Patienten gestellt als bei interventionellen Eingriffen mit primär therapeutischer Zielsetzung.

● *Form der Aufklärung:* formfrei, am besten im persönlichen Gespräch zwischen Arzt und Patient, schriftliche Dokumentation.

● *Unterschrift des Patienten:* soll Einverständnis, und daß Patient die Aufklärung verstanden sowie keine weiteren Fragen hat, dokumentieren.

● *Zeitpunkt der Aufklärung:* spätestens am Vortag der Untersuchung.

● *Komplikationen:* bis zu einem Risiko von 1:1000 zu erwähnen, wobei nicht die Komplikationsdichte allein, sondern die Bedeutung, die das Risiko für den Patienten hat, ausschlaggebend ist.

● *Umfang der Risikoaufklärung:* abhängig von der Dringlichkeit des Diagnoseeingriffs.

Bildgebende Verfahren

Konventionelle Thoraxaufnahme

Technik

Die Röntgenuntersuchung des Thorax ist mit ca. 35 % aller Untersuchungen auch heute noch die am häufigsten durchgeführte Röntgenuntersuchung neben der Skelettdiagnostik.

Übersichtsaufnahme, p.-a. und seitlich:

- Aufnahme im Stehen am Rasterwandstativ in Hartstrahltechnik (Herabsetzung der hohen Kontraste zwischen Lunge, Mediastinum und Skelett) mit 125 (110–150) kV.
- Brennfleckgröße < 1,3 mm.
- Fokus-Film-Abstand: 150–200 cm.
- Belichtungsautomatik mit seitlichem Meßfeld, mittleres Meßfeld im seitlichen Strahlengang.
- Expositionszeit: < 20 ms, < 40 ms im seitlichen Strahlengang.
- Streustrahlraster: r 12 (8).
- Film-Folien-System: Empfindlichkeitsklasse 400 (200).
- Strahlenschutz: exaktes Einblenden, Bleischürze, bei Männern Abdeckung von vorn, bei Frauen Abdeckung von hinten.

Durchführung der Untersuchung:

1. *Übersichtsaufnahme im dorsoventralen (p.-a.)Strahlengang:* stehender Patient mit leicht angehobenem Kinn, mit der Brust am Rasterwandstativ. Die Arme werden innenrotiert, um die Schulterblätter aus dem Lungenfeld herauszudrehen. Einblenden mit Hilfe des Lichtvisiers. Exposition in Atemstillstand bei max. Inspiration.
2. *Aufnahme im seitlichen Strahlengang:* mit links dem Rasterwandstativ anliegendem Brustkorb (Herz möglichst filmnah). Beide Arme über den Kopf angehoben. Exposition in Atemstillstand bei max. Inspiration.

Zusatzaufnahmen

- *Aufnahme in Exspiration:* bei V.a. Pneumothorax. Deutlichere Darstellung, da die eingedrungene Luft in dem kleineren Thoraxvolumen die Pleurablätter weiter distanziert.

- *Lungenspitzenaufnahme a.-p. = Lordoseaufnahme:* Patient steht ca. 4 cm vor dem Rasterwandstativ und beugt seinen Oberkörper so weit nach hinten, daß die Schultern das Stativ berühren. Mit/ohne um 35–45° nach kranial gekippter Röntgenröhre. Lungenspitzen werden ohne Überlagerung durch die Schlüsselbeine dargestellt.

- *Aufnahme in Seitenlage mit horizontalem Strahlengang:* Diagnostik von Pleuraergüssen, DD: Schwielen oder sonstige Verschattungen. Frei auslaufender Pleuraerguß stellt sich als breiter lateraler Flüssigkeitssaum dar.

- *Schrägaufnahmen:* Patient dreht sich um 45° zur Filmebene und berührt mit seiner rechten Schulter (Fechterstellung) bzw. mit seiner linken Schulter (Boxerstellung) das Rasterwandgerät. Bessere Abbildung vor allem der posterobasalen Lungen- und Pleuraabschnitte.

- *Knöcherner Thorax:* reduzierte Röhrenspannung, 70 kV (Weichstrahltechnik). Beurteilung von knöchernen Veränderungen und Verkalkungen.

- *Ösophagus-Breischluck:* in der seitlichen Aufnahme Applikation eines oralen KM. Darstellung des Ösophagus mit eventuellen Verlagerungen durch Herzvergrößerung oder mediastinale RF. Ind.:
  Vergrößerung des linken Vorhofs: Verlagerung des Ösophagus nach dorsal.
  Vergrößerung des linken Ventrikels: Verlagerung nach dorsal, aber weiter kaudal.
  Rechtsseitige Aorta: Ösophaguseindellung von rechts.
  Doppelter Aortenbogen: Ösophaguseindellung beidseitig.
  A. lusoria: Ösophaguseindellung von dorsal oberhalb des Aortenbogens.

Rotierende Thorax-DL mit Zielaufnahmen

- Ind.: Differenzierung von unklaren Strukturen und deren Lokalisation (intra-/extrapulmonal bzw. intra-/ extrathorakal). Beurteilung dynamischer Vorgänge wie Atmung und Kreislauf. Kontrolle diagnostischer und therapeutischer Eingriffe. Beurteilung der Zwerchfellbeweglichkeit.
- Höhere Strahlendosis und geringere Detailerkennbarkeit als in der Thoraxübersicht.
- Zunächst orientierender Gesamtüberblick mit max. geöffneter Blende (a.-p. oder p.-a.), konkrete Fragestellung mit Einblenden des Untersuchungsfeldes.
- Dokumentation: Zielaufnahmen von pathologischen Prozessen.

Systematische Betrachtung

1. *Zwerchfell:* Atembeweglichkeit. Symmetrisch? Nachhinken einer Seite? Paradoxe Atembeweglichkeit bei Phrenikusparese mit pathologischer Aufwärtsbewegung bei Inspiration.
2. *Herz und große Gefäße*: Pulsationen, RF.
3. *Mediastinum:* RF, Mediastinalflattern.
4. *RF in Projektion auf das Lungenparenchym:* Differenzierung zwischen:
   intra- und extrapulmonal gelegener RF: atemverschieblich = intrapulmonal;
   intra- und extrathorakalen RF: Lokalisation durch Drehung des Patienten, ggf. mit Markierung auf der Haut mit z.B. einer aufgeklebten Büroklammer;
   Lokalisation intrapulmonal: wird der Patient nach links gedreht in die Fechterstellung = RAO, wandern in der vorderen Thoraxhälfte gelegene RF nach links, in der dorsalen Thoraxhälfte gelegene Prozesse nach rechts; in Boxerstellung = LAO, wandern in der vorderen Thoraxhälfte gelegene Prozesse zur rechten Seite, in der hinteren Thoraxhälfte gelegene Prozesse zur linken Seite des Patienten.

AMBER-Technik

Advanced multiple beam equalization radiography (Fa. Kodak). Detektorgesteuerter Belichtungsvorgang mit punktförmiger Abtastung, um den großen Dichteunterschieden im Bereich des Thorax besser gerecht zu werden. Der Thorax wird durch ein horizontal-schlitzförmig eingeblendetes Röntgenstrahlenbündel in vertikaler Richtung abgetastet, wobei sich die Aufnahmezeit auf ca. 0,8 s gegenüber der konventionellen Aufnahmetechnik verlängert und sich die Strahlenbelastung gering erhöht. Das System ist nur für Thoraxaufnahmen zu verwenden. Eindeutig verbesserte Abbildungsbedingungen, insbesondere der mediastinalen, retrokardialen und retrodiaphragmalen Problemzonen durch die AMBER-Technik.

Digitale Radiographie: ☞ Kap. 1, Physikalische Grundlagen und Strahlenschutz.

Bettlunge
Technik

Röntgenuntersuchung des Thorax bei bettlägerigen Patienten auf Station sind qualitativ mit Einschränkungen zu bewerten. Durch vergrößerte Objektabbildung durch einen geringeren Film-Fokus-Abstand sowie durch die Lagerung des Patienten kommt es zur scheinbaren Verbreiterung des oberen Mediastinums und der Herzsilhouette, zu verstärkter Venenzeichnung und zum Zwerchfellhochstand.

- Ind.: Lagekontrolle von angebrachten diagnostischen und therapeutischen Materialen (ZVK, Pulmonaliskatheter, Herzschrittmacher, Tubus), Darstellung von Ventilationsstörungen und hämodynamischen Veränderungen.
- Mobile mikroprozessorgesteuerte Hochleistungsgeneratoren.
- Hartstrahltechnik, 125 kV, kurze Belichtungszeit.
- Konventionelle Film-Folien-Kombinationen: Empfindlichkeitsklasse 200. Digitale Radiographie.
- a.-p. Strahlengang. Fokus-Film-Abstand 1 m (dadurch verstärkte Vergrößerung, geringere Bildschärfe). Aufnahme am liegenden Patienten.
- Auswertung und Befundung: klinische Angaben mit den wichtigen Labor- und Beatmungsparametern sowie die Voraufnahmen sind für eine Beurteilung dringend erforderlich. Die Bildbefundung sollte gemeinsam mit dem Intensivmediziner auf Station erfolgen.

Konventionelle Tomographie

- ☞ Kap. 1, Physikalische Grundlagen und Strahlenschutz.
- Untersuchung im Sitzen oder in Rücken- oder Seitenlage, Schichtung möglichst in 2 Ebenen.
- Lineare Verwischung/großer Kreis, Schichtwinkel 30–40°. 110 kV, 8–20 mAs, Belichtungszeit ∅ 0,6 s.
- *Schichttiefe* wird anhand der Übersichtsaufnahme bestimmt.
  OF: a.-p. ⇨ 6–13 cm, seitlich ⇨ 8–13 cm, *Schichtabstand* 1 cm.
  MF/UF: a.-p. ⇨ 5–18 cm, seitlich ⇨ 5–13 cm, *Schichtabstand* 1 cm.
  Hilus: a.-p. ⇨ 8–11 cm, *Schichtabstand* 0,5–1 cm.
- Filmformat 24 x 30 cm oder digitale Radiographie mit Speicherfolien.
- Thorax-CT, insbesondere HR-CT oder Spiral-CT sind der konventionellen Tomographie überlegen.

Röntgenanatomie des Thorax

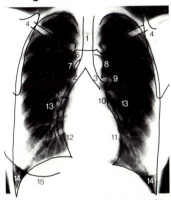

1. Trachea
2. Rechter Hauptbronchus
3. Linker Hauptbronchus
4. Skapula
5. Klavikula
6. Manubrium sterni
7. V. azygos
8. Aortenbogen
9. Linke Pulmonalarterie
10. Vorhofbogen des linken Herzens
11. Ventrikelbogen des linken Herzens
12. Rechter Vorhof
13. Unterlappenarterien
14. Sinus phrenicocostalis lateralis
15. Mamma

Thorax a.-p. Aus Lange, S., Radiologische Diagnostik der Lungenerkrankungen, Thieme Verlag

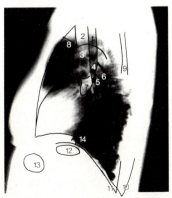

1. Trachea
2. Prätracheales Gefäßband
3. Aortenbogen
4. Oberlappenbronchus rechts
5. Oberlappenbronchus links
6. Linke Pulmonalarterie
7. Rechte Pulmonalarterie im prätrachealen Oval
8. Axillarfalte
9. Skapula
10. Sinus phrenicocostalis dorsalis rechts
11. Sinus phrenicocostalis dorsalis links
12. Magenblase
13. Colon transversum
14. V. cava inferior

Thorax seitlich. Aus Lange, S., Radiologische Diagnostik der Lungenerkrankungen, Thieme Verlag

Zwerchfell

- *Zwerchfellkuppen:* 10./11. Rippe dorsal, links bis zu 4 cm tiefer als rechts. Verschieblichkeit in der Atemexkursion 3–7 cm.
- *Sinus phrenicocostales laterales et dorsales:* Winkel zwischen Lungengewebe und Zwerchfell. Seitlich: ventral und dorsal spitzwinklig.
- *Sinus phrenicocardialis:* Winkel zwischen Zwerchfell und Herz, ebenfalls meist spitzwinklig.
- DD rechter Zwerchfellbogen/linker Zwerchfellbogen in der Seitaufnahme: rechte Kontur reicht bis zum Sternum, linke Kontur nur bis zum Herzen, linkes Zwerchfell steht bis zu 4 cm tiefer.
- *Zwerchfellkontur:* glatt, gewellt durch ansetzende Muskelstränge (diaphragmale Insertions-zacken).
- *Magenblase:* unter der linken Zwerchfellkuppe. Abstand zwischen Zwerchfell und Magenblase > 1 cm pathologisch (subpulmonaler Erguß).

Pleura

Pleura visceralis: umgibt Lungenoberfläche. *Pleura parietalis:* kleidet die Brusthöhle aus. Zwischen beiden Pleurablättern besteht ein kapillärer Spaltraum (Pleurahöhle), in dem ein Unterdruck herrscht. Durch ein Flüssigkeitskissen in der Pleurahöhle können sich beide Blätter gegeneinander verschieben. *Peripulmonale Pleura:* umgibt die Lungenflügel, bildet sich nur als Grenzfläche zwischen Lunge und Weichteilgewebe ab.

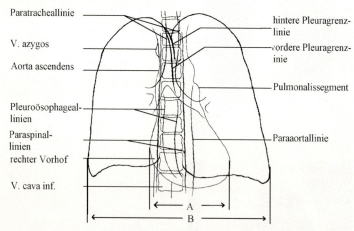

Paratracheallinie

V. azygos

Aorta ascendens

Pleuroösophageal-linien

Paraspinal-linien

rechter Vorhof

V. cava inf.

hintere Pleuragrenz-linie

vordere Pleuragrenz-linie

Pulmonalissegment

Paraaortallinie

Herzdurchmesser: Quotient A/B < 0,5

Pleuraumschlagsfalten

Interlobärsepten (Interlobien)

Pleuraduplikatur zwischen den Lungenlappen. Abbildung inkonstant, nur sichtbar, wenn die Röntgenstrahlen parallel zum Septum verlaufen und dieses tangential getroffen wird. Dicke < 1 mm.

- *Seitbild:* großer und kleiner Lappenspalt (Hauptseptum/Nebenseptum) sichtbar.
- *p.-a.:* kleiner Lappenspalt sichtbar.
- *Hauptseptum (großer Lappenspalt):* schräg verlaufendes Interlobium. Links: trennt Ober- vom Unterlappen. Rechts: trennt Ober- und Mittellappen vom Unterlappen. Dorsal von BWK 5 bis nach ventral in den vorderen Abschnitt des Zwerchfells ziehend.
- *Nebenseptum (kleiner Lappenspalt):* horizontales Interlobium nur rechts. Fehlt in 25 % der Fälle. Trennt Mittellappen vom rechten Oberlappen.
- *Azygosseptum:* Lobus venae azygos, Normvariante (0,5 %): V. azygos liegt nicht medial des rechten Oberlappens, sondern im rechten Oberlappen.
- *Lobus cardiacus:* Kardialsegment des rechten Unterlappens wird von eigener Pleura umgeben, p.-a. sichtbar.

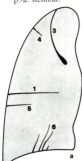 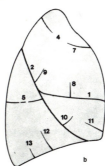 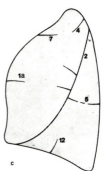

Lappenspalten und akzessorische Spalten. Aus Lange, S. Radiologische Diagnostik der Lungenerkrankungen, Thieme Verlag

a Rechte Seite p.-a., **b** rechte Seite seitlich, **c** linke Seite seitlich

1 kleiner Spalt links	5 Spalt zwischen S 6 und	10 Spalt S 4a und S 4b
1a kleiner Spalt links	den basalen Segmenten	11 Spalt S 4 und S 5
2 großer Spalt	6 Grenze von S 7	12 Spalt S 8 und S 9
3 Spalt des Lobus v. azygos	7 Spalt S 1 und S 3	13 Spalt S 9 und S 10
4 Spalt S 1 und S 2	8 und 9 Spalt S 2 und S 3	

Lungenparenchym

Lungenlappen
- Rechte Lunge: 3 Lappen, Ober-, Mittel-, Unterlappen.
- Linke Lunge: 2 Lappen, Oberlappen mit Lingula, Unterlappen.

Lungensegmente
- Rechte Lunge: 10, linke Lunge: 9 Segmente

Rechte Lunge	Linke Lunge
Oberlappen: • Apikales OL-Segment (1) • Posteriores OL-Segment (2) • Anteriores OL-Segment (3)	*Oberlappen:* • Apikoposteriores OL-Segment (1+2) • Anteriores OL-Segment (3) • Superiores Lingula-Segment (4) • Inferiores Lingula-Segment (5)
Mittellappen: • Laterales ML-Segment (4) • Mediales ML-Segment (5)	
Unterlappen: • Superiores (apikales) UL-Segment (6) • Mediobasales UL-Segment (7) • Anterobasales UL-Segment (8) • Laterobasales UL-Segment (9) • Posterobasales UL-Segment (10)	*Unterlappen:* • Superiores (apikales) UL-Segment (6) • Anterobasales UL-Segment (8) • Laterobasales UL-Segment (9) • Posterobasales UL-Segment (10)

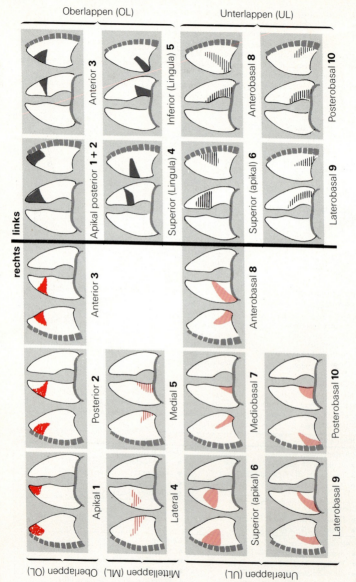

Röntgenologisches Bild der Verschattungen einzelner bronchopulmonaler Segmente

3

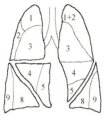
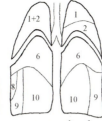
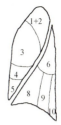
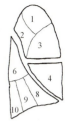

p.-a.: von ventral   a.-p.: von dorsal   links lateral   rechts lateral

Lungensegmente und Lappengrenzen

Tracheobronchialsystem

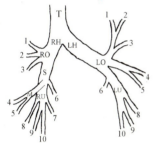
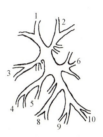
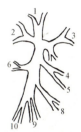

von vorne   seitlich rechts   seitlich links

Tracheobronchialsystem

T = Trachea
RH = rechter Hauptbronchus
LH = linker Hauptbronchus
S = Stamm- oder
Zwischenbronchus
RO = rechter
Oberlappenbronchus
LO = linker
Oberlappenbronchus
M = Mittellappenbronchus
RU = rechter
Unterlappenbronchus
LU = linker
Unterlappenbronchus

Rechter Bronchialbaum
1 apikaler
2 posteriorer
3 anteriorer Segmentbronchus
    des RO
4 lateraler
5 medialer Segmentbronchus
    des M
6 apikaler
7 kardialer
8 anterobasaler
9 laterobasaler
10 posterobasaler
    Segmentbronchus des RU

Linker Bronchialbaum
1 apikoposteriorer
2 apikoposteriorer
3 anteriorer Segmentbronchus
    des LO
4 superior-lingularer
5 inferior-lingularer
6 apikaler
7 anterobasaler
8 laterobasaler
9 posterobasaler
    Segmentbronchus des LU

Bronchialsystem

- *Bifurkation:* Bifurkationswinkel 50–70°, > 90° pathologisch. Kinder 70–80°.
- *Rechter Hauptbronchus:* Abgang steiler als beim linken (Aspirationen häufiger rechts).
- *Trachea:* Aufhellungsband in der Mitte des oberen Mediastinums, Tracheallumen: ca. 1,5 cm.
- *Oberlappenbronchien:* in p.-a.-Aufnahme horizontal aus Hauptbronchien abzweigend. Rechts höher als links. In Seitaufnahme orthograd getroffen, ovale transparente Löcher unterhalb des Trachealbandes.
- *Bronchus intermedius/Unterlappenbronchien:* rechts Fortsetzung in der Richtung des Hauptbronchus, links Aufteilung mit etwas steiler nach kaudal ziehendem Unterlappenbronchus.
- Bronchien sind nur in ihrem zentralen Abschnitt als Aufhellung erkennbar.

Lungenhilus

Besteht aus Pulmonalarterien, -venen, Bronchien, perivaskulärem Interstitium und Lymphsystem. Abbildung durch Lungengefäße (Bronchien und Lymphknoten normalerweise nicht schattengebend). Bds. paravertebral. In 97 % der Fälle linker Hilus etwas höher als der rechte (1 QF höher).

Gefäße

- Arterien und Bronchien verlaufen gemeinsam.
- Venen verlaufen im Oberlappen steiler als Arterien, im Unterlappen verlaufen sie fast horizontal (Mündung in den linken Vorhof).
- *Lungenzeichnung:* überwiegend durch Gefäße bedingt. Der Gefäßdurchmesser nimmt durch den hydrostatischen Druck im Stehen von kranial nach kaudal zu, wodurch eine stärkere Gefäßzeichnung in den Unterfeldern entsteht.
- *Kaliber der Lungengefäße:* rechte Pulmonalarterie (gemessen am Intermediär-Bronchusabgang): 7–15 mm (w), 10–16 mm (m), > 17 mm pathologisch.
- *Orthograd getroffene Gefäße:* Arterien werden zusammen mit ihrem Bronchus abgebildet (runde homogene Verschattung neben einem Ringschatten, der eine Aufhellungszone aus Luft umschließt).
- *V. azygos:* ∅ 3–5 mm, im hinteren Mediastinum gelegen, rechts lateral des Ösophagus, medial des rechten OL-Bronchus.

Mediastinum

Extrapleuralraum zwischen beiden Lungen. Im Mediastinum liegen Schilddrüse, Nebenschilddrüse, die großen Gefäße, der Thymus, die Trachea, der Ösophagus, das Herz, das Perikard und LK. Abgegrenzt werden können in der Thoraxübersicht: die Trachea, die großen Bronchien und die Bifurkation von den peribronchialen Weichteilen.

- Aortopulmonales Fenster: Nische des Mediastinums zwischen Aortenbogen und Truncus pulmonalis. Gut sichtbar bei älteren Patienten.

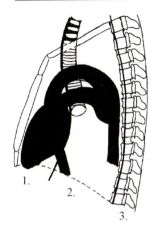

Grenzen:
- Lateral: Umschlagsfalten der Pleura parietalis zur Pleura mediastinalis.
- Kranial: Eingangsebene des Thorax.
- Kaudal: Zwerchfell.
- Ventral: Sternum.
- Dorsal: Hinterwand der Pleura parietalis.

Einteilung in 3 Kompartimente
1. Vorderes Mediastinum
2. Mittleres Mediastinum
3. Hinteres Mediastinum

Einteilung des Mediastinums

Herz

- p.-a.-Aufnahme: 2/3 links, 1/3 rechts der WS.
- Seitaufnahme: Abbildung auf das vordere untere Mediastinum, rechter Ventrikel hat Kontakt zur Sternumhinterfläche.
- *Retrosternalraum:* oberhalb der sternalen Herzkontaktfläche.
- *Retrokardialraum = Holzknecht-Raum:* dorsal des linken Ventrikels und des linken Vorhofes. V. cava hier durch das Zwerchfell sichtbar.
- *Größenbestimmung:* Herz-Thorax-Quotient ⇨ Querdurchmesser des Herzens darf höchstens halb so groß wie der Thoraxinnendurchmesser sein. Herzgröße bei einem FFA von 2 m ca. 1:1.
- *Herzvolumenmessung:* Echokardiographie.

Thorakale Weichteile

- *Mammaschatten:* Verminderung der Transparenz in den Lungenunterfeldern, Mamillen können Rundherde vortäuschen.
- *Vordere und hintere Axialarfalte:* können sich auf das Lungenparenchym projizieren und einen Pneumothorax vortäuschen.
- *Hautfalten:* bes. bei sehr schlanken Patienten können sich diese als senkrechte Linie auf das Lungenparenchym projizieren und ebenfalls einen kleinen Pneumothorax vortäuschen.
- *Oberarme:* in der seitlichen Aufnahme überlagern die Oberarme die ventroapikalen Lungenanteile.

Thoraxskelett

- *Dorsale Rippenanteile:* verlaufen fast horizontal, röntgendichter als ventrale Rippen. In der Seitaufnahme projizieren sich die dorsalen Rippenpartien hinter die Wirbelkörper.
- *Ventrale Rippenanteile:* ziehen von ventral außen oben schräg nach unten innen, weniger röntgendicht.
- *Knorpeliger Ansatz der Rippen:* am Sternum nicht röntgendicht, bei älteren Menschen oft fleckig verkalkt.
- *Wirbelsäule:* in der p.-a. Aufnahme bei richtiger Belichtung bis in den Herzschatten hinein zu verfolgen.
- *Schulterblätter:* sollten in der p.-a. Aufnahme durch Innenrotation der Arme möglichst nicht das Lungenparenchym überlagern. In der Seitaufnahme bilden die tangential getroffenen Schulterblätter einen vertikalen dichten Streifen auf die Wirbelsäule.

- *Sternum:* in der a.-p. Aufnahme: meist nur Manubrium und Teile des Korpus erkennbar. In der Seitaufnahme leicht nach ventral konvexe Knochenplatte.
- *Trichterbrust (Pectus excavatum):* Korpusanteil nach dorsal konvex, projiziert sich hinter die ventralen Rippengrenzen.
- *Hühnerbrust (Pectus carinatum):* nach ventral konkav verformtes Korpus des Sternums.
- *Schlüsselbeine:* projizieren sich horizontal über die Lungenoberfelder.

Indikationen für die konventionelle Thoraxaufnahme: symptomatische
Herz-Lungen-Erkrankungen; primär Diagnostik und Verlaufsdiagnostik; Screening-Diagnostik; präoperativ; Lagekontrolle von Drainagen, Kathetern und implantierten Aggregaten.
Seitliche Aufnahme: zur topographischen Lokalisation von pathologischen Befunden, zur Beurteilung der retrosternalen und retrokardialen Abschnitte.

> ## Normalbefund: Konventionelle Thoraxaufnahme
> **Das Zwerchfell ist normal gewölbt und glatt abgrenzbar. Die Zwerchfellrandwinkel sind frei einsehbar. Die Lunge ist bds. entfaltet. Die Lungenstruktur und Lungengefäßzeichnung sind unauffällig. Das Herz ist normal groß und ebenso wie die Gefäßschatten regelrecht konfiguriert. Das Mediastinum ist mittelständig und normal weit. Die knöchernen Thoraxanteile stellen sich ebenso wie die thorakalen Weichteile unauffällig dar.**
> **Beurteilung: Altersentsprechender, unauffälliger Herz-Lungen-Befund.**

Auswertung und Befundung
- Anamnese, Klinik, Vorbefunde.
- Korrekter Name und Datum.
- Einblenden (beide kostophrenischen Winkel müssen erkennbar sein).
- Orthograde Projektion (symmetrische Lage der Sternoklavikulargelenke).
- Beurteilung der Aufnahmehärte (die BWK müssen im Herzschatten gerade noch erkennbar sein).
- *a.-p. Aufnahme:* symmetrische Darstellung des Thorax in Inspiration. Komplette Abbildung bei ausreichender Einblendung, Abbildung der Gefäße bis in die Lungenperipherie. Vollständige Darstellung der kostopleuralen Grenze von der Lungenspitze bis zum Zwerchfell-Rippen-Winkel. Visuell scharfe Abbildung von Gefäßen, Hilus, Herzwand und Zwerchfell. Einsicht in retrokardiale, paravertebrale Lungenabschnitte und das Mediastinum, identifizierbare BWK.
- *Seitaufnahme:* exakte seitliche Einstellung mit erhobenen Armen. Abstandsabhängige Deckung der dorsalen Rippen beider Seiten, Sternum tangential. Visuell scharfe Darstellung der großen Lungengefäße und des hinteren Herzrandes. Erkennbarkeit der Trachea. Darstellung des Zwerchfells und der Zwerchfell-Rippen-Winkel.
- *Erkennbarkeit wichtiger Bilddetails:* rundlich: ab 0,7–1,0 mm, streifig: ab 0,3 mm Breite.
- In der Beurteilung der Röntgenthoraxaufnahme sollte systematisch vorgegangen werden. Folgende Strukturen sollten nacheinander betrachtet und beschrieben werden:

- **Zwerchfell:** Wölbung, Lage, spitzer Zwerchfell-Rippen-Winkel, Zwerchfellverlagerungen, Hernien.
- **Pleura:** Pneumothorax, Ergüsse, Pleuraverschwielungen, Verkalkungen.
- **Lungenparenchym:** seitengleiche Transparenz; regelrechte Belüftung; Infiltrate; narbige, entzündliche, neoplastische Fleck-/Rundschatten; Atelektasen; Lungenstauung, Kerley-Linien; pulmonale Hypertonie; Emphysem; Bullae; Fibrosen.
- **Hili:** Form, Breite, Lage, Verkalkungen, LK-Vergrößerungen, Gefäßerweiterungen.
- **Mediastinum:** Lage, Größe, Form, pathologische Aufhellungen, Verlagerungen, Verdrängungen, Verziehungen, Verbreiterungen durch RF (Schilddrüse, Thymus, Teratom, Neurinom, Lymphom, Tumoren des Ösophagus, LK-Metastasen).
  Trachea: mittelständig, glatt konturiert, keine Einengungen.
  Herz und große Gefäße: Vergrößerungen und Fehlkonfigurationen, Aneurysma, Aufspreizung der Bifurkation, Herz normal groß bei normaler Inspiration, Herztaille nicht verstrichen (Herzohr, Pulmonalissegment).
  Linker Ventrikel: Cava-Dreieck erhalten.
  Rechter Ventrikel: retrosternale Kontaktflächen nicht verbreitert.
  Linker Vorhof: kein verstärkter Vorhofschatten.
  Bifurkation: spitzwinklig, oberer Retrokardialraum nicht eingeengt.
  Rechter Vorhof: Herz p.-a. nicht nach rechts ausladend.
  Aortenbogen: keine Elongation oder Verkalkungen, links deszendierend.
- **Thoraxskelett:** Symmetrie, Stellung der Rippen (Emphysem), Halsrippen, Rippenfrakturen/-destruktionen, Wirbelsäule- und Schultergürtelveränderungen.
- **Thorakale Weichteile:** Asymmetrien (Muskulatur, M. pectoralis, Mammaweichteilschatten), Fremdkörper, Verkalkungen, Einschlüsse von Luft (Hautemphysem), Schwellungen.

Verschattungsmuster im Röntgenthorax

Azinär = alveolär	Interstitiell
- Unscharf begrenzte Herde von mindestens 5 mm ∅ - Tendenz zur Konfluation - Positives Pneumobronchogramm - Rascher zeitlicher Verlauf	**1. Lineare Verschattungen:** - Retikulär (fein-, mittel-, grobretikulär: feinmaschige Netzzeichnung durch verdickte interlobuläre Septen, ∅ 1,5–5 mm) - Kerley-Linien Kerley-A-Linie: Ödem der zentralen Septen, vom Hilus ausgehende, bis 5 cm lange schmale Linien in den Ober-/Mittelfeldern Kerley-B-Linie: strichförmige Verdichtung der Interlobularsepten, 1–2 cm lange, bis 1 mm dicke, horizontal verlaufende Linie, besonders gut im lateralen Sinus phrenicocostalis sichtbar sowie in den Unterfeldern Kerley-C-Linie: Übereinaderprojektion vieler Kerley-B-Linien
	2. Nodulär (mikronodulär, makronodulär): disseminierte kleine runde Fleckschatten, ∅ 1,5–5 mm
	3. Destruktiv: Honigwabenmuster, grobmaschige Netzzeichnung mit runden oder ovalen zystischen Läsionen, ∅ 5–10 mm

Lokalisation von Lungenerkrankungen

1. Thoraxaufnahme in 2 Ebenen.
2. Durchleuchtung.
3. Schräge Thoraxaufnahme.
4. Silhouettenzeichen (nach Felson).

Silhouettenzeichen

Anatomische Strukturen werden im Röntgenbild aufgrund ihrer unterschiedlichen Dichte erkannt. Bronchien und Lunge haben die Dichte der Luft. Herz, Muskulatur und Blut haben die Dichte des Wassers, die Rippen haben die Dichte von Knochen. Eine Kontur oder Silhouette entsteht, wenn Gewebe unterschiedlicher Dichte aneinandergrenzen. Normale anatomische Konturen (Herzrand, Aorta, Zwerchfell) werden maskiert, wenn ein pneumonisches Infiltrat oder eine RF (die die gleiche Dichte hat wie die anatomische Kontur) auf derselben Ebene liegen. Die Konturen bleiben scharf, wenn die Infiltration bzw. die RF nicht auf der gleiche Ebene liegen.
Fehlinterpretationen des Silhouettenzeichens: Trichterbrust, Skoliose, Fettbürzel am unteren Herzrand.

Anatomische Lage der Mediastinalorgane
Dorsal: Aortenknopf, Aorta descendens.
Ventral: Aorta ascendens, rechter Herzrand, linker Herzrand.
Zwerchfell in der Seitaufnahme: rechts*:* Zwerchfellkonturen sind dorsal und ventral sichtbar. Links: Zwerchfellkonturen nur dorsal sichtbar, ventral grenzt das Herz (mit gleicher wasseräquivalenter Dichte) an das Zwerchfell, so daß keine Kontur entstehen kann.

Beispiele zum Silhouettenzeichen

	Silhouetten-zeichen positiv	Ebene des path. Prozesses	Lappen-segment/ Lungen-lappen	Silhouetten-zeichen negativ	Ebene des path. Prozesses	Lappen-segment/ Lungen-lappen
Re Oberfeld	Aorta ascendens nicht sichtbar	Ventral	Anteriores OL-Segment re	Aorta ascendens sichtbar	Dorsal	Posteriores OL-Segment re
Li Oberfeld	Aortenknopf nicht sichtbar	Dorsal	Apiko-posteriores OL-Segment li	Aortenknopf sichtbar	Ventral	Anteriores OL-Segment li
Li Mittel-feld	Aorta descendes unterhalb des Aorten-knopfes nicht sichtbar	Dorsal	Apikales UL-Segment li	Aorta descendens sichtbar	Ventral	Lingula
Re Unterfeld	Re Herzrand nicht sicht-bar	Ventral	Re Mittel-lappen	Re Herzrand sichtbar	Dorsal	Re UL
Li Unterfeld	Li Herzrand nicht sichtbar	Ventral	Lingula	Li Herzrand sichtbar	Dorsal	Li UL

Syndrom des Thoraxeingangs (nach Felson)

- RF im hinteren Mediastinum sind vollständig von Lungenparenchym umgeben. Auf der p.-a. Aufnahme bilden sie sich komplett ab.
- RF im vorderen Mediastinum sind nur unterhalb der Klavikula von Lungenparenchym umgeben. Sie bilden sich auf der p.-a. Aufnahme nur inkomplett mit den infraklavikulären Anteilen ab.

Hilus-Überlagerungszeichen (nach Felson)

3

- RF links hilär (Bronchial-Ca., Lymphom) überlagern (maskieren) die Pulmonalarterie.
- Bei Herzdilatation wird der Lungenhilus verlagert, die Pulmonalarterie wird nicht maskiert.

Positives Pneumobronchogramm

- In der normalen Thoraxaufnahme sind die intrapulmonalen Bronchien nicht erkennbar. Sie enthalten Luft, haben nur sehr dünne Wände und sind von den lufthaltigen Alveolen umgeben. Die lufthaltigen Bronchien können aber sichtbar werden, wenn sie innerhalb einer *intrapulmonalen* Infiltration liegen (die wasseräquivalente Dichte hat).
- Vorkommen: pneumonische Prozesse, Tbc, Bronchiektasen, Lungenödem, Lungeninfarkte, Kontraktionsatelektase.
- Kein positives Pneumobronchogramm: wenn auch Bronchien mit Sekret gefüllt sind.
- Ausnahme: Säuglinge und Kleinkinder (proximale Anteile der Lappenbronchien können innerhalb des Mediastinalgewebes liegen ⇨ positives Pneumobronchogramm).

Thoraxsonographie

Technik

- Real-time-B-Mode-Technik. Sektorscanner mit 3,5–7,5 MHz-, für oberflächennahe Veränderungen 7,5–10 MHz-Schallköpfe.
- Luftgefüllte Strukturen der Lunge lassen keine Schalleitung und Schallbeurteilung zu. Wo aber der Luftgehalt der Lunge aufgehoben ist, ist eine Darstellung von Flüssigkeiten und soliden Strukturen möglich, wenn diese Kontakt mit der Thoraxwand haben.

Untersuchungsablauf

1. *Untersuchung am sitzenden Patienten:* dorsale Transversalschnitte. Dann Bewegung des Schallkopfes nach ventral. Beurteilung der Zwerchfellkuppen, Thoraxwand, Pleuraprozesse.
2. *Untersuchung bei liegendem Patienten:* subkostale Transversalschnitte mit nach oben gekipptem Schallkopf (rechtsseitig dient die Leber als Schallfenster). Interkostale Schrägschnitte. Linksseitig interkostale Schrägschnitte mit Parallelverschiebung (Milz als Schallfenster meist zu klein). Beurteilung der Zwerchfellbeweglichkeit im Seitenvergleich. Beurteilung basaler Abschnitte der Pleura.
3. Pathologische Befunde in 2 senkrecht zueinander stehenden Ebenen darstellen und dokumentieren.

Praktische Hinweise

- *Artefakte*
  Wiederholungsechos: als Folge der hohen Reflexion an Grenzflächen zwischen Gewebe und Luft pendeln Schallwellen hin und her ⇨ Vortäuschen von echogleichen pulmonalen Strukturen. Dorsaler Schallschatten der Rippen.
  Spiegelartefakte: Mehrfachreflexion der Schallwellen an der Grenzfläche zwischen Zwerchfell und Lunge ⇨ Vortäuschen von intrapulmonalen Strukturen durch Spiegelung des Lungenparenchyms.
  Dorsale Schallverstärkung: Kriterium nicht wie in der Abdomensonographie verwertbar, sondern durch Luft bedingt.

- *Prüfung der Organzugehörigkeit in tiefer Inspiration:* RF in der Lunge atembeweglich, RF der Pleura lagekonstant.

- *Pleuraergüsse im Sinus phrenicocostalis:* beim liegenden Patienten in subkostalen Schrägschnitten durch Leber und Milz, beim sitzenden Patienten von dorsal darstellen.

Sonographie-Anatomie der Lunge

- *Brustwand:* 3 Schichten Zwischenrippenmuskeln, die von echogener Pleuralinie begrenzt sind. Je nach Trainingszustand 1,4–3,3 cm dick. 7,5 MHz-Sonden verwenden.
- *Pleura:* echogene Pleuralinie. Mit hochauflösenden Geräten kann die Pleura parietalis gerade noch abgrenzbar sein. Dicke > 2 mm pathologisch.
- *Lungenparenchym:* nur darstellbar, wenn es nicht durch Luft von der Thoraxwand getrennt ist. Veränderungen hinter Luft, Knochen- oder Pleuraverkalkungen nicht darstellbar.
- *Mediastinum:* suprasternaler oder rechts-/linksparasternaler Zugang mit Beurteilung des vorderen und oberen Mediastinums. RF des hinteren Mediastinums und der Paravertebralregion nur unzuverlässig beurteilbar.

Indikationen: gezielt nach vorausgegangener Röntgenthoraxaufnahme als ergänzende Untersuchung. Beurteilung von luftleeren thoraxwandnahen oder zwerchfellnahen Prozessen des Lungenparenchyms, der Pleura, des Mediastinums oder des Diaphragmas. Erkennung der Organzugehörigkeit. Unterscheidung zwischen flüssigen und soliden Prozessen. Verlaufsbeobachtung. Prüfung der Zwerchfellbeweglichkeit. Interventionen wie Pleurapunktionen, Pleuradrainagen oder transthorakale Feinnadelpunktionen.

Computertomographie des Thorax

100mal höhere Kontrastauflösung im Vergleich zur konventionellen Röntgentechnik, überlagerungsfreie Darstellung. KM: nicht zur Diagnostik pathologischer Lungenparenchymveränderungen notwendig, aber zur besseren Abgrenzung der mediastinalen vaskulären und kardialen Strukturen hilfreich.

Standarduntersuchung
Technik

- Lagerung: Rückenlage, Arme über dem Kopf verschränkt.
- Gantry-Kippung: 0°.
- Schnittebene: axial.
- Scan-Strecke: etwas kranial der Lungenspitze bis zum tiefsten Punkt des Zwerchfellansatzes, bei V.a. Bronchialkarzinom bis einschließlich der Nebennieren.
- Algorithmus: standard, dynamisch.
- Schichtdicke: 10 mm, kontinuierlich, bei unübersichtlichem Hilus gegebenenfalls 5 mm.
- Fensterung: Lungenfenster (enges Fenster) 1000/-600 bzw. Lungenfenster (weites Fenster) 1500/-500; Weichteilfenster 350/50; Knochenfenster (bei V.a. knöcherne Erosionen) 1600/400.
- Atemlage: Atemstillstand in tiefer Inspiration.
- KM: bei V.a. Tumor, Metastasen, LK, entzündliche Prozesse oder mediastinale Veränderungen, dann Nativserie nicht unbedingt erforderlich. Injektionsbeginn 10 s vor Start des 1. Scans, 50 ml mit 2,5 ml/s, 100 ml mit 0,5 ml/s.
- Tips und Tricks: zum Nachweis von Lungenmetastasen im Rahmen der OP-Vorbereitung oder auch in der Notfalldiagnostik kann ein Spiral-CT der Lunge angefertigt werden (Untersuchungsbedingungen nach Fragestellung).

HR-CT der Lunge
Technik

- Ind.: Lungengerüsterkrankungen. Nachweisgrenze/Auflösungsgrenze: 0,1 mm.
- Lagerung: Rückenlage, Arme über dem Kopf.
- Gantry-Kippung: 0°.
- Schnittebene: axial.
- Scan-Strecke: 2 cm kranial der Lungenspitzen bis zum tiefsten Punkt des Zwerchfellansatzes.
- Algorithmus: hochauflösend (HR-CT).
- Schichtdicke: 1–2 mm, Abstand je nach Veränderung, z.B. bei diffusen Veränderungen 20 mm.
- Fensterung: 1000/-600.
- Atemlage: tiefe Inspiration.
- KM: nicht erforderlich, nur zum Ausschluß mediastinaler Lymphome.
- Tips und Tricks: liegt ein Vor-CT vor, kann auf eine Nativserie vor dem HR-CT verzichtet werden, ansonsten soll ein Nativ-CT in 10 mm kontinuierlichen Schichten in Serienschichten bei tiefer Inspiration durchgeführt werden.
  Bei thoraxwandnahen, dorsal gelegenen Verdichtungen im Unterlappen Lagerung des Patienten auf den Bauch zur Differenzierung von lageabhängigen Veränderungen oder echten pathologischen Prozessen.

Spiral-CT des Mediastinums
Technik

- Ind.: pathologische Gefäßprozesse wie a.-v. Fistel, Lungenembolie oder Aortenaneurysma.
- Lagerung: Rückenlage, Arme über dem Kopf.
- Topogramm: lang.
- Gantry-Kippung: 0°.
- Schnittebene: axial.
- Scan-Strecke: 2 cm oberhalb des Aortenbogens bis zum tiefsten Punkt des Zwerchfellansatzes (nach Fragestellung).
- Algorithmus: nativ: standard; KM-Serie: soft, Spiral-CT.
- Schichtdicke: nativ 10 mm kontinuierlich; KM-Serie 5–10 mm, Vorschub 5–10 mm/s, Inkrement 5–10 mm.
- Fensterung: 350/50.
- Atemlage: tiefe Inspiration.
- KM: Injektionsbeginn 10 s vor Start des ersten Scans, 100 ml mit 3,5 ml/s.
- Tips und Tricks: sagittale Rekonstruktionen bei starker Aortenelongation oder Aortenaneurysma. Beurteilung der Abgänge der Nierenarterien wichtig, bei Dissektion Untersuchung bis ins Becken fortsetzen.

Normalbefund: Thorax-CT

Im Bereich der Weichteile und des Mediastinums kein Nachweis pathologisch vergrößerter Lymphknoten. Der Hilus und das zentrales Tracheobronchialsystem sind frei und unauffällig. Das Lungenparenchym zeigt weder eine pathologische Struktur noch Dichteveränderungen. Die mitangeschnittenen Oberbauchorgane stellen sich regelrecht dar.
Beurteilung: Regelrechte Darstellung im Thorax-CT.

CT-Röntgenanatomie des Thorax

☞ auch Röntgenthorax und HR-CT.

Lunge

- *Dichte:* stark vom Inspirationsgrad abhängig. Bei max. Inspiration nur geringer ventrodorsaler Dichtegradient, der durch die unterschiedliche Perfusion bedingt ist. Dichtezunahme in den abhängenden Partien symmetrisch.
- *Septen:*
  - Axiale Schichtführung: Hauptseptum wird schräg, Nebenseptum parallel angeschnitten.
  - 10 mm Schichtdicke: Septum nur indirekt erkennbar. Lungenstruktur septumnah (subpleural) fein strukturiert und transparent. Über- bzw. unterhalb des Nebenseptums optisch strukturfreie Lungenschicht.
  - Dünnschichttechnik: Hauptsepten als dünne Linien erkennbar.
- *Rundherde:* Erkennbarkeitsgrenze subpleural 1–2 mm, hilusnah 3–4 mm.

Pleura: nur bei pathologischen Verdickungen erkennbar.

Mediastinum

- *Trachea:* ∅ 15–20 mm, Länge 12 cm (Kinder: ∅ 6–15 mm, Länge 4–6 cm).
- *Schilddrüse:* Dichte 70 ± 10 HE. Nach KM-Gabe starkes Enhancement.
- *Ösophagus:* häufig durch Luftgehalt gut identifizierbar, ggf. Gabe von Gastrografin zur Identifikation notwendig. Wanddicke bis 3 mm.
- *Thymus:* Form: variabel, paarig, meist links > rechts. Lage: vor den großen Gefäßen, bei Kindern bis zum Jugulum reichend. Dichte: bei Kindern wie Muskel, bei Erwachsen wie Fett.

Lymphknoten des Mediastinums

Vorderes Mediastinum	• Sternal (Mammaria-interna-Gruppe): bds. hinter den Rippenknorpeln gelegen • Prävaskulär: retrosternal bzw. neben den großen Gefäßen gelegen.
Mitleres Mediastinum	• Viszeral: tracheobronchial, subkarinal, bronchopulmonal, paratracheal gelegen • Parietal: am unteren Perikard und den Ligg. pulmonalia gelegen.
Hinteres Mediastinum	• Interkostal: an den Rippenköpfchen gelegen • Posterior-mediastinal: am unteren Ösophagus und der Aorta descendens gelegen

Größe: ab 5 mm identifizierbar, > 11 mm pathologisch.

Herz

- Nach KM-Gabe Differenzierung zwischen Herzwand und -höhle; ggf. EKG-Triggerung.
- Axiale Schichten: Darstellung schräg zur Herzachse.
- Gantry-Kippung 20° nach kaudal: Darstellung der Ventrikelachse, Abbildung von Vorderwand und Herzspitze.
- Gantry-Kippung nach kranial: Abbildung der klappennahen Anteile.

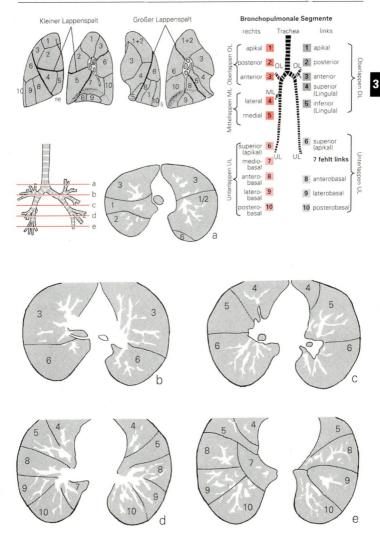

Lungensegmente im CT, inkl. Bronchialbaum

Mediastinum

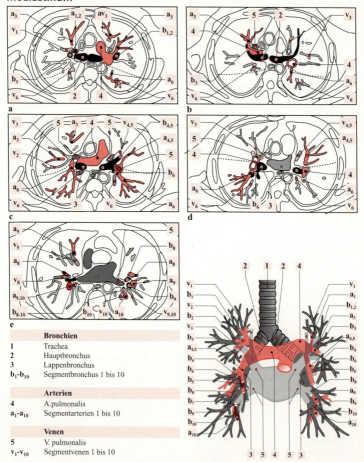

	Bronchien
1	Trachea
2	Hauptbronchus
3	Lappenbronchus
b_1-b_{10}	Segmentbronchus 1 bis 10

	Arterien
4	A.pulmonalis
a_1-a_{10}	Segmentarterien 1 bis 10

	Venen
5	V. pulmonalis
v_1-v_{10}	Segmentvenen 1 bis 10

Bronchovaskuläre Strukturen des Lungenhilus im CT.

High resolution-CT (HR-CT) der Lunge

Röntgenanatomie

Grundlegend für das Verständnis der HR-CT und deren Auswertung sind die Kenntnisse der normalen Lungenanatomie, insbesondere des *sekundären pulmonalen Lobulus:*

- Kleinste funktionelle, von bindegewebigen Septen umgebene Einheit distal der Bronchioli respiratorii. Besteht aus 30–50 primären Lobuli. Architektur entspricht den Lungensegmenten.
- *Größe:* 1–2,5 cm (in der Peripherie im HR-CT erkennbar).
- *Form:* polygonal, fünfeckig, breitbasig der Pleura visceralis aufsitzend. Septale Grenzen nur andeutungsweise im HR-CT erkennbar.
- *Interlobuläre Septen:* enthalten Venen und Lymphwege. Größter ⌀ 0,1 mm. Beim Gesunden und im Lungenkern nicht sichtbar, in der Peripherie mit den dazugehörigen Venen als 1–2 cm lange, 0,1 cm dicke Linien erkennbar. Die dazugehörigen Venen sind ca. 0,5 mm dick.
- *Übrige Strukturen:* erst ab einer Größe > 0,3–0,5 mm erkennbar.
- *Terminale und respiratorische Bronchiolen:* nicht erkennbar.

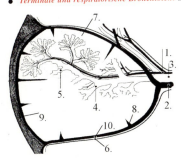

1. A. lobularis: ⌀ 1 mm
2. V. interlobularis
3. Bronchiolus lobularis: ⌀ 1 cm, Wanddicke 0,15 mm
4. Bronchiolus terminalis
5. Ductus alveolaris
6. Lymphabfluß
7. Azinus: 0,6–1 cmm groß
8. Venenast: ⌀ 0,5 mm
9. Viszerale Pleura: 0,1 mm dick
10. Interlobularseptum: 0,1 mm dick

Sekundärer Lobulus

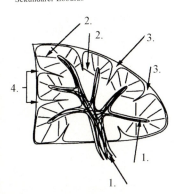

Aufbau des pulmonalen Interstitiums
(nach Weibel)
1. *Zentrale Zone (axiales Bindegewebe):* Arterie und Bronchiole (bronchiovaskuläres Bündel)
2. *Mittlere Zone (septales Bindegewebe):* interalveolare Septen
3. *Periphere Zone (peripheres Bindegewebe):* kortikale Alveolarwände, interlobuläre Septen mit Venen und Lymphgefäßen, Pleura, subpleurales Bindegewebe
4. Sekundärer Lobulus.

Schematische Darstellung und Einteilung des Lungeninterstitiums

Verschattungsmuster bei Lungenerkrankungen in der HR-CT (nach Webb)

Retikuläre Verschattungen

I. **Peribronchovaskuläre interstitielle Verschattungen**

Verdickung des Interstitiums um die parahilären Bronchien und Gefäße als Ausdruck einer generalisierten Beteiligung des Lungengerüsts. Häufig parahilär.

Vorkommen: interstitielles Ödem, Lymphangiosis carcinomatosa, Sarkoidose.

II. **Veränderungen des sekundären Lobulus**

a) Interlobuläre septale Verdichtungen

Durch Einlagerung von Flüssigkeit, Bindegewebe oder zellulären Infiltraten. Peripher als 1–2 cm lange Linie subpleural erkennbar. Im Lungenkern poly- oder hexagonale Form, bei ausgedehnten Veränderungen bandförmig.

Erscheinungsbild: regelmäßig (Lymphangiosis, Ödem), knotig (Lymphangiosis carcinomatosa, Sarkoidose), perlschnurartig (Lymphangiosis carcinomatosa, Sarkoidose, Kohlenstaublunge).

b) Zentrilobuläre Veränderungen

Verdickung des peribronchovaskulären Interstitiums. Prominenz der zentrilobulären Gefäße, die normalerweise als Y-förmiger Ast sichtbar sind.

Vorkommen: Asbestose, Silikose, interstitielles Ödem, Sarkoidose, Histiocytosis X, Hypersensitivitätspneumonitis.

c) Intralobuläre interstitielle Verdichtungen

Verdichtung des septalen Interstitiums. Dünne netz- oder bandartige Linien.

Vorkommen: Lymphangiosis carcinomatosa, interstitielles Ödem, Alveolitis, Fibrose.

d) Honigwabenmuster (honey combing)

Zerstörung der Lungenarchitektur mit zystischem Aussehen im HR-CT. Sekundärer Lobulus nur schwierig oder nicht erkennbar.

Vorkommen: fortgeschrittene Fibrose.

e) Subpleurale Linien

Streifige Verdickung des Interstitiums, < 1 cm von der viszeralen Pleura entfernt und parallel hierzu verlaufend.

Vorkommen: Asbestose, auch bei Atelektasen.

Noduläre Verschattungen

I. **Interstitielle knotige Veränderungen**

1–2 mm durchmessende interstitielle Fleckschatten.

Vorkommen: Sarkoidose, Histiocytosis X, Silikose, Pneumokoniosen, Tbc, Amyloidose, Metastasen, Hypersensitivitätspneumonitis.

II. **Zentrilobuläre knotige Verdichtungen**

Azinäre Knötchen, nur wenige Millimeter bis 1 cm Durchmesser, die zu einer fleckigen, milchglasartigen Trübung führen können.

Vorkommen: Lobärpneumonie, Lungenödem, bronchogene Streuung der Tbc, Bronchiolitis obliterans.

III. **Konglomeratartige knotige Verdichtungen**

Peribronchiovaskuläres Interstitium, parahilär, zentral.

Vorkommen: Sarkoidose, Fibrose.

IV. **Subpleurale knotige Verdichtungen**

Den Lappenspalten folgend.

Vorkommen: Sarkoidose, Lymphangiosis carcinomatosa, Kohlenstaublunge, Silikose.

Erhöhte Lungendichte

Interstitielle Verdichtung des Alveolarinterstitiums und der Alveolarwand. Ausfüllung des Alveolarraumes mit Zellen, Flüssigkeit, partikulären Substanzen. Ursache unspezifisch.
Vorkommen: Lungenödem, Alveolitis, Pneumonie, idiopathische Fibrose, Sarkoidose.

I. **Mattglasphänomen (ground-glas-opacity)**
    Morphologische Veränderung unterhalb der HR-CT-Auflösungsgrenze, Lungengefäße nicht
    verdeckt, kein Pneumobronchogramm.
    Vorkommen: Lungenödem, Alveolitis, Pneumonie (PCP!), idiopathische Fibrose, Sarkoidose.

II. **Komplette alveoläre Konsolidierung**
    Verdeckung der Lungengefäße, zentrilobuläre oder panlobuläre Verschattung, positives Pneumobronchogramm.

Herabgesetzte Lungendichte und zystische Veränderungeng

I.   **Honigwabenlunge (honeycomb lung)**
     Zystische Läsionen von einigen Millimetern bis Zentimetern Durchmesser. Wandverdickung
     von 1–2 mm, oft mit anderen fibrotischen Veränderungen kombiniert (septale Verdickungen,
     intralobuläre interstitielle Verdichtungen, subpleurale interstitielle Verdichtungen). Zerstörung
     der Lungenarchitektur.

II. **Traktionsbronchiektasen**
     Bei Fibrose und Zerstörung der Lungenarchitektur. Segmentaler/subsegmentaler Bronchus oder
     auch periphere Lungenabschnitte betroffen, wo die Traktionsbronchiektasen von wabenartigem
     Umbau nicht unterschieden werden können.

III. **Emphysem**
     Ektasie mit irreversibler Wanddestruktion des terminalen Luftraums. Lobulärer Aufbau nicht
     gestört. *Minimale Ausprägung:* zentrilobuläre Überblähungsbezirke. *Schwere Ausprägung:*
     panlobuläre oder paraseptale (bei subpleuraler Lage) Überblähungsbezirke. Zonen der Lungenparenchymrarefizierung von leicht verdichteten interlobulären Septen ohne Fibrose
     begrenzt.

IV. **Lungenzysten**
     Umschriebene, gut abgrenzbare lufthaltige Hohlräume, Wanddicke < 3 mm, mindestens 1 cm
     Ø.
     Vorkommen: Honigwabenlunge, Lymphangioleiomyomatosis, Histiocytosis X (keine Zerstörung der Lungenarchitektur, geringe Wanddicke der Zysten, DD: Fibrose).

V.   **Zystische Knötchen**
     Dickere und irreguläre Wand als bei Lungenzysten.
     Vorkommen: Histiocytosis X, Sarkoidose, rheumatoide Arthritis, Pneumonie, Metastasen,
     septische Embolie.

VI. **Air trapping**
     Ventilationsbedingte verminderte Perfusion in pathologischen Bezirken = mosaikartige Perfusionsumverteilung. Gefäße erscheinen nicht schmaler.
     Vorkommen: Bronchiolitis obliterans, zystische Fibrose.

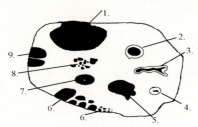

1. Bulla
2. Bronchiektase mit Siegelring-Zeichen
3. Traktionsbronchiektase
4. Zystisches Knötchen
5. Lungenzyste
6. Honigwaben
7. Panlobuläres Emphysem
8. Zentrilobuläres Emphysem
9. Paraseptales Emphysem

Zystische Lungenveränderungen

Pathologische Verschattungsmuster innerhalb des sekundären Lobulus im HR-CT (nach Uhrmeister)

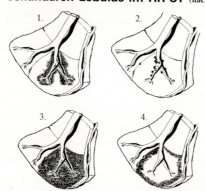

1. *Zentrilobulär:* im Zentrum des Lobulus, unscharf, flächenhaft
2. *Bronchiovaskulär:* entlang des zentralen Gefäßbündels
3. *Panlobulär:* gesamter sekundärer Lobulus, keine lufthaltigen Areale
4. *Perilobulär:* in der Peripherie mit Einbeziehung der interlobulären Septen

Pathologische Verschattungsmuster im sekundären Lobulus, die mit der HR-CT erfaßt werden können, nach Uhrmeister

Pathologische Befunde: Verteilungsmuster

- *Zentral, parahilär, bronchovaskulär:* Sarkoidose, Lymphangitis carcinomatosa.
- *Peripher, subpleural, kortikal:* idiopathische Fibrose, Kollagenosen, Asbestose, eosinophile Penumonie.
- *Befall der Oberfelder:* Histiocytosis X, Sarkoidose, Silikose, zentrilobuläres Emphysem.
- *Befall der Unterfelder:* ideopathische Fibrose, Kollagenosen, Asbestose.
- *Dorsaler Befall* (Anfertigung von Scans in ventraler und dorsaler Patientenlage zur Differentialdiagnose): Asbestose, Silikose, Ödem.
- *Diffuse Verteilung:* Lymphangiosis carcinomatosa, Sarkoidose, Silikose, allergische Pneumonitis.
- *Perilobulär mit Infiltration der interlobulären Septen:* Lymphangiosis carcinomatosa, Sarkoidose, Asbestose, idiopathische Fibrose.
- *Zentrilobulär:* zentrilobuläres Emphysem, Ödem, Asbestose, Silikose, Sarkoidose, Histiocytosis X, Tbc, Kryptokokkose, hyperallergische Pneumonitis, Lobärpneumonie, Bronchiolitis, zystische Fibrose.
- *Panlobulär:* Bronchopneumonie.

CT-Muster bei Lungenerkrankungen
(vereinfachte Darstellung nach Lörcher, U. und Schmidt, H.)

Flächen erhöhter Dichte	Noduläre Verschattungen	Linien	Flächen erniedrigter Dichte	Ringe
• Atelektase • Infiltration • Milchglas-phänomen	• Granulome • Infiltrate • Metastasen	• Ödem • Entzündung • Fibrose • Neoplasie	• Emphysem • Überblähung	• Bronchiektasen • Lungendestruktion • Entzündung • Neoplasie

3

Erkrankungen mit noduläre Verschattungen im CT
(nach Lörcher, U. und Schmidt, H.)

Diffuse kleine Knoten (<5 mm)	Mittelgroße Knoten (10 mm)	Große Knoten (>10 mm)
• Miliar-Tbc • Sarkoidose • Histiocytosis X • Silikose • Metastasen des Schilddrü-sen-NPL	• Bronchogene Tbc • Metastasen • Peripheres Kaposi-Sarkom	• M. Wegener • Invasive Aspergillose • Metastasen bei Hodentumor, malignem Melanom, Hypernephrom • Malignes Lymphom der Lunge

Beurteilungskriterien in der konventionellen CT und der HR-CT

- *Verkalkungen:* empfindlichster Nachweis im HR-CT. Vorkommen: Tbc, Sarkoidose, Pneumokoniose, Varizellenpneumonie, PCP, Kolonkarzinom.
- *Konturanalyse:* spikuläre Berandungen ⇨ maligne Läsion, aber glatte scharfe Berandungen eines Rundherdes nicht immer gutartige Läsion.
- *Fettnachweis:* Hamartome enthalten zu 50 % Fett.
- *KM-Anreicherung:* unklare Rundherde, die KM anreichern, sind meist maligne (Ausnahme a.-v. Malformationen, Rundatelektasen).
- *Einschmelzungen:* empfindlichster Nachweis im HR-CT. Vorkommen: Lungenabszeß, Pilzinfektionen, Tuberkulose, Bronchialkarzinom, Lungeninfarkt, septische Embolie, traumatische Lungenzysten.

Pulmonalisangiographie: ☞ Kap. 12, Gefäße.

Klinische Untersuchung

Anamnese: Allgemeinsymptome wie Appetitlosigkeit, Fieber, Nachtschweiß; spezifische Lungensymptome wie Husten mit/ohne Auswurf, Dyspnoe, Brustschmerzen; Vorerkrankungen; Vorbefunde (Röntgenthorax, DL, Tomographie, Sonographie, CT, MRT, Bronchographie, Perfusions-/Ventilationsszintigraphie, Angiographie); sonstige Voruntersuchungen; Vor-OP.
Inspektion: Thoraxform (Glockenthorax, Faßthorax, Hühnerbrust), Narben.
Physikalische Untersuchung: Auskultation, Perkussion, Stimmfremitus, Bronchophonie (☞ Lehrbücher der Inneren Medizin).

Anomalien der Lunge

Lungenagenesie: Fehlen eines kompletten Lungenflügels.

Lungenaplasie: rudimentärer Hauptbronchus angelegt, Lungenparenchym fehlt.

Lungenhypoplasie: regelrechter Hauptbronchus, rudimentäres Lungenparenchym, manchmal zystisch umgewandelt.
- *Rö:* betroffener Hemithorax verkleinert. Mediastinum verlagert. Zwerchfellhochstand.
- *CT:* Ausmaßbeurteilung mit Darstellung der angelegten Bronchial- und Lungenabschnitte.

Lungensequestration

= akzessorische Lungenknospe. Keine oder nur rudimentäre Verbindung zum Tracheobronchialsystem. 2/3 der Fälle im posterioren UL-Segment links (im linken WS-Zwerchfell-Winkel), auch im posterioren UL-Segment rechts, im Oberlappen selten. Klinik: im Erwachsenenalter Perforation, Pneumonie, rezidivierende Infektionen, Hämoptysen. DD: Empyem, Hernie. Formen:

Intralobuläre Sequestration: zusammen mit benachbartem Lungengewebe von gemeinsamer Pleura umgeben. Versorgung aus Ästen der Aorta, venöser Abfluß über Lungenvenen.

Extralobuläre Sequestration: von eigener Pleura umgeben. Arterielle Versorgung aus Ästen der Aorta, venöser Abfluß über V. azygos, V. cava.

Nebenlunge: von eigener Pleura umgeben mit zusätzlichem rudimentärem Bronchus.

- *Rö:* homogene Verschattung, gut abgrenzbar, rundlich, oval oder dreieckig. Nach Perforation uni- oder multilobulärer Zysten teils mit Luft-Flüssigkeits-Spiegel.
- *CT:* dem Zwerchfell anliegende weichteildichte Verschattung, meist links basal paravertebral. Auch zystisch umgewandelt mit/ohne Spiegelbildung. Begleitende Infiltrationen. KM-Gabe: Versuch des Nachweises der arteriellen Versorgung aus der Aorta thoracica.
- *Angio:* arterielle Versorgung zu 70 % aus der Aorta thoracica descendens, zu 20 % aus der Aorta abdominalis, zu 5 % aus einer A. intercostalis.

Bronchogene Zyste

Häufigste bronchopulmonale Malformation. Klinik: nur bei Superinfektion, ansonsten asymptomatisch. Selten Spannungszysten mit Verlagerung von Lunge und Mediastinum sowie Atembeschwerden. DD: pulmonale/mediastinale Tumoren, Abszesse, Sequestration, Echinokokkus-Zysten, Pilze. Formen:

Intrapulmonal: 70 % der Fälle, zentral (mit Schleim und Epithel ausgekleidet) oder peripher (multilobulär, kann in kongenitale Wabenbildung übergehen).

Mediastinal: in ca. 30 % der Fälle, vom Mediastinum ausgehende Nebenlungen.

- *Rö:* 2/3 der Fälle im Unterlappen. Homogene, glatt berandete Verschattung. Nach Perforation ins Bronchialsystem Ringschatten mit/ohne Luft-Flüssigkeits-Spiegel. Bei Spannungszysten Verlagerung der angrenzenden Lungengefäße und des Mediastinums. Mediastinale Zysten können Trachea und Ösophagus einengen oder verlagern.
- *CT:* glatt berandete RF, homogen, wasserähnliche oder (bei Schleimeinlagerung) höhere Dichtewerte. Nach KM-Gabe kein Enhancement.

Angeborene adenoid-zystische Mißbildung

Überschießende Bronchiolibildung regional, meist auf einen Lungenlappen beschränkt. Anschluß an das Nachbarparenchym (intermittierende Volumenänderung). Klinik: in den ersten Lebenstagen mit Dyspnoe, Zyanose. Spätmanifestation möglich.

- *Rö:* umschriebene Region mit zahlreichen zystischen RF, mit/ohne Luft-Flüssigkeits-Spiegel. Verlagerung der angrenzenden Lungen- und Mediastinalstrukturen. Interkurrente Volumenvermehrung oder Schleimretention mit fleckiger Verschattung möglich.

Kongenitales Lungenemphysem

Durch angeborene oder entzündliche Bronchusstenose Überblähung eines Lappens oder eines Segmentes. Linker Oberlappen 50 % der Fälle > rechter Mittellappen > rechter Oberlappen. Klinik: Säuglinge oder Kleinkinder mit akuter Dyspnoe und Zyanose.

- *Rö:* Überblähung eines Lungenlappens. Verlagerung des Mediastinums zur Gegenseite mit Zwerchfelltiefstand.
- *CT:* Ausschluß Pneumothorax oder Spannungszyste durch Nachweis von einzelnen Gefäßen im überblähten Lungenbereich.

Intrapulmonale a.-v.Fisteln

Solitäre oder multiple Shunts oder teleangiektatischer Typ bei M. Rendu-Osler.
- *Rö:* einzelne oder multiple ovaläre oder traubenförmige Verschattungen. Streifenschatten (versorgende Gefäße unter DL pulsierend). Größenveränderung beim Valsalva-Versuch.
- *Angio:* angiographische Abklärung der a.-v. Malformationen zur exakten Anzahl und Größenbestimmung.

Pulmonalarterienhypoplasie/-atresie

Verschluß einer Lungenarterie kurz nach dem Abgang aus dem Truncus pulmonalis, wobei die distal gelegenen pulmonalen Abschnitte über Bronchialarterien mit Blut versorgt werden.
- *Rö:* leicht verkleinerter Hemithorax. Lunge hypertransparent. Rarefizierte Gefäße.
- *Angio:* Nachweis muß angiographisch durchgeführt werden.

Entzündungen der Lunge und Bronchien

Pneumonien

Infektion der Lunge mit Bakterien, Mykoplasmen, Viren und anderen Keimen. Klinik: Fieber, Husten, atemabhängige Schmerzen, Auswurf, typischer Auskultationsbefund.

1. **Lobärpneumonie**
   Meist Pneumokokken, insgesamt selten.
   - *Rö:* homogene Verschattung von Segmenten/Lappen. Positives Pneumobronchogramm. Gefäßunschärfe. Dystelektasen. Parapneumonischer Pleuraerguß.

2. **Bronchopneumonie**
   Multilobulärer Befall typisch.
   - *Rö:* konfluierende Fleckschatten, besonders basal. Plattenatelektasen.

3. **Interstitielle Pneumonie**
   Entzündung des Lungengerüsts, oft mit alveolärer Beteiligung. Viren, Mykoplasmen, Rickettsien. Nichtimmungeschwächte Patienten: Mykoplasmen. Immungeschwächte Patienten PCP, CMV.
   - *Rö:* vermehrte streifige, netzartige, feinnoduläre Zeichnung perihilär, oft symmetrisch.

4. **Aspirationspneumonie**
   Aspirierter Magensaft.
   - *Rö:* Aspiration meist in den rechten Hauptbronchus mit anschließender fleckiger Verschattung.
   - *CT:* keine zusätzliche Information, Befunde entsprechend der Thoraxübersicht.

Lungenabszeß

Entzündung mit eitriger Einschmelzung, meist postpneumonisch nach Staphylokokken- oder Klebsiellen-Pneumonie, auch nach Aspirationen, Infarkten, Bronchiektasen und Hauptbronchusstenosen. *Komplikationen:* Anschluß an das Bronchialsystem mit Lufteinschlüssen. *Ableitungsbronchus:* Abszeß wird über Bronchus nach außen abgeleitet, Flüssigkeits-Luft-Spiegel. *Pyothorax:* Eiter in der Pleurahöhle. *Pyopneumothorax:* Eiter und Luft in der Pleura.
- *Rö:* flächige, rundliche Verschattung, meist dorsobasal. Luft-Flüssigkeits-Spiegel bei Drainagebronchus oder gasbildenden Bakterien.
- *CT:* Spiegelbildungen mit Lufteinschlüssen. Nach KM-Gabe: hypodense Areale mit hyperdenser Abszeßmembran. Beteiligung der Pleura bzw. des Bronchialsystems. DD: Lungeneinschmelzungen (keine KM anreichernde Abszeßmembran).

Pilzpneumonien

I. Primäre Mykosen: Infizierung mit pathogenen Pilzen bei primär gesunden Patienten.

Histoplasmose

- *Rö:* multiple, unterschiedlich große Herde. Bronchopneumonische Verschattung. Hiläre und mediastinale LK-Vergrößerung. Später pulmonale Granulome mit zentraler (schießscheibenartiger) Verkalkung. Bei chronisch progressiver Histoplasmose Kavernenbildung und Fibrose.

II. Sekundäre Mykosen: Erkrankung bei immungeschwächten Patienten.

Soormykose

Bei Patienten mit Soorinfektion des Mund- und Rachenraums bei konsumierenden Erkrankungen, Kortison- oder Zytostatikatherapie.
- *Rö:* wie unspezifische Pneumonie.

Aspergillose

Bronchiale Aspergillose
- *Rö:* unspezifisch, Mukozelen (poststenotische Schleimpfropfen).

Allergisch bronchopulmonale Aspergillose
- *Rö:* flüchtige, flächige Infiltrate (Löffler-Lungeninfiltrate).

Pulmonale Aspergillose
- *Rö:* fleckige Infiltrate wie bei unspezifischer Pneumonie.

Aspergillom (häufigeste Form)
- *Rö:* Rundschattung mit homogenem, lageverschieblichem Infiltrat (Patienten umlagern!), meist in präformierten Höhlen (z.B. tuberkulöse Kavernen, Zysten, Bronchiektasen). Zwischen lageverschieblichem Infiltrat (Aspergillom-Ball) und Kavernenwand sichelförmige Luftansammlung. Anschluß an das Gefäßsystem.

Kryptokokkose

- *Rö:* kleine subpleurale Granulome. Rundherde mit Einschmelzungen. Bronchopneumonische Infiltrate.

Aktinomykose

Actinomyces israeli = Intermediärform zwischen Fadenpilz und Bakterium.
- *Rö:* nichtsegmentale flächige Verschattungen, meist peripher. Selten Einschmelzungen, Fistelbildungen.

Tuberkulose (Tbc)

Mycobacterium tuberculosis, 95 % Typ humanus, selten Typ bovis oder avium, atypische Tbc Mycobacterium ansei. Primäre Tuberkulose meist asymptomatisch, postprimäre Tbc im Anfang symptomarm, im Spätstadium Husten, Auswurf, Dyspnoe, Temperaturen, Nachtschweiß, Hämoptysen.

Prädilektionsstellen:
- Primärinfektion: Mittel- und Oberfelder (meist nicht entdeckt).
- Postprimärperiode: apikales und posteriores OL-Segment, apikales UL-Segment (6).

A. Primärperiode

Tuberkulöser Primärkomplex = Ghon-Herd mit LK = hantelförmiges Infiltrat	**Rö:** umschriebene kleinflächige, unscharfe Infiltration. Primärkomplex mit LK ergibt Streifenschatten. Spezifische Lymphadenitis mit vergrößerten, polyzyklisch begrenzten Hilusstrukturen. Verbreiterter Mediastinalschatten. Begleiterguß. Abgeheilter Primärkomplex: Verkalkung (häufiger Nebenbefund ohne Krankheitswert).

B. Postprimärperiode

I. Generalisation, Frühgeneralisation	Röntgen	II. Spätgeneralisation	III. Organstadium	Röntgen
Simon-Spitzenherde	Kleine Reflexschatten in den Lungenspitzen. Vernarbungen, Verkalkungen (Assmann-Frühinfiltrat)	Azinös-noduläre subapikale Streuherde	Exsudative Tbc	Konfluierende Rundschatten bei Bronchopneumonie, aber nur langsame Änderung des röntgenologischen Bildes (DD: unspezifische Pneumonie)
Miliar-Tbc	Feinfleckige, retikuläre Verschattung (zusammengesetzt aus hirsekorngroßen Fleckschatten, seltener grobkörnige Verschattung), Schneegestöber	Infraklavikuläres Frühinfiltrat	Käsige Tbc	Homogene, dichte Verschattung, an Segment gebunden
Sepsis tuberculosa acutissima			Produktive Tbc	Scharf begrenzte Herde, teilweise verkalkt (bei guter Abwehrlage)
Pleuritis exsudativa	Verschattung des Sinus phrenicocostalis		Tuberkulome	Scharf begrenzte Rundschatten (∅ 0,5–4 cm), meist in den Oberfeldern, Verkalkungen
			Kavernen	Scharf begrenzte Ringschatten mit dünner, etwa 3 mm starker Wand (DD: unspezifischer Abszeß, einschmelzendes Karzinom) mit Anschluß an das Bronchialsystem und so lufthaltigem Hohlraum. Tomographisch häufig Drainagebronchus sichtbar. Bei Aussaat disseminierter aziniärer Fleckschatten
			Fibrozirrhotische Tbc	Pleurakuppenschwielen, apikale Narbenstränge. Kalkherde. Apikohiläre Streifenzeichnung. Kraniale Verziehung des Hilus (kraniale Raffung). Komplikationen: Emphysem, Bronchiektasen, Bronchusstrikturen, Emphysembullae. Thoraxdeformierung durch ausgeprägte Pleuraschwiele mit Kyphoskoliose

3

Parasitosen der Lunge

Infektionen mit Protozoen und Würmern, Bildung eines eosinophilen Löffler-Infiltrats in der Lunge (hypersensitive Reaktion) sowie von Zysten, Granulomen oder Abszessen.

	Röntgen
Amöbiasis	95 % epidiaphragmale Verschattung rechts, Pleuraerguß rechts
Toxoplasmose	Fokale, retikuläre Verschattung, Hiluslymphome
Bilharziose	Passageres Löffler-Infiltrat
Echinokokkose	Solitäre, glatt berandete homogene Rundherde, Ø 1–10 cm. Selten multiple Zysten. Meniskuszeichen (Luft zwischen Lungenkapsel und Echinokokkusmembran). Wasserlinienzeichen (rupturierte Echinokokkusmembran schwimmt in Restflüssigkeit)
Askariden	Eosinophiles Löffler-Infiltrat

Autoimmunerkrankungen der Lunge

	Röntgen
Systemischer Lupus erythematodes	Selten. Bds. Pleuraergüsse. Globale Herzvergrößerung (Perikarderguß, Myokarditis mit Dilatation). *Frühstadium:* fleckige Infiltrate. *Spätstadium:* Lungenfibrose mit Honigwabenmuster
Rheumatoide Arthritis	Pleuraergüsse, retikulomikronoduläre Verschattungen. *Spätstadium:* Lungenfibrose mit Honigwabenmuster, subpleurale Knötchen (Ø 3 mm – 7 cm), die mit den Rheumaknötchen der Subkutis zusammen entstehen
Sklerodermie	Basalbetonte diffuse Fibrose. Honigwabenmuster. Bei Ösophagusbefall Aspirationspneumonie
Dermatomyositis	Selten Lungenfibrose, aber bei Zwerchfellähmung schlechte Belüftung mit Plattenatelektasen
M. Bechterew	Umschriebene Fibrose in den Oberfeldern, Rundschatten mit strahligen Ausläufern
Wegener-Granulomatose	Multiple Rundherde, teilweise mit Einschmelzung. Segmentpneumonie. Atelektasen
Goodpasture-Syndrom	Retikulonodulärer Befall (DD: miliare Tbc). Bei Blutung größere Fleckschatten
Idiopathische eosinophile Pneumonie (Löffler-Syndrom)	Flächige Verschattungen ohne segmentale Anordnung, die innerhalb von Wochen wandern können

Idiopathische interstitielle Fibrose (Hamman-Rich)

Interstitiell proliferierende pneumoide Erkrankung. Frauen mittleren Alters.

- *Rö:* unscharfe retikulonoduläre Verschattungen. Honigwabenmuster. Spätzeichen: riesige Bullae mit Fibrosesträngen.
- *CT:* Vermehrung nichtseptaler pleuraler Linien. Verdickung der Lobulussepten. Überblähung des angrenzenden Alveolarraumes. Emphysem mit zystischer Überblähung, zunächst subpleural, später auch zentral. Endstadium Honigwabenmuster.

Strahlenpneumonitis

1–4 Monate nach Bestrahlung, im Bestrahlungsfeld lokalisiert, häufig rechteckig.
- *Rö:* fleckige, homogene Verschattung mit dicht konfluierenden Fleckschatten. Positives Bronchopneumogramm (Adhäsionsatelektasen). Fibrosestadium: dichte streifige Narbenbildung mit Volumenminderung. Bei Bestrahlung der supraklavikulären LK apikale Fibrose mit Pleurakuppenschwielen.

3

Arzneimittelpneumonitis

1. *Hyperergisch-allergische Reaktion:* selten. Asthmaähnliche Beschwerden. Voll reversibel.
   - *Rö:* interstitielle Verschattung mit intraalveolären Fleckschatten. Rückbildung innerhalb einiger Tage.
2. *Diffus fibrosierende Alveolitis:* insbesondere nach Zytostatikagabe. Monate bis Jahre nach Arzneimitteleinnahme Lungensyndrom mit Husten, Dyspnoe und subfebrilen Temperaturen.
   - *Rö:* interstitielle Verschattung mit intraalveolären Infiltrationen. *Spätstadium:* Lungenfibrose mit Honigwabenmuster und verkleinertem Lungenvolumen.

Sarkoidose (= M. Boeck, M. Besnier-Boeck-Schaumann, benigne Lymphogranulomatose)

Generalisierte epitheloidzellige Granulomatose. Ausbreitung der Granulome im Lungeninterstitium, entlang den Lymphbahnen des bronchovaskulären Interstitiums und innerhalb des peripheren interlobulären bzw. subpleuralen Bindegewebes. 50 % der Fälle asymptomatisch, 1–2 % mit Lungenfibrose.
- *Rö:* 3 Stadien, die fließend ineinander übergehen können:

Stadium I	Intrathorakale Lymphadenopathie mit bihilären Lymphomen (symmetrisch, polyzyklisch). Unilateral nur in 5 % der Fälle. Mediastinale Lymphome. Selten Verkalkungen. Meist Rückbildung oder auch Persistenz oder Übergang in Stadium II
Stadium II	Rückbildung der Lymphome. Perihilär und in den Mittelfeldern interstitielle, retikulomikronoduläre Verschattungen.
Stadium III	Übergang zur Fibrose. Hilifugale Streifenschatten. Narbenstränge. Grobretikuläre Zeichnung (Honigwabenmuster). Narbenemphysem. Bronchiektasen. Pulmonale Hypertonie. Cor pulmonale.

- *CT:* feinnoduläres Verdichtungsmuster, besonders subpleural und in den Mittelfeldern. Hiläre, mediastinale Lymphome.
- *HR-CT:*
   1. Verdickung peribronchial und der interlobulären Septen (Verbreiterung des bronchovaskulären Bündels, Distorsion des umgebenden Lungenparenchyms).
   2. Granulomatöse Knötchen (2–10 mm) peribronchiovaskulär, zentrilobulär und subpleural. Konfluierende Herde mit Milchglasphänomen und positivem Pneumobronchogramm.
   3. Fibrose: noduläre Veränderungen rückläufig. Verdickung der Septen des Lobulus. Überblähung der angrenzenden Strukturen. Retikuläre Verdichtungen. Honigwabenmuster, Bronchiektasen, Narbenemphysem.

Idiopathische Lungenfibrose

Übliche interstitielle Pneumonitis (UIP) oder akut beginnende desquamative interstitielle Pneumonitis (DIP). F>M, mittleres Alter.

● *Rö:* schlechte Korrelation zwischen Klinik und Thoraxübersicht.
● *CT/HR-CT:* unscharf begrenzte fleckige Verschattung des Alveolarraums, teils konfluierend, milchglasartig. Verdickung der Interlobulärsepten, des bronchovaskulären Bündels und der intralobulären Strukturen.
Fibrose: subpleurale Linien. Parenchymdistorsion mit Verdickung und Verziehung der Lobulussepten. Traktionsbronchiektasen. Überblähung des angrenzenden Alveolarraums. Subpleurales Emphysem mit zystischen Lufträumen, später Honigwabenmuster. Überwiegend peripher, basal betont lokalisiert (DD: Lymphangiosis carcinomatosa, Sarkoidose).

Chronisch obstruktive Lungenerkrankungen

Emphysem

Chronische Erweiterung des peripheren Luftraums distal der Bronchioli terminales mit irreversiblem Substanzverlust des Lungengerüstes, dadurch Verkleinerung der gasaustauschfähigen Fläche, Erhöhung des Gefäßwiderstandes mit resultierender pulmonaler Hypertonie, Hypoxämie, Schweregrad röntgenologisch nicht differenzierbar, Spirometrie beweisend. Klinik: beim senilen und Überdehnungsemphysem wenig Klinik, ansonsten Dyspnoe, Zyanose, Bronchitiden, Faßthorax, Emphysemkissen (retroklavikuläre Weichteilschwellungen), abgeflachte Atmung, hypersonorer Klopfschall.
Formen:
1. *Panlobulär = panazinär:* Alveolen dilatiert. Flächige Transparenzerhöhung. Meist im Unterlappen lokalisiert.
2. *Zentrilobulär = zentriazinär:* Bronchioli dilatiert. Unterschiedlich große Transparenzerhöhungen, die die Lunge unregelmäßig durchsetzen. Oberlappen bevorzugt.
3. *Periseptal:* entlang der subpleuralen Strukturen. Bullöses Emphysem.

Röntgenthorax

● *Faßthorax:* Vergrößerung des Sagittaldurchmessers, waagrecht stehende dorsale Rippenanteile, Interkostalräume verbreitert.
● *Zwerchfelltiefstand:* eingeschränkte Atemexkursion, Zwerchfellkuppen flach ausgespannt, Randwinkel abgestumpft.
● *Tropfenherz:* Drehung des Herzens nach vertikal.
● *Vergrößerter Retrosternalraum:* durch vergrößerten Sagittaldurchmesser des Thorax und Verkleinerung des Herzens.
● *Dilatierte Stamm- und Lappenarterien:* durch pulmonale Hypertonie Erweiterung, dadurch prominente Hili.
● *Periphere Gefäßrarefizierung:* Transparenzerhöhung der peripheren Lungenfelder.
● *Kalibersprünge der Gefäße:* abrupter Übergang der zentral dilatierten Gefäße in peripher eingeengte Gefäße (amputierter Hilus).
● *Bullae:* dünnwandig umschlossene luftgefüllte Hohlräume ergeben Ringschatten unterschiedlicher Größe, Pneumatozelen (Bullae, die > 1/3 eines Lungenflügels ausmachen).
● *Peribronchiale Streifenzeichnung:* bei gleichzeitig bestehender chronischer Bronchitis (dirty chest, increased markings).
● *Netzartige Zeichnung bei Lungenstauung:* grobmaschige Netzzeichnung bei Ödem oder Pneumonie, vor allem im Lungenkern.

CT

Frühe Erkennung des bullösen (periseptalen) Emphysems. Direkte Erkennung der von Lungendestruktion betroffenen Areale. Fehlende Wandbegrenzung (DD: zystische Lungenveränderungen, Honigwabenmuster).

HR-CT

- *Zentrilobuläres Emphysem:* multiple, kleine zentrilobuläre Transparenzerhöhungen, gleichmäßig verteilt. OL bevorzugt.
- *Panlobuläres Emphysem:* gleichmäßige Zerstörung des Lobulus, flächig ausgedehnt. Meist im UL.
- *Paraseptales Emphysem:* subpleurale Bullae und Zysten, sichtbare Wände.
- *Irreguläres Emphysem:* irreguläre Ausdehnung der Transparenzerhöhung in den Fibrosearealen.

3

Sonderformen des Emphysems

Narbenemphysem: poststenotische Überblähung. Insbesondere bei Fibrose, Sarkoidose, Tbc usw.
- *Rö:* Narbenstränge. Grobmaschige Netzzeichnung. Transparenzerhöhung.

Bullöses Emphysem: Bullae unterschiedlicher Größe, solitär/multipel. Häufig in den Lungenspitzen.
- *Rö:* Ringschatten mit erhöhter Transparenz und dünnwandiger, scharf berandeter Wand.

Überdehnungsemphysem: nach Lungenresektion oder bei Thoraxdeformität wie Skoliose.
- *Rö:* Areale mit Hypertransparenz und rarefizierter Gefäßzeichnung.

α-1-Antitrypsin-Mangel-Emphysem: genetischer Enzymdefekt mit Abbau des Lungenparenchyms.
- *Rö:* symmetrisch in den Unterlappen.

Bronchiektasien

Irreversible Erweiterung der kleinen und mittleren Bronchien. Meist in umschriebenen Lungenarealen. Führt zu einem lokalisierten Emphysem. Häufig rezidivierende Bronchopneumonien. Ursache: angeboren, frühkindlich, meist nach einer Bronchiolitis erworben, poststenotisch (Bronchialtumoren, Parenchymnarben), toxisch (selten). Lokalisation: bevorzugt dorsobasal. Formen:
Zylindrisch: röhrenförmig ohne Kaliberreduktion.
Sackförmig: mittlere Bronchien enden in zystischen Hohlräumen.
Varikös: unregelmäßig erweiterte Bronchien mit welliger Außenkontur.
- *Rö:* parallele Streifenzeichnung (Schienengleisphänomen). Ringförmige Verschattungen (sackförmig erweiterte Bronchien). Vermehrte Streifenzeichnung (peribronchiale Fibrose, Dystelektasen). Pneumonische Infiltrate.
- *CT:* Verdickung und/oder Erweiterung der Bronchien. Bei schleimgefüllten Bronchien kleine Spiegelbildungen.
- *HR-CT:* Siegelringzeichen (bei vertikal angeschnittenen Bronchien). Schienengleiszeichen (bei horizontal angeschnittenen Bronchien). Traubenartig aneinanderliegende kleine Zysten (besonders in atelektatischer Lunge). Perlschnurartig aneinandergereihte Erweiterung der Bronchien (horizontal angeschnittene Bronchioli). Muzinöse Verschattung des Bronchiallumens.

Chronische Bronchitis

Vermehrte Schleimsekretion mindestens 3 Monate lang in jedem von 2 aufeinanderfolgenden Jahren, klinische Diagnosestellung.
- *Rö:* uncharakteristisch. Vermehrte Streifenzeichnung sowie kleinfleckige Zeichnungsvermehrung in allen Lungenabschnitten (dirty chest) peribronchial, peribasal. Schienengleisphänomen (verdickte Bronchialwände).

Asthma bronchiale

2/3 aller Patienten haben ein unauffälliges Röntgenbild, im Röntgenbild sind aber Komplikationen des Asthma bronchiale sichtbar.

- *Rö:* Emphysem, poststenotische Atelektasen, Pneumonien, Bronchiektasien.

Belüftungsstörungen der Lunge

Dystelektasen

Verminderte Belüftung eines Segments oder Lappens durch eingeschränkte Atemmechanik oder Einengung der zuführenden Luftwege.

- *Rö:* Verschattung des betroffenen Segments. Engstehende Gefäße. Verlagerung des Lappenspalts (wenn ganzer Lappen betroffen).
- *CT:* Dichteanhebung des minderbelüfteten Areals. Plattenatelektasen: parallel verlaufende Streifenschatten.

Atelektasen

Fehlende Belüftung einer Lunge, eines Lappens oder eines Segments. Ursachen:

1. *Obstruktion* (am häufigsten)
   Endobronchial: zentral (Bronchialkarzinom, Fremdkörper, Entzündung, Tbc, Exsudat) oder peripher (Verschluß der peripheren Bronchien durch Schleim, Exsudat).
   Extrabronchial (Kompression von außen): LK, Mediastinaltumor, Herzvergrößerung, Aneurysma.
2. *Kompressionsatelektase* (Kompression der Lunge von außen)
   Pneumothorax, Pleuraerguß, Zwerchfellhochstand, Pleuratumoren, Lungentumoren.
3. *Kontraktionsatelektase* (Volumenminderung durch narbige Schrumpfung)
   Tbc, Fibrose.
   - *Rö:* homogene Verschattung des kollabierten Lungenareals (kein Bronchogramm). Positives Silhouettenzeichen. Volumenminderung. Kompensatorische Überblähung benachbarter Lungenanteile. Hilusverlagerung (bei Lappenatelektase: Kranialverlagerung, Unterlappenatelektase: Kaudalverlagerung des gleichseitigen Hilus). Mediastinalverlagerung (Oberlappenatelektase: Trachealverlagerung, Unterlappenatelektase: Herzverlagerung). Verlagerung der Septen.
   - *CT:* weichteildichte Figur. Nach KM-Gabe deutliches Enhancement oder Marmorierung des kollabierten Lungengewebes. Keil- oder flügelförmige Konfiguration des kollabierten Lungengewebes. Verlagerung der Septen.

Sonderformen

Plattenatelektase: bei Entzündungen, Zwerchfellhochstand, Lungenembolien oder anderer Genese.
- *Rö:* Strichschatten unterschiedlicher Länge, meist basal, horizontal, vertikal oder schräg verlaufend.

Mittellappensyndrom: Atelektase oder Pneumonie durch Verschluß des Mittellappenbronchus. In der Jugend spezifisch! Im Alter Tumor!
- *Rö:* homogene Verschattung und Volumenminderung. Verschatteter rechter Herzrand.

Rundatelektase: Kompressionsatelektasen können nach Ergüssen persistieren.
- *Rö:* Rundherd.
- *CT:* rundliche weichteildichte Verschattung, der Pleura aufsitzend. Bronchovaskuläre Strukturen ziehen kometenschweifartig in die Atelektase.

Internationale Klassifikation der Pneumokoniosen (ILO 1980)

[Nach Thürauf J, Erlangen. Abdruck mit freundlicher Genehmigung der Fa. Boehringer Ingelheim]

Diese Klassifikation wird zur Beurteilung bei Silikose oder Asbestose verwendet. In Analogie dazu können aber auch interstitielle Lungenerkrankungen oder Pleuraprozesse ausgewertet und klassifiziert werden.

Bildgüte $\boxed{+}$ = gut $\boxed{\pm}$ = annehmbar $\boxed{\pm=}$ = mangelhaft $\boxed{u}$ = unbrauchbar

Schatten

Streuung

12-Stufen-Skala

(vgl. Standardfilm)

0/–	1/0	2/1	3/2
0/0	**1/1**	**2/2**	**3/3**
0/1	1/2	2/3	3/+

An 1. Stelle steht die „erste" Klassifikationswahl, an 2. Stelle die als möglich erachtete Alternative.
Übergangsformen werden gekennzeichnet, z. B. 1/2 oder 2/1.

Definition der Streuung

Kategorie 0: Rundliche oder irreguläre Schatten fehlen, bzw. sind geringer ausgeprägt als in Kategorie 1

Kategorie 1: Rundliche oder irreguläre Schatten sind sicher nachweisbar, jedoch gering an Zahl

Kategorie 2: Rundliche oder irreguläre Schatten sind zahlreich vorhanden, normale Lungenstrukturen jedoch noch identifizierbar

Kategorie 3: Rundliche oder irreguläre Schatten sind sehr zahlreich vorhanden, normale Lungenstrukturen teilweise oder vollständig ausgelöscht

Verbreitung (*Lungenfelder*)

rechts oben = $\boxed{RO}$ $\boxed{LO}$ = links oben
rechts Mitte = $\boxed{RM}$ $\boxed{LM}$ = links Mitte
rechts unten = $\boxed{RU}$ $\boxed{LU}$ = links unten

Größe *klein*

Form: rundlich (Durchmesser)
$\boxed{p}$ = ● 1,5 mm $\boxed{q}$ = ● 1,5–3 mm $\boxed{r}$ = ● 3–10 mm

unregelmäßig (Breite)
$\boxed{s}$ = 1,5 mm $\boxed{t}$ = 1,5–3 mm $\boxed{u}$ = 3–10 mm

gemischt (z. B.)
$\boxed{p/s}$ $\boxed{q/t}$

groß $\boxed{A}$ = 1–5 cm Ø (+Ø) $\boxed{B}$ = 5 cm – $\boxed{RO}$ $\boxed{C}$ = > $\boxed{RO}$

Typ: $\boxed{wd}$ = ● scharf begrenzt $\boxed{id}$ = unscharf begrenzt

Pleura-verdickung

diffus Verbreitung
$\boxed{0}$ = fehlt; < 1 $\boxed{1}$ = < ¼ der lateralen Brustw.
$\boxed{2}$ = ¼–½ der lateralen Brustwand $\boxed{3}$ = > ½ der lateralen Brustwand

Dicke $\boxed{a}$ = < 5 mm $\boxed{b}$ = 5–10 mm $\boxed{c}$ = > 10 mm
Lokalisation $\boxed{R}$ = rechtsseitig $\boxed{L}$ = linksseitig

Plaques Verbreitung
$\boxed{0}$ = fehlt; < 1 $\boxed{1}$ = < 2 cm max. Länge
$\boxed{2}$ = 2–10 cm max. Länge $\boxed{3}$ = > 10 cm max. Länge

Dicke $\boxed{a}$ = < 5 mm $\boxed{b}$ = 5–10 mm $\boxed{c}$ = > 10 mm
Lokalisation (Brustwand/Zwerchfell) $\boxed{R}$ = rechtsseitig $\boxed{L}$ = linksseitig

Kostophrenischer Winkel   Adhärenz $\boxed{R}$ = rechtsseitig $\boxed{L}$ = linksseitig

Pleura-verkalkung   **Grad** $\boxed{0}$ = fehlt; < 1 $\boxed{1}$ = < 2 cm Ø (+Ø) $\boxed{2}$ = 2–10 cm Ø $\boxed{3}$ = > 10 cm Ø
Lokalisation (Brustwand/Zwerchfell/Sonstiges) $\boxed{R}$ = rechtsseitig $\boxed{L}$ = linksseitig

Symbole

ax Konfluenz kleiner Schatten	em Emphysem	me Mesotheliom der Pleura
bu bullöses Emphysem	es Eierschalenhilus (Verkalkungen)	od sonstige Auffälligkeiten/Erkrankungen
ca Cancer der Lunge	fr Fraktur der Rippe(n)	(ergänzende Bemerkungen angeben!)
cn Kalzifikation in kleinen Schatten	hi Hilus/Mediastinallymphknoten-	pi Pleuraverdickung
co Cor, Größe/Form-	vergrößerung	(interlobär/mediastinal)
veränderungen	ho Honigwabenlunge	px Pneumothorax
cp Cor pulmonale	idd Zwerchfellunschärfe	rp rheumatoide Pneumokoniose
cv Kaverne	(>1/3 Zwerchfellhälfte)	(Caplan-Syndrom)
di Distorsion (Verziehung)	idh Herzkonturunschärfe (>1/3 Herzrand)	tba Tuberkulose, aktiv
ef Effusion (Pleuraerguß)	kl Kerley-Linien (basal, perihilär)	tbu Tuberkulose, inaktiv

3

118

Silikose

Nach 10–20 Jahren Quarzstaubexposition durch Ablagerung kleinster Partikel ($\varnothing$ bis 5 μm). Häufigste Pneumokoniose. Reine Silikose selten, meist Mischstaubsilikosen. Silikose kann Tbc reaktivieren.
Klinik: im Frühstadium symptomlos, dann Belastungsdyspnoe, Auswurf, Zyanose, Cor pulmonale.

● *Rö:* 4 Ausprägungsformen:
  Noduläre Form: multiple, scharf begrenzte homogene Rundschatten von 1–10 mm $\varnothing$ (Schneege-
  stöber). In 20 % Verkalkungen. Lokalisation: Mittel- und Oberfelder.
  Diffus retikulär: Streifen- und Netzzeichnung. Später Honigwabenmuster.
  Eierschalensilikose: schalenartig verkalkte hiläre LK pathognomonisch.
  Progressiv massive Fibrose (PMF): großflächige homogene Verschattung mit strahligen Ausläu-
  fern, meist in den Oberfeldern. Im Krankheitsverlauf Schrumpfung der Schwielen und Wandern
  zum Hilus. Emphysem. Kavernenbildung (Tbc!).
  Akute Silikoproteinose: seltene akute Form bei massiver Exposition. Großflächige Infiltrate.
● *CT/HR-CT:* kleine Noduli (2–5 mm $\varnothing$), scharf oder unscharf begrenzt, zentrilobulär und sub-
  pleural, besonders in den Oberfeldern und perihilär angeordnet. Fokalzentrilobuläres Emphysem.
  Retikuläre Verschattung meist unscheinbar. Diffuse Verziehungen, besonders in den Oberlappen
  und posterior. Verkalkungen der Noduli möglich. Große pulmonale Schwielen.
  PMF: großflächige Verschattungen mit irregulärer Form, teils mit Nekrosearealen. Reguläres oder
  Narbenemphysem.

Asbestose

20–40 Jahre nach Expositionsbeginn manifestiert sich dosisabhängig eine Fibrose von Pleura und
Lungenparenchym. Kann Bronchialkarzinom oder Pleuramesotheliom induzieren. Klinik: Dyspnoe,
Zyanose, Bronchiektasen, rezidivierende Bronchitiden, Hypoxie, Cor pulmonale.

● *Rö:* Pleuraplaque (häufig verkalkt). Befall der parietalen Pleura ventrolateral in der unteren Tho-
  raxhälfte und der Pleura diaphragmatica. Sinus phrenicocostalis meist nicht verschattet (DD:
  postpleuritische Fibrose). Rezidivierende Pleuraergüsse (DD: Mesotheliom). Noduläre oder mas-
  sive Verschattungen bei Mischstaubexposition.
  Lungenfibrose: Netz- und Streifenzeichnung, basal betont, nach kranial abnehmend. Später
  Honigwabenmuster, Narbenemphysem, Bronchiektasen.
  Zottenherz: zackenartige Fibrose des herznahen Lungenparenchyms bzw. der herznahen Pleura.
  Unscharfe Zwerchfellkontur: basale Pleuraschwiele und basal pleuranahe Lungenfibrose.
● *CT/HR-CT:* Untersuchung in Bauchlage zur Differenzierung frühzeitiger dorsal auftretender Pul-
  monalläsionen im Gegensatz zu gravitationsabhängigen anderen Effekten. Subpleurale punktför-
  mige Verdichtungen (= zentrilobuläre Fibrose). Irreguläre Verdichtung der interlobulären und
  interalveolären Septen. Periphere bandförmige Parenchymverschattungen. Bronchiektasen.
  Honigwabenmuster. Parallel zur Pleura verlaufende lineare Verdichtungen (Abstand zur Pleura
  < 1cm). Verdickung der Pleura parietalis, glatt berandet, zunächst diskret, später zunehmend,
  diaphragmal, paravertebral, mediastinal.
  Frühzeichen: posteriore Veränderungen und basale milchglasartige Trübung.

Fremdkörperaspiration

Rechter Hauptbronchus häufiger betroffen, da steilerer Abgang. Klinik: Husten, Dyspnoe.

● *Rö:* röntgendichte/nicht schattengebende Fremdkörper (nur in 10 % röntgendicht). Einseitig helle
  Lunge (Ventilstenose, Hypoventilation). Mediastinalpendel (DL). Lappenatelektase. Poststenotische Pneumonie. Bronchiektasen.

Gutartige Tumoren der Lunge

Nur 2 % aller Lungentumoren. DD: zum Bronchialkarzinom nur bioptisch möglich, in Verlaufskontrollen keine Zunahme des Tumorvolumens. Puffreisartige Verkalkungen bei Hamartomen. Fettdichte Werte in der CT bei Lipomen.

Epitheliale Tumoren	Mesenchymale Tumoren	Sonstige Lungentumoren	Tumorartige Läsionen
Papillome	Chondrome	Neurogene Tumoren	Hamartome
Adenome	Osteome	Paragangliome	Histiocytosis X
Karzinoide	Lipome		
	Myome		
	Leiomyome		
	Fibrome		
	Angiogene Tumoren (Angiome)		

Hamartome

55 % aller gutartigen Tumoren. 80 % peripher, 20 % zentral und endobronchial.
- *Rö:* homogener Rundherd, scharf begrenzt. ∅ bis 4 cm. Selten puffreisartige oder schollige Verkalkung (pathognomonisch).

Adenome

Häufigste Typen: Karzinoid (in der neuen Nomenklatur ausgegliedert), Zylindrom. Semimaligne. Metastasierung selten in die regionalen und extrathorakalen LK. 80 % gehen vom zentralen Bronchialsystem aus. Bis 10 cm ∅.
- *Rö:* breitbasig endobronchial aufsitzende rundliche Verschattung. Bei Stenosierung des Bronchiallumens Atelektase und poststenotische Pneumonie.
- *CT:* endobronchial oder auch größere zentrale RF. Glatt berandet, lobuliert. Nativ Dichte 80–180 HE, nach KM-Gabe deutliches Enhancement der Karzinoide.

Histiocytosis X (eosinophiles Granulom)

Ätiologie unbekannt. Manifestation hauptsächlich in Lunge und Knochen. Langsamer Verlauf. Im Endstadium restriktive Ventilationsstörung.
- *Rö:* multiple Knötchen (1–10 mm ∅), bilateral symmetrisch, meist Ober- und Mittelfelder. Später Fibrose mit grobretikulärer Zeichnung, Honigwabenmuster, Narbenemphysem, pulmonale Hypertonie mit Verbreiterung des zentralen Gefäßbandes und Rarefizierung der peripheren Lungengefäßzeichnung. LK-Vergrößerungen hilär möglich.
- *CT/HR-CT:* dünnwandige, z.T. konfluierende oder bizarr geformte Zysten (∅ < 10 mm). Kleine Knötchen (∅ < 5 mm), teils zentrilobulär und peribronchial. Prädilektion im Oberlappen, kostophrenischer Winkel ausgespart. Zystische Knötchen. Feinretikuläre Verdichtung, Milchglastrübung.

Pulmonale Lymphangioleiomyomatose

Selten. F>M. 17.-50. Lj. Progrediente Proliferation glatter Muskelzellen der Bronchiolen, Alveolen sowie Blut- und Lymphgefäße. Durch Einengung der kleinen Bronchiolen entstehen Emphysemblasen und Zysten und daraus folgend rezidivierende Pneumothoraces. Komplikationen: Hämorrhagien mit Chylothorax, Chyloperikard.
- *Rö:* retikuläre Verschattung. Honigwabenmuster. Pleuraergüsse. Rezidivierende Pneumothoraces.
- *CT/HR-CT:* dünnwandige Zysten (∅ 2–50 mm), teils konfluierend, multipel, diffus verteilt. Diskrete septale Verdickungen. Milchglasartige Parenchymtrübung. Kleine Knötchen. Lymphadenopathie. Pleuraergüsse.

Bösartige Veränderungen der Lunge

Bronchialkarzinom

25 % aller Karzinome. M:F = 3:1. Altersgipfel 55.-60. LJ. 5-Jahres-Überlebensrate aller Patienten 5 %. Metastasierung: frühzeitig regionärer LK-Befall, hämatogen (Leber, Gehirn, Nebennieren, Skelett, insbesondere WS).

Makroskopische Form
1. *Zentral, hilusnah:* 70- 85 % der Fälle (Kleinzeller, Plattenepithelkarzinom).
2. *Peripher:* 25 % der Fälle (Adenokarzinome). Sonderform: Pancoast-Tumor (von der Pleurakuppel auf die Thoraxwand übergreifend, Horner-Trias).
3. *Diffus wachsend:* 3 % der Fälle (Alveolarzellkarzinom).

Histologische Einteilung
1. *Kleinzelliges Bronchialkarzinom:* 25–30 % der Fälle. Vorwiegend zentral. Schlechteste Prognose.
2. *Plattenepithelkarzinom:* 40–50 % der Fälle. Vorwiegend zentral.
3. *Adenokarzinom:* 10–15 % der Fälle. Oft peripher. Häufigste Krebsform bei Nichtrauchern. M:F = 1:6. Narbenkarzinome. Sonderform: Alveolarzellkarzinom = bronchoalveoläres Adenokarzinom.
4. *Großzelliges Bronchialkarzinom:* 5–10 % der Fälle.

TNM-Klassifikation

Tx:	Positive Zytologie
TIS:	Präinvasives Karzinom = Carcinoma in situ
T1:	Tumor < 3 cm
T2:	Tumor > 3 cm, Ausbreitung in Hilusregion/Invasion von viszeraler Pleura/partielle Atelektase
T3:	Tumor infiltriert Brustwand/Zwerchfell/Perikard/mediastinale Pleura oder totale Atelektase
T4:	Tumor infiltriert Mediastinum/Herz/große Gefäße/Trachea/Speiseröhre oder maligner Erguß
N0:	Kein LK-Befall
N1:	Peribronchiale/ipsilaterale hiläre LK
N2:	Ipsilaterale mediastinale LK
N3:	Kontralaterale mediastinale, Skalenus- oder supraklavikuläre LK
M0:	Kein Nachweis von Fernmetastasen
M1:	Fernmetastasen

- *Rö: Bronchusstenose* (häufigster Befund) mit Dys- und Atelektasen (fleckige oder homogene Verschattung segmental, Volumenverkleinerung, Verziehung der Interlobärsepten, des Mediastinums, des Zwerchfells und der Rippen). *Poststenotische Pneumonie* (Fleck- oder Streifenzeichnung segmental). *Poststenotische Überblähung* (selten, durch Ventilmechanismus, Hypertransparenz segmental, Verdrängung der angrenzenden Strukturen). *Zentraler Tumorschatten* (bei peribronchial wachsendem Tumor, Hilus verplumpt bis Verdeckung aller Hilusstrukturen, hilifugale Streifenzeichnung durch Infiltration der Lymphangien). *Peripherer Rundschatten* (ab 6 mm erkennbar, unscharfe Kontur in 85 % der Fälle, Kontureinkerbung, radiäre Streifen, exzentrische Kaverne).
Alveolarzellkarzinom: multilokuläre kleinfleckige, unscharfe Verschattung.
Ausbrecherkrebs: Zwerchfellparese durch Infiltration des N. phrenicus mit gleichseitigem Zwerchfellhochstand und paradoxer Bewegung des Zwerchfells in der DL, Ösophagusstenose mit prästenotischer Dilatation, Pleuraerguß (Pleuritis carcinomatosa), Rippen- und WS-Infiltration mit Osteolysen und pathologischen Frakturen.
Mediastinale Lymphome: verbreiterter Mediastinalschatten (paratracheale, subkarinale, parabronchiale LK).

- *CT:* Diagnostik der Tumorausdehnung (Tumorgröße, Infiltration von Mediastinum, Pleura, Perikard). Diagnostik der LK-Metastasierung. Nachweis/Differenzierung entzündlicher/neoplastischer Veränderungen.

Zentrales Bronchialkarzinom: weichteildichte RF mit Bronchusalteration (s.o.). Abgrenzung Tumor/Atelektase (nach KM Mehranreicherung der Atelektase, Tumor bleibt hypodens, bei bestehender Infiltration Differenzierung schwierig bei inhomogen dichter RF). Gefäßeinbrüche (Füllungsdefekt des Gefäßlumens nach KM), Tumorinvasion (Unterbrechung der betroffenen Organkontur). Mediastinale Invasion (mediastinales Fettgewebe durch Tumorzapfen unterbrochen).

Peripheres Bronchialkarzinom: unscharf begrenzter Rundherd bei radiären Ausläufern (Corona radiata) mit 2–8 mm langen Ausläufern. In Pleuranähe Verdickung der Ausläufer (strangförmige Pleurafinger). Exzentrische Einkerbung der Außenkontur (Eintrittsort der Gefäße). Weichteildichte RF. Dichte > 200 HE bei Verkalkungen (bei Malignomen peripher-exzentrisch gelegen). Einschmelzungen (regelmäßig begrenzt, Einschmelzungshöhle exzentrisch, unregelmäßige Wanddicke, keine begleitende Entzündungsreaktion, kein entzündlich veränderter Drainagebronchus, DD: Abszeß, Tbc). Nach KM-Gabe unspezifisches Enhancement.

Bronchoalveoläres Karzinom: pulmonale Infiltration mit radiären Ausläufern. Pleurafinger, aber auch flächige Infiltration. Dichte ca. 30 HE, nach KM-Gabe deutliches Enhancement der Gefäße gegenüber dem hypodensen Parenchym.

Thoraxwandinfiltration: Maskierung des epipleuralen Fettgewebes, Kontaktfläche mit der Pleura > 3 cm, stumpfer Winkel der Infiltration zur Pleuragrenze.

LK-Metastasierung: keine Differenzierung zwischen metastatischen und entzündlichen LK, reaktiv vergrößerten LK (∅ > 10 mm gilt als maligne). KM-Gabe zur Abgrenzung von Gefäßen unbedingt erforderlich.

Fernmetastasen: Nebennieren (Thorax-CT bis distal des unteren Nierenpols fahren), Leber, Skelett, Gehirn.

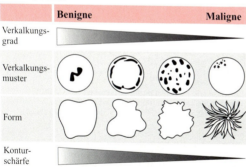

Dignität eines soliden Rundherdes

Lungenmetastasen

Bei 20–30 % aller bösartigen Tumorerkrankungen kommen Lungenmetastasen vor. Formen:

Rundherdmetastasen

- *Rö:* homogene Rundherde, meist glatt und scharf begrenzt. Selten Verkalkungen oder Kavitationen. Unterschiedliche Größe kann auf Primärtumor hindeuten.
  Miliar: Schilddrüse, Lunge, Brust, Knochensarkom.
  Grobknotig: Magen, HNO-Tumor, weibliche Genitalorgane.
  Golfballmetastasen: Hypernephrom, Sarkom, Seminom.

Lymphangiosis carcinomatosa

Tumorausbreitung in den Lymphangien über die Lungenwurzel oder die Pleura visceralis in das pulmonale Interstitium. Mamma-, Pankreas-, Bronchuskarzinom.
- *Rö:* retikuläre Netz- oder Streifenzeichnungsvermehrung. Kerley-A- und Kerley-B-Linien. 50 % Pleuraergüsse. DD: Stauung, Infiltrate.
- *CT/HR-CT:* Lungenarchitektur bleibt erhalten (DD: Sarkoidose). Gleichmäßige und/oder noduläre (perlschnurartige) Verdickung des bronchovaskulären Bündels und der Interlobulärsepten. Prominenz der polygonalen Architektur der Lobuli (auch hilusnah, durch Verdickung der Interlobulärsepten). Diffuse, ungleichmäßige oder unilaterale Ausbreitung.

Pleuritis carcinomatosa

Mamma-, Magenkarzinom.
- *Rö:* Pleuraerguß, Pleuraschwiele.

Pneumonische Metastasen

Ausbreitung des Tumors intraalveolär und intrabronchial. Ösophagus-, Lungen-, Mammakarzinom.
- *Rö:* unscharfe Flächenschatten, segmentale Atelektasen.

Gefäßerkrankungen der Lunge

Lungenstauung

Durch erhöhten Füllungsdruck bei Linksherzinsuffizienz kommt es zu einer Abflußbehinderung aus den Lungenvenen und somit zu einer Druckerhöhung in allen Gefäßabschnitten. Formen:
1. *Basales Lungenödem:* basal konfluierende Fleckschatten. DD: basale Bronchopneumonie.
2. *Schmetterlingsödem:* 5 % der Fälle. Bds. im Lungenkern konfluierende Fleckschatten (renales Lungenödem).
3. *Regional lokalisiertes Lungenödem:* bei vorbestehenden Lungenerkrankungen, wie Emphysem oder Fibrose, manifestiert sich das Ödem nur in den „gesunden" Lungenabschnitten.
4. *Akutes Lungenödem:* voll reversibel.
5. *Chronisches Lungenödem:* Übergang zur Fibrose, persistierende Kerley-B-Linien.
- *Rö:* erweiterte Lungengefäße und vermehrte Gefäßzeichnung.
  Kranialisation: Erweiterung der Oberfeldgefäße (normalerweise sind beim Gesunden Lungengefäße im Oberfeld schmaler als im Unterfeld).
  Gefäßunschärfe und perihiläre Verschleierung durch peribasales interstitielles Ödem.
  Peribronchiale Manschette: durch Schleimhautödem verdickte Wand des Bronchus, besonders deutlich an den anterioren OL-Segmentbronchien, die orthograd getroffen als dickwandige Ringschatten abgebildet werden.
  Unscharfer Hilus: durch peribasales und peribronchiales Ödem.
  Kerley-A- und -B-Linien: ödematös erweiterte Interlobulärsepten. Kerley-A-Linien sind perihilär in den Mittelfeldern als ca. 4 cm lange dünne Strichschatten, Kerley-B-Linien sind 1–3 cm lange waagrechte schmale Strichschatten, besonders gut im Zwerchfell-Rippenwinkel sichtbar.
  Verbreitertes Interlobium: ödematöse Verdickung der Pleuraduplikatur.
  Begleitzeichen: Herzvergrößerung (Herzdilatation), Pleuraerguß (rechts, bds., selten nur links), Zwerchfellhochstand (verminderte Dehnbarkeit der Lunge durch interstitielles Ödem).

Pulmonale Hypertonie

Mittlerer Druck der A. pulmonalis > 20 mm Hg. Ursachen: vermehrte pulmonale Perfusion (Shuntvitien), Widerstandserhöhung (Thrombembolie, chronisch obstruktives Emphysem), Drucksteigerung in den Pulmonalvenen mit Rückstau in die Pulmonalarterien (Linksherzinsuffizienz, Mitralstenose). Folgen: Verbreiterung des Gefäßkalibers (Pulmonalarterien gehören zum Niederdrucksystem, sind stärker dehnbar als periphere Arterien) sowie Drucküberlastung des RV mit Cor pulmonale.

- *Rö:* Verbreiterung der Pulmonalarterien (rechte Pulmonalarterie vor dem Abgang der rechten Unterlappenarterie > 16/18 mm F/M). Verbreiterung der Truncus pulmonalis, im Seitbild mit Verkleinerung des Retrosternalraumes. Periphere Gefäßrarefizierung mit Kalibersprung zwischen den erweiterten Lappenarterien und den verengten Segmentarterien. Rechtsherzverbreiterung.

Lungenarterienembolie

Verschluß der Lungenarterien durch Embolie oder eine akute lokale Thrombose. In 90 % der Fälle kommen die Thromben aus dem Einzugsbereich der V. cava inferior, der Rest aus dem Einflußgebiet der oberen Hohlvene und des rechten Herzens. Lokalisation: rechte Lunge, Unterfelder (rechter Unterlappen). In 10–15 % der Fälle kommt es zu Lungeninfarkten, insbesondere bei nicht ausreichender Gefäßversorgung über die Bronchialarterien oder bei Herzinsuffizienz.

- *Rö:* Thoraxübersichtsaufnahme zeigt keine oder nur diskrete Veränderungen!
  Erweiterte Hilusarterie mit Kaliberreduktion der Arterie distal des Verschlusses, kugelförmige Ballonierung durch die Thrombembolie. Reflektorischer Zwerchfellhochstand ipsilateral. Ipsilateraler basaler Pleuraerguß. Zeichen des akuten Cor pulmonale. Plattenatelektasen (intrapulmonale Streifenschatten bis 3 mm dick).
  Westermark-Zeichen: lokale oder diffuse Oligämie, Rarefizierung der Gefäßzeichnung im Vergleich mit den Voraufnahmen.
  Bei Embolie mit Infarkt: keilförmige oder ovale flächige Verschattung (12–24 h nach der Embolie).
- *Szintigraphie:* Perfusionsszintigramm. Dreieckiger, lappen- oder segmentförmig begrenzter Ausfall der Perfusion oder Totalausfall einer Lunge.
- *Pulmonalisangiographie:* sicherste Nachweismethode, präop. oder zur lokalen Lyse.
  (Technik ☞ Kap. 12, Gefäße).
  Füllungsdefekt oder kompletter Abbruch der KM-Säule.
  Indirekte Zeichen: umschriebene Transparenzsteigerung, verlängerte arterielle Phase, Gefäßerweiterung vor dem Verschluß.
- *CT:* Perfusionsausfall nicht erkennbar. Infarkt als weichteildichte keil- oder kegelförmige, mit der Basis der Pleura aufsitzende Struktur erkennbar. Nach KM-Bolus: Füllungsdefekt innerhalb der zentralen Pulmonalarterie, Erweiterung des betroffenen Pulmonalisstammes. Lungeninfarkt: zentral hypodens, randständiges Enhancement.
  Beste Darstellung im Spiral-CT in der KM-Serie: Schichtdicke 5 mm, Vorschub 5 mm/s, Algorithmus soft, 100 ml KM, Flow 3,5 ml/s, 3-D-Rekonstruktionen oder MIP.

Lungenerkrankungen bei AIDS

In 80 % der Fälle manifestiert sich AIDS durch opportunistische Infektionen, in 40–50 % der Fälle durch Erkrankungen der Lunge.

1. *Pneumocystis-carinii-Pneumonie (PcP)*
   Protozoon, häufigste Pneumonieform (85 % der AIDS-Patienten). Dyspnoe, trockener Husten, Fieber, anfangs kaum Röntgenveränderungen.
- *Rö:* Frühzeichen: Inspirationstiefe verringert als Ausdruck der Dyspnoe und der erniedrigten Vitalkapazität. Dann interstitielle retikulonoduläre Verschattung, symmetrisch parahilär, Aussparung von Lungenspitzen und -basis. Umschriebenes lobuläres Emphysem, Honigwabenmuster.
  Spätzeichen: homogene flächige Verschattungen, Milchglasverschattung, Pleuraerguß.
- *CT/HR-CT:* Milchglasverschattung ungleichmäßig bilateral, zentral oder perihilär, kombiniert mit dünnwandigen Zysten, dickwandiger irregulärer Höhlenbildung mit/ohne Pneumothorax. Retikuläre Verschattung. Selten flächenhafte knotige Verdichtungen.

2. *Kaposi-Sarkom*
Tumor tritt in generalisierter Form auf. Befall von Haut und Schleimhäuten mit schwarzbläulichen Knoten. In 35 % der Fälle bei AIDS-Patienten. Pulmonaler Befall.
- *Rö:* disseminierte Rundherde mit ∅ < 1 cm. Streifige interstitielle Verschattung. Hiläre, mediastinale Lymphome.
- *CT:* bilaterale, vom Hilus ausgehende peribronchiale Infiltrate. Peripher, perivaskulär knotige Verdichtungen. Hiläre mediastinale Lymphome.
3. *Atypische Mykobakteriosen* (M. avium intracellulare, M. kansasii)
4. *Tbc*
(3.+ 4. zeigen die gleichen Röntgenzeichen wie bei Patienten ohne Immunmangel).

Thoraxverletzungen

Lungenkontusion
Interstitielle und intraalveoläre Blutungen und Ödeme. Beginn ca. 6 h nach dem Trauma. Rückbildung innerhalb von 3–4 Tagen.
- *Rö:* fleckige, konfluierende Verschattung, auf der Seite der Gewalteinwirkung (coup) oder auf der Gegenseite (contrecoup).
- *CT:* nativ kompakte luftfreie Areale, meist hyperdens durch Einblutung. Nach KM-Gabe hypodens im Vergleich zum umgebenden vitalen atelektatischen Lungengewebe.

Intrapulmonale Hämatome
Durch größere Einrisse in das Lungengewebe entstehen Hohlräume (Lungenzysten), die sich mit Blut füllen. Rückbildung innerhalb von Wochen bis Monaten.
- *Rö:* ovale, dichte, scharf berandete Verschattungen.
- *CT:* ☞ oben. Nach KM-Gabe Abgrenzung gegen vitales Lungengewebe.

Posttraumatische Pneumonie
Superinfektion von Kontusionen, Aspirationspneumonie.
- *Rö:* konfluierende Fleckschatten, insbesondere basal und dorsal.

Posttraumatische Atelektasen
Durch Aspirationsmaterial oder Blutkoagel entstehen poststenotische Atelektasen.
- *Rö:* segmentale homogene Verschattung mit Volumenreduktion. Verlagerung der angrenzenden Strukturen und der Interlobien.

Tracheobronchiale Ruptur
Nur bei schweren Thoraxtraumen, meist in Kombination mit Sternumfraktur oder Fraktur der ersten 3 Rippen.
- *Rö:* Atelektase, Pneumothorax, Mediastinalemphysem.

Akutes Atemnotsyndrom des Erwachsenen (ARDS)
Restriktive Ventilationsstörung mit schwerer Hypoxämie. Ursachen: Schock, Lungenkontusion, Sauerstoff- oder Überdruckbeatmung.
- *Rö:* ca. 12 h nach Trauma entsteht eine kleinfleckige generalisierte Verschattung (ähnlich dem Lungenödem). Übergang zu dichten Flächenschatten mit positivem Pneumobronchogramm. Ab dem 7. Tag Übergang in Fibrose. Komplikation durch Pneumonien.

Pneumothorax
Luft gelangt in den Pleuraspalt. Ursachen: Rippenfrakturen, Stichverletzungen, traumatische Thoraxkompression mit Einriß der Pleura visceralis.
- *Rö:* Aufnahme im Stehen oder in Seitenlagen, Exspirationsaufnahme.
  Lateral konvexe Haarlinie (= Pleura), lateral hiervon keine Lungengefäße.
  Spannungspneumothorax: Totalkollaps der betroffenen Lunge mit homogener Verdichtung, Mediastinum nach kontralateral verlagert, Zwerchfell tiefstehend. Sofortige Entlastung mit Pleuradrainage notwendig.

Hämatothorax

Verletzung der Interkostal- oder Zwerchfellgefäße. Blutungen aus den Lungengefäßen werden durch den Hämatothorax komprimiert.

- *Rö:* stehender Patient: Verschattung im Sinus phrenicocostalis nach lateral ansteigend mit medial-konkaver Grenze.

  Patient in Rückenlage: homogene Transparenzminderung durch nach dorsal auslaufenden Erguß. Nach kurzer Zeit organisiertes Hämatom, wobei die Flüssigkeit nicht mehr beweglich ist.

3

Thoraxwandverletzungen

- *Rippenfrakturen:* knöcherner Thorax in Weichteiltechnik. Fraktur meist im lateralen Anteil mit Aufhellungslinie. Unterbrechung der Rippenkontur, Stufenbildung, Fragmente. 1., 2. (*cave* Gefäßverletzung), 11. und 12. Rippe (*cave* Organverletzung) brechen selten.
- *Sternumfraktur:* häufig mit Mediastinalemphysem, Pneumothorax und Lungenverletzungen kombiniert. Dislokation der Fragmente am besten tomographisch darstellbar.
- *Wirbelkörperfrakturen:* Verbreiterung des paraspinalen Streifenschattens konvex nach lateral. WK meist keilförmig deformiert mit Stufenbildung und Verdichtungslinien.
- *Hautemphysem:* durch subkutanen Bindegewebseinriß und Anschluß an einen Pneumothorax oder ein Mediastinalemphysem entstehen blasige streifige Lufteinschlüsse in den Weichteilen mit Auftreibung und Verdickung.

Mediastinalverletzungen

Pneumomediastinum

Lufteinlagerung im Bindegewebe des Mediastinums durch Ruptur von Alveolen, seltener durch tracheobronchiale Ruptur oder Ösophagusruptur.

- *Rö:* längliche streifige Aufhellungslinie im oberen Mediastinum. Bei Ablösung der Pleura mediastinalis feine Haarlinie parallel zum Mediastinal- und Herzschatten. Häufig auch Hautemphysem.
- *CT:* empfindlicher Nachweis von Luft (weites Fenster, 1000/-600).

Mediastinalhämatom

Ruptur der Aorta (meist am Lig. arteriosum Botalli) oder der brachiozephalen Gefäße.

- *Rö:* verbreitertes Mediastinum. Bei Aortenruptur Aortenknopf nicht mehr abgrenzbar, Tracheal-verlagerung nach rechts.
- *CT:* nativ frisches Blut hyperdens, nach KM-Gabe Dichtezunahme. Bei diffusen Hämatomen Maskierung des Fettgewebes. Dichte des Hämatoms altersabhängig.

Zwerchfellverletzungen

Zwerchfellruptur mit Hernierung von Abdominalorganen nach intrathorakal (häufiger links). Zwerchfellhochstand bei Parese oder traumatischer Leber-/Milzruptur.

Pleuraerkrankungen

Pleuraerguß

Pathologische Flüssigkeitsansammlung in der Pleurahöhle. Unterscheidung in Transsudat, Exsudat, Empyem, Hämatothorax und Chylothorax.

Ursachen:
- Vaskulär: Herzinsuffizienz, Lungeninfarkt.
- Entzündlich: Tbc, bronchopulmonale Infekte, Pneumonien, rheumatoide Erkrankungen, Postmyokardinfarkt-Syndrom , iatrogen nach Pleurapunktion.
- Neoplastisch: Bronchial-, Mammakarzinom, Mesotheliom, malignes Lymphom.
- Subphrenisch: Pankreatitis, Pankreastumor, subphrenischer Abszeß, Leberzirrhose mit Aszites, Meigs-Syndrom (bei Ovarialtumoren).
- Traumatisch: Hämatothorax, Chylothorax.
- Andere: Nereninsuffizienz, Asbestose, Myxödem.

Nachweisgrenze eines Pleuraergusses

Sono:	20 ml
Rö im Stehen	150–500 ml
Rö im Liegen	500-1000 ml
Rö in Seitenlage	ab 50–100 ml

- *Sono:* freie Flüssigkeitsansammlung im Pleuraspalt. Bei Hämatothorax/Chylothorax Binnenechos oder Kammerung mit reflexreichen Septen.
- *Rö: p.-a.:* Verschattung im kostodiaphragmalen/mediastinodiaphragmalen Winkel, nach kranial ansteigend und schmäler werdend.
  Seitaufnahme: Verschattung im dorsalen Sinus, nach oben konkav begrenzt.
  Im Liegen: Ausbreitung in den dorsalen Anteil. Zwerchfell unscharf. Sinus lateralis verschattet. Strahlentransparenz des gesamten Hemithorax vermindert.
  Seitenlage: laterale bandförmige Verschattung.
  Abgekapselter Erguß: teilweise Verklebung der Pleurablätter mit dazwischenliegender Flüssig- keitsansammlung. Umschriebene homogene pleurale Verschattung, der inneren Thoraxwand auf- sitzend. Winkel zur Thoraxwand stumpf. Rundschatten oder halbkreisförmiger Schatten.
  Subpulmonaler Erguß: Erguß zwischen Zwerchfell und Lungenbasis ohne Verschattung des Sinus phrenicocostalis (abgeflachter Sinus phrenicocostalis). Scheinbarer Zwerchfellhochstand, links- seitig vergrößerter Abstand zwischen Magenblase und Zwerchfellkuppe. Nachweis sonographisch oder in Seitenlage.
  Interlobärerguß: Erguß im kleinen, seltener im großen Lappenspalt, bikonvexe, flache homogene Verschattung.
  Großer Pleuraerguß: Totalverschattung der erkrankten Thoraxhälfte. Mediastinalverlagerung.
- *CT:* dorsal zwischen Thoraxwand und Lunge homogene, sichelförmige Verschattung. Dichte wasseräquivalent. Nach KM-Gabe kein Enhancement, angrenzende kompressionsbedingte Ate- lektase des Lungengewebes gut erkennbar.

Pleuraempyem

Entsteht durch Fortleitung eines entzündlichen Lungeninfektes, Superinfektion oder seltener durch entzündlichen Thoraxwandprozeß.
- *Rö:* Verschattung mit Spiegelbildung, Wandverdickung.
- *CT:* nativ ähnliche Dichte wie Erguß. Sichelförmige bis rundliche Verschattung. Verdickung der Pleurablätter > 5 mm. Lufteinschlüsse. Spiegelbildung. Nach KM-Gabe Enhancement der Pleurablätter.

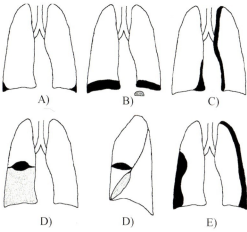

A Phrenikokostaler Erguß
B Subpulmonaler Erguß
C Mediastinaler Erguß
D Interlobärer Erguß
E Parietaler Erguß

A) B) C)

D) D) E)

Unterschiedliche Ergußformen

Pneumothorax

Luft zwischen Pleura visceralis und Pleura parietalis. Klinik: Husten, Schmerzen, Dyspnoe. Ursachen: traumatisch, iatrogen (nach Pleurapunktion, Überdruckbeatmung), spontan (subpleurale Emphysemblasen, Pneumatozele, Lungenfibrose).
- *Rö:* Exspirationsaufnahme. Haarfeine Linie (= abgehobene Pleura visceralis). Lateral hiervon keine Lungengefäßzeichnung. Im Stehen apikal am deutlichsten.
  Spannungspneumothorax: Totalkollaps der Lunge (ca. faustgroße perihiläre Verschattung), Mediastinalverlagerung zur Gegenseite, sofortige Entlastung notwendig.
- *CT:* empfindlicher Nachweis (Lungenfenster 1000/-600).

Pleuraschwiele/-schwarte

Narbige Veränderungen nach unspezifischer/spezifischer Pleuritis, Hämatothorax, Empyem, Embolie, Asbestose.
- *Rö:* häufig basal mit Verschattung des Sinus phrenicocostalis; auch im Bereich der Pleurakuppen (Tbc). Strangartige Verschattungen bei Pleuranarben. Eingeschränkte Zwerchfellbeweglichkeit. Teilweise Verkalkungen. DD: Erguß (Schwiele ist nicht lageverschieblich, sondern sie behält ihre Form und Ausdehnung bei Umlagerung).
- *Sono:* echogene Verschattung im Zwerchfell-Rippen-Winkel ohne Flüssigkeitsnachweis.

Pleuramesotheliom

Seltener maligner Tumor mit schlechter Prognose, erhöhtes Erkrankungsrisiko bei Asbestexposition.
- *Rö:* 80 % Pleuraerguß. Pleuraschwiele (glatt/höckrig). Tumorknoten, die als Rundschatten der Thoraxwand breitbasig aufsitzen. Rippenosteolysen, Lungenmetastasen.

- *CT:* bevorzugt einseitiger Befall. Lamelläre, zirkuläre, knollige Verdickung der Pleura (meist > 1 cm). Volumenverlust des betroffenen Hemithorax. Lineare Verkalkung (insbesondere bei asbestbedingten Pleuraveränderungen). Pleuraerguß. Thoraxwand-Rippen-Destruktionen. Mediastinale, retrosternale und diaphragmale LK-Vergrößerungen. Nach KM-Gabe deutliches, teilweise inhomogenes Enhancement.

Pleurametastasen

Bronchialkarzinom (≈ 50 % der Fälle Bronchial-, Mamma-, Ovarialkarzinome, Lymphome). Häufig begleitender Pleuraerguß.
- *CT:* glatte/knotige Verdickung der Pleura (> 1 cm). LK-Vergrößerung. Destruktion der Thoraxwand, Knochendestruktionen. Nach KM-Gabe Anreicherung des tumorösen Gewebes, Abgrenzung vom Pleuraerguß.

Mediastinale Erkrankungen

Raumforderungen des Mediastinums

Vorderes Mediastinum	Mittleres Mediastinum	Hinteres Mediastinum
Anomalien/Erweiterungen der V. cava superior	Struma-/Schilddrüsentumoren	Aortenaneurysma
Aneurysma des Sinus Valsalvae (= aortae), der Aorta, des elongierten Truncus brachiocephalicus	Aneurysmen der Aorta, der großen Arterien, des rechten Aortenbogens	Lymphome
Thymuserkrankungen, Thymus bei Kindern	Parathyreoidea-Tumoren	Gutartige/bösartige neurogene Tumoren
Maligne Lymphome	Vagus-/Phrenikusneurinom	Glomustumor
Hämatom	Trachealtumoren	Laterale Meningozele
Gut-/bösartige Teratome	LK-Vergrößerungen	Hämatom
Parathyreoidea-Tumoren	Ösophaguserkrankungen (Neoplasma, Divertikel, Achalasie)	Phäochromozytom
Perikardzysten, -tumor, -divertikel	Hämatom	Zyste des D. thoracicus
Herzwandaneurysma	Bronchogene/enterogene Zysten	Bochdalek-Hernie
Morgagni-Hernie	Vergrößerung der V. azygos	WS-Erkrankungen
Lebervorfall	Hiatushernie	
	Pankreaspseudozyste	

In allen 3 Mediastinalräumen vorkommende Läsionen:

- Mediastinitis, Abszeß, Fibrose.
- Mesenchymale Tumoren (Lipom, Fibrom, Hämangiom, Lymphangiom, Chondrom, Mischtumoren; benigne/maligne).
- Chemodektom (nichtchromaffines Paragangliom).

Mediastinale Entzündungen

Akute Mediastinitis

Selten. Ursachen: Trauma, Ösophagusperforation, fortgeleitete Infektion aus der Nachbarschaft, Abszesse. 50 % Letalität.
- *Rö:* mediastinale Verbreiterung. Streifige Lufteinschlüsse bei Pneumomediastinum.
- *CT:* Vergrößerung der Abstände zwischen den Gefäßen. Dichteanhebung des Mediastinalfetts. Mediastinale Lufteinschlüsse (Fenster 1000/-600). Abszeß mit Flüssigkeitsansammlung. Nach KM-Gabe Anreicherung der Abszedierung.

Chronische Mediastinitis

Granulomatöse Entzündung und Fibrosierung überwiegend bei granulomatösen Erkrankungen.
Lokalisation: meist oberes Mediastinum paratracheal, karinal, hilär.
- *Rö:* Verbreiterung des oberen Mediastinalschattens. Selten Verkalkungen.
- *CT:* weichteildichte RF um Gefäße, Trachea und Ösophagus. LK-Vergrößerungen. Nach KM-Gabe Enhancement der LK (entzündlich). Bei V.-cava-Verschluß (z.B. durch sklerosierende Fibrose) fehlende Anreicherung der V. cava und Umgehungskreisläufe über die V. azygos.

3

Thorakale vaskuläre Prozesse

Anomalien der Aorta thoracica

Doppelter Aortenbogen: selten. Mit vaskulärer Ringbildung.
Rechter Aortenbogen: mit aberrierender linker A. subclavia.
DD: Aortenelongation und -kinking (meist ältere Patienten, nach KM-Gabe im CT meist gut differenzierbar, ggf. sagittale Rekonstruktion).

Aneurysma der Aorta thoracica

Ursachen: Arteriosklerose (am häufigsten), Trauma, entzündlich, angeboren. Komplikationen: Ruptur mit Herzbeuteltamponade, mediastinales Hämatom, Pleuraeinbruch.
Lokalisation: 60 % am Ansatz des Ligamentum arteriosum nahe der A. subclavia; 20 % am Ansatz der Aorta ascendens; 20 % in Zwerchfellhöhe. Traumatische Aneurysmen am distalen Aortenbogen.
Formen:
- *Aneurysma verum:* Erweiterung aller 3 Wandschichten, sack- oder spindelförmige Aufweitung.
- *Aneurysma spurium (oder falsum):* durch Leck in der Arterienwand paravasales Hämatom mit Hämatommembran. Nach Punktionen oder OP.
- *Aneurysma dissecans:* durch Einriß Abheben der Intimaschicht nach distal mit Wühlblutung; ⇨ Doppellumen.

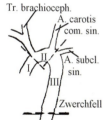

Lokalisation

Typ I	Von der Aortenklappe bis zum Truncus brachiocephalicus
Typ II	Vom Abgang des Truncus brachiocephalicus bis vor den Abgang der A. subclavia sinistra
Typ III	Unmittelbar vor dem Abgang der A. subclavia sinistra bis knapp unterhalb des Zwerchfells

Lokalisation von Aortenaneurysmen

Aortendissektion der Aorta thoracica

Einteilung nach DeBakey		Einteilung nach Stanford	
Typ I	Entry in der Aorta ascendens, Ausdehnung bis Femoralisgabel möglich	Typ A	Aorta ascendens, Aortenbogen kann involviert sein
Typ II	Entry in der Aorta ascendens, ohne weitere Ausbreitung	Typ B	Begrenzt auf Aorta descendens
Typ III	Entry in der Aorta descendens, Ausdehnung bis Femoralisgabel möglich		

- *Rö:* Verbreiterung des Mediastinalschattens, glatt begrenzt. Im Seitbild Verschattung des Retrosternalraumes. Häufig schalenförmige Verkalkungen.
- *CT:* aortaler Außendurchmesser > 4cm (bei Grenzbefunden: Zunahme des Durchmessers nach distal ist pathologisch; Abnahme des Durchmessers von der Aorta ascendens zur Aorta descendens ist physiologisch). Intraluminale, wandständige, teils verkalkte Thrombusauflagerungen. Nach KM-Gabe Abgrenzung des durchströmten Gefäßlumens.
  Aneurysma dissecans: nach KM-Gabe 2 KM-gefüllte Lumina mit verzögertem Einstrom in das falsche Lumen. Hyperdenser Perikarderguß bei Dissektion der Aorta ascendens möglich.

Anomalien der V. cava superior

- *Linksdeszendierende V. cava superior:* selten. Meist mit Herzfehlern kombiniert.
- *Duplikatur der V. cava superior:* selten. Meist mit Herzfehlern kombiniert.

Thrombose der V. cava superior

Ursachen: Tumor 90 % der Fälle (Bronchialkarzinom, Lymphome), zentraler Venenkatheter (insbesondere Shaldon-Katheter bei Hämodialyse), Herzschrittmacher, postop., Trauma, Z.n. Bestrahlung, fibrosierende Mediastinitis.

- *Kavographie:* Darstellung der Lokalisation und Ausdehnung der Thrombose sowie der Umgehungskreisläufe. Einengung und Verlagerung bei Kompression von außen. Manschettenartige, segmentale Einengung bei Entzündungen.
- *CT:* nach KM-Gabe Beurteilung der Lokalisation und des Ausmaßes sowie der Ursachen der Thrombose. Darstellung der Umgehungskreisläufe.

Erweiterung der Pulmonalarterien

Ektasie mit ∅ > 19 mm. Vorkommen: pulmonale Hypertonie, zentrale Lungenembolie (mit Füllungsdefekten).

Erweiterung der Vena azygos

Bei erhöhtem zentralen Venendruck, Verschluß der oberen/unteren Hohlvene, der V. portae oder bei fehlender Anlage der V. cava inferior dient die V. azygos als Kollateralkreislauf mit entsprechender Kaliberaufweitung.

Thorakale Lymphknotenvergrößerungen

Entzündliche Lymphknotenvergrößerung

- *Sarkoidose:* LK-Vergrößerung symmetrisch, scharf begrenzt. Hilär im oberen Mediastinum, paratracheal, präaortal. Verkalkungen selten.
- *Tbc:* meist asymmetrisch konfluierende LK-Konglomerate paratracheal, tracheobronchial. Im floriden Stadium mit randständigem Enhancement und zentraler hypodenser Nekrosezone. Später häufig Verkalkungen.
- *Pneumokoniosen:* hilär, mediastinal. Mäßige Vergrößerung. Schalenförmige Verkalkungen.
- *Unspezifische reaktive Hyperplasie:* nur geringe Vergrößerung. Scharf abgrenzbar. Verkalkungen möglich (PCP).

Maligne Lymphome

In 40–65 % der Fälle intrathorakale Manifestation mit Vergrößerung der mediastinalen und hilären LK, seltener Infiltration des Lungenparenchyms.

- *Rö:* schornsteinartige Verbreiterung des oberen Mediastinums. Im Seitbild Verschattung des oberen Retrosternalraumes. Bei Befall der suprakarinalen LK weichteildichte RF in Projektion auf das Herz. Aufspreizung der Karina (DD: vergrößerter linker Vorhof). Hiläre Lymphome, einseitig oder bds., oft asymmetrischer Befall. Polyzyklische Verschattung und Vergrößerung der Hili.

- *Lymphangiosis blastomatosa:* Einwachsen von Tumorgewebe per continuitatem in die Lunge. Perihilär und paramediastinal konfluierende Streifen- und Fleckschatten.
  Intrapulmonale Metastasen: solitäre/multiple klein- bis großknotige Rundherde.
- *CT:* noduläre weichteildichte RF. Nach KM-Gabe geringes Enhancement. Verkalkungen selten. Teilweise zystische/nekrotische Areale.

Klinische Stadieneinteilung der Hodgkin- und Non-Hodgkin-Lymphome (Ann-Arbor-Klassifikation)

I:	Einzelne LK-Region oder lokalisierter Befall eines einzelnen extralymphatischen Organs/Bezirks.
II:	2 oder mehrere LK-Regionen auf gleicher Zwerchfellseite oder lokalisierter Befall eines einzelnen extralymphatischen Organs/Bezirks mit Befall einer oder mehrerer LK-Regionen auf der gleichen Zwerchfellseite.
III:	LK-Regionen auf beiden Zwerchfellseiten oder lokalisierter Befall von einzelnen extralymphatischen Organen/Bezirken.
	III_1: Befall oberhalb des Truncus coeliacus, Befall von Milz, zöliakalen und portalen LK.
	III_2: Befall unterhalb des Truncus coeliacus, Befall von paraaortalen, iliakalen, mesenterialen und inguinalen LK.
IV:	Diffuser Befall extralymphatischer Organe mit/ohne LK-Befall.

Thorakale Lymphknotenmetastasen

Besonders bei Bronchus- und Ösophaguskarzinom, seltener bei Magen-, Pankreas-, Mamma-, Nieren-, Hoden-, Prostata-, Schilddrüsen- und Larynxkarzinomen.
- *Rö:* Mediastinalverbreiterung, polyzyklische Hilusvergrößerung.
- *CT:* weichteildichte noduläre oder konfluierend konglomeratartige RF. Meist nicht so groß wie Lymphome, aber invasiveres Wachstum. Verkalkungen selten (Ovarialkarzinom, bronchioalveoläres Karzinom, Z.n. Bestrahlung). Nach KM-Gabe nur diskretes randständiges Enhancement.

Primäre Tumoren des Mediastinums

Struma

Häufigste benigne RF im Mediastinum ist die intrathorakale Struma, meist von den unteren Polen oder dem Isthmus der Schilddrüse ausgehend und nach retrosternal vor der Trachea wachsend, oder von den hinteren Schilddrüsenanteilen ausgehend und hinter die Trachea und den Ösophagus meist rechtsseitig ins hintere Mediastinum wachsend. ☞ auch Kap. 10, Endokrine Organe.
- *Rö:* Verbreiterung des oberen Mediastinums. Fakultative Trachealeinengung/-verlagerung. Verkalkungen in den Strumaknoten.
- *Sono:* ☞ Kap. 10, Endokrine Organe.
- *CT:* RF im mittleren Mediastinum. Dichte ≈ 70 HE. Fakultativ Verlagerung/Einengung der Trachea, Verlagerung der brachiozephalen Gefäße zur Seite, Kompression der V. cava superior. Regressive Veränderungen mit Verkalkungen, Zysten. Maligne Entartung mit infiltrativem Wachstum und LK-Vergrößerungen. Nach KM-Gabe deutliches Enhancement. Adenome und Karzinome sind hypodens (keine Abgrenzung zwischen malignen und benignen Prozessen).

Parathyreoidale Tumoren

Die Nebenschilddrüsen liegen jeweils dorsal der oberen und unteren Schilddrüsenpole. Ektopien finden sich im vorderen oberen oder auch weniger häufig im hinteren oberen Mediastinum. Überfunktion: 90 % der Fälle Adenome, Größe der Adenome: 0,5–3 cm (max. 10 cm). 10 % der Fälle Hyperplasie. ☞ auch Kap. 10, Endokrine Organe.
- *CT:* schwierig. Dünnschichttechnik (< 5 mm). Muskeldichte RF. Adenome: nach KM-Gabe Enhancement, selten Verkalkungen, hypodense Nekroseareale.

Thymustumoren

Thymom am häufigsten, 30 % der Fälle maligne (pleurale und kardiale Infiltration, hämatogene/ lymphogene Metastasierung selten). Thymome gehäuft bei Thymushyperplasie und Myasthenia gravis.

- *CT:* rundlich ovale, glatt berandete weichteildichte RF, meist asymmetrisch. Zwischen Herz und großen Gefäßen oder vor der Aorta ascendens lokalisiert. Verkalkungen häufig. Zysten. Nach KM-Gabe Abgrenzung der Organgrenze und der zystischen RF.
  DD: physiologische Thymusvergrößerung meist bei Jugendlichen; Thymushyperplasie nach Steroid-/Chemotherapie.

Teratome, Dermoidzysten

Meist im vorderen Mediastinum. Teratoide Blastome zu 25 % maligne (solide Formen: eher maligne, zystische Formen: eher benigne).

- *CT:* glatt begrenzte oder gelappte, rundliche RF. Verkalkungen oder kalkhaltige Anhangsgebilde der Haut (Knochen, Zähne). Kompression/Verdrängung der benachbarten Organe. Unterschiedliche Dichte durch unterschiedliche Gewebearten. Nach KM-Gabe Enhancement der soliden Strukturen.

Bronchogene Zysten

Meist im Bereich des Tracheobronchialwinkels im mittleren Mediastinum. Zufallsbefund.

- *CT:* wasseräquivalente Dichtewerte (höhere Werte bei erhöhtem Eiweiß-/Kalziumgehalt). Nach KM-Gabe keine Anreicherung.

Pleuroperikardiale Zysten

Meist im rechten vorderen Perikard-Zwerchfell-Winkel, links im Hilus oder im vorderen Mediastinum. Größe 3–8 cm.

- *CT:* zystische RF mit dünner Zystenwand, Dichte wasseräquivalent.

Zwerchfellerkrankungen

- *Beidseitiger Hochstand:* Exspiration, restriktive Ventilationsstörungen (Lungenfibrose, Lungenstauung), bds. Pleuraschwielen, bds. subpulmonaler Erguß, abdominale RF (Adipositas, Aszites).
- *Einseitiger Hochstand:* abdominale RF (*links:* Milzvergrößerung, Überblähung von Magen/linker Kolonflexur; *rechts:* Lebervergrößerung, Chilaiditi-Syndrom mit Interposition des Colon transversum zwischen Leber und rechtem Zwerchfell, Pankreatitis, subphrenischer Abszeß), Zwerchfellparese, subpulmonaler Erguß (scheinbarer Zwerchfellhochstand, DD: Seitenlage), Verkleinerung der Lunge (fibröse Umbauten, Atelektase, Hypoplasie, Schwielenbildung).
- *Beidseitiger Tiefstand:* Emphysem, bds. Pneumothorax.
- *Einseitiger Tiefstand:* Lungenüberblähung durch Fremdkörper, lokalisiertes Emphysem, Spannungspneumothorax.
- *Zwerchfellbuckel:* Hernien, abgekapselter subpulmonaler Erguß, narbige Ausziehungen, basale Pleuratumoren, Zwerchfelltumoren, abdominelle umschriebene RF.

Zwerchfellparese

Phrenikusparese durch Infiltration bei Ösophagus-/Bronchialkarzinom, subphrenischem Abszeß oder basaler Pneumonie.

- *Rö:* Zwerchfellhochstand. Mediastinalwandern zur gesunden Seite. Basale Plattenatelektasen. Paradoxe Atmung (bei Inspiration bewegt sich krankes Zwerchfell nach kranial. Prüfung: unter DL ruckartiges Einatmen durch die Nase = Hitzenberg-Schnupfversuch).

Zwerchfellhernien

Hernie	Mechanismus	Röntgen
Hiatushernie	Magenanteile prolabieren durch den erweiterten Hiatus oesophagei nach intrathorakal, ⇨ RF hinter dem Herzen bzw. im linken Thoraxunterfeld	Zwerchfellbuckel/-hochstand, Flüssigkeitsspiegel
Morgagni-Hernie	Prolaps von Dünndarmschlingen durch das Trigonum sternocostale	Darmschlingen in Projektion auf das Herz, im Seitbild vor dem Herz
Bochdalek-Hernie	Prolaps von Dünndarmschlingen durch das Trigonum lumbocostale	Darmschlingen vor der WS gelegen

Zwerchfelleinriß

Traumatisch, meist links. Verlagerung von Darm nach intrathorakal.
● *Rö:* Zwerchfellbuckel, Zwerchfellhochstand links. Rippenfrakturen, Hämatothorax.

Perikard

Perikarderguß

Ursachen: Virusinfektionen, rheumatisch, Stauungsinsuffizienz, Kollagenosen, Z.n. OP, Niereninsuffizienz, Postmyokardinfarktsyndrom, Strahlentherapie, Tumorinvasion.
● *Rö:* ab 200–300 ml in der Thoraxübersicht erkennbar. Vergrößerter Herzschatten täuscht eine allgemeine Herzvergrößerung vor. Bocksbeutelform des Herzens. Epimyokardiale Fettlinie. Keine Lungenstauung. Kleine Hili (Ausnahme: Niereninsuffizienz). Helle Lungen.
● *CT:* zirkuläre, hypodense Zone um das Myokard. Dichte je nach Eiweißgehalt wasseräquivalent, bei Blutbeimengung 10–40 HE, Hämoperikard ≈ 50 HE. Nach KM-Gabe kein Enhancement mit Abgrenzung des Myokards.
● *Sono:* Nachweisbar ab 15–20 ml.

Volumenbestimmung in der Sonographie

Systolische Dicke	Volumen
0,5–0,8 cm	200 ml
0,9–1,4 cm	300–500 ml
1,5–1,8 cm	600–1000 ml

Chronische Pericarditis constrictiva

Narbige Einengung nach akuter Perikarditis mit Schrumpfung und z.T. Kalkeinlagerung im Herzbeutelgewebe, was zur Beeinträchtigung der Ventrikelfüllung führt. Einflußstauung. Herzmuskelatrophie.
● *Rö:* Herz normal groß/vergrößert. Perikardverkalkungen platten- oder spangenförmig bis zu 0,5 cm Dicke. Mißverhältnis zwischen klinischen Zeichen der Rechtsherzbelastung und normal großem Herzen im Röntgenbild.
● *CT:* 0,5–2 cm dicke, umschriebene oder zirkuläre Perikardverdickung, teilweise mit Verkalkungen. Dichte weichteildicht. Erweiterung der V. cava inferior/superior. Hepatomegalie mit Aszites. Nach KM-Gabe Enhancement bei floriden Prozessen.

Vergrößerung der Herzkammern

	Röntgen	Ursache
Vergrößerung des linken Ventrikels (LV)	Ausladen der Herzspitze nach links kaudal und dorsal. Der hintere Rand der V. cava inferior wird > 15 mm vom hinteren Rand des linken Ventrikels überragt. Ösophagusbreischluck: Verlagerung des Ösophagus nach dorsal, Herzspitze taucht mit einem stumpfen Winkel (> 90°) schräg in das linke Zwerchfell ein. Seitbild: Einengung des zwerchfellnahen Herzhinterraumes	Sportlerherz, Linksherzinsuffizienz, Myokardischämie, Dressler-Syndrom (Postinfarktsyndrom mit Perikarderguß), Postinfarktaneurysma, Aortenklappenfehler, Mitralklappenfehler, Aortenisthmusstenose. Transposition der großen Gefäße. Myxoma (häufigster Myokardtumor, meist im linken Ventrikel)
Vergrößerung des linken Vorhofs (LA)	Vergrößerung des Herzens nach links lateral mit prominentem linken Herzohr. Vergrößerung nach rechts lateral mit Doppelkontur am rechten Herzrand. Vergrößerung nach kranial mit Spreizung der Carina > 90°. Vergrößerung nach dorsal mit Verlagerung des Ösophagus in Vorhofhöhe nach dorsal im Seitbild (Breischluck)	Mitralstenose, Mitralinsuffizienz, offener D. arteriosus Botalli, Ventrikelseptumdefekt, Fallot-Trilogie, Trikuspidalatresie
Vergrößerung des rechten Ventrikels (RV)	Vergrößerung des Herzens nach links mit Anhebung der Herzspitze. Vergrößerung nach ventral mit Einengung des Retrosternalraums (Kontakt des Herzens mit der Sternumhinterwand > 5 cm). Evtl. Verlagerung des LA nach dorsal bzw. des RV nach rechts	Fallot-Tetralogie, Trikuspidalatresie, Cor pulmonale, chronische Linksherzinsuffizienz, Pulmonalstenose, Links-rechts-Shunt
Vergrößerung des rechten Vorhofs (RA)	Schwer beurteilbar. Rechter Herzrand ragt mehr als 1/3 über rechte Thoraxhälfte hinaus. Evtl. Ausfüllung des Retrosternalraums. Sekundäre Dilatation der V. cava superior/V. azygos. Selten als alleinige Veränderung	Trikuspidalstenose/-insuffizienz, Ebstein-Anomalie (Verlagerung einzelner oder mehrerer mißgestalteter Trikuspidalklappen mit starker Vergrößerung des RV). Vorhofseptumdefekt mit Links-rechts-Shunt bei Vergrößerung des RA, sekundär Vergrößerung des RV (Pulmonalstenose, Rechtsherzinsuffizienz, Fallot-Tetralogie)
Globalvergrößerung des Herzens	Allseitige Vergrößerung des Herzschattens	Perikarderguß (vorgetäuscht), Kardiomyopathie
Aortendilatation	Verbreiterung des Aortenbogens bzw. nur einzelner Abschnitte des Aortenbogens, teilweise mit Verkalkungen	Arteriosklerose, Hypertonie, Aneurysma der Aorta/der Sinus aortae, Aneurysma dissecans, Aortenklappenstenose, Aorteninsuffizienz, Aortenisthmusstenose
Pulmonalisdilatation	Pulmonalarterie > 17 mm	Cor pulmonale, Lungenembolie, VSD, ASD, offener D. arteriosus Botalli, Pulmonalstenose, Mitralklappenfehler, Trikuspidalatresie, komplette/partielle Fehlmündung der Lungenvenen

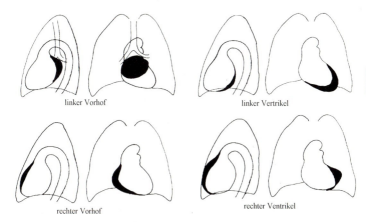

linker Vorhof   linker Vertrikel

rechter Vorhof   rechter Ventrikel

Vergrößerung der einzelnen Herzkammern

Anomalien des Aortenbogens

- *Arcus aortae dexter:* spiegelbildlicher Abgang der brachiozephalen Arterien. Ösophagusimpression von rechts (normalerweise: links, im Seitbild vorn in Höhe BWK 4). Mit aberrierender A. subclavia sinistra: Ösophagusimpression rechts dorsal.
- *Arcus aortae dexter circumflexus:* Ösophagusimpression rechts dorsal, Aorta descendens links.
- *Arcus aortae duplex:* gedoppelter Aortenbogen mit meist rechtsseitig vergrößertem Lumen. Ösophagusimpression bds. dorsal/dorsal und ventral.
- *Arcus aortae sinister:* mit aberrierender A. subclavia dextra. Ösophagusimpression links dorsal.
- *Arcus aortae sinister circumflexus:* Ösophagusimpression links dorsal. Rechts deszendierende Aorta.

Herzinsuffizienz

Akut/chronisch. Hauptursachen: Hypertonie, KHK (90 % der Fälle), Klappeninsuffizienz, Klappenstenosen, dilatative Kardiomyopathie, Myokarditis, pulmonale Hypertonie, Shuntvitien usw.

Linksherzinsuffizienz

- *Rö:* Vergrößerung des linken Ventrikels („Holzschuhform", „aortale Konfiguration" im p.-a. Bild). Max. Querdurchmesser des Herzens in bezug auf max. Thoraxdurchmesser > 0,5. Im Seitbild Vergrößerung des linken Ventrikels nach dorsal mit Überschreitung der V. cava inferior. Lungenstauung bei Rückwärtsversagen: vergrößerte Hili; unscharfe Gefäße; Erweiterung der Lungenvenen, vor allem apikal; Kerley-A- und -B-Linien; Pleuraerguß; Bronchialwandverdickung.

Rechtsherzinsuffizienz

- *Rö:* Vergrößerung des RV und RA. Verbreiterung der V. cava superior und der V. azygos. Lebervergrößerung.

Herzfehler

Vitium	Pathophysiologie	Angeboren	Erworben	Röntgen
Aorten-stenose	Durch Einengung der Öffnungsfläche d. Aortenklappe Druckbelastung des LV mit konzentrischer Hypertrophie, Koronarinsuffizienz	Valvulär, subvalvulär, supravalvulär. 3–7% der angeborenen Herzfehler	Rheumatisch: meist mit Befall anderer Klappen. Arteriosklerotisch: häufig Kombination von Insuffizienz und Stenose	Geringe/keine Herzvergrößerung. Linksherzvergrößerung erst spät. Poststenotische Dilatation der Aorta ascendens. Aortenknopf normal
Aorten-insuffizienz	Volumenbelastung des LV durch erhöhtes Schlagvolumen. Myokardhypertrophie	Meist bikuspidale Klappe oder andere Malformationen, selten	Meist rheumatisch, seltener Syphilis, bakteriell oder traumatisch	Abhängig vom Schweregrad d. Insuffizienz. Vergrößerung d. LV (Holzschuhherz). Dilatation d. Aorta ascendens. Verkalkung des Aortenrings und der -klappe. In fortgeschrittenen Fällen: Rückstauung in den Lungenkreislauf mit Lungenstauung/-ödem
Mitral-stenose	Druckbelastung des LA mit Lungenstauung und pulmonaler Hypertonie ⇨ Druckbelastung des RV ⇨ Rechtsherzhypertrophie ⇨ Trikuspidalinsuffizienz ⇨ Rückstauung in den großen Kreislauf	Angeboren isoliert selten, meist Kombinationsvitium	Meist rheumatische Endokarditis, seltener bakteriell	Vergrößerung des LA, Lungenstauung. Prominentes Pulmonalissegment. Vergrößerung des RV. Pulmonale arterielle Hypertonie mit Dilatation der zentralen Pulmonalarterien und Kalibersprung. Lungenveränderungen durch Hämosiderose, Fibrose. Normale Größe des LV u. der Aorta (bzw. kleiner Aortenknopf)
Mitral-insuffizienz	Rückfluß d. Blutes in den LA durch Schlußunfähigkeit d. Mitralklappe. Volumenbelastung und Dilatation d. LA u. des LV. Später Insuffizienz des LV durch Pendelvolumen. Druckanstieg im LA. Pulmonale Hypertonie. Druckbelastung des RV, Rechtsherzinsuffizienz	Angeboren isoliert selten	Rheumatisch, bakteriell, Herzinfarkt mit Papillarmuskelnekrose, nach Kommissurotomie, Mitralklappenprolapssyndrom	Vergrößerung d. LA und d. LV. Lungenstauung und prominentes Pulmonalissegment. Kleiner/ normaler Aortenknopf
Pulmonal-stenose	Konzentrische Hypertrophie des RV durch Druckbelastung, bei schwerer Stenose Rechtsherzinsuffizienz	Valvulär, subvalvulär, supravalvulär, ≈ 10% d. angeborenen Herzfehler	Selten, bakterielle Endokarditis bei i.v. Drogensüchtigen	Prominentes Pulmonalissegment (poststenotische Dilatation). Bei schwerer Pulmonalstenose verminderte Lungengefäßzeichnung, ansonsten unauffälliger Thoraxbefund

Herzfehler

Vitium	Pathophysiologie	Angeboren	Erworben	Röntgen
Pulmonal-insuffizienz	Volumenbelastung d. RV u. d. A. pulmonalis durch verminderten Schluß d. Klappe	Isoliert sehr selten, meist kombiniert mit anderen Vitien (VSD)	Extrem selten	Vergrößerung d. RV. Prominentes Pulmonalissegment. Zeichen d. pulmonalen Hypertonie
Trikuspidal-stenose/-insuffizienz	Vergrößerung d. RA u. RV durch Druck- bzw. Volumenbelastung		Meist rheumatisch, isoliert extrem selten, meist mit Mitral- und/oder Aortenklappenfehlern kombiniert	Vergrößerung d. RA (Rundung d. re. Herzrandes). Verbreiterung d. V. cava superior (Rückstau). Relative pulmonale Minderperfusion. Bei Lebervergrößerung Zwerchfellhochstand
Aorten-isthmus-stenose (Koarktation)	1. *Präduktale = infantile Aorten-stenose* (25 % d.F.). Mit offenem D. arteriosus Botalli: re.-li.-Shunt mit Zyanose d. unteren Körperhälfte, Rechtsherzinsuffizienz. 2. *Postduktale = Erwachsenen-Aortenisthmusste nose* (75 % d.F.). D. arteriosus Botalli meist geschlossen. Häufig mit Aortenklappenstenose/-insuffizienz kombiniert. Hypertonie d. oberen Körperhälfte, Hypotonie d. unteren Körperhälfte			*Symptomatische Aortenisthmusstenose:* generalisierte Kardiomyopathie, verstärkte Lungendurchblutung (Li.-re.-Shunt durch offenen D. Botalli). Lungenstau bei Herzinsuffizienz. *Asymptomatische Aortenisthmusstenose:* sog. 3-Zeichen: Einkerbung der Aorta in Höhe d.Stenose, umgekehrtes 3-Zeichen im Ösophagusbreischluck. Angehobene li. Herzspitze. Dilatation der brachiozephalen Gefäße und d. Aorta proximal d. Stenose. Usuren d. Rippen 3–8 (75 % d.F., nach d. 6. LJ). Dilatation der A. mammaria interna (linienförmige Verschattung hinter d. Sterum)
Vorhof-septumdefekt (ASD)	Volumenbelastung d. RA (vermehrter Bluteinstrom durch Septumdefekt), des RV, des Lungenkreislaufs u. des LA	1. *Ostium-primum-Defekt (ASD I):* tiefsitzender Vorhofseptumdefekt 2. *Ostium-secundum-Defekt (ASD II):* häufigste Form. Defekt kranial der Fossa ovalis. *Sinus-venosus-Defekt:* selten, hoher Vorhofseptumdefekt, meist Fehleinmündung der Lungenvenen		Prominentes Pulmonalissegment u. Pulmonalarterienäste. Vergrößerung des RV u. RA. Aortenknopf klein. LV u. LA normal

3

Herzfehler

LV linker Ventrikel; LA linker Vorhof; RV rechter Ventrikel; RA rechter Vorhof

Vitium	Pathophysiologie	Angeboren	Erworben	Röntgen
Vorhof-septumdefekt (ASD)	*Foramen-ovale-Defekt*: im Bereich der Fossa ovalis. Insgesamt 7–14 % der angeborenen Herzfehler			
Ventrikel-septumdefekt (VSD)	Volumenbelastung des LV, großer VSD mit zusätzl. pulmonaler Hypertonie u. Vergrößerung des RV. 3 Schweregrade: VSD I: Volumenbelastung d. li. Herzens. VSD II/III: bds. Herzbelastung	Häufigster angeborener Herzfehler (≈ 25 % d.F.)	Selten, nach Herzinfarkt oder Trauma	Abhängig von der Größe des VSD (kl. VSD unauffälliges Röntgenbild) Prominentes Pulmonalissegment. Verstärkte Lungengefäßzeichnung (Li.-re.-Shunt) Vergrößerung des LA u. LV, kleiner Aortenknopf (Shuntumkehr mit Re.-li.-Shunt). Unter DL: „tanzende Hili"
Persist. D. arteriosus Botalli (PDA)	Fetale Kurzschlußverbindung zwischen A. pulmonalis und Aorta descendens zur Umgehung des Lungenkreislaufs. Bleibt nach d. Geburt offen. Li.-re.-Shunt mit Lungenbelastung des li. Herzens und des Lungenkreislaufs, häufig mit anderen Vitien kombiniert	10 % aller angeborenen Herzfehler		Abhängig vom Shuntvolumen. Prominentes Pulmonalissegment u. prominente Pulmonalarterienäste (häufig re > li). Verstärkte Lungengefäßzeichnung. Vergrößerung des LA und LV. Prominenter Aortenbogen. Aorta bis zum Shunt vergrößert, distal des Shunts normal groß. Starke Pulsationen des Aortenbogens. Spätkomplikation: pulmonale Hypertonie
Fallot-Tetralogie	Kombinierter Herzfehler: 1. Pulmonalstenose 2. Ventrikelseptumdefekt (VSD) 3. Reitende Aorta (über dem VSD, Dextroposition d. Aorta) 4. Rechtsventrikuläre Hypertrophie (durch Pulmonalstenose)	≈ 10 % der angeborenen Herzfehler. *Fallot-Pentalogie*: zusätzlich ASD		Herz normal groß oder Vergrößerung des RV mit Anhebung der Herzspitze, der RV wird links randbildend. Pulmonalissegment konkav oder klein/fehlend, hierdurch konkave Herzbucht. Minderdurchblutung d. Lungengefäße (helle Lungen). Aorta normal groß/vergrößert. In 25 % rechtsseitiger Aortenbogen
Transposition der großen Arterien	*Komplett*: Aorta entspringt aus RV, Truncus pulmonalis entspringt aus LV. *Partiell*: Aorta u. Truncus pulmonalis entspringen aus RV oder LV. Lebensfähig nur bei zusätzlichem ASD, VSD, PDA	5–9 % der angeborenen Herzfehler		p.-a.-Projektion: Bild eines „auf der Seite liegenden Eies". Konkaves Pulmonalissegment. Vermehrte Lungengefäßzeichnung (nicht bei gleichzeitiger Pulmonalstenose). Gefäßband im p.-a.-Bild schmal

Wichtige Differentialdiagnosen bei Thoraxerkrankungen

DD des Rundschattens in der Lunge

	Benigne	Maligne
Alter	Patient < 40 Jahre	Patient > 40 Jahre
Größe	< 3 cm ⌀	> 3 cm ⌀
Form	Regelmäßig, glatt begrenzt	Unregelmäßig begrenzt
Verkalkungen	Häufig; zwiebelschalenartig, grobschollig, popcornartig	Selten; feinfleckig
Wachstumstendenz	Langsam	Schnell
Höhlenbildung	Höhlenwand dünn, glatt	Höhlenwand dick, irregulär (DD: Abszeß)
Zusätzliche Hiluslymphome	< 2 cm ⌀	> 2 cm ⌀

Vorsicht vor Kontrolluntersuchungen, die die Diagnose/Therapie verzögern, besser rechtzeitige Abklärung mit CT, Bronchoskopie, Punktion.

Rundschatten

- Entzündlich: Tuberkulom, Herdpneumonie, Abszeß, Aspergillom, Wegener-Granulom, Rheumaknoten, Echinokokkuszysten.
- Neoplastisch: benigne Tumoren (Hamartom, Adenom, Lipom, Fibrom, Neurofibrom), maligne Tumoren (peripheres Bronchialkarzinom, Metastasen, Sarkom, Lymphom).
- Vaskulär: Lungeninfarkt, Hämatom, a.-v.-Fistel.
- Kongenital: Lungenzysten, Sequestration.
- Vorgetäuscht/extrapulmonal: Mamille, Hauttumor (Fibrom, Lipom, Papillom), Fremdkörper, Artefakt (EKG-Elektrode, Anhänger, KM auf Haut/Stativ, Zopf), Rippenknorpelkalk, Rippenosteom, Mesotheliom, Interlobärerguß, Mammatumoren, orthograd getroffener Gefäßschatten.

Grobfleckige noduläre Fleckschatten (⌀ 3–10 mm)

- Entzündlich: Herdpneumonie, Tbc, Abszeß, Sarkoidose, Kollagenosen, Löffler-Infiltrat.
- Neoplastisch: Metastasen, Lymphome, bronchioalveoläres Karzinom.
- Vaskulär: Lungenödem, ARDS, disseminierte Lungenblutungen.

Streifenschatten

- Pulmonal: Plattenatelektasen, Segmentatelektasen, Narben, Bronchiektasen, Kerley-A-Linie, Kerley-B-Linie (verdickte Interlobularlinie bei Lungenödem, Fibrose, Lymphangitis carcinomatosa).
- Vaskulär: normale/vermehrte Gefäßzeichnung, Lungenödem, basale Gefäßstauchung (Exspirationslage, Zwerchfellhochstand, RF im Abdomen).
- Pleural: Pneumothorax, Interlobien, pleurale Umschlagsfalten, pleurale Narbe.
- Brustwand: Hautfalten, subpleurale Fettlinie, Klavikula-/Rippenbegleitschatten, Margo medialis/lateralis scapulae.

Interstitielle Verschattung

1. Nodulär (disseminiert, < 10 mm ⌀)

- Entzündlich: Pneumonie, Tbc, Histoplasmose, Windpockenpneumonie, exogen allergische Alveolitis, Löffler-Syndrom, Bronchiolitis obliterans, Sarkoidose, Pneumokoniosen, Rheumalungenknötchen, Wegener-Granulomatose, Amyloidose.
- Neoplastisch: Alveolarzellkarzinom, Metastasen (Schilddrüse, Lunge, Mamma), Histozytose X.
- Vaskulär: interstitielles (kardiogenes) Lungenödem, Hämosiderose (bei Mitralstenose, Linksherzinsuffizienz).

2. Retikuläre /retikulonoduläre Verschattung

- Entzündlich: Pneumonien (Mykoplasmen, Varizellen, Zytomegalie, Pneumocystis carinii, Masern, Toxoplasmose), atypische Mykobakterien, akute Bronchiolitis, chronische Bronchitis, Bronchiolitis obliterans, allergische Alveolitis, Pneumokoniosen (Silikose, Asbestose, Anthrakose usw.), Kollagenosen, Sarkoidose, desquamative interstitielle Pneumonitis (DIP).
- Neoplastisch: Lymphom (Hodgkin-Lymphom, Non-Hodgkin-Lymphom) Histozytose X, Lymphangiosis carcinomatosa.
- Andere: Fibrose als Folge einer Lungenerkrankung oder eines interstitiellen Ödems, zystische Fibrose.

Wabenmusterzeichnung

- Pneumokoniosen, Sarkoidose, Tbc, Kollagenosen, idiopathische interstitielle Fibrose, desquamative interstitielle Pneumonitis (DIP), Histiocystosis X

Segment-/Lappenverschattung

- Entzündlich: bakterielle, tuberkulöse oder mykotische Lobärpneumonie, pneumonisches Karzinom, Lungeninfarkt, Wegener-Granulomatose.
- Atelektase: Kompressionsatelektase (Tumor, Erguß), Obstruktionsatelektase (Bronchialverschluß bei Tumor, Fremdkörperaspiration, posttraumatisch, Tbc, Sarkoidose), Kontraktionsatelektase (narbige Schrumpfung).
- Scheinbare segmentale Verschattung: Interlobärerguß, abgekapselter Pleuraerguß, Lungentumor, Thoraxwandprozeß.

Nichtsegmentale Flächenschatten

- Entzündlich: Bronchopneumonie, Tbc, Pilzpneumonien, Aspirationspneumonie, Lungenabszeß, Löffler-Infiltrat, Wegener-Granulomatose.
- Neoplastisch: Karzinom, Metastase, Hodgkin-Lymphom/Non-Hodgkin-Lymphom.
- Vaskulär: lokalisiertes Ödem, Lungeninfarkt, Kontusionsblutungen, Hämosiderose.
- Andere: Silikose, Strahlenpneumonitis.

Komplette Verschattung eines Hemithorax

- Atelektase, Aplasie, Pneumektomie (ipsilaterale Mediastinalverlagerung, Zwerchfellhochstand, Interkostalräume verengt).
- Erguß und andere pleurale Erkrankungen (kontralaterale Mediastinalverlagerung, Randwinkel stark verschattet, Interkostalräume breit).
- Entzündliche/tumoröse Infiltrate (Mediastinum nicht verlagert, Sinus meist nicht verschattet, Interkostalräume regelrecht).

Verschattung im Oberfeld und apikomediastinalem Winkel

- Entzündlich: Tbc, Pleurakuppenschwielen, Pneumonie, Aspergillom.
- Neoplastisch: Bronchialkarzinom (Pancoast-Tumor), Mediastinaltumoren (Lymphom, Struma, Tracheal-/Ösophagustumoren usw.).
- Andere: Atelektase, Lobus venae azygos, Aortenaneurysma, Erweiterung der V. cava superior.

Verschattung im Unterfeld und im Zwerchfell-Herz-Winkel

- Entzündlich: basale Pneumonie, Senkungsabszeß.
- Neoplastisch: Mediastinaltumor, Pleuratumor, Zwerchfelltumor.
- Vaskulär/kardial: basales Lungenödem, Gefäßstauchung (Exspirationslage), Fettbürzel des Herzens, Perikardzyste, Perikarderguß.
- Andere: Unterlappen-/Mittellappen-/Plattenatelektase, Pleuraerguß, Pleuraschwiele, Zwerchfellbuckel, Zwerchfellhernie, Insertionszacken des Zwerchfells, Sequestration.

Symmetrische doppelseitige Verschattungen

- Entzündlich: bakterielle und mykotische Pneumonien, Mykoplasmen- und Viruspneumonie, Zytomegalie, Tbc, Pneumocystis carinii, Malaria.
- Neoplastisch: Alveolarzellkarzinom, Lymphangiosis carcinomatosa, Lymphome.
- Vaskulär/kardial: Lungenödem (Linksherzinsuffizienz, Mitralvitium, Einflußstauung, Niereninsuffizienz), Lungenkontusionen, nichttraumatische Lungenblutungen, disseminierte intravaskuläre Blutgerinnung (DIC).
- Andere: ARDS, Strahlenpneumonitis, Sarkoidose.

Ringschatten

- Entzündlich: bakterieller Abszeß, Tbc, mykotischer Abszeß, Amöbiasis, Echinokokkose, rheumatische Knötchen, Wegener-Granulomatose, Sarkoidose.
- Neoplastisch: Bronchialkarzinom, Metastase, Lymphom.
- Andere: Emphysemblase, zystische Bronchiektasen, zystische Fibrose, orthograd getroffenes Bronchiallumen, Superprojektion von Gefäßen, Zwerchfellhernien, Rippenanomalien, abgekapselter Pneumothorax.

Vermehrte Strahlendurchlässigkeit

- Bilateral diffus: chronisch obstruktives Lungenemphysem, Asthma bronchiale, akute Bronchiolitis, Trachealkompression, zystische Fibrose, progressive Lungendystrophie.
- Unilateral, örtlich begrenzt: bullöses Emphysem, Pneumothorax, Postlobektomie, Lungenembolie, Fremdkörperaspiration, Pneumatozele, Tbc, Staphylokokkenpneumonie, Lungentumoren (Exspirationsaufnahme), Sarkoidose.
- Andere: Überbelichtung, Thoraxasymmetrie (Z.n. Mastektomie, Skoliose, Pektoralisasymmetrie), deszentrierte Röntgenröhre.

Verbreiterter Hilus

- Lymphadenopathie: malignes Lymphom, hiläre Metastasen, Sarkoidose, bakterielle, virale, mykotische Pneumonie, Tbc, Silikose.
- Neoplastisch: zentrales Bronchialkarzinom, Mediastinaltumoren.
- Vaskulär: Linksherzinsuffizienz, pulmonale Hypertonie, kongenitales Herzvitium, Pulmonalisaneurysma/-stenose, Pulmonalembolie.
- Andere: Exspirationsaufnahme, Aortenaneurysma, Thorax-/WS-Deformierung (Skoliose).

Einseitig vergrößerter Hilus

- Neoplasma, Lungenembolie, Aneurysma, Pulmonalarterienstenose/-aneurysma.

Verkleinerter Hilus

- Kongenitale Herzvitien, Pulmonalarterienstenose, Pulmonalembolie, Hypoplasie der Pulmonalarterie.

Thorakale Verkalkung

- Entzündlich: Tuberkulom (häufig, 0,5–5 cm $\varnothing$), abgeheilte Histoplasmose, abgeheilte Varizellenpneumonie, Sarkoidose.
- Neoplastisch: Hamartom, Chondrom, Bronchialkarzinom, Metastasen (Osteosarkom, muzinöse Karzinome von Kolon, Ovar, Mamma oder Schilddrüse).
- Vaskulär/kardial: Aortenwandverkalkung, Koronararterienverkalkung, Aorten- und Mitralklappen, Perikard (nach Pericarditis constrictiva), Pulmonalsklerose.
- Pleural: Pleuraschwiele/-plaques (nach Pleuritis, Tbc, Hämatothorax, Pyothorax), Asbestose.
- Hilus-/Mediastinalverkalkung: Struma, Schilddrüsentumoren, Mediastinaltumoren (besonders Dermoidzyste), verkalkte LK bei Tbc, Histoplasmose, Silikose, Z.n. Strahlentherapie, verkalkte Trachealknorpel im Alter.
- Brustwand: Mammatumoren, Rippenknorpelkalk, Rippenfrakturen mit Kallusbildung, Rippenmetastasen, verkalktes Brustwandhämatom, Rippenosteom.

Ösophagus
1 Ösophagusmund
    (Zenker-Divertikel)
2 Aortenenge
    (Traktionsdivertikel
2a Aorta
3 Zwerchfellenge

Magen
3a Kardia
4 Fundus (mit
    Magenblase)
5 kleine Kurvatur
5a Incisura
    angularis
6 große Kurvatur
7 Korpus
8 Antrum
9 Pylorus

Dünndarm (2,5–4,5 m)

Duodenum (25–30 cm)
9a Bulbus duodeni
10 Pars superior
11 Pars descendens
11a Pars horizontalis
    (inferior)
12 Pars ascendens
13 Flexura duo-
    denojejunalis

14 **Jejunum**
15 **Ileum**
    (Meckel-Divertikel
    30–100 cm
    prox. von 15a)

Dickdarm (~ 1,5 m)
15a Valvula iliocaecalis
16 Appendix
17 Caecum
18 Colon ascendens
19 Flexura coli
    dextra
20 Colon transversum
21 Flexura coli
    sinistra
22 Colon descendens
23 Colon sigmoideum
24 Rektum
25 Ampulla recti

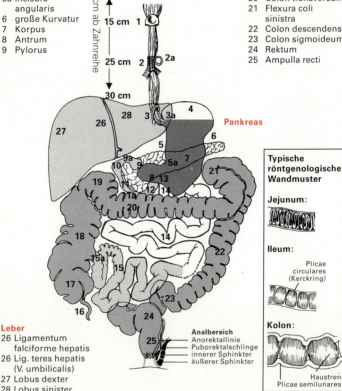

cm ab Zahnreihe

15 cm 1
25 cm 2   2a
30 cm

28 3 3a 4   **Pankreas**
26   6
27   5
      9a   5a 7
   10   8 13   21
     19   12 14
         11a
         20
   18   14
        15a   22
      15
   17   23
      16   24
            25

Pankreas

Analbereich
Anorektallinie
Puborektalschlinge
innerer Sphinkter
äußerer Sphinkter

**Typische
röntgenologische
Wandmuster**

Jejunum:

Ileum:

Plicae
circulares
(Kerckring)

Kolon:

Haustren
Plicae semilunares

Leber
26 Ligamentum
    falciforme hepatis
26 Lig. teres hepatis
    (V. umbilicalis)
27 Lobus dexter
28 Lobus sinister

Abdomen

Abdomenleeraufnahme

Technik
- Darstellung des Abdomens vom Zwerchfell bis zum Beckenboden.
- *Abdomen im Stehen* a.-p. oder *in Rückenlage* a.-p. (bei bettlägerigen Patienten oder zur zusätzlichen Darstellung), Rastertisch, 80–90 kV.
- *Abdomen in linker Seitenlage*: horizontaler Strahlengang vor Rasterstativ, Spannung 100–150 kV.
- Film-Folien-Kombination: 400.
- FFA: 115 cm.
- Belichtungsautomatik, mittleres Meßfeld.
- Brennfleck ≤ 1,3.
- *Praktischer Hinweis:* Lagerung des Patienten für einige Minuten in der Position, in der die Röntgenaufnahme angefertigt werden soll. So kann sich evtl. freie Luft in der Bauchhöhle an exponierte Stellen umverteilen.

Röntgenanatomie des Abdomens

- *Zwerchfell:* 10.–11. dorsale Rippe.
- *Magen:* Magenblase (Luft-Flüssigkeits-Spiegel) im oberen linken Quadranten, häufig auch Spiegel im Bulbus duodeni oder terminalen Ileum.
- *Dünndarm:* nicht gasgefüllt, Schlingen ≤ 3 cm, 1–2 Luft-Flüssigkeits-Spiegel im Dünndarm noch normal.
- *Dickdarm:* häufig gas-/stuhlgefüllt, jeder Spiegel pathologisch.
- *Milz:* Größe entspricht Distanz von linker Zwerchfellkuppe bis zum unteren Pol (bis 15 cm im Stehen).
- *Nieren:* Lage: im Stehen LWK1–4, im Liegen BWK12 bis LWK1; rechte Niere 2 cm tiefer; Nierenachse nach kranial konvergierend; Größe ca. 13 x 6 cm.
- *Leber:* unterer Leberrand erkennbar.
- *M. psoas:* seitliche Randkontur scharf.
- *Weichteilschatten:* Fett, Mammae.
- *Knochen:* Wirbelsäule, Rippen, Beckenskelett.

Indikation: akutes Abdomen: Ileusdiagnostik, Nachweis freier Luft. RF, pathologische Kalzifikationen, Fremdkörpersuche.

Normalbefund der Abdomenleeraufnahme

In der Abdomenaufnahme im Stehen läßt sich das Zwerchfell scharf konturiert abgrenzen ohne Anhalt für Luftsichel unter dem Zwerchfell. Es findet sich eine regelrechte Darmgasverteilung, die Darmschlingen sind nicht erweitert. Keine Luft-Flüssigkeits-Spiegel. Die Weichteilschatten von Leber, Milz und Nieren sind regelrecht. Auch der Psoasrand sowie die übrigen Weichteilschatten kommen unauffällig zur Darstellung. Kein Anhalt für pathologische Verkalkungen oder schattendichte Fremdkörper. Die mitabgebildeten knöchernen Strukturen sind unauffällig.
Beurteilung: Regelrechte Darstellung des Abdomens.

Auswertung und Befundung

Darmerweiterung/Spiegelbildung

- *Isolierte Duodenumblähung:* akute Pankreatitis, Cholezystitis.

- *Dünndarmblähung mit/ohne Spiegel:* mechanischer Darmverschluß (im Mittelbauch hohe, runde Arkaden; Kolon nur wenig gasgefüllt, keine Spiegel), Invagination (ileokolisch), Volvulus (Kaffeebohnenzeichen), Z.n. Becken-OP, akute Salpingitis (Dünndarmschlingen um den Bekkenboden), Infektionen, Gefäßprozeß, akute Pankreatitis (linker/rechter oberer Quadrant).

- *Dick- und Dünndarmblähung mit/ohne Spiegel:* Meteorismus (Schlingen mit eckiger Kontur), Pankreatitis (Colon ascendens und transversum), Cholezystitis, Appendizitis (terminales Ileum, Zökum), mechanischer oder paralytischer Ileus, toxisches Megakolon (Dickdarmschlingendurchmesser > 7 cm, Verlust der Haustrenzeichnung), Adnexitis, Verschluß der A. mesenterica superior (Darmwandverdickung), Thrombus der V. portae, akute retroperitoneale/extraabdominelle Prozesse, Hypokaliämie.

- *Isolierte Dickdarmblähung:* Koprostase (fleckige Aufhellungen, Rektum>Sigma>Zökum), Kolonverschluß, Volvulus (Kaffeebohnenzeichen im Sigma und Zökum), Thrombose der A. mesenterica inferior, Peritonitis, Kolitis, Z.n. Becken-OP, urologisch-gynäkologische Erkrankungen, Nierenversagen, Harnsteine, kardiale Stauung, posttraumatisch, akute extraabdominelle Prozesse, neurogen (Diabetes mellitus, M. Parkinson, Läsionen des unteren Rückenmarks und der Cauda equina).

Extraluminale Gasansammlungen

- *Gassichel in der freien Bauchhöhle (Pneumoperitoneum):* Perforation (Fremdkörper, Z.n. Laparoskopie, Z.n. OP, Anastomosenleckage, endoskopische Perforation, Ulkus, perforierte Appendizitis, Divertikulitis, toxisches Megakolon, transperitoneale Manipulation, Darmruptur nach Trauma, Tumorzerfall), Gaseintritt durch weiblichen Genitaltrakt (iatrogen, Reiten, Wasserskifahren usw.), Peritonitis, rupturierter Abszeß.

- *Gasblasen, retroperitoneal:* Perforation (retroperitoneales Duodenum, Dünndarm am Mesenterialansatz, Colon ascendens und descendens, Appendix, Sigma, Rektum), Pneumomediastinum (vorzugsweise Gasansammlung im Flankenfett), retroperitonealer Abszeß bei Pankreatitis, pararenaler Abszeß, infiziertes retroperitoneales Hämatom.

- *Gasblasen im kleinen Becken:* Douglas-Abszeß (Peritonitis, Genitalinfektionen, Z.n. OP, Divertikulitis), Pneumatosis intestinalis, Becken-Kolon-Fistel.

- *Gas in der Darmwand:* Darmnekrose (Gefäßverschluß, Enterokolitis, toxisches Megakolon), benachbarte Abszesse, Pneumatosis intestinalis, Z.n.Trauma, Z.n. OP.

- *Gas im Gallengangssystem (eher zentral):* postop. (Z.n. Sphinkterotomie, Choledochojejunostomie), Steinperforation, Tumor, emphysematöse Cholezystitis bei Diabetes mellitus.

- *Gas in den Pfortaderästen (eher peripher):* Mesenterialinfarkt, nekrotisierende Enterokolitis.

- *Gas in einem Abszeß:* subphrenischer Abszeß (Luft-Flüssigkeits-Spiegel unter dem Zwerchfell, Zwerchfellhochstand, eingeschränkte Beweglichkeit, Pleuraerguß), pararenaler Abszeß, subkapsulärer Nierenabszeß, Pankreas, Leber, perityphlitischer Abszeß (in der Umgebung der Appendix).

Pathologische Verkalkungen

- **Rechter Oberbauch** (in Leberposition): disseminiert (Tbc, Metastasen), zystisch (Echinokokkus, Hämatom), solitär (Abszeß, kavernöses Hämangiom, primäres Leberkarzinom, Hämatom), vaskulär (Aneurysma der A. hepatica).
- **Linker Oberbauch** (in Milzposition): disseminiert (Tbc, Phlebolithen), zystisch (Echinokokkus, Hämatom), Parenchymverkalkungen, Kapselverkalkung (Milzinfarkt, Hämatom, alter Abszeß), vaskulär (Aneurysma der A. lienalis).
- **Mittlerer/linker Oberbauch** (in Pankreasposition, LWK 1–3): disseminiert (chronische Pankreatitis), Pankreaspseudozyste.
- **Rechter Oberbauch paravertebral:** Gallensteine, Porzellangallenblase, Kalkmilchgallenblase (sieht fast wie mit KM gefüllt aus).
- **Verkalkung in Projektion auf die Nieren:** disseminiert (Nierenparenchymverkalkung), rundlich, geschichtet (Papillennekrosen, Nierenkelchsteine, Tbc, Tumoren), geweihartig (Nierenbeckenausgußsteine), zystisch (Nierenzysten, Zystennieren, alter Abszeß, Hämangiom, Adenokarzinom).
- **Verkalkungen bds. im Mittelbauch, paravertebral/präsakral:** Harnleitersteine, Aorten-/ Iliakalsklerose, Uterusmyom.
- **Unterbauch:** verkalkte Blasenwand, Blasensteine, Harnröhrensteine, Phlebolithen, Uterusmyom, Prostatasteine, Verkalkung des D. deferens, gynäkologische Tumoren, Schwangerschaft, verkalkter Lymphknoten.
- **Rechter Unterbauch:** Appendixsteine, Stein im Meckel-Divertikel, verkalkte Mukozele. DD: Z.n. i.m. Injektion (verkalkte Hämatome, ölhaltige Substanzen).

Organlage

Leber
- Verlagerung nach unten: Chilaiditi-Syndrom (Interposition des Kolons zwischen rechter Zwerchfellkuppe und Leber), rechter subphrenischer Abszeß.
- Verlagerung nach oben: Zwerchfellhochstand.

Milz
- Fehlender Milzschatten (nach Splenektomie), vergrößerter Milzschatten (Splenomegalie unterschiedlicher Genese).

Nieren
- Verlagerung nach unten: mobile Niere, Beckenniere, Transplantatniere, vergrößerte Leber/Milz, Nierentumor am oberen Pol, RF kranial der Niere.
- Verlagerung nach oben: Leberverkleinerung bei Zirrhose, RF unter der Niere.
- Verlagerung zur Mitte: Splenomegalie, Hufeisenniere, RF.
- Verlagerung zur Seite: RF nahe der Mittellinie (Lymphom, Aortenaneurysma, Tumor).

Magen
- Verlagerung nach oben: Zwerchfellrelaxation/-paralyse, Hiatushernie (Verschattung im Herzschatten), Paraösophagialhernie, Hernien durch das Foramen Morgagni (ventral, rechts des Herzens), andere Hernien, Volvulus.
- Verlagerung nach links dorsal: Lebervergrößerung.
- Verlagerung nach rechts dorsal: Milzvergrößerung.
- Verlagerung nach rechts ventral: retroperitoneale RF, RF linke Niere, Aortenaneurysma.
- Verlagerung nach links ventral: RF des Pankreas.

Psoas-Randkontur
- Unschärfe/Auslöschung: extraperitoneale Flüssigkeit, perirenaler Abszeß, retroperitoneale Hämatome, retroperitoneale Fibrose.
- Luftansammlung entlang des Psoas-Randes: Ruptur des Kolons oder der Appendix (rechter Psoas-Rand), Ruptur des Sigmas (linker Psoas-Rand), Rektumruptur (bds.).

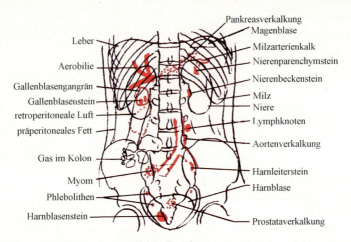

Pankreasverkalkung
Magenblase
Leber
Milzarterienkalk
Aerobilie
Nierenparenchymstein
Gallenblasengangrän
Nierenbeckenstein
Gallenblasenstein
Milz
retroperitoneale Luft
Niere
präperitoneales Fett
Lymphknoten
Aortenverkalkung
Gas im Kolon
Harnleiterstein
Myom
Harnblase
Phlebolithen
Harnblasenstein
Prostataverkalkung

Abdomen: Verkalkungen, Gasansammlungen, liegend a.-p.

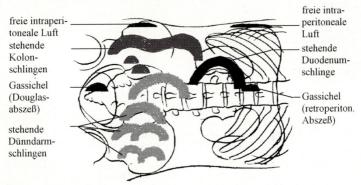

freie intraperi-
toneale Luft
stehende
Kolon-
schlingen
Gassichel
(Douglas-
abszeß)
stehende
Dünndarm-
schlingen

freie intra-
peritoneale
Luft
stehende
Duodenum-
schlinge
Gassichel
(retroperiton.
Abszeß)

Abdomen: Gasansammlungen, links Seitenlage

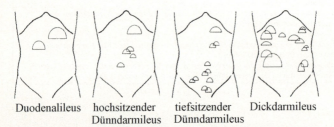

Duodenalileus   hochsitzender   tiefsitzender   Dickdarmileus
                 Dünndarmileus   Dünndarmileus

Schematische Darstellung der Spiegelverteilung bei Dünndarmileus und Dickdarmileus

Ileus

Mechanischer Ileus

Obstruktion (ohne Störung der Blutzirkulation): Adhäsionen, Briden, Tumor, Gallensteinileus, Koprostase, Stenose, Atresie.
Strangulation (mit Störung der Blutzirkulation): Inkarzeration, Volvulus, Invagination.
- *Rö:* Gasansammlung und Spiegel *vor* der Obstruktion, gasgefüllte Darmschlingen mit abgrenzbarem Faltenrelief, bei längerem Bestehen Übergang in paralytischen Ileus.

Paralytischer Ileus

Toxisch: Peritonitis, Ischämie, Enteritis, Pneumonie, Urämie.
Reflektorisch: postop., Kolik, Pankreatitis, Trauma, Herzinfarkt, Streßsyndrom.
Metabolisch: Hypokaliämie.
- *Rö:* dilatierte Dickdarm- und Dünndarmschlingen mit Luft-Flüssigkeits-Spiegeln, stehende Schlingen.

Häufige Ileusursachen in Bezug zum Lebensalter.

Aus Hußmann, J.: Memorix Spezial Chirurgie, Chapman & Hall.

	Peri-natal	1	5	10	20	30	40	50	60	70	80
Darmatresie	X										
Darmstenose	X										
Mekoniumileus	X										
Megacolon congenitum	X	X									
Pancreas anulare	X	X									
Darmduplikatur	X	X									
Hypertrophische Pylorusstenose	X	X									
M. Hirschsprung	X	X	X								
Idiopathische Invagination		X	X								
Meckel-Divertikel											
Askariden			X	X							
Fremdkörper			X	X							
Adhäsionen			X	X	X	X	X	X	X	X	X
Briden			X	X	X	X	X	X	X	X	X
Hernieninkarzeration		X	X	X	X	X	X	X	X	X	X
M. Crohn				X	X	X	X	X	X	X	
Colitis ulcerosa							X	X	X	X	
Volvulus					X	X	X				
Kolonkarzinom							X	X	X	X	X
Stenose nach Divertikulitis								X	X	X	X
Mesenterialgefäßverschluß								X	X	X	X
Gallensteinileus									X	X	X
Koprostase								X	X	X	X
Alter in Jahren	Peri-natal	1	5	10	20	30	40	50	60	70	80

Perforation

Freie Luft ist bei Z.n. OP oder Laparoskopie/Laparotomie noch 7–14 Tage nachweisbar. In ca. 30 % ist bei einer Perforation keine freie Luft in der Abdomenübersicht nachweisbar.
- *Rö: im Stehen* ⇨ sichelförmige Ansammlung unter den Zwerchfellkuppen.
  In Linksseitenlage ⇨ zwischen Leber, Zwerchfell und lateraler Bauchwand.
  Freie retroperitoneale Luft ⇨ streifenförmige Aufhellung entlang dem lateralen Psoas-Rand.
  Häufig nur gesprenkeltes Bild, wobei sich die Gasblasen nicht der Körperhaltung entsprechend verlagern; manchmal Gasansammlungen entlang der vertikalen Achse oder entlang der Faszien.

Sonographie des Abdomens

	Größe	Form	Reflexmuster	Sonstiges
Leber	Länge: 12 ± 2 cm kraniokaudal in der MCL Pfortader intrahepatisch <11 mm, extrahepatisch < 13 mm	Kontur glatt, konvex Kaudaler Leberrand spitz, keilförmig Winkel re LL <75° Winkel li LL <45°	Fein, locker, homogen, wie Nierenparenchym	Intrahepatische *Pfortaderäste* mit reflexreichem Saum (Uferbebauung) *Lebervenen* ohne Randsaum *Riedel-Lappen:* weit nach kaudal reichender re LL Überprüfung der elastischen Verformbarkeit durch Einfinger-Palpation
Gallenblase	Länge <10 cm, Dicke <5 cm, Wanddicke <3 mm, kontrahiert <4 mm Volumen <200 ml	Große Form- und Lagevarianz	Lumen echofrei. Gallenblasenwand zart reflexreich	*Gallengang:* intrahepatisch nur bei biliärer Obstruktion sichtbar *Weite:* Hepatikusgabel <4 mm, extrahepatisch <5 mm, Z.n. Cholezystektomie <8 mm
Pankreas	Kopf 2,0 ± 0,7 (Sagittaldurchmesser) Korpus 2,2 ± 0,7 Schwanz 2,4 ± 0,4 D. pancreaticus-Weite <2 mm	Gleichmäßig geschwungen. Große Formvarianz	Homogen, wie Leber, im Alter kräftiger	*Leitstruktur:* V. lienalis am Unterrand dorsal des Pankreas
Milz	Länge 11 cm, Dicke 4 cm, Breite 7 cm *(4711-Regel)* (11 x 3–4 x 6–8)	Glatt, konvex-konkav Form- und Größenvarianz	Homogen, fein, wie Leber	*Splenomegalie:* 2 der 3 Meßwerte müssen vergrößert sein *Nebenmilz:* meist im Milzhilus, kugelig, auch multipel
Nieren	Länge 10–12 cm Breite 5–6 cm Dicke 3,5 cm	Bohnenförmig, glatt	*Parenchym fein,* 1,3–2,0 cm breit *6–8 Pyramiden!* Niere: ∅ 6–10 mm *Pyelon* reflexreich, ca. 2 cm breit	*NBKS:* nüchtern kollabiert, nicht sicher abgrenzbar. Nach Flüssigkeitsaufnahme als zarter Saum echofrei abgrenzbar *Parenchymdicke* im Alter abnehmend *Nierenbuckel:* meist li am lateralen Parenchymsaum *Parenchymbrücke:* parenchymatöse Trennungslinie des Kelchsystems, häufig *Weite des NBKS:* 5–12 mm nüchtern, nach Flüssigkeitsaufnahme bis 20 mm, in Gravidität weiter *Größendifferenz:* zwischen re/li < 1,5 cm *Atembeweglichkeit* 3–5 cm

Nebennieren	Länge 3–5 cm Breite 2–3 cm Dicke 0,5–1 cm	Kappenartig, antero-medial geneigt dem oberen Nierenpol aufsitzend	Homogen, fein	Normale Nebennieren sonographisch schwer darstellbar, re besser als li
Lymphknoten	2–30 mm	Glatt, nierenförmig, mit fester Kapsel umgeben	Homogen, fein	Normale LK in der Abdomensonographie nicht darstellbar. Entzündliche oder tumoröse LK auch ohne Größenzunahme meist darstellbar. Differenzierung zwischen tumorös/entzündlichen LK schwierig
Harnblase	Volumenberechnung: Länge x Breite x Höhe x 0,5 Volumen bei Männern 350–750 ml, bei Frauen 250–550 ml Harnblasenwand 3–6 mm, bei maximaler Füllung < 3 mm	Oval, im Längsschnitt dreieckig	Wand echogen, reflexreich. Lumen echofrei	Restharn nach Spontanmiktion 10–30 ml
Prostata	Breite < 4,5 cm Tiefe < 3,5 cm Länge <3,5 cm Kapseldicke 1–2 mm	Rund, trapezförmig, durch Kapsel mit glattem Reflexband gut abgegrenzt	Mittlere Echogenität, homogen. In der Mitte kleiner heller Reflex (Urethra)	Ab 50 LJ kontinuierliche Größenzunahme. Abdominelle Darstellung bei gefüllter Harnblase, auch transrektale Darstellung
Weibliches Genitale	Uterus: 8 x 3 x 6 cm (Nullipara) / 10 x 7 x 7 cm (Multipara) Ovarien 2 x 2,5 x 2 cm, lateral des Uterus gelegen, Identifikation durch Ovarialgefäße. Sprungreifer Follikel bis 2,4 cm *Tuben:* Darstellung nur am Adnexabgang *Douglas-Raum:* ggf. freie Flüssigkeit zum Zeitpunkt der Ovulation	Uterus-Vagina-Winkel >90° (Längsschnitt) Uterus meist anteflektiert, dorsal der Harnblase zwischen Harnblase und Rektum gelegen	*Uterus:* homogen, kräftiges Reflexmuster, Cavum/Myometrium zyklusabhängig unterschiedlich ausgeprägt *Ovar:* teils solide, teils zystisch (Follikel)	Abdominelle Darstellung bei gefüllter Harnblase. Auch transvaginale Darstellung. Tuben/Bänder nicht abgrenzbar. Kontrolluntersuchung bei Befund durch erfahrenen Gynäkologen

4

Sonographie: Gefäße

Form: entsprechend dem anatomischen Verlauf. Lumen kreisrund, ovalär.

Reflexmuster: Wand glatt berandet mit echoreichem Reflex. Lumen echofrei.

- *Aorta:* subdiaphragmal <25 mm, Bifurkation <20 mm. Nur gering kompressibel. *FKDS:* systolisch komplette Gefäßfüllung, diastolisch geringer Rückfluß.
- *V. cava inferior:* < 30 mm (atem- und pulsabhängige Änderung der Gefäßweite), mit typischem Venendoppelschlag. *FKDS:* homogene Farbfüllung bei Apnoe; Blutflußzunahme, Turbulenzen bei Inspiration; kurzfristiger Farbumschlag während der Systole.
- *A. renalis:* 3 mm. *FKDS;* konstanter antegrader Fluß; PI: 0,5–0,8.
- *A. mesenteria superior:* 4–7 mm. *FKDS:* systolisch kontinuierlicher Blutfluß mit steilem Anstieg und sofortigem Abfall; nach Nahrungsaufnahme Zunahme des systolischen Blutflusses.
- *Truncus coeliacus, A. hepatica communis, A. lienalis:* *FKDS:* konstanter antegrader Fluß; Niederwiderstandsgefäß-Spektrum.
- *Vv. hepaticae:* <10 mm (zentral). *FKDS:* homogene Farbfüllung in der Systole.
- *V. lienalis:* 3–11 mm. *FKDS:* durch bogenförmigen Verlauf Farbumschlag; am Konfluenz Verwirbelungen.
- *V. portae:* 6–15 mm (Höhe Gallengangskreuzung). *FKDS:* homogene Farbfüllung; Blutfluß leberwärts gerichtet; 10–25 cm/s; nach Nahrungsaufnahme max. 40 cm/s.
- *V. renalis* dextra 3–5 mm, sinistra 5–10 mm. *FKDS:* kontinuierlicher Blutfluß.
- Winkel zwischen Aorta und A. mesenteria superior 20–40° (Längsschnitt).

Freies Abdomen

Umschriebene Veränderungen des Bauchraums

- Differenzierung von soliden und zystischen Prozessen sowie Zuordnung zu Organstrukturen ab 1–2 cm Größe möglich, soweit nicht von Darmgas überlagert.

Aszites

- Knie-Ellenbogen-Lage: ab 100 ml, Rücken- und Seitenlage: ab 200 ml erkennbar.
- Stauungsaszites: Darmschlingen frei.
- Entzündlicher Aszites: Briden.
- Maligner Aszites: verklebte Darmschlingen (Atompilz-Phänomen).

Normalbefund: Abdomen-Sonographie

Die Leber ist normal groß und von glatter Kontur. Das Reflexmuster ist fein und homogen ohne Anhalt für RF. Die Gallenblase ist ebenfalls normal groß; das Lumen ist echofrei ohne Anhalt für Steine oder sonstige RF. Die Gallenblasenwand ist nicht verdickt. Das Pankreas läßt sich über allen Abschnitten einsehen und ist altersentsprechend unauffällig. Der D. pancreaticus ist nicht erweitert. Die Nieren sind regelrecht gelegen, normal groß und von glatter Kontur. Das Parenchym ist homogen, fein und nicht verschmälert. Das NBKS ist nicht erweitert. Kein Anhalt für Lithiasis, Nierenparenchymzysten oder sonstige RF. Die Milz ist regelrecht groß, glatt konturiert mit homogenem, feinem Reflexmuster. Sonographisch zeigen sich keine vergrößerten LK. Im kleinen Becken finden sich unauffällige Verhältnisse. Die Aorta abdominalis, die V. cava inferior sowie die übrigen darstellbaren Gefäße sind normal weit und ohne pathologischen Befund.

Beurteilung: Unauffällige Abdomen-Sonographie.

Computertomographie des Abdomens

Technik/Standarduntersuchung

- Patientenvorbereitung: insg. 1500 ml 2–4%ige bariumhaltige Lösung (z.B. 20 ml Gastrografin auf 1 l Tee) zur kompletten Darmkontrastierung trinken lassen, Beginn: 90 min vor Untersuchungsbeginn.
- Lagerung: Rückenlage, Arme über dem Kopf.
- Topogramm: a.-p., lang.
- Gantry-Kippung: 0°.
- Schnittebene: axial.
- Scan-Strecke: nativ kranial der Zwerchfellkuppe bis kaudal der Leber, KM-Serie kranial der Zwerchfellkuppe bis Symphyse.
- Algorithmus: standard.
- Schichtdicke: 10 mm kontinuierlich.
- Fensterung: 350/50.
- Atemlage: tiefe Exspiration.
- KM: Injektionsbeginn 10 s vor erstem Scan, 50 ml mit Flow 1,5 ml/s, 100 ml mit Flow 0,5 ml/s.
- Tips und Tricks: Hosen des Patienten bis in die Mitte der Oberschenkel herunterziehen (Metallartefakte durch Reißverschluß usw.). Bei schlechter Abgrenzbarkeit des Duodenums den Patienten in Rechtsseitenlage auf dem Tisch vor der KM-Serie ca. 100 ml KM trinken lassen. Zur besseren Abgrenzung des Rektums evtl. rektale Füllung (☞ Kap. 2, Untersuchungsmethoden).

Normalbefund: Abdomen-CT

Nach peroraler Magen-Darm-Kontrastierung wurde nativ und nach i.v. KM-Gabe in 10 mm dicken kontinuierlichen Schichten ein Abdomen-CT durchgeführt. Die Leber ist homogen strukturiert, nativ und nach i.v. KM-Gabe mit unauffälligem Dichteverhalten. Die Gallenblase zeigt sich regelrecht. Die Milz ist normal groß. Das Pankreas ist altersentsprechend normal. Die Nieren sind orthotop gelegen, zeigen eine gute KM-Aufnahme und keine Harntransportstörung. Computertomographisch finden sich keine signifikant vergrößerten Lymphknoten. Im kleinen Becken kommen unauffällige Verhältnisse zur Darstellung.
Beurteilung: Regelrechte Darstellung im Abdomen-CT.

Ösophagus

Bildgebende Verfahren

Ösophagusbreischluck

Technik

Zur Darstellung des Ösophagus werden unterschiedliche Aufnahme- und Untersuchungstechniken in Abhängigkeit von der klinischen Fragestellung und Symptomatik sowie verschiedene KM-Arten eingesetzt.

- *Röhrenspannung:* 80 kV oder digitale Radiographie, ggf. Röntgenaufnahmen in Schnellserientechnik (2–8 Bilder/s).
- *Filmformat:* 35 x 35 cm, dreigeteilt (ggf. zusätzlich 24 x 30 cm, zweigeteilt, hochkant).
- *Strahlenschutz:* Bleischürze.
- *Effektive Dosis:* 0,8 mSv.
- *KM:* 100 ml Bariumsulfat (z.B. Micropaque flüssig, ggf. Beimischung von 1 Eßl. Microtrast-Ösophaguspaste).
- *V. a. Perforation:* wasserlösliches KM (z.B. Telebrix Gastro oder Gastrografin).
- *Aspirationsgefahr:* Bronchographie-KM (z.B. Isovist oder Hytrast).

Untersuchungsablauf

Standardverfahren: *Monokontrast* (Prallfüllungs- und Schleimhautbild).

- Falls keine Thoraxübersichtsaufnahme vorliegt: kurze orientierende DL des Thorax bei stehendem Patienten a.-p., ggf. seitlich.
- *Probeschluck:* zur Gewöhnung des Patienten an das KM und den Untersuchungsgang sowie zur Ermittlung der Reaktionszeit des Patienten. Stehender Patient a.-p. Der Patient soll einen großen Schluck in den Mund nehmen, aber noch nicht hinunterschlucken, dann den Kopf etwas in den Nacken nehmen, nach Aufforderung soll das ganze KM auf einmal geschluckt werden. DL von Pharynx und oberem Ösophagusdrittel, dann KM-Verfolgung bis in den Magen.
- *1. Aufnahme:* a.-p. im Stehen: *oberer und mittlerer Ösophagus*. Durchführung wie beim Probeschluck. Beim Auslösen der Aufnahme ist die „Vorlaufzeit" des DL-Gerätes bis zur tatsächlichen Belichtung des Filmes zu beachten (Auslösen des Schusses kurz bevor der Patient zum Schlucken aufgefordert wird oder gleichzeitig mit dem Schluckakt).
- *2. Aufnahme:* seitlich im Stehen: *mittleres und unteres Ösophagusdrittel*. Patienten nach links drehen lassen (Fechterstellung). Patienten wieder einen Schluck in den Mund nehmen lassen und auf Aufforderung schlucken lassen.
- *3. Aufnahme:* Linksseitenlage im Liegen: *mittleres und unteres Ösophagusdrittel*. Patienten im Stehen einen großen Schluck in den Mund nehmen lassen, dann Tisch abkippen. Patienten unter DL soweit nach links drehen, daß sich der Ösophagus von der Wirbelsäule freiprojiziert darstellt. Patient schlucken lassen. Die Aufnahme etwas später auslösen, damit im Gegensatz zu den vorherigen Prallfüllungsaufnahmen die Schleimhaut dargestellt wird.

Zusatzaufnahmen

Doppelkontrast zur Darstellung oberflächlicher Wandveränderungen

- 2 ml Buscopan oder 0,4 mg Glucagon i.v.
- 1 Teel. Brausepulver (z.B. CO_2-Granulat Nicholas) mit einem Schluck Wasser hinunterschlucken lassen (alternativ: den Mund voll Luft nehmen lassen und diese bei geschlossener Nase hinunterschlucken).
- Dann Patienten einen großen Schluck KM in den Mund nehmen lassen und auf Aufforderung hinunterschlucken lassen, Aufnahme wie beim Monokontrast.
- Filmformat 35 x 35 cm, dreigeteilt.

Spezielle Fragestellungen

Ösophagusvarizen

- **1. und 2. Aufnahme wie im Standardverfahren.**
- **3. Aufnahme (1. Film):** einen großen Schluck Bariumbrei in den Mund nehmen lassen. Röntgentisch in leichte Kopftieflage fahren. Patient in Rückenlage. KM schlucken lassen. Sofort nach dem Schlucken Patienten auffordern, tief einzuatmen und zu pressen wie zum Stuhlgang. Reliefaufnahme.
- Ggf. zusätzlich 24 x 30 cm Film, zweigeteilt, hochkant, Linksseitenlage (keine Überlagerung mit der Wirbelsäule) und p.-a. in Bauchlage.

Hiatushernie

- **1. und 2. Aufnahme wie im Standardverfahren.**
- **3. Aufnahme (1. Film):** unteres Ösophagusdrittel, Übergang Kardia.
- Patienten großen Schluck KM in den Mund nehmen lassen. Röntgentisch in Kopftieflage fahren, Bauchlage, linke Seite leicht angehoben (Ösophagus von Wirbelsäule freiprojiziert). Patienten auf Aufforderung schlucken lassen. Wenn KM im ösophagogastralen Übergang ist, tief einatmen lassen und pressen lassen wie zum Stuhlgang.

Gastroösophagealer Reflux

- *1. und 2. Aufnahme wie im Standardverfahren.*
- *3. Aufnahme (1. Film):* unteres Ösophagusdrittel.
- Patienten einen großen Schluck KM in den Mund nehmen lassen, Rückenlage. Tisch horizontal, ggf. leichte Kopftieflage. Patienten unter DL von Links- in Rechtsseitenlage drehen lassen. Aufnahme anfertigen, wenn KM in den Ösophagus zurückfließt.

V. a. Perforation, Ruptur oder Fremdkörper

- Jodhaltiges, wasserlösliches KM (Gastrografin, Telebrix) verwenden.
- Untersuchungsgang wie bei Standarduntersuchung.

Postop.-Kontrolle

- Kontrollen meist am 3.-5. postop. Tag.
- Patienten auf Röntgentisch umlagern. Auf Urinbeutel, Infusionsschläuche, Drainageschläuche usw. achten.
- Patienten so weit wie möglich aufstellen.
- Schluckakt zunächst mit einem Schluck Wasser prüfen (Aspiration). Wenn Patient regelrecht schlucken kann, einen Schluck jodhaltiges KM (z.B. Gastrografin) in den Mund nehmen lassen und unter DL schlucken lassen.
- Bei Spätkontrollen, wenn Patient schon ohne Probleme essen kann, Barium als KM benutzen.
- *1. Film:* 35 x 35 cm, dreigeteilt bzw. digitale Radiographie:
  1. Aufnahme: a.-p.: Restösophagus, OP-Gebiet.
  2. Aufnahme: seitlich, Patient nach links gedreht: Ösophagus von Wirbelsäule freiprojiziert.
  3. Aufnahme: distale Anastomose.
  2. Film: 24 x 30 cm:
  4. Aufnahme, Übersicht Oberbauch: Kontrolle des KM-Abflusses, übrige Anastomosen-Darstellung.
- Ggf. zusätzliche Darstellung der Anastomosen in seitlicher Projektion (a.-p. in Rücken- und Bauchlage).

Motilitätsstörungen

- Digitale Durchleuchtungsanlage, Aufnahmeserien mit hoher Bildfrequenz (6–8 Bilder/s).
- KM: Bariumsulfat, Zubereitung dickflüssig (zäh vom Löffel reißend). Bei Aspirationsgefahr wasserlösliches, isomolares KM (z.B. Isovist).
- Kurze, orientierende Thorax-DL, stehender Patient a.-p., ggf. seitlich.
- Schluckakt in Horizontallage: einen großen Schluck in den Mund nehmen und unter DL schlucken lassen. Bolus bis zum Magen verfolgen. Pathologische Befunde mit hoher Bildfrequenz aufnehmen. Ggf. über Strohhalm viele kleine Schlucke trinken lassen. Für diskrete Befunde reflektorische Erschlaffung des Ösophagus abwarten.
- Schluckakt in aufrechter Lage: Hypopharynx (Zungengrund bis Übergang HWS/BWS), a.-p. und seitlich. Pathologische Befunde mit hoher Bildfrequenz aufnehmen.

Praktische Hinweise

- *V. a. Aspiration:* weder Bariumsulfat noch wasserlösliches KM verwenden, sondern Bronchographie-KM (Hytrast, Isovist).
- *Untersuchung in Hypotonie:* Vorsicht mit Buscopan oder Glucagon i.v. bei älteren Patienten. ☞ Kap. 18, Medikamente in der Radiologie.
- *KI für Buscopan, Glucagon:* ☞ Kap. 18, Medikamente in der Radiologie.

- *Komplikationen:* Aspiration von Gastrografin: Gefahr des Lungenödems durch die hyperosmolare und hygroskopische Wirkung.
  Aspiration von Barium: Bronchusverschluß, Atelektase, Pneumonie (meist nicht so schlimm wie bei Gastrografin).
- Gastrografin nicht bei Säuglingen, Kleinkindern und dehydrierten alten Patienten anwenden: Gefahr der Exsikkose.
- Bei geschwächten Patienten Röntgentisch auch für die stehenden Aufnahmen leicht abkippen (Kollapsneigung).
- Immer gut einblenden (Strahlenschutz, bessere Detailerkennbarkeit).
- *Verzögerungszeit des Durchleuchtungsgerätes* (Vorlauf) beachten. Patienten während oder beim Auslösen der Aufnahme zum Schlucken auffordern.
- *Strohhalmtechnik:* KM dünnflüssiger zubereiten und Patienten mit dem Strohhalm trinken lassen, für Doppelkontrastierung oder Motilitätsstörungen.

Röntgenanatomie des Ösophagus

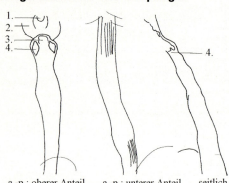

1. Uvula
2. Plica glossoepiglottica
3. Epiglottis
4. Recessus piriformis

a.-p.: oberer Anteil   a.-p.: unterer Anteil   seitlich

Röntgenanatomie des Ösophagus

- *Ösophaguslänge:* ca. 24 cm lang, Beginn: C5/6.
- *Physiologische Engen:* Ösophagusmund bei C5, Aortenbogen, linker Hauptbronchus, Zwerchfell.
- *Ösophagusweite:* 9–13 mm (Höhe Krikoid).
- *Ösophagusschleimhaut:* mit Längsfaltenrelief (Plattenepithel!). Bei Entfaltung glatte Schleimhautoberfläche. Wenn Wände zusammenfallen, longitudinale gerade schmale Schleimhautfalten. Selten im Mittelteil zarte transversale Falten durch Kontraktion der Muscularis mucosae.
- *Faltendicke:* 1–2 mm (> 3 mm pathologisch: z.B. Ödem, Entzündung).
- *Ösophagogastrischer Winkel:* < 90°.
- *Motilitätszeit:* Passagezeit vom Ösophagusmund bis zum Eintritt in den Magen ca. 3–7 s. Bolus erreicht als Ganzes in einer Portion den Magen.
- *Kontraktionen:* von kranial nach kaudal verlaufend. Peristaltik normalerweise bei DL nicht sichtbar. Komplette Entleerung (des Bariums). Normale Kontraktionswelle wird durch folgende Schluckakte unterbrochen, bevor sie komplett abgelaufen ist.

Indikationen:

morphologische und funktionelle Störungen, die der Endoskopie nicht zugänglich sind.

Normalbefund des Ösophagusbreischlucks

**Regelrechter Schluckakt mit ungehinderter KM-Passage. Regelrechte Motilität und ord-
nungsgemäße Aufweitung in allen Abschnitten sowie ungehinderter KM-Übertritt in den
Magen. Die Ösophaguswand ist glatt konturiert, mit regelrechtem Faltenrelief und ohne KM-
Aussparungen. Kein Hinweis auf Hiatushernie oder Reflux.
Beurteilung: Regelrechter Ösophagusbreischluck.**

4

Auswertung und Befundung

- Befund unter Einbeziehung von Anamnese, Klinik, Vorbefunden.
- Bei postop. Kontrolle oder Z.n. Strahlentherapie immer Vergleich mit Voraufnahmen.
- Umgebende Strukturen beachten (Skelett, Hauptbronchien, Halsweichteile, Herz, Fremdkörper, Struma).
- *Sekundäre Kontraktionen:* im mittleren oder unteren Drittel auftretende Kontraktionen, die sich nach oben und unten gleichzeitig ausbreiten (sanduhrförmig). Bei Ösophagitis.
- *Tertiäre Kontraktionen:* sekundäre Spasmen, ungleichmäßig starke Einschnürungen mit plaque-artigen Erweiterungen (Bild des Korkenziehers). Häufig bei ansonsten beschwerdefreien älteren Menschen.

Allgemeine Röntgenzeichen der KM-Untersuchung des Gastrointesinaltrakts

- *Differenzierung zwischen Polyp und Divertikel* in der Aufsicht:
  Polyp: scharfer Innenrand, unscharfer Außenrand.
  Divertikel: scharfer Außenrand, unscharfer Innenrand.
- *Füllungsdefekte bei internen Läsionen:*
  Nachweis eines Stiels oder eines spitzen Winkels zwischen Läsion und Darmwand. Stumpfer Winkel zwischen Läsion und Darmwand kann sowohl bei internen als auch bei externen Läsionen vorliegen.
- *Röntgenzeichen bei gutartigem Geschwür/Ulkus:*
  1. Glatter, scharf begrenzter *Ulkuskrater.*
  2. KM-Depot im Bereich des Ulkusgrundes (*KM-Nische*).
  3. Umgebender, wenig kontrastierter entzündlicher *Ulkusrandwall.*
  4. Penetration der normalen Magenkontur.
  5. *Radiär* in die Krateröffnung ziehende *Schleimhautfalten.*
  6. *Ulkuskragen* (Hampton-Linie) = Schleimhautunterminierung.
- *Röntgenzeichen von malignen Geschwüren:*
  1. *Höckerige Oberfläche* in Umgebung des Ulkuskraters.
  2. *Tumorrandsaum* (Carman-Meniskuszeichen).
  3. Krater ragt nicht über die Kontur des normalen Magenlumens hinaus.
  4. Radiäre Schleimhautfalten reichen nicht bis zum Nischenrand.
  5. Krater ist breiter als tief.
- *Ulkuskrater:* immer in 2 Ebenen darstellen. Wenn er mit Blutgerinnseln gefüllt ist, ergibt sich ein Ringschatten.
- *Artefakte:* Stalaktiten-Phänomen (hängender Bariumtropfen), fleckige Beschichtung, Ausflok-kung des Bariums, ungenügende Trennung von Vorder- und Hinterwand (Kissing-Artefakte), Kolon- und Dünndarmdivertikel können Ringschatten imitieren.

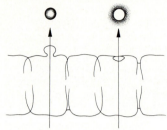

DD zwischen Divertikel und Polyp, nach Burgener, F.A., Kormano, M. Röntgenologische Differentialdiagnostik, Thieme Verlag.

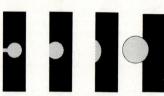

DD zwischen internen und externen Läsionen, nach Burgener, F.A., Kormano, M. Röntgenologische Differentialdiagnostik, Thieme Verlag.

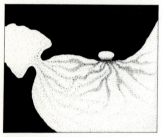

Röntgenzeichen bei benignen Geschwüren, nach Burgener, F.A., Kormano, M. Röntgenologische Differentialdiagnostik, Thieme Verlag.

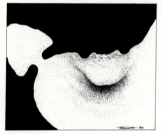

Röntgenzeichen bei malignen Geschwüren, nach Burgener, F.A., Kormano, M. Röntgenologische Differentialdiagnostik, Thieme Verlag.

Computertomographie des Ösophagus

Technik

- Lagerung: Rückenlage, Arme über den Kopf.
- Topogramm: a.-p., lang.
- Gantry-Kippung: 0°.
- Schnittebene: axial.
- Scan-Strecke: kranial C4 bis kaudal des gastroösophagealen Übergangs.
- Algorithmus: nativ in standard. KM-Serie mit Spiraltechnik in soft.
- Schichtdicke: nativ 10 mm, KM-Serie 5 mm, Tischvorschub 5 mm/s, Inkrement 2 mm.
- Fensterung: 350/50.
- Atemlage: tiefe Exspiration. Bei Spiraltechnik Atemstillstand in tiefer Exspiration.
- KM: Injektionsbeginn 20 s vor dem 1. Scan, 150 ml, Flow 2,5 ml/s.

CT-Röntgenanatomie des Ösophagus

- Ösophagus durch Luftgehalt gut erkennbar.
- Wanddicke: < 3 mm. Außenkontur im Halsbereich nicht sicher ohne KM abgrenzbar, da wenig Fett.
- Unterhalb der Bifurkation liegt der Ösophagus dem linken Ventrikel an, was Bewegungsartefakte verursacht.

Indikationen: nicht zur Primärdiagnostik. Beurteilung der Tumorausdehnung, des Befalls der benachbarten Organe, der Fernmetastasierung und LK-Vergrößerung. Durch Spiraltechnik ist die Ösophaguswand artefaktfreier beurteilbar.

Anamnese, klinische Untersuchung

Frage nach Vorgeschichte, Schluckbeschwerden, Aspiration, Regurgitation, Sodbrennen, Erbrechen, Schmerzen, Spasmen, sonstigen Erkrankungen, Vor-OP und Bestrahlungen, Medikamentenanamnese (z.B. Nifedipin und Nitro-Präparate haben Einfluß auf die glatte Muskulatur).

Anomalien des Ösophagus

Aplasie des Ösophagus

Schwerste, aber seltene Form einer Anomalie. Sind nur Teile des Ösophagus nicht angelegt, spricht man von Atresie, die dann mit der Bildung einer Ösophagotrachealfistel einhergeht.

4

Achalasie (Megaösophagus)

Kongenitale Aplasie oder Dysfunktion des Plexus myentericus (Auerbach) im distalen Ösophagus oder durch eine sekundäre Zerstörung des Plexus bedingt. Dadurch fehlt die schluckreflektorische Erschlaffung des unteren Ösophagussphinkters.

- *Rö:* mäßige bis ausgedehnte Dilatation im thorakalen Ösophagus. Glattwandige, trichter- bzw. sektglasförmige Verengung am Hiatus des Zwerchfells. Peristaltik mit unkoordinierten Kontraktionen. Im Stehen spritzt das KM durch die Stenose in kleinen Mengen in den Magen.
  DD: distale Ösophagusstenose durch Entzündung oder Karzinom (hier aber Destruktion der Schleimhautoberfläche).

> **Stadieneinteilung**
> I.   Leichte Dilatation, keine primäre propulsive Peristaltik.
> II. Dilatation mit deutlichen Entleerungsstörungen.
> III. Dilatation mit Aufweitung des Lumens auf 6–10 cm, S-förmige
>   Elongation, Retention von Speisen.

Achalasie

Presbyösophagus

Ältere Menschen ohne Symptomatik, selten Dysphagie.
- *Rö:* leichte bis mäßige Dilatation, tertiäre Kontraktionen im unteren Ösophagusdrittel.

Divertikel des Ösophagus

Umschriebene Ausstülpungen im Verdauungstrakt, die entweder aus der gesamten Wand entstehen (echte Divertikel) oder nur Mukosaausstülpungen durch Muskellücken darstellen (Pseudodivertikel).

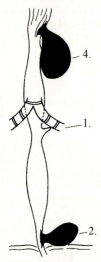

Ösophagusdivertikel

1. Traktionsdivertikel (Bifurkationsdivertikel)
Echtes Divertikel: entsteht durch Narbenzug nach Infektionen der
mediastinalen LK, 20 % der Fälle.
- *Rö:* im mittleren Ösophagusdrittel in Höhe BWK 4 (Trachealbi-
  furkation) spitzzipflige Ausziehungen. Beste Darstellung in linker
  vorderer Schrägprojektion. In seltenen Fällen Perforation und
  Fistelbildung ins Mediastinum.

2. Epiphrenisches Divertikel
Pseudodivertikel: Pulsionsdivertikel im ösophagogastralen Übergang,
10 % der Fälle.
- *Rö:* Aussackung mit großem Divertikelsack und kurzem Diverti-
  kelhals, häufiger rechts als links.

3. Intramurale Pseudodivertikel
Intramural gelegene Erweiterungen der Schleimdrüsen. Meist bei
älteren Menschen, selten.
- *Rö:* viele stecknadelkopfgroße Aussackungen, die ins Lumen
  vorspringen.

4. Zenker-Divertikel
Pseudodivertikel: hypopharyngeales Pulsionsdivertikel. Geht von der
unteren Begrenzung der Hinterwand der Pars laryngea pharyngealis
zwischen den beiden Faserbündeln der Pars cricopharyngea des
unteren Schlundschnürers aus. Bei entsprechender Größe Behinde-
rung der Ösophaguspassage. Häufigstes Divertikel, 70 % der Fälle,
meist ältere Männer.
- *Rö:* Nativaufnahme: retropharyngealer Luft-Flüssigkeits-Spiegel
  möglicherweise sichtbar. KM-Untersuchung: sakkuläre Ausbuchtung dorsal, häufig linksseitig.

Stadieneinteilung der Zenker-Divertikel nach Brombart
I: Dornförmiges Divertikel.
II: Keulenförmiges Divertikel.
III: Sackförmiges Divertikel ohne Ösophaguskompression.
IV: Großes sackförmiges Divertikel mit Einengung und Verlagerung des Ösophagus.

Membranstenosen (Webs)
Zufallsbefund ohne klinische Symptome, auch bei Plummer-Vinson-Syndrom (Eisenmangelanämie
und erworbene Ösophagusmembran mit Dysphagie).
- *Rö:* einzelne oder multiple bandförmige Verengungen im Halsteil des Ösophagus. Angeborene
  Formen gehen von der Vorderwand aus.

Fisteln des Ösophagus
- Angeborene tracheoösophageale Fisteln: werden meist unmittelbar nach Geburt entdeckt.
- Traumatisch: meist bei Endoskopie oder Ösophagusdilatation. Selten bei Mallory-Weiss-Syndrom
  und Boerhaave-Syndrom. Fistelung ins Mediastinum.
- Karzinom, postop., Z.n. Strahlentherapie.

Gutartige Veränderungen des Ösophagus

Ösophagitis

1. Refluxösophagitis
Häufigste Form der entzündlichen Ösophagusveränderungen bei Insuffizienz des distalen Ösophagussphinkters. Prädisponierende Faktoren: Hiatushernie, anhaltendes Erbrechen, Gravidität, Sklerodermie, Pharmaka, Z.n. Ösophagus- und Magenoperationen.

- *Rö:* irreguläres Schleimhautrelief. Im Monokontrast unscharfe, gezähnelte Konturen, verbreiterte Längsfalten. Im Doppelkontrast zeigen sich Bariumstreifen oder Punkte (oberflächliche Schleimhauterosionen). Kopfsteinpflasterrelief. Ulzeration zwischen Ösophagus und Magen oder Hiatushernie. Stenosierung des distalen Ösophagus mit trichterförmigem proximalen Ende und unregelmäßigen Wandkonturen.
  Spätstadium: Megaösophagus durch zunehmende Stenosierung; Motilitätsstörungen mit abnormen Kontraktionen und segmentären Spasmen sowie herabgesetzter Peristaltik.

2. Infektionsbedingte Ösophagitis

Häufigste Ursache: Candidainfektion, Herpesvirus bei immunsupprimierten Patienten, wenig Symptomatik.
- *Rö:* Kopfsteinpflasterrelief. Multiple marginale Füllungsdefekte mit feiner Zähnelung. Ulzerationen.

3. Korrosive Ösophagitis

Schlucken von Laugen oder Säuren (Verletzungen durch Laugen i.d.R. schwerer).
- *Rö: Frühstadium:* Schleimhautödem oder diffuses granuläres Bild.
  Spätstadium: zunehmende Verengung innerhalb einiger Wochen, meist im unteren/mittleren Ösophagus.

4. Barrett-Ösophagitis

Ersatz des Plattenepithels durch einzelne Inseln von Zylinderepithel des Magens. Präkanzerose: in 10 % der Fälle Entwicklung eines Adenokarzinoms.
- *Rö:* Ulzeration in einiger Entfernung von der Kardia (DD: Refluxösophagitis). Segmentverengungen. Glatte, oft asymmetrische Struktur nach Abheilung.

Varizen des Ösophagus

Bei portaler Hypertonie infolge Leberzirrhose, Stauungsherzinsuffizienz oder nicht zirrhotischen diffusen Lebererkrankungen. Drainage über periösophageale Venen in das V.-azygos-System.
Downhill-Varizen: bei Obstruktion der V. cava superior.
- *Rö:* runde bis ovale Füllungsdefekte, hauptsächlich im distalen Ösophagus (Beginn: rechte anterolaterale Wand des distalen Ösophagus). Wechselndes Aussehen bei Ösophagusdilatation (Füllung) und Kontraktion (Verschwinden).
  Doppelkontrasttechnik, Kopftieflage und Valsalva-Manöver.
- *CT:* nach KM-Gabe intramurale und periösophageale Venen und Venenkonvolute entlang dem Magen, dem Pankreas und dem Milzstiel abgrenzbar.

Stadieneinteilung im Ösophagusbreischluck:

I: Geringe Dilatation <2 mm.
II: Mäßige Dilatation, geschlängelte Varizen 3–4 mm.
III: Stark gefüllte Varizen > 4 mm, die sich in halbaufrechter Position nicht mehr vollständig entleeren.
IV: Extreme Dilatation auch im mittleren und proximalen Ösophagusdrittel, keine komplette Entleerung in aufrechter Position.

Sklerodermie

Systemerkrankung des Bindegewebes mit Fibrosklerose, in 80 % Befall des Gastrointestinaltrakts.
- *Rö:* mäßige Dilatation des unteren Ösophagus mit offener Kardia. Verminderte Motilität (Endstadium: starres unbewegliches Rohr ohne peristaltische Wellen). Verlust der Faltenzeichnung. Häufig gastroösophagealer Reflux mit peptischer Ösophagitis. Verlust der Selbstreinigung. Luftgefüllter Ösophagus.

Ösophagogastrale Hernien

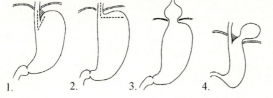

1. Normalbefund
2. Kardiofundale
   Fehlanlage
3. Axiale Gleithernie
4. Paraösophageale
   Hernie
5. Upside-down-
   Magen
   (nicht dargestellt)

Hiatushernien

1. Axiale Hiatushernie

Häufigste Form. Während des Schluckaktes und bei erhöhtem intraabdominellen Druck Verlagerung des ösophago-gastralen Übergangs von abdominal nach intrathorakal. Fast immer mit Reflux bzw. Refluxösophagitis verbunden.
- *Rö:* Erweiterung des Bulbus oesophagi. Magenschleimhaut intrathorakal. Glatte konzentrische Verengung am Übergang vom Ösophagus zum Magen, sog. Schatzki-Ring (Dysphagie-Symptome durch Einengung des Ringes, wenn dieser <12 mm ist).

2. Paraösophageale Hernie

Magenfundus intrathorakal neben dem Ösophagus. Ausgeprägteste Form: Upside-down-Magen. Große und kleine Kurvatur liegen dann intrathorakal, ösophagogastraler Übergang und Pylorus liegen infradiaphragmal.

3. Weitere Hernien

- *Bochdalek-Hernie:* häufigster angeborener Zwerchfelldefekt, paravertebral, 90 % der Fälle linksseitig.
- *Morgagni-Hernie:* retrosternal, in der Thoraxübersicht als runde Beule am rechten vorderen Herz-Zwerchfell-Winkel erkennbar.
- *Traumatische Hernien.*

Gutartige Tumoren des Ösophagus

Sehr selten, < 1 %. Leiomyom (am häufigsten), Fibrohämangiom, Lipom, Zyste, Polypen, Papillome.
- *Rö:* glatt begrenzte RF, nur partielle Lumeneinengung. Ulzerationen bei Leiomyomen. Polypen und Lipome können gestielt sein.

Bösartige Tumoren des Ösophagus

95 % Plattenepithelkarzinome, seltener Adenokarzinom (nach Barrett-Ösophagitis), Lymphom, Sarkom. M:F=3:1. Lokalisation: mittleres > unteres Ösophagusdrittel. DD: Infiltration des Ösophagus durch Bronchialkarzinom.
- *Rö:* unregelmäßige Läsion mit destruierter Schleimhaut. Ulzerationen mit ins Lumen vorspringender RF. Zirkuläre Stenosierungen. Infiltration mit Wandstarre. Bronchoösophageale oder tracheoösophageale Fisteln. Selten oberflächliche Ausbreitung mit multiplen nodulären Füllungsdefekten.
- *CT:* exzentrische Wandauftreibung >3–5 mm. Unscharfe Infiltration der Umgebung. Einbruch in die Aorta descendens, wenn mehr als 90° der Zirkumferenz ummauert ist. Einbruch in das Tracheobronchialsystem mit Konturunterbrechung.
  KM: gutes Enhancement des Tumors sowie befallener LK (pathologisch: periösophageal >10 mm, infradiaphragmal >8 mm).
  Metastasierung in Lunge und Leber.

Strahlenösophagitis

Schon bei Dosen bei <20 Gy (insbesondere in Kombination mit Chemotherapie).
- *Rö:* Zähnelung mit kleinen marginalen Füllungsdefekten oder Kopfsteinpflasterbild.

Postop. Veränderungen

- Strikturen: nach Hiatushernien-OP, Magen-OP, insbesondere nach längerer Verweildauer von Magensonden nach Fistelbildung.
- Anastomoseninsuffizienz: nach Ösophagus-OP.

4

Wichtige Differentialdiagnosen bei Ösophaguserkrankungen

Anormales Schleimhautrelief

- Refluxösophagitis, infektionsbedingte Ösophagitis, korrosive Ösophagitis, Karzinom, Leukoplakie, Pseudodivertikel, Varizen, Artefakte (Luftblasen).

Einengung (Striktur)

- Karzinom, Metastase, Lymphom, Membranen (Webs), Schatzki-Ring, infektionsbedingte Ösophagitis, Refluxösophagitis, Barrett-Ösophagus, Pseudodivertikel, korrosive Ösophagitis, iatrogene Strikturen (postop., Z.n. Strahlentherapie).

Dilatation

- Achalasie, Presbyösophagus, Ösophagitis, Sklerodermie, andere rheumatoide Erkrankungen, neuromuskuläre Störungen.

Motilitässtörung

- Achalasie, Presbyösophagus, Sklerodermie, andere rheumatoide Erkrankungen, Pharmaka, neuromuskuläre Störungen, Z.n. Bestrahlung, Karzinome.

Ulkus

- Peptisches Ulkus, Barrett-Ulkus, M. Crohn, infektiöse Ösophagitis, korrosive Ösophagitis, Karzinom, Strahlentherapie, Magensonde, endoskopische Sklerotherapie.

Fistelbildung

- Karzinom, kongenital, Sequestration der Lunge, spontane Ruptur (Boerhaave-Syndrom. Mallory-Weiss-Syndrom), granulomatöse Infiltration (Tbc, Histoplasmose), Trauma, postop.

Füllungsdefekt (Impression von außen oder innen)

- *Ventral:* pharyngealer Venenplexus, linker Hauptbronchus, Aortenbogen, Arteriosklerose, Aortenaneurysma der Aorta descendens, Membranen.
- *Dorsal:* Osteophyten, Defekt der Bandscheibe C5/C6 durch die Pars cricopharyngea des unteren Schlundschnürers (krikopharyngeale Achalasie).
- *Ringförmig:* Schatzki-Ring, Zwerchfellhiatus.
- *Sonstige:* Zyste, benigner Tumor, Karzinom, Schilddrüsenvergrößerung, Lymphom, Magenkarzinom, mediastinaler Tumor, Ösophagitis, Varizen, Fremdkörper, Linksherzvergrößerung, Spondylose, Spondylitis.

Pharynx

Der Hypopharynx (Pars laryngea pharyngis) und die Speiseröhre (Ösophagus) dienen gemeinsam dem Transport der aufgenommenen Nahrung vom Mund in den intraabdominellen Abschnitt des Verdauungstraktes. Aus diesem Grund werden sie meist gemeinsam röntgenologisch untersucht.

Technik

Nativaufnahme
Stehender Patient a.-p. und seitliche Projektion. Filmformat 24 x 30 cm, zweigeteilt, hochkant.

KM-Darstellung des Hypopharynx
- *KM:* Bariumsulfat, zähflüssig.
- *Filmformat:* 2 x 24 x 30 cm, zweigeteilt, hochkant.
- Zunächst *Probeschluck* unter DL verabreichen.
- *1. Aufnahme*: a.-p.
  Einen großen Schluck trinken lassen, Kopf rekliniert. Aufnahme, wenn KM einen feinen Schleimhautbeschlag macht.
- *2. Aufnahme: streng seitlich.*
  Aufnahme mit feinem KM-Beschlag der Schleimhaut.
- *3., ggf. 4. Aufnahme*: a.-p., ggf. seitlich. Entfaltung der Valleculae und der Recessus piriformes. Einen großen Schluck KM trinken lassen, dann den Patienten auffordern, tief Luft zu holen, die Lippen zusammenzupressen und die Luft über die aufgeblasenen Backen herauszupusten. Aufnahme bei max. Entfaltung.

Praktische Hinweise

- *Strahlenschutz:* einblenden, Bleischürze.
- a.-p.-Projektion: Kopf des Patienten muß so weit rekliniert sein, daß sich harter und weicher Gaumen nicht übereinander projizieren.
- Seitliche Aufnahme: Patient soll die Schultern herunterziehen, alle Halswirbel und die Trachea müssen abgebildet sein.
- Schluckakt und „Preßmanöver" vorher mit dem Patienten üben.

Röntgenanatomie

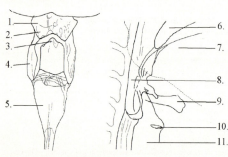

1. Pharynx
2. Pharyngoepiglottische Falten (Valleculae)
3. Epiglottis
4. Recessus piriformis
5. Ösophagus
6. Uvula
7. Zunge
8. Larynx
9. Zungenbein
10. Ventriculus laryngis
11. Trachea

Hypopharynx a.-p. und seitlich

- *Nasopharynx = Epipharynx:* von der Schädelbasis bis zum Ansatz des weichen Gaumens am Palatum durum.
- *Oropharynx = Mesopharynx:* Unterrand des Epipharynx bis zum oberen Drittel des Os hyoideum.
- *Hypopharynx = Laryngopharynx:* Unterrand des Oropharynx bis zum pharyngoösophagealen Übergang unter Einschluß des M. cricopharyngeus.
- *Pharyngoepiglottische Falten* (Valleculae): Mesopharynx, a.-p. und seitlich sichtbar.
- *Recessus piriformes:* Hypopharynx, a.-p. und seitlich sichtbar.
- *Ösophagusmund:* in Höhe der Recessus piriformes, gleiche Höhe wie Ringknorpel, Beginn des Ösophagus.
- *M. cricopharyngeus:* verschließt den Ösophagusmund.

Indikationen: Diagnostik tumoröser RF des Pharynx erfolgt durch otorhinolaryngoskopische Spiegeluntersuchung. Beurteilung der Tumorausdehnung und Metastasierung wird sonographisch, computertomographisch oder mit der MRT durchgeführt (☞ Kapitel 15 HNO).
Konventionelle Röntgendiagnostik: ergänzende Dokumentation, Funktionsprüfung, Verlaufskontrollen bei Strahlentherapie.

Normalbefund des Hypopharynx

Regelrechter Schluckakt und unbehinderte Passage des KM in den Ösophagus. Kein Nachweis von KM-Retention, Füllungsdefekten, Stenosierungen oder Aussackungen. Symmetrische Entfaltbarkeit der Valleculae und der Recessus piriformes. Regelrechte Darstellung der abgebildeten knöchernen Strukturen und der Halsweichteile.
Beurteilung: Regelrechte KM-Darstellung des Hypopharynx.

Anamnese, klinische Untersuchung

Frage nach Dysphagie, Bolusgefühl, Retention von Speisen, Tumoren, Entzündungen, Abszessen, Z.n. OP oder Strahlentherapie.

Anomalien des Pharynx

Zenker-Divertikel: ☞ Ösophagus.

Motilitätsstörungen des Pharynx

Ursachen: obstruktive Läsionen in Höhe des Ösophagusmundes oder des zervikalen Ösophagus, neuromuskulären Erkrankungen, krikopharyngeale Achalasie (Ösophagusmundmuskulatur erschlafft beim Schluckakt nicht regelrecht), Z.n. Laryngektomie (ösophageale Sprache mit Hypertrophie der Ösophagusmundmuskulatur).

- *Rö:* Barium wird nicht vollständig abtransportiert. Bariumreste in den Valleculae und den Recessus piriformes. Häufig Aspiration.
  Kraniopharyngeale Achalasie: Füllungsdefekt in Höhe C5/6 an der Hinterseite des Ösophagus.

Bösartige Veränderungen des Pharynx: ☞ Kap. 15, HNO.

Magen und Duodenum

Bildgebende Verfahren

Doppelkontrastuntersuchung von Magen und Duodenum

Technik

Die röntgenologische Untersuchung des Magens sollte als Routineuntersuchung mit weitgehend standardisierten Aufnahmen und festem Untersuchungsschema durchgeführt werden. Es werden Röntgengeräte mit *Untertischröhre*, *Röntgenbildverstärker* und *Belichtungsautomatik* mit mittlerem Meßfeld benutzt. Die *Aufnahmespannung* liegt zwischen *90 und 110 kV*.

- *Fokus:* 1,2 mm^2 (0,6 x 0,6 mm nur für ganz dünne Patienten).
- *SE-Film-Folien-Kombinationen*: Empfindlichkeitsklasse 400.
- *Expositionszeit* < 100 ms.
- *Strahlenschutz:* einblenden, Hodenkapsel, kurze DL-Zeit.
- Röntgentischkippung mit Kopftieflage.
- Röhrenleistung: >50 kW, Röhrenstrom bei DL automatisch.
- *Filmformat:* 24 x 30 cm oder 18 x 24 cm, alternativ 100-mm-Kamera oder digitale Radiographie.
- *KM:* 200 ml Bariumsulfat mit hoher Dichte (z.B. Micropaque HD oral), nicht verwenden bei Patienten mit Schluckstörungen, Aspirationsneigung, V. a. Perforation oder bei der frühen postop. Kontrolle (☞ Ösophagus).
- *Gasbildner:* 3 g Granulat, Brausepulver oder Tabletten zur Entwicklung von ca. 250 ml CO_2 (z.B. CO_2-Granulat Nicholas).
- *Spasmolytikum:* Buscopan (N-Butylscopolamin) 1–2 Ampullen = 20–40 mg i.v. KI: ☞ Kap. 18, Medikamente. Alternativ: Glucagon, 0,25–0,5 mg i.v. KI: ☞ Kap 18, Medikamente.
- *Untersuchungszeit:* 15–20 min., DL-Zeit ca. 6 min.
- *Effektive Dosis:* durchschnittlich 2,16 mGy.
- Alle Aufnahmen in tiefer Exspiration und Atemstillstand durchführen.
- Mit orientierender Thorax- und Abdomen-DL am stehenden Patienten beginnen (Bronchialtumor, Metastasen, Pneumonie, freie Luft unter dem Zwerchfell, Pankreasverkalkungen, Nieren- oder Gallensteine).
- Röntgenuntersuchung setzt sich zusammen aus *Schleimhautreliefbild, Prallfüllungs-, Doppelkontrast- und Kompressionsaufnahmen.*
- *Patientenvorbereitung:* nüchtern, am Vorabend nichts essen, nichts trinken, nicht rauchen, keine Medikamente, am Vortag kein Alkohol. Untersuchungsbeginn vor 10 h morgens.

Magen-Duodenum-Darstellung im Doppelkontrast

Aufnahme/ Filmformat	Vorgehensweise	Tisch-position	Patienten-lage	Darstellende Region	Bild	Anmerkung
1. Film: 1. Aufnahme 24 x 30, hoch (oder quer)	• 1–2 Amp. Buscopan i.v. im Liegen • 30–50 ml Barium in leichter Linksseitenlage im Stehen trinken lassen • Tisch horizontal fahren, Patienten über linke Seite in Bauchlage drehen	Horizontal	Bauchlage, liegend	*Magenvorderwand, distaler Ösophagus, Kardia, Antrum:* Übersichtsaufnahme, Schleimhautfalten		Wenn sich Magenvorderwand nicht ganz darstellt, Kompression mit festem Kompressionskissen. Bei schlechtem Beschlag erneut 30–40 ml Barium, Tischkippung variieren, ggf. Film zweigeteilt Hiatushernie meist in Schleimhautbild erkennbar
2. Film: 2. Aufnahme 24 x 30, hoch	• Patienten aufrichten, restliches Barium (150 ml) trinken lassen • Unter DL Ösophaguspassage beobachten	45–75°	Rückenlage, stehend, leicht nach links gedreht	*Konturen der kleinen und großen Kurvatur:* Prallfüllung, Angulus frei-projiziert		Patient nur kurz stehen lassen. *Cave:* KM-Übertritt ins Duodenum
3. Film: 3. Aufnahme 24 x 30, hoch (oder quer)	• CO$_2$-Granulat mit 20–30 ml Wasser im Stehen mit zurückgeneigtem Kopf schnell schlucken lassen • Tisch 10° Kopftieflage • 1 min warten bis Gasbildung abgeschlossen • Patient dreht sich von der linken Seite auf den Bauch und über die linke Seite wieder auf den Rücken, Manöver mindestens 3mal wiederholen, nicht über die rechte Seite drehen lassen	Horizontal oder 10° Kopftief-lage	Rückenlage, liegend, leicht nach links gedreht	*Hinterwand des Korpus, Antrum, Angulus:* Magenübersicht im Doppelkontrast		Bei immobilen Patienten führt der Untersucher in Linksseitenlage Schaukelbewegungen mit dem Patienten aus Guter Wandbeschlag durch klare Darstellung der Areae gastricae gekennzeichnet
4. Film: 4.-7. Aufnahme 24 x 30, quer/ viergeteilt	4. Aufnahme: • in Rückenlage nach links drehen lassen, bis Antrum freiprojiziert ist	Horizontal	Rückenlage, liegend, leicht nach links gedreht	*Antrumhinterwand mit Pylorus,* evtl. Bulbus: Zielaufnahmen, Doppelkontrast		Barium fließt nach kranial in den entfalteten Magen ab Zur Refluxüberprüfung pressen lassen

4

Magen-Duodenum-Darstellung im Doppelkontrast (Fortsetzung)

	Aufnahme	Winkel	Lage	Zielaufnahme	Bild	Bemerkungen
	5. • Angulus freiprojizieren	s.o.	s.o.	*Korpushinterwand, Angulus:* Zielaufnahme, Doppelkontrast		KM in 2 Portionen geteilt (im Fornix und Antrum)
	6. • Tisch gradweise aufrichten • Patienten ca. 45° nach rechts drehen lassen (Schatzki-Position)	30–40°	Rückenlage, rechts gedreht	*Magenhinterwand, Übergang Korpus/Fundus:* Zielaufnahme, Doppelkontrast		Patient darf nicht aufstoßen
	7. • Tisch aufrichten, Patienten nach rechts drehen	Vertikal	Rechtsseitenlage, stehend	*Aufsicht auf Kardia, Fornix Vorder- und Hinterwand:* Zielaufnahme, Doppelkontrast		
5. Film: 8.–11. Aufnahme 24 x 30, viergeteilt, quer	**8.** • Tisch auf 45° absenken, Bulbus in leichter Linkslage freiprojizieren • dosierte Kompression	45°	Rückenlage, leicht nach links gedreht	*Bulbus duodeni:* Zielaufnahme, Prallfüllung		Wenn noch keine ausreichende KM-Füllung des Duodenums vorliegt, Patienten 1 min in Rechtsseitenlage bringen oder in die Kabine schicken und 20 min warten. Dosierte Kompression mit Tubus oder Kompressionskissen
	9. • Patienten nach rechts und dann in Bauchlage drehen lassen. • Bulbus freiprojizieren	Horizontal evtl. Kopftieflage	Bauchlage, liegend	*Bulbus duodeni:* Zielaufnahme, Prallfüllung		
	10. • Patienten auf den Rücken drehen lassen • Aufnahme bei freier Entfaltung des Bulbus	Horizontal	Rückenlage, Linksseitenlage	*Bulbushinterwand:* Zielaufnahme, Doppelkontrast		Luft aus dem Magen füllt den Bulbus
	11. • Pars descendens freiprojizieren	Horizontal	Rückenlage, Linksseitenlage	*Pars descendens duodeni:* Zielaufnahme, Doppelkontrast		Bei unzureichender KM-Füllung Patienten nach rechts drehen lassen, dann wieder nach links

Praktische Hinweise

- *Standardisiertes Grundschema* einhalten, Untersuchungsablauf im Trockenen üben und auswendig lernen!
- Bei DL breiter Magenspiegel. Bei zu viel Nüchternsekret: Lagerung des Patienten auf die rechte Seite und 30 min bis 1 h zum Abfluß des Succus warten (Untersuchungsbeginn vor 10 h!), ggf. über Magenschlauch absaugen.
- Haltegriffe am Röntgentisch so einstellen, daß sich Patient sicher und gut festhalten kann.
- Patient in schlechtem AZ: Buscopan i.m. oder Glucagon i.v. (langsamerer Wirkungseintritt).
- *Brausepulver* schäumt im Mund, beim Einnehmen und Schlucken Kopf reklinieren, nicht aufstoßen, Brausepulver nicht mit KM zusammen geben wegen Blasenbildung.
- *Gewünschte Dehnung des Magens* durch das Gas mit ca. 250–300 ml: Faltenrelief ist gerade verstrichen, bei größeren Läsionen oder Riesenfalten mehr Gas geben.
- Alle *Drehmanöver* des Patienten mit Untersucherhand am Patienten durchführen.
- Ausreichender *KM-Beschlag* durch Abwaschen des Schleims von der Schleimhautoberfläche durch Rotation des Patienten.
- *Kompression:* meist am aufrechtstehenden Patienten. Bei zu großer KM-Menge Patient halbaufrecht. Bei adipösen Patienten Bauchlage und Kompression mit Kompressionskissen oder Zellstoffbündeln.
- *Überlagerung* von Antrum und Angulus durch Dünndarm: Bauchlage, Kompression, mehrere Aufnahmen.
- *Ggf. Zweituntersuchung* durchführen: z.B. bei vorzeitigem KM-Übertritt.
- *Dünndarmpassage* im Anschluß an die Magenuntersuchung: nur zur groben Orientierung geeignet, Paspertin (i.v. oder Trpf.), um der verzögerten Passage durch das Spasmolytikum entgegenzuwirken.
- *Magenausgangsstenose:* Patienten zum Abfluß des KM in Rechtsseitenlage bringen.
- *Reihenfolge der Röntgenuntersuchungen* planen: KM-Magen-Darm-Untersuchung erst nach Angiographie, Urographie, Cholezystographie, Skelettaufnahmen und CT durchführen.

Röntgenanatomie

Magen

- *Äußere Längs-, innere Ringmuskelschicht* mit zusätzlicher Schrägfaserschicht im Fundus und lateralem Abschnitt des Korpus.
- *Faltenrelief* aus Tunica mucosa und submucosa, 4–5 mm breit (pathologische Verbreiterung >8 mm), präformiert, aber nicht konstant vorhanden, Verstreichen bei Luftinsufflation.
- *Areae gastricae:* Magenfeinrelief, netzartige Felderung, vorwiegend in der Pars pylorica. Durchschnittlich 1,5–2,5 mm, im Antrum 3–4 mm, im Korpus und Fundus größer. Rund bis ovale Form, auch polygonal. Ebenso wie die Falten nicht konstant vorhanden, sondern präformiert. Sichtbar bei voller Entfaltung und guter Schleimhautbeschichtung.
- *Peristaltik:* ringförmige, nicht abschnürende Kontraktionen bei Dehnungsreiz nach aboral bis zum Pylorus wandernd, dort spezielle Entleerungsmotorik.
- *Sekretion:* ca. 2 l/d.
- *Verweildauer des Mageninhalts:* 200–250 ml Bariumsulfat bleiben ca. 1–2 h im Magen, pathologisch > 4 h Verweildauer (ohne zwischenzeitliches Essen und Trinken).

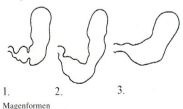

Magenformen

1. Hakenmagen: ähnelt einem Angelhaken, die große Kurvatur liegt im mittleren Abdomen.
2. Langmagen: große Kurvatur kann bis in das kleine Becken reichen.
3. Stierhornmagen: liegt quer im Abdomen, relativ klein.

1.   2.   3.

Magenformen

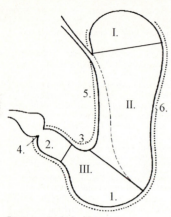

I.   Fundus ventriculi (Fornix, Cardia)
II. Corpus ventriculi
III. Pars pylorica
1.   Antrum pyloricus
2.   Canalis pyloricus
3.   Incisura pylorica (Angulus)
4.   Pylorus
5.   Kleine Kurvatur
6.   Große Kurvatur

Röntgenanatomie des Magens

Duodenum

● *Schleimhaut:* feinvillöse Struktur.
● *Faltenrelief:* ringförmig (Kerckring-Falten), Längsfalte bekleidet die Papilla duodeni major (Vateri).
● *Bulbus duodeni:* Unmittelbar an den Pyloruskanal anschließend. Bei starker Dehnung keine Falten, distal des Bulbus immer Falten, 2 mm breit, zirkulär.
● *Papilla duodeni major (Vateri):* oval 1–1,5 cm, an der posteromedialen Wand der Pars descendens gelegen, distal hiervon longitudinale Falte.
● *Papilla duodeni minor:* 0,5–1 cm, an der anteromedialen Wand, Darstellung in Bauchlage.
● Pars descendens, Pars horizontalis, Pars ascendens und Flexura duodenojejunalis folgen.
● *Duodenale C-Schlinge:* Bulbus duodeni, Pars descendens und horizontalis.
● *Pars descendens:* Einmündung von D. choledochus und D. pancreaticus in der Papilla Vateri.

Indikationen: die Endoskopie des oberen Verdauungstrakts ersetzt die Röntgenuntersuchung nicht. Beide Methoden ergänzen sich gegenseitig.
● Funktionelle Störungen.
● Morphologische Störungen: Entzündungen, Anomalien, Tumoren, RF in der Umgebung mit Kompression der Magenwand von außen.
● Postop.Veränderungen.

KI: akutes Abdomen, Ileus, freie Luft im Abdomen, schwere Obstipation oder Dehydration (Gefahr der Eindickung des Bariumsulfats im Magen-Darm-Trakt).

Normalbefund: Doppelkontrastuntersuchung von Magen und Duodenum
Regelrechter Schluckakt mit unauffälliger Darstellung des normal weiten, glatt konturierten Ösophagus. Ungehinderter ösophagogastraler Übertritt des KM ohne Hinweis auf Hiatushernie oder Reflux. Der Magen weitet sich in allen Abschnitten gut auf und zeigt in der Doppelkontrastuntersuchung ein unauffälliges Schleimhautrelief. Hier, wie auch im Bulbus duodeni, kein Nachweis von konstanten KM-Depots. Unauffällige Darstellung der duodenalen C-Schlinge.
Beurteilung: Unauffälliger Befund des Magens und des Duodenums.

Auswertung und Befundung

- Einbeziehung von Anamnese, Klinik und Vorbefunden.
- Allgemeine Röntgenzeichen ☞ Ösophagus.
- Wichtige Bilddetails: 1–2 mm.
- Differenzierung zwischen Magenvorder- und -hinterwand im Doppelkontrast in Rückenlage:
  Hinterwand (tischnah): KM folgt der Schwerkraft und bildet eine etwas dichtere Schicht in den
  Tälern zwischen den Hinterwandfalten, bandförmige Aufhellungen.
  Vorderwand (tischfern): KM läuft ab, Vorderwandfalten (Ränder) wie scharf gezeichnete, parallel
  verlaufende Schienenstränge.
- Feinrelief erscheint nur, wenn Falten verstrichen sind.
- Schleimhautrelief-Artefakte: KM zu viskös, unregelmäßiger Beschlag, schlechte Mischung der
  KM-Suspension, Gasbläschen.
- Unzureichende Gasinsufflation: Vorder- und Hinterwand nur ungenügend getrennt, in Berüh-
  rungszone scharf berandete Kontur, ähnlich einer Vorwölbung (Kissing-Artefakt).
- Vorderwandulzera: in Rückenlage läuft das KM bei Doppelkontrasttechnik ab, so daß nur ring-
  förmige Strukturen auf dem Röntgenbild entstehen.

Operierter Magen

Frühkontrollen

- Ind.: Funktionsbeurteilung (Passage, Entleerung, Nahtinsuffizienz).
- Die angewandte OP-Technik muß bekannt sein.
- Frühe postop. Kontrolle meist am 3.-5. Tag zum Ausschluß von Nahtinsuffizienz oder Perfora-
  tionen.
- 50 ml wasserlösliches KM (Telebrix Gastro, Gastrografin), 1:1 mit Wasser verdünnt (bei
  Schluckstörung mit Aspirationsneigung kontraindiziert).
- Umlagern des Patienten auf den Röntgentisch und Kippstellung in 45°-Schrägstellung.
- Zunächst orientierende DL, dann ein Probeschluck.
- Bei Nahtinsuffizienz oder Fisteln zusätzliche Zielaufnahmen.
- Bei fehlender Entleerung des Magens zusätzliche Spätaufnahmen.

Billroth-I-Magen

- *1. Aufnahme: Übersicht des Restmagens a.-p..* Patient in Rückenlage, Tisch horizontal oder
  45° gekippt.
- *2. Aufnahme: Übersicht des Restmagens seitlich.* Patient nach links gedreht, stehend, Tisch
  vertikal oder 45° gekippt. Filmformat: 24 x 30 quer (2mal), hochkant oder digitale Aufnahmen.
- Wird das KM nicht ins Duodenum transportiert, Lagerung in Rechtsseitenlage bei horizontalem
  Tisch.

Billroth-II-Magen

- *1. Aufnahme: proximaler Magenanteil a.-p.* Patient in Rückenlage, stehend, Tisch vertikal oder
  leicht gekippt.
- *2. Aufnahme: distaler Magenanteil mit Anastomose a.-p.* Patienten nach Rechtsseitenlage
  wieder in Rückenlage bringen, Tisch horizontal. Filmformat 24 x 30 quer, zweigeteilt.
- *3. Aufnahme: Übersicht des Restmagens.* Patient in Rückenlage, liegend, Tisch vertikal. Filmformat 24 x 30, hochkant oder digital.

Spätkontrollen

Ind.: morphologische Veränderungen.

Billroth-I-Magen

- Analog der standardisierten Doppelkontrastuntersuchung des Magens in Hypotonie mit Bariumsulfat.
- Durch fehlenden Pylorus schnelle KM-Passage in den Dünndarm. Durch Kompression des Duodenums im Stehen Verlangsamung der KM-Passage möglich.
- Statt Darstellung des Bulbus duodeni Anastomosendarstellung. Refluxprüfung in Kopftieflage und Pressen.

Billroth-II-Magen

- 1–2 Amp. Buscopan i.v. im Liegen.
- Tisch aufrichten und CO_2-Granulat mit 20–30 ml Wasser im Stehen mit zurückgeneigtem Kopf schnell schlucken lassen, kein Aufstoßen.
- **KM:** 150 ml Bariumsulfat, Tisch horizontal kippen.
- *1. Aufnahme: Übersicht des Magenstumpfs im Doppelkontrast.* Bauchlage, Filmformat 24 x 30, hoch.
- *2. Aufnahme: Übersicht des Magenstumpfs im Doppelkontrast.* Rückenlage, Filmformat 24 x 30, hoch.
- *3.-6. Aufnahme: Zielaufnahmen der Anastomosen und der Kardia*:
  3. Aufnahme: Kardia. Rückenlage, Patienten pressen lassen, Tisch horizontal oder in 10°-Kopftieflage.
  4. Aufnahme: Anastomose. Patient in Rückenlage, links gedreht, Tisch horizontal.
  5. Aufnahme: Anastomose. Patient in Rückenlage, rechts gedreht, Tisch horizontal.
  6. Aufnahme: Anastomose. Patient in Bauchlage, Tisch horizontal.
  Filmformat 24 x 30 cm, quer, viergeteilt.
- *7. Aufnahme: zuführende Schlinge.* Rechtsseitenlage und Füllung der zuführenden Schlinge (i.d.R. 20 min Lagerung auf der rechten Seite), dann Patienten auf die linke Seite drehen und in Doppelkontrast zuführende Schlinge darstellen.
- *8. Aufnahme: Übersicht, Restmagen und proximale Dünndarmschlingen.* Patient in Rückenlage, stehend, Tisch vertikal. Filmformat 24 x 30 cm, hoch, oder 35 x 35 cm.
- Vorderwandschleimhautaufnahmen und Prallfüllungsaufnahmen gelingen meistens nicht, da das KM zu rasch entleert wird.

Z.n. Gastrektomie

- *1. Aufnahme: distaler Ösophagus und Ösophagojejunostomie.* Patient in Rückenlage, Tisch ca. 45°.
- *2. Aufnahme: distale Anastomose.* Patient in Rückenlage, Tisch 45°. Filmformat 24 x 30 cm, hoch, zweigeteilt.
- *3. Aufnahme: Übersichtsaufnahme mit Anastomose und proximalen Dünndarmschlingen.* Patient in Rückenlage, Tisch horizontal. Filmformat 24 x 30 cm, hoch, oder 35 x 35 cm.
- *4. Aufnahme: Übersichtsaufnahme seitlich.* Patient in Rechtsseitenlage, Tisch horizontal. Filmformat 24 x 30 cm hoch.

Praktische Hinweise: Hiatushernie und Reflux bei allen operierten Mägen suchen.

Hypotone Duodenographie

Normalerweise wird das Duodenum in der standardisierten Doppelkontrastuntersuchung des Magens mitdargestellt. Bei Überlagerungen oder geringer Entfaltbarkeit des Bulbus kann die hypotone Duodenographie bei speziellen Fragestellung eingesetzt werden.

Technik

- Tisch 45° gekippt, 150 ml Bariumsulfat (Micropaque HD) trinken lassen, 4–6 g CO_2-Granulat mit 20 ml Wasser mit zurückgeneigtem Kopf schnell schlucken lassen.
- Lagerung des Patienten auf die rechte Seite, Tisch horizontal, bis Duodenum sich mit KM gefüllt hat.
- 1–2 Amp. Buscopan i.v. *erst jetzt* (nach KM-Gabe) spritzen.
- *1. Aufnahme:* duodenale C-Schlinge im Doppelkontrast. Patient in Rückenlage, leicht linksgedreht, Tisch horizontal.
- *2. Aufnahme:* duodenale C-Schlinge im Doppelkontrast. Patient in Bauchlage, linke Seite angehoben, Tisch horizontal.
- Filmformat 24 x 30 cm, quer, zweigeteilt.

Computertomographie des Magens

Technik

- Vorbereitung: 750 ml Wasser als negatives KM unmittelbar vor Untersuchungsbeginn trinken lassen.
- Lagerung: Rückenlage, Arme über den Kopf.
- Topogramm: a.-p., lang.
- Gantry-Kippung: 0°.
- Schnittebene: axial.
- Scan-Strecke: kranial der Zwerchfellkuppe bis kaudal des unteren Leberpols.
- Algorithmus: nativ in standard, KM-Serie in Spiraltechnik, soft.
- Schichtdicke: nativ 10 mm, KM-Serie 10 mm, Tischvorschub 10 mm/s, Inkrement 5 mm.
- Fensterung: 350/50.
- Atemlage: tiefe Exspiration, bei Spiraltechnik Atemstillstand in tiefer Exspiration.
- KM: vor der KM-Serie 1–2 Amp. Buscopan i.v. und 200 ml Wasser über einen Strohhalm, Injektionsbeginn KM 20 s vor dem 1. Scan, 150 ml, Flow 2,5 ml/s.

Praktische Hinweise: Wasser dient als negatives KM, wodurch das Magenlumen homogen hypodens gefüllt ist. Nach i.v. KM-Gabe erscheint die Magenwand hyperdens, und Veränderungen der Magenwand lassen sich besser erkennen.

CT-Röntgenanatomie des Magens

☞ Kap. 2, Untersuchungsmethoden, Computertomographie.
- Einzelne Wandschichten nicht differenzierbar.
- Wanddicke ca. 5 mm (>10 mm pathologisch).

Indikationen: Frage nach Magentumoren, Tumorausdehnung, Befall der benachbarten Organe, Metastasierung der Leber, LK-Vergrößerungen. Durch Spiraltechnik sind die Magenwand und das Leberparenchym gleichzeitig beurteilbar.

Normalbefund: CT des Magens

Nach Gabe von insgesamt ca. 1 l Wasser als hypodenses KM erscheint die Magenwand nativ und nach i.v. Gabe von 150 ml jodhaltigem KM nicht verdickt und ist glatt konturiert.
Auch das Leberparenchym ist homogen, zeigt ein regelrechtes KM-Verhalten und keinen Anhalt für RF. Kein Nachweis vergrößerter Lymphknoten. Auch die übrigen mitdargestellten Oberbauchorgane stellen sich regelrecht dar.
Beurteilung: Unauffällige Darstellung des Magens ohne Nachweis einer RF im Bereich der Magenwand. Computertomographisch kein Hinweis auf Lebermetastasierung oder Vergrößerung der Lymphknoten.

Auswertung und Befunde

- Gastroösophagealer Übergang: Magenwand wird tangential angeschnitten, dadurch Vortäuschung einer Dickenzunahme.
- Normale Wanddicke schließt ein Malignom nicht aus und umgekehrt.
- Differenzierung von gesunden und tumorösen LK nur aufgrund der Größe möglich (>1 cm pathologisch).

Sonographie des Magens

Technik

- Patienten nüchtern früh morgens untersuchen.
- Darstellung in Quer- und Längsschnitten, ☞ Kap. 2 Untersuchungsmethoden, Sonographie.
- **Praktische Hinweise:** zur besseren Abgrenzung der Magenwand Lumen mit Flüssigkeit füllen.

Sono-Anatomie

- *Antrum und Korpus* im Querschnitt schlauchförmig, im Längsschnitt kokardenförmig.
- *Fundus:* nur unzureichend darstellbar. Schallfenster der Milz oder Flüssigkeitsfüllung des Lumens ausnutzen, dann dorsal des linken Leberlappens abgrenzbar.
- *Kardia:* dorsal des linken Leberlappens zusammen mit Zwerchfellschenkel darstellbar.
- *Magenwand:* gleichförmige Ringfigur mit ins Lumen vorspringenden Wandschichten. Wanddicke kontraktionsabhängig, 2 Schichten abgrenzbar: echoreiche Mukosa, echoarme Muskularis. Pathologische Verdickung der Magenwand >6 mm.

Indikationen: pathologische Veränderungen im Ultraschall unspezifisch. LK-Vergrößerung und Lebermetastasierung als erstes Staging. Entleerungsverzögerungen.

Klinische Untersuchung

Anamnese

- Allgemeinsymptome: Gewichtsabnahme, Schwindel, Anämie.
- Magenspezifische Symptome: Druckgefühl, Schmerzen vor oder nach dem Essen, Appetitlosigkeit, Sodbrennen, Aufstoßen, Übelkeit, Erbrechen, Unverträglichkeit von Speisen, Stuhlunregelmäßigkeiten.
- Medikamentenanamnese, Nikotin, Alkohol.
- Vorbefunde: Röntgen, Gastroskopie, Sonographie, CT.
- Vor-OP: zur 1. postop. Kontrolle kein Barium oder wasserlösliches KM verwenden.
- KI für Buscopan bzw. Glucagon erfragen: ☞ Kap. 18, Medikamente in der Radiologie. Auch bei Funktionsbeurteilungen (z.B. Magenausgangsstenose oder frühe postop. Anastomosenkontrolle) kontraindiziert.

Inspektion: Narben am Bauch (Vor-OP).

Palpation: Resistenzen, Druckschmerz, Abwehrspannung im Abdomen.

Ggf. Abdomenleeraufnahme: freie Luft, pathologische Darmgasverteilung, Verkalkungen.

Während Anamnese, Inspektion und Palpation mit Patienten den Zweck der Untersuchung, den Untersuchungsablauf und die Dauer, ggf. die Strahlendosis (junge Frauen, Schwangerschaft) besprechen. *Wichtiger Hinweis an Patienten :* nur auf Aufforderung auf die rechte Seite drehen; nach Einnahme des Brausepulvers die Luft nicht entweichen lassen; Nebenwirkungen des Spasmolytikums: 1 h nach der Untersuchung fahruntüchtig:

Anomalien des Magens und des Duodenums

- *Magendivertikel*

Ausbuchtung an Fundus oder Kardia, Magenfalten ziehen in Divertikel hinein, DD: großes Ulkus, Pseudodivertikel (durch Fibrose).

- *Hypertrophe Pylorusstenose*
  Neugeborene: angeboren. Abdomenübersicht: erweiterter Magen mit Luft-Flüssigkeits-Spiegel, relative Gasarmut im übrigen Darm
  Erwachsene: idiopathisch, Ulkuskrankheit. Konzentrischer, lang verengter Pyloruskanal mit dreieckiger Ausbuchtung an der Seite der großen Kurvatur (pathognomonisch), Magenerweiterung.
- *Heterotopes (aberrantes) Pankreas*
  Im Magen am häufigsten (große Kurvatur). Keine Klinik, imponiert als knotenförmige RF.
  ∅ 1–4 mm, ggf. mit zentraler Umbilikation.
- *Antrummembran*
  Angeboren, zirkulär.
- *Magenduplikationszyste*
  Meist solitär, bis 12 cm groß, große Kurvatur, intraluminale Läsion.
- *Pancreas anulare*
  Einengung des 2. Duodenalabschnitts von lateral außen, intakte/ulzerierte Schleimhaut.
- *Duodenaldivertikel*
  Meist an medialer Seite der C-Schlinge, oft multipel. Intramurale Divertikel: selten. Duodenalwand mit Aufhellungslinie (Halo-Zeichen).

Gutartige Veränderungen des Magens und Duodenums

Gastritis

Klinische Einteilung in akute und chronische Gastritis. Röntgenologisch erfaßbare Veränderungen sind diskret, Einteilung in:
1. *Erosive Gastritis:* auf die Mukosa begrenzte flache Schleimhautdefekte.
2. *Hyperplastische Gastritis:* Hyperplasie der Schleimhautfalten.
- *Rö:* Erosionen: kleine Bariumspritzer, von einem entzündlichen Randwall ohne KM-Beschlag (Aufhellungshof) umgeben.
3. *Schleimhautfaltenhyperplasie:* Schleimhautfalten im Fundus und proximalen Korpus über 5 mm. Verdickung aber nicht pathognomonisch für Gastritis (auch bei M. Ménétrier, Zollinger-Ellison-Syndrom, Magenwandlymphomen, diffusen Tumorinfiltrationen).
4. *Weitere Röntgenzeichen:* Unregelmäßig vergröberte Areae gastricae, ∅ > 4 mm, vertiefte, verbreiterte Sulci interareolares.

Duodenitis

Ätiologie unspezifisch.
- *Rö:* Verbreiterung der Schleimhautfalten in der gesamten duodenalen C-Schlinge.

Ulcus ventriculi

Schleimhautdefekte, die die Muscularis mucosae durchbrechen. Lokalisation: meist im Antrum und an der kleinen Kurvatur. Fast immer in entzündlich veränderter Schleimhaut. Meist 50.-60. LJ.
☞ auch Tabelle und oben: Allgemeine Röntgenzeichen von benignen/malignen Geschwüren.

Abheilung eines Magenulkus

In 3 Wochen ca. um die Hälfte geschrumpft, in 6 Wochen meist vollständig abgeheilt, jedoch Restdeformität.
- *Rö:* Ulkusdurchmesser und -tiefe werden geringer, Ulkuswall wird flacher. Zunächst vermehrte Faltenkonvergenz. Im Narbenstadium Verdämmern der Falten. Nach vollständiger Abheilung im Randwallbereich wieder Auftreten der Areae gastricae, nicht jedoch im Ulkusgrund.

Röntgenzeichen des benignen Ulkus

Aufsicht
- KM-Depot im Bereich des Ulkusgrundes (Ulkusnische), umgeben von weniger kontrastiertem, entzündlichem Ulkusrandwall.
- Scharfe Begrenzung der Nische mit regelmäßiger Kontur.
- Konzentrischer Randwall.
- Konvergierende Falten, die in die Ulkusnische hineinziehen, ohne Abbruch.
- Glatte Schleimhautoberfläche der Umgebung.

Profilansicht
- Nische außerhalb der Magenwandkontur (Ulkus springt vom normalen Magenlumen nach außen vor).
- Symmetrischer Randwall.
- Ulkuskragen (Aufhellungsband am Eingang der Ulkusnische).
- Hampton-Linie (max. 2 mm breite, gerade verlaufende Aufhellungslinie zwischen Ulkuskragen und Nische, selten).
- Kontralaterale Wandeinziehung.

(nach Treichel, J: Doppelkontrastuntersuchung des Magens, Thieme Verlag)

Ulcus duodeni

Meist jüngere Menschen, M > F.
- *Rö:* wie bei Ulcus ventriculi. *Kissing ulcers:* Ulzerationen an 2 gegenüberliegenden Abschnitten im Bulbus duodeni. Abheilung: asymmetrische Verziehung des Bulbus duodeni. Komplikationen: Penetrationen in Nachbarorgane (Pankreatitis), Magenausgangsstenose.

Magenvarizen

Bei portaler Hypertension, Thrombose der V. lienalis (Kollateralbahn: Vv. gastricae breves, Vv. gastricae sinistra und dextra, V. portae), meist im Fundus.
- *Rö: Prallfüllung:* unregelmäßige Füllungsdefekte.
  Doppelkontrastdarstellung: polsterartige Vorwölbung mit glatter Kontur. Unterschiedlich starke Füllung der Varizen bei Inspiration/Expiration. Magenwand bleibt beweglich, gewöhnlich in Verbindung mit Ösophagusvarizen und Splenomegalie.

Divertikel des Duodenums

Zufallsbefund bei bis zu 5 % der Untersuchungen.
- *Rö:* glatte runde Begrenzung, am häufigsten an der medialen Seite der C-Schlinge und der periampullären Region.

Gutartige Magentumoren

1. Hyperplastische Polypen des Magens
Durch überschießende hyperplastische Regeneration nach chronischer Gastritis.
- *Rö:* multiple kleine Füllungsdefekte (≤ 1 cm), glatt berandet. Intakte Schleimhaut, keine Ulzeration.

2. Adenomatöse Polypen des Magens
Echte Neubildung, im Alter häufiger. Potentiell maligne.
- *Rö:* runde bis ovale Füllungsdefekte, solitär oder multipel mit Stiel.

3. Multiple Magenpolypen
Familiäre Polypose des Kolons, Peutz-Jeghers-Syndrom, Cronkhite-Canada-Syndrom, Cowden-Syndrom.

4. Andere gutartige Magentumoren

Leiomyome, Neurinome, Fibrome, Lipome. Ektopisches Pankreasgewebe, Magenwandzysten sehr selten.

● *Rö:* Ulzerationen möglich. Lipome und Leiomyome können gestielt sein.

Gutartige Duodenaltumoren

1. Polypen und benigne Tumoren

☞ oben. Häufigste Lokalisation im Bulbus duodeni.

2. Hypertrophie der Brunner-Drüsen

Im 1. Duodenumabschnitt.

● *Rö:* multiple kleine Füllungsdefekte (Pflastersteinbild), einige Millimeter bis zu 1 cm groß.

3. Noduläre lymphatische Hyperplasie

Zufallsbefund, gutartig.

● *Rö:* multiple kleine Füllungsdefekte im ganzen Duodenum

4. Heterotopes Pankreas

Aberrantes Pankreasgewebe im Duodenum (oder Magen).

● *Rö:* submuköser Knoten als Füllungsdefekt, 1–2 cm groß, zentrale Umbilikation (DD: ulzerie-render Tumor).

Volvulus des Magens

Torsion des Magens meist bei Zwerchfellbruch oder Änderung der Topographie anderer Nachbar-organe.

1. *Organoaxial:* Rotation des Magens um eine Linie zwischen Kardia und Pylorus
2. *Mesenterioaxial:* Verdrehung um eine Verbindungslinie zwischen der Mitte der kleinen und der Mitte der großen Kurvatur.

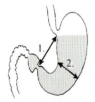 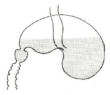 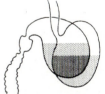

Rotationsebenen   1. organoaxial   2. mesenterioaxial

Volvulus des Magens

Bösartige Tumoren des Magens

Magenkarzinom

Überwiegend Adenokarzinome, selten adenosquamöse Karzinome, Plattenepithelkarzinome, undif-ferenzierte Karzinome, Karzinoide. 50.-70. LJ, M > F. Lokalisation: Antrum an der kleinen Kurvatur, Kardia, Fundus, große Kurvatur. Tumoren oberhalb des Kardia-Niveaus praktisch alle maligne.

☞ auch oben: Allgemeine Röntgenzeichen von benignen/malignen Geschwüren.

Röntgenzeichen des malignen Ulkus

Aufsicht

- Unregelmäßige Nischenkontur.
- Ungleichmäßiger Randwall.
- Abrupte Faltenabbrüche.
- Deformierung der Faltenenden.
- Unregelmäßige Schleimhautoberfläche in der Umgebung.

Profilansicht

- Versenkte Nische: Ulkus springt nicht über die Kontur des normalen Lumens nach außen vor.
- Meniskuszeichen: Randsaum um den Tumor.
- Unregelmäßige Nischenkontur.
- Asymmetrischer, unregelmäßiger Randwall.
- Wandstarre der Umgebung.
- Unregelmäßigkeit der angrenzenden Wandkontur.

(nach Treichel, J.: Doppelkontrastuntersuchung des Magens, Thieme Verlag)

Magenfrühkarzinom

Auf Mukosa und Submukosa beschränkt, in 10–20 % LK-Metastasen; multizentrisches Vorkommen.

Typ	Stadieneinteilung	Röntgenzeichen
Typ I	Vorgewölbter Typ	Glatt begrenzte, polypoide KM-Aussparung, Diagnose erfolgt histologisch
Typ II	Oberflächliche Form	
Typ II a	Über das Schleimhautniveau erhaben	Plateauartige Vorwölbung etwa 2–4 mm, Ränder steil abfallend, relativ scharf begrenzt, Kontur unregelmäßig polyzyklisch
Typ II b	Im Schleimhautniveau lokalisiert	Unregelmäßigkeit des Feinreliefs, umschriebene Wandstarre, schwierige Diagnose
Typ II c	Eingesenkte Nischenbildung	Scharf demarkierte flache Einsenkung (ca. 1 mm tief, Ausdehnung bis 10 cm), Randwulst ungleichmäßig, höckerig, Abbrechen der Schleimhautfalten, aufgehobene Peristaltik
Typ III	Ulzeröse exkavierte Form	Zeichen des malignen Ulkus

TNM-Klassifikation des Magenkarzinoms

T1:	Frühkarzinom, Ausbreitung auf Schleimhaut oder Submucosa beschränkt
T2:	Ausbreitung in Muscularis
T3:	Infiltration der Nachbarorgane
T4:	Ausdehnung nicht abschätzbar
N0:	Kein LK-Befall
N1:	< 3 cm vom Tumor entfernt, entlang kleiner oder großer Kurvatur
N2:	> 3 cm vom Tumor entfernt, entlang kleiner oder großer Kurvatur, A. gastrica, A. lienalis, A. hepatica communis, Truncus coeliacus
N3:	Paraaortale, hepatoduodenale und/oder andere intraabdominelle Lymphknoten
M0:	Keine Metastasen
M1:	Leber, Lunge, Gehirn, Knochen, Peritoneum, Ovarien (Krukenberg-Tumoren)

Klassifikation des Magenkarzinoms nach Bormann

Typ I:	Polypös, 5 %
Typ II:	Schüsselförmig, großflächige zentrale Ulzeration, Randwall, 35 %
Typ III:	Diffus infiltrierendes Karzinom, multiple Ulzerationen, 50 %
Typ IV:	Diffus infiltrierendes, submuköses Karzinom (szirrhös), extreme Deformierung des Magens mit Einengung, völlige Wandstarre, 10 %

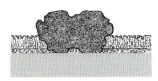

polypös

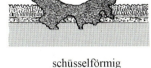

schüsselförmig

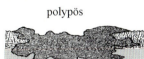

infiltrierend

szirrhös

Einteilung des Magenkarzinoms nach Bormann

Lymphome des Magens

Etwa 5 % aller Neoplasien des Magens, primäre Lymphome oder sekundäre Magenbeteiligung, M. Hodgkin (häufiger), Non-Hodgkin-Lymphome (Retikulosarkom, Lymphosarkom).
● *Rö:* schwer von anderen malignen Prozessen zu unterscheiden. Meist große, ulzerierende Tumoren mit relativ flacher Vorwölbung. Unterschiedlich scharf begrenzt, diffuse Faltenverdickung.

Metastasierung in den Magen

Am häufigsten malignes Melanom, auch Mamma- und Lungenkarzinom.
● *Rö:* „Bullaugenläsion", zentrale große Ulzeration.

Bösartige Tumoren des Duodenums

Selten. Erhöhtes Risiko bei Peutz-Jeghers-Syndrom und Gardner-Syndrom. Papillennahe Tumoren mit Ikterus und Pankreatitis.
● *Rö:* ☞ Magen.

Postoperative Veränderungen des Magens

Billroth-I-Magen: Antrumresektion und End-zu-End-Gastroduodenostomie.
● *Rö:* unmittelbar postop.: Funktionsüberprüfung der Anastomosen und Passage, Fistelbildung.
Spätaufnahmen: Darstellung der Morphologie. Magen- oder Anastomosenulzera bei inkompletter Antrumresektion.

Billroth-II-Magen: erweiterte Antrum-Korpus-Resektion mit Gastrojejunostomie (End-zu-Seit), Duodenum wird blind verschlossen.
● *Rö:* unmittelbar postop.: Funktionsüberprüfung, Anastomoseninsuffizienz, Stenosen, KM-Passage, Fistelbildung.
Spätkontrollen: Darstellung der Morphologie. Dumping-Syndrom: KM bis retrograd ins Duodenum zu erkennen.

Billroth-II-Magen mit retrokolischer Anastomose und
Roux-Y-Anastomose:
Antrum-Korpus-Resektion mit Gastrojejunostomie (End-zu-End-Anastomose), Duodenum und oraler Teil der ersten Jejunumschlinge sind mit zweiter Jejunum-schlinge End-zu-Seit-anastomosiert (Roux-Y).
- *Rö:* Überprüfung der Gastrojejunostomie. Roux-Y-Anastomose und Duodenum nur schwierig darzustellen.

Gastrektomie mit Ösophagojejunostomie:
Magen- und Duodenumtotalresektion, Anastomose zwischen distalem Ösophagus und Jejunum.
- *Rö:* Anastomoseninsuffizienz, KM-Passage, Rezidiv, Reflux in den Ösophagus.

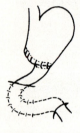 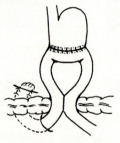 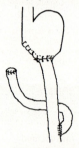

Billroth-I-Magen

Billroth-II-Magen
mit Braun-Fußpunktanastomose

Billroth-II-Magen
mit retrokol. Anastomose
u. Roux-Y-Anastomose

OP-Verfahren des Magens

Zustand nach Bestrahlung

Klinische Zeichen treten zwischen 1 Monat bis zu 6 Jahren nach Bestrahlung mit einer Dosis > 45 Gy auf.
- *Rö:* Ulcus pepticum, Gefahr der Perforation. Blutung. Verdickte Schleimhautfalten. Wandstarre oder Lumeneinengung.

Wichtige Differentialdiagnosen von Magen-/ Duodenalerkrankungen

Abnormales Schleimhautrelief

- *Magen:* Gastritis, Ulkus, Magenvarizen, Magenpolypose.
- *Verdickte Magenfalten:* Entzündung (Gastritis, M. Crohn, Sarkoidose, Pseudolymphom), Neoplasie (Karzinom, Lymphom), Pankreaserkrankung (Pankreatitis, Pankreaskarzinom), andere (Zollinger-Ellison-Syndrom, M. Ménétrier, Magenvarizen, Urämie).
- *Duodenum:* Duodenitis, Hyperplasie der Brunner-Drüsen, benigne lymphatische Hyperplasie, Ulkus, M. Crohn, Pankreatitis, Lymphom, Karzinom, Pankreaskarzinom, Urämie, Polypose.

Einengungen

- *Magen (Linitis plastica):* Karzinom, Metastase, Lymphom, Ulkus, M. Crohn, Gastritis, Volvulus.
- *Duodenum:* Karzinom, Metastasen, Lymphom, Pankreaskarzinom, M. Crohn, Kompression von außen (Pankreaspseudozyste, A.- mesenterica-superior-Syndrom, Hämatom, Choledochus- zyste).

Dilatation

- *Magen:* Diabetes mellitus, Elektrolytstörung, medikamentös, neurologisch, Ulkus, Karzinom, gutartige Tumoren, entzündlich, Magenvolvulus.
- *Duodenum:* Pankreatitis, Sklerodermie, Cholezystitis, medikamentös, Kompression von außen, Karzinom, Ulkus, entzündlich, Mitteldarmvolvulus.

Ulkus

Ulkuskrankheit, Gastritis, Z.n. Bestrahlung, Leiomyom, Leiomyosarkom, Karzinom, Lymphom, Metastase, Zollinger-Ellison-Syndrom, Hyperparathyreoidismus, steroidinduziertes Ulkus.

Fisteln

- *Magen:* Doppelpylorus, gastrojejunale Fistel, gastrokolische Fistel, innere Fistel, äußere Fistel.
- *Duodenum:* duodenokolische Fistel, cholezystoduodenale Fistel, duodenorenale Fistel.

Füllungsdefekte

- *Magen:* Polyp, gutartiger Tumor, Karzinom, Lymphom, Metastase, Läsion von außen, Ulkus, Fremdkörper, Speisereste.
- *Duodenum:* Polypen und gutartige Tumoren, Karzinom, Divertikel, Hypertrophie der Brunner- Drüsen, noduläre lymphatische Hyperplasie, Metastasen, Ulkus.

Bildgebende Verfahren

Dünndarmdarstellung nach Sellink

Technik

1. Aufnahmetechnik

- Aufnahmegerät mit BV-TV-DL.
- Aufnahmespannung > 100 kV.
- Brennfleck: < 1,3.
- Belichtungsautomatik, mittlere Meßkammer.
- Film-Folien-Kombination: > 400.
- Strahlenschutz: Hodenkapsel, einblenden.
- Effektive Dosis: M/F: 12,5/23,6 mSv.
- Digitale Radiographie anstelle der konventionellen Film-Folien-Kombination.

2. Patientenvorbereitung

Patient nüchtern, keine Flüssigkeitszufuhr, keine Medikamente. Am Untersuchungsvortag ab mittags nur leichte Kost, Abführmittel am Vortag (z.B. Prepacol, nicht unbedingt notwendig), können Passagezeit beschleunigen, da das Kolon nicht gefüllt ist.

3. KM

- Barium: 300 ml Bariumsulfat (z.B. Micopaque flüssig, spezifisches Gewicht 1,3) mit 600 ml warmem Leitungswasser verdünnen.
- Methylzellulose: 10 g Methylzellulose als Quellmittel in 200 ml heißem Wasser klumpenfrei einrühren, Flüssigkeit über Nacht im Kühlschrank aufbewahren, am Untersuchungstag Stammlösung mit 1800 ml warmem Leitungswasser verdünnen.

4. Untersuchungsvorbereitung

- Orientierende DL (freie Luft, Darmgasverteilung, Konkremente, KM?).
- Einführen der Dünndarmsonde (z.B. Einmaldünndarmsonde mit passendem Führungsdraht, z.B. von Fa. Nicholas) vorzugsweise transnasal.
  Durch abwechselndes Zuhalten des rechten und linken Nasenlochs während forcierter Atmung prüfen, auf welcher Seite eine leichtere Passage der Sonde zu erwarten ist. Evtl. Betäubung des Rachenraumes mit 1 % igem Xylocain-Spray. Bestreichen der vorderen 15 cm der Sonde mit Lokalanästhetikum-Gel (z.B. Xylocain-Gel 1 %). Patient sitzt auf dem Röntgentisch, Kopf stark nach vorn geneigt. Sonde zunächst in horizontaler Richtung vorsichtig (!) nach vorn schieben, nach ca. 15 cm wird der Patient zum Schlucken aufgefordert. Sonde weiter mit Lokalanästhetikum bestreichen und weiter voranschieben. Evtl. Patienten horizontal lagern, zunächst in Rechtsseitenlage zur Passage des Pylorus, dann in Linksseitenlage zur Passage des duodenalen C.
  Korrekte Sondenlage: Sondenspitze distal des Treitz-Bandes. Lage vor dem Treitz-Band: Reflux des KM in den Magen mit schwallartigem Erbrechen. Überprüfung der richtigen Lage unter DL (röntgendichter Führungsdraht).
  Entfernung des Führungsdrahtes und Fixierung der Sonde mit Pflasterstreifen an Nase und Wange des Patienten.
- Mögliche Schwierigkeiten beim Sondenlegen: Septumdeviation; Sondenspitze verfängt sich an der hinteren Rachenwand (Patienten Mund öffnen lassen oder unter DL im Stehen Sondenspitze dirigieren).
  Aufrollen der Sonde im Magenfundus (Spitze des Führungsdrahtes entsprechend dirigieren). Zur besseren Orientierung im Magen nach Entfernen des Führungsdrahtes einige Milliliter KM mit kleiner Spritze applizieren, dann Führungsdraht wieder einsetzen. Passage des Pylorus korrekt, wenn die Sondenspitze zunächst nach dorsal und dann nach kaudal zeigt, in Rechtsseitenlage einfacher, ggf. DL.

5. KM-Gabe

- Mittels KM-Pumpe (z. B. Nicholas). Anschluß von 300 ml noch handwarmer (!) Bariumsulfatlösung. Einlaufgeschwindigkeit ca. 75–100/min.
  Höhere Einlaufgeschwindigkeit: bis 150 ml/min ⇨ reaktive Hypoperistaltik. Man benötigt mehr KM. Notwendig bei starker Hypermotilität.
  Niedrigere Einlaufgeschwindigkeit: < 50 ml/min ⇨ ungenügende Füllung und Ausdehnung des Darmlumens. Beurteilung von Motilitätsstörungen oder kleinen Läsionen erschwert. Notwendig bei Sondenposition proximal des Treitz-Bandes sowie bei starker Hypoperistaltik.
- *Normale Peristaltik:* nach 300 ml Bariumsulfat weitgehende Füllung des Jejunums, ca. 1/3 der abgebildeten Schlingen zeigen Kontraktionen.
  Hyperperistaltik: nach 300 ml ist das Ileum schon teilweise gefüllt oder evtl. das Zökum.
  Hypoperistaltik: nach 300 ml Bariumsulfat sind nur die proximalen Jejunumschlingen gefüllt, Reflux in den Magen.
- Anschluß der Methylzellulose an die Pumpvorrichtung, wenn das KM die Ileumschlingen erreicht. Lsg. muß ebenfalls gut handwarm sein. Einlaufgeschwindigkeit wie bei der Bariumsulfatlösung.
- *Barium:* Beurteilung der Dünndarmpassage und der Motilität.
- *Methylzellulose:* Beurteilung der morphologischen Veränderung und des Schleimhautbeschlags.

6. Röntgen

- *1. Aufnahme: Jejunum in Monokontrast.* Patient in flacher Rückenlage. Tisch horizontal. Filmformat 24 x 30 cm, quer oder hoch.
- *2. Aufnahme: Jejunum im Doppelkontrast.* Ileum weitgehend gefüllt, Patient in flacher Rückenlage. Tisch horizontal. Filmformat 35 x 35 cm.
- *3. Aufnahme: Ileum im Doppelkontrast.* Patient in flacher Rückenlage. Filmformat 35 x 35 cm. Instillation der Methylzellulose fortsetzen, bis das terminale Ileum zunächst im Monokontrast gefüllt ist. Überlagerte Darmschlingen durch Kompression, z.B. mit Holzknecht-Löffel, freiprojizieren.
- *4./5. Aufnahme: Zielaufnahmen des terminalen Ileums in Monokontrast und Doppelkontrast.* Patient in flacher Rückenlage. Tisch horizontal. Filmformat 24 x 30 cm, quer, zweigeteilt, Aufnahme bei max. Entfaltung, Kompression.
- *6. Aufnahme: Jejunum und Ileum im Doppelkontrast, Übersichtsaufnahme.* Patient in flacher Rückenlage. Tisch horizontal. Filmformat 35 x 35 cm.
- *7. Aufnahme: Jejunum und Ileum im Doppelkontrast, Übersichtsaufnahme.* Patient in flacher Bauchlage. Tisch horizontal. Filmformat 35 x 35 cm.
- Ggf. Zielaufnahmen bei pathologischem Befund.
- Nach Abschluß der Untersuchung Ziehen der Dünndarmsonde. Keine weitere Nachsorge nötig. Ggf. Patienten zur Toilette begleiten, da starker Stuhldrang auftreten kann.
- *Zusatzverfahren:* bei sehr rascher Dünndarmperistaltik und Übertritt von KM vom terminalen Ileum ins Zökum: Buscopan oder Glucagon i.v.. Anfertigung von Zielaufnahmen, bevor Kolon mit KM gefüllt ist.

Praktische Hinweise

- Patient sollte während der Untersuchung wegen möglicher Verschmutzung (schwallartiges Erbrechen aus dem Magen) ein Kliniknachthemd tragen.
- Patient soll mit gefüllter Blase zur Untersuchung erscheinen. So können knäulartige Überlagerungen von Dünndarmschlingen im kleinen Becken vermieden werden.
- Beim Sondenlegen unter DL streng auf DL-Zeit achten.
- Am KM-Beutel KM-Säule mit Stift markieren ⇨ einfaches Ablesen der eingelaufenen KM-Menge.
- Bei Ausflocken oder herabgesetztem Schleimhautbeschlag kurz nach Gabe der Methylzellulose wiederholte Gabe von Bariumsulfat.
- Falls Rektum und Sigma mit KM gefüllt sind und die Beurteilung des Ileums im kleinen Becken erschwert ist, Entleerung des Dickdarms auf der Toilette und erneuter Versuch der überlagerungsfreien Darstellung.
- KM-Beschlag im Dünndarm: milchiger Schleimhautbeschlag (im Gegensatz zur Magen- und Kolondarstellung).

Röntgenanatomie des Dünndarms

- *Länge* des Jejunums und Ileums zusammen ca. 3–5 m, 3/5 der Gesamtlänge Ileum, 2/5 Jejunum.
- *Jejunum:* Beginn an der Flexura duodenojejunalis am Treitz-Band, in Höhe von LWK 2.
  Kercking-Falten: Dicke 1,7–2 mm (> 2,5 mm pathologisch).
  Faltenanzahl: 16–24/cm.
  Weite der Jejunumschlingen: oberer Teil 3,0–4,0 cm (> 4,5 cm pathologisch), unterer Teil 2,5–3,5 cm (> 4,0 cm pathologisch).
- *Ileum:* Faltendicke 1,4–1,7 mm (> 2,0 mm pathologisch).
  Anzahl der Falten 12–20/cm.
  Weite der Jejunumschlingen 2,0–2,8 cm (> 3,0 cm pathologisch).
- *Abstand zweier Darmschlingen* voneinander ≤ 3–4 mm.
- Ileum mündet an der Zökalklappe (Bauhin-Klappe) ins Kolon. Da das Ileum in die mediale Seitenwand des Kolons mündet, entsteht das Zökum als Blindsack.
- *Ileozökalklappe:* erscheint normalerweise als runder bis ovaler Füllungsdefekt am Übergang vom Zökum zum Colon ascendens, intern an der medioposterioren Darmwand gelegen.
  Größe <4 cm.
- Dicke der Darmwand 1,0–1,5 cm.

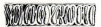
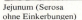

Jejunum (Serosa
ohne Einkerbungen)

Ileum (Serosa
ohne Einkerbungen)

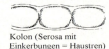

Kolon (Serosa mit
Einkerbungen = Haustren)

Röntgenologische Darstellung des Dünn- und Dickdarms

Indikationen: unklare abdominelle Beschwerden, unklare Durchfälle, Entzündungen (M. Crohn, Yersiniose, Tbc, M. Whipple usw.), Stoffwechselerkrankungen (Zöliakie), Malabsorption, Blutungen aus dem Gastrointestinaltrakt, Tumorsuche, Dünndarmobstruktionen.
KI: Akutes Abdomen, paralytischer Ileus.

Normalbefund: Dünndarmdarstellung nach Sellink
Nach Positionierung einer Dünndarmsonde distal der Flexura duodenojejunalis werden ca. 300 ml Bariumsulfat und ca. 1500 ml Methylzellulose instilliert.
Die Dünndarmfalten zeigen eine freie Entfaltbarkeit bei regelrechtem Verlauf. Die Lumenweite der einzelnen Darmschlingen sowie das Faltenrelief stellen sich unauffällig dar. Die Motilität ist regelrecht. Unauffällige Darstellung des terminalen Ileums mit regelrechtem Übertritt des KM in das Kolon im Bereich der ileozökalen Einmündung.
Beurteilung: Regelrechte Darstellung des Jejunums und Ileums im Dünndarmeinlauf nach Sellink.

Auswertung und Befundung

- Klinik, Anamnese, Voraufnahmen mit einbeziehen.
- Allgemeine Rö-Zeichen ☞ Ösophagus.
- Wichtige Bilddetails bis 1–3 mm erkennbar.
- Beurteilung von Form, Verlauf und Entfaltung der Dünndarmschlingen.
- Beurteilung des Feinreliefs: Wanddicke, Faltendicke, Begrenzung.
- Doppelkonturen, Nischenbildung, KM-Depots, Spiculae.
- Motilität aller Abschnitte.
- Ileozökalbereich: Lumen und Kontur wie im übrigen Ileum, Ileozökalklappe ohne zu große Vorwölbung ins Zökum.

Fraktionierte Magen-Darm-Passage (MDP)

Technik

Diagnostisch meist unzureichend. Im Anschluß an die Doppelkontrastuntersuchung des Magen als orientierende Untersuchung zur Beurteilung der KM-Passage anwendbar. Feine morphologische Veränderungen sind meist nicht erkennbar.
Nachteile: aussagekräftige Kompressionsbilder nicht möglich. Überlappung der einzelnen Dünndarmsegmente. Darstellung nur im Monokontrast möglich.

- *Vorbereitung:* Patient nüchtern. Keine Flüssigkeitsaufnahme, keine Medikamente. Am Vortag leichte Kost, Abführmaßnahmen nicht unbedingt erforderlich.
- *1. Untersuchungsablauf im Anschluß an die Doppelkontrastdarstellung des Magens:* nach Gabe von Spasmolytika (Buscopan, Glucagon) KM-Passage zeitverlängert, evtl. Gabe von Paspertin p.o. (60 Tropfen, 20 mg) oder i.v. (10 mg Metoclopramid).
- *2. Als eigenständige Untersuchung*
  KM: insgesamt 650–1000 ml Bariumsulfat (z. B. Micropaque flüssig).
  Orientierende DL: freie Luft, Flüssigkeitsspiegel, KM, Verkalkungen.
  Patienten im Stehen ca. 250–350 ml Bariumsulfat geben, Schluckakt evtl. unter DL kontrollieren.
  Tisch horizontal kippen. Patienten in Rechtsseitenlage ca. 15 min liegen lassen.
- *1. Aufnahme: Übersichtsaufnahme Jejunum.* Tisch horizontal. Patient in Rückenlage. Filmformat 24 x 30 cm, hoch oder quer.
  Erneut ca. 250 ml Barium trinken lassen, Patienten aufstehen und ca. 30 min im Wartezimmer warten lassen.
- *2. Aufnahme: Übersichtsaufnahme Jejunum und proximales Ileum.* Tisch horizontal. Patient in Bauchlage.
  Darmschlingen unter DL in Bauch- und Rückenlage mit Kompression kontrollieren.
  Erneut Barium trinken lassen, nach 30 min Kontrolle.
- *3. Aufnahme: Übersichtsaufnahme Jejunum und Ileum.* Tisch horizontal. Patient in Bauch- oder Rückenlage.
- Passagezeit des KM: 2 ¹/₂ bis 4 h.
- Etwa 2–3mal unter DL Darmschlingen, ggf. mit Kompression, untersuchen.
- *Zielaufnahmen des terminalen Ileums* mit Übertritt des KM in das Zökum.

Zusatzverfahren

Pneumokolon: nach Darstellung des terminalen Ileums im Monokontrast durch retrograde Luftinsufflation Doppelkontrasttechnik des terminalen Ileums. Spasmolytika (Buscopan oder Glucagon) machen Lufteinstrom für Patienten erträglicher.
Indikation: Nicht aussagefähige Monokontrastuntersuchung bei überlagerten Darmschlingen, nach Enterokolostomien und bei unklaren Veränderungen, ggf. bei M. Crohn.

Praktische Hinweise

☞ Enteroklysma. Patienten mit gefüllter Blase untersuchen.

Indikationen: chronische Diarrhö, Malabsorption, M. Crohn, Zöliakie, V.a. Dünndarmblutung, Obstruktion, postop., V.a. Dünndarmfistel, V.a. abdominalen Tumor, unklare abdominelle Schmerzen.

Normalbefund: Fraktionierte MDP

Regelrechte Magen- und Duodenumdarstellung. Es zeigt sich eine zeitgerechte Passage des KM durch das Jejunum und Ileum mit unauffälliger Darstellung der einzelnen Dünndarmschlingen. Unauffällige Darstellung des terminalen Ileums und der ileozökalen Einmündung bei regelrechtem KM-Übertritt in das Zökum.
Beurteilung: Unauffällige fraktionierte MDP.

Computertomographie, CT-Sellink

Technik

- Nach Plazieren einer Sellink-Sonde unter DL-Kontrolle existieren 2 unterschiedliche Methoden:
  1. Gabe von 150 ml Bariumsulfat (Micropaque CT), auf 1–1,5 l Wasser verdünnt, Flow 80–120 ml/min. Keine zusätzliche Gabe von Distentionsmedium (Methylzellulose) oder i.v. KM.
  2. Gabe von Methylzellulose, Lsg. wie bei Sellink (10 g Methylzellulose in 200 ml heißem Wasser als Stammlsg.; diese mit 1800 ml warmem Leitungswasser verdünnen). Einlaufgeschwindigkeit 80–120 ml/min. Unmittelbar vor i.v. KM-Gabe erneut 500 ml Wasser über Sonde. 150 ml nichtionisches jodhaltiges KM i.v., Flow 2 ml/s, Injektionsbeginn 20 s vor Start des 1. Scans.
- Lagerung: Rückenlage.
- Topogramm: a.-p., lang.
- Gantry-Kippung: 0°
- Schnittebene: axial.
- Scan-Strecke: Zwerchfellkuppe bis Symphyse. Bei zusätzlicher KM-Gabe nativ zunächst nur Zwerchfellkuppe bis kaudaler Leberpol.
- Algorithmus: standard, alternativ Spiraltechnik in soft.
- Schichtdicke: 10 mm, kontinuierlich.
- Fensterung: 350/50.
- Atemlage: Atemstillstand in Exspiration.
- Tips und Tricks: alternativ Spiraltechnik.
- **Praktische Hinweise:** gefüllte Harnblase des Patienten verbessert Übersichtlichkeit im Becken.

CT-Röntgenanatomie

Dünndarm-Wanddicke: ca. 1,2 mm.
Durchmesser: 1 Dünndarmschlinge 20–30 mm (Wandstärke von Dilatation abhängig).
Dickdarm-Wanddicke: ca. 2,0 mm.

Indikationen: Stellenwert des CT-Sellink wird noch diskutiert. Tumoren, M. Crohn im fortgeschrittenem Stadium mit z.B. Fistelung und Abszedierung. Vorteil: Abbildung extraluminaler Prozesse.

Klinische Untersuchung

Anamnese: Stuhlgang, Durchfälle, Schmerzen, Blutungen, Vor-OP, Z.n. Bestrahlung.
Inspektion: Narben?
Palpation: Schmerzen, Resistenzen.

Anomalien des Dünndarms

Meckel-Divertikel

Rudimentärer D. omphalmoentericus, 80–100 cm proximal der Ileozökalklappe. Meist symptomlos, kann aber Blutungen, Darmverschluß, Entzündungen hervorrufen.
- *Rö:* weithalsige Aussackung des distalen Ileums, von antimesenterialer Seite ausgehend. Eingestülptes Divertikel macht einen glatten, runden Füllungsdefekt.

Malrotation des Dünndarms

Jejunum liegt rechts anstatt links im Bauchraum. Zökum kann fixiert oder hypermobil sein. Terminales Ileum schwer darstellbar.

Erworbene Divertikel

Meist multipel, besonders im Jejunum, meist an der Mesenterialseite.

Pseudodivertikel

Auch Sacculi. Entsteht durch Atrophie der glatten Muskulatur und Fibrose. Typisch bei Sklerodermie. Bei M. Crohn mit Stenosen verbunden.
- *Rö:* viereckige breite Basis mit großer Aussackung an der antimesenterialen Seite des Dünndarms.

Innere Hernien

Angeborene oder postop. Defekt. Linksseitige Paraduodenalhernie, Hernia omentalis.
● *Rö:* Bruchinhalt: Darmschlingen liegen zusammengedrängt und separiert vom übrigen Dünndarm.

Gutartige Veränderungen des Dünndarms

M. Crohn

Enterocolitis regionalis, Ileitis terminalis. Segmentaler Befall des terminalen Ileums und des Kolons, prinzipiell an jeder Stelle des Gastrointestinaltrakts. Erstmanifestation zwischen 15. und 30. LJ. Befall aller Wandschichten und der regionalen LK. Klinik: Diarrhö 3–6/d. Selten blutig, teilweise kolikartige Schmerzen. Allmählicher Beginn, phasischer Verlauf.

● *Rö:*
   ◆ *Frühstadium:* Verdickung der Darmwand. Lymphonoduläre Hyperplasie mit granulären Erhabenheiten und kleinen knötchenförmigen KM-Aussparungen. Selten Ulzerationen.
   ◆ *Akutes Stadium:* deutliche Darmwandverdickung. Kopfsteinpflaster-Relief (große noduläre KM-Aussparungen bei lymphonodulärer Hyperplasie). Ulzerationen. Faltenrelief zerstört. Fistelkanäle, Abszesse. Reduzierte Darmmotilität. „Schwanenhals"-Konfiguration des terminalen Ileums. Hauptlokalisation: terminales Ileum, seltener Ösophagus, Magen, Dickdarm und Rektum.
   „*String sign*": verengtes, unscharf begrenztes Darmsegment mit ausgelöschtem Schleimhautrelief, sieht aus wie ein ausgefranzter Bindfaden.
   ◆ *Spätstadium:* vollständige Schleimhautdestruktion. Pseudodiverkelartige Aussackungen, Stenosen, Fistelungen, Abszesse. Rigidität des Darms. Fisteln (50 % der Fälle) enteroenteral am häufigsten, aber auch zur Harnblase, Vagina oder perianal zur Haut. Analabszesse.
   „*Skip lesions*": rohrartige Verengungen unterschiedlicher Länge mit dazwischen geschalteten normalen Segmenten.

Schleimhautveränderungen in der üblichen Reihenfolge ihres Auftretens:
● Unregelmäßige Verdickung des Faltenreliefs.
● Pflastersteinrelief.
● Starre Verdickung der Darmwand mit Verengung des Lumens und Auslöschung des Schleimhautreliefs („string sign").

Lymphofollikuläre Hyperplasie des Dünndarms

I.d.R. bei Kindern und Jugendlichen. Häufig ohne klinische Zeichen einer Enteritis.
● *Rö:* multiple noduläre (granuläre) Füllungsdefekte, bevorzugt im terminalen Ileum, aber auch im ganzen Dünndarm und Kolon.

Bakterielle Enteritiden

● *Rö:* Vergröberung und Verbreiterung der Schleimhautfalten. Distanz zwischen den Darmschlingen vergrößert. Motilitätsstörungen.

Malabsorptionssyndrom

Eine röntgenologische Differenzierung der verschiedenen Ursachen des Malabsorptionssyndroms ist nicht möglich.
● *Rö:* Dilatation der Darmschlingen. Abflachung des Schleimhautreliefs. Verdickung der Kerckring-Falten. Vergrößerter Abstand der Dünndarmschlingen zueinander. Wandverdickung. Granulierte Schleimhautoberfläche.

Zöliakie (Sprue)

Hereditärer Enzymmangel mit Glutenunverträglichkeit.
- *Rö:* „Kolonisierung des Jejunums": Fehlen der Kerckring-Falten, Schleimhaut wie im Kolon.
  „Jejunisation des Ileums": Dilatation der Ileumschlingen, vermehrte Anzahl der Kerckringfalten.
  Durch vermehrte Darmflüssigkeit Verdünnung des KM, Dilatation der Darmschlingen.

Kollagenosen

Sklerodermie: progredient verlaufende Fibrosklerose von Haut, inneren Organen und
Gefäßen. Meist Frauen im mittleren Lebensalter. Die übrigen Veränderungen gehen i.d.R. den Veränderungen im Dünndarm voran. Sklerodermie und Dermatomyositis röntgenologisch nicht
abgrenzbar. DD Zöliakie: Fehlen der Hypersekretion.
- *Rö:* Dilatation mit normal großen, dicht zusammengedrängten Falten. Dilatation im Duodenum am
  ausgeprägtesten. Stark verlängerte Darmpassage. Große weithalsige Pseudodivertikel der antimesenterialen Darmwand.

Amyloidose: extrazelluläre Ablagerung von Eiweißfibrillen in verschiedenen Organen,
primär oder sekundär bei chronischen Entzündungen. Dünndarmbeteiligung in 70 % der Fälle bei
generalisierter Amyloidose. Nachweis durch Rektum- oder Jejunumbiopsie.
- *Rö:* scharf begrenzte verdickte Falten im gesamten Dünndarm. „Jejunisation" des Ileums
  (Dilatation und vermehrte Faltenanzahl). Ulzerationen. Störung der Peristaltik.

Parasitose

Infektion mit Hakenwürmern, Bandwürmern, Askariden (Spulwurm: häufigster Wurmparasit des
Dünndarms), Giardia lamblia. Keine Symptome oder Bauchschmerzen, Obstruktion.
- *Rö:* langgestreckte strahlentransparente Füllungsdefekte. Oft sieht man Barium im Verdauungs-
  trakt des Wurmes als dünne Linie.

Gutartige Tumoren des Dünndarms:

80 % asymptomatisch, meist Zufallsbefund.

1. Polypen

Als Polyp bezeichnet man jede Protrusion ins Darmlumen. Im Dünndarm unterscheidet man haupt-
sächlich adenomatöse und hamartomatöse Polypen. Etwa 15–20 % der gutartigen Tumoren sind
Adenome. Intestinale Polypose und villöses Adenom sind Präkanzerosen (Beschreibung ☞ Kolon).
- *Rö:* isoliert und multipel, gewöhnlich gestielt, seltener breitbasig aufsitzend (sessil). ⌀ < 5 cm,
  Lokalisation am häufigsten im Ileum.

2. Leiomyom

Häufigste benigne Neubildung des Dünndarms (bis 50 %).
- *Rö:* einzeln, oft ulzerierend, manchmal gestielt, zwischen 5 und > 10 cm.

3. Lipom

Etwa 15 % der gutartigen Tumoren, am häufigsten im Kolon.
- *Rö:* solitärer, kleiner, glatt berandeter Füllungsdefekt, manchmal gestielt. Ändert charakteristi-
  scherweise seine Form bei Palpation. Am häufigsten am distalen Ileum und an der Ileozökalklappe.

4. Hämangiom

Etwa 15 % der gutartigen Tumoren. Gehäuftes Vorkommen beim Turner-Syndrom, bei tuberöser
Sklerose oder beim Osler-Rendu-Weber-Syndrom.
- *Rö:* multipl, > 1 cm. Gelegentlich mit Phlebolithen. Breitbasig aufsitzender Füllungsdefekt,
  komprimierbar.

5. Neurofibrom

Selten.
- *Rö:* solitär oder multipel, breitbasig aufsitzend oder gestielt, mit/ohne Ulzerationen.

Veränderungen der Ileozökalklappe

- *Lipomatose:* Vergrößerung der Ileozökalklappe mit scharfer, glatter Berandung. Intakte Schleimhaut.
- *Schleimhautprolaps:* normale oder leicht vergrößerte Ileozökalklappe mit sternförmigen Falten.
- *Vergrößerung der Ileozökalklappe:* auch bei entzündlichen Veränderungen und benignen oder malignen Neoplasien.

Bösartige Veränderungen des Dünndarms

1,5–6 % der Neubildungen im Gastrointestinaltrakt.

4

Karzinoid des Dünndarms

Häufigster bösartiger Tumor des Dünndarms. Durch vermehrte Serotoninausschüttung kommt es anfallsweise zu Durchfall, Koliken, Flush, Asthma bronchiale (gewöhnlich nur bei Lebermetastasen), Spätfolgen: Endokardfibrose, LK-Metastasen sowie Metastasierung in Leber, Lunge und Knochen.

- *Rö:* ein oder mehrere kleine intraluminale Tumoren im Ileum (terminales Ileum) und Appendix. Typischerweise Fixierung und Knickung einer Darmschlinge, Obstruktion.
- *CT:* Tumor selbst durch umschriebene oder zirkuläre Wandverdickung erkennbar. Kurzzeitiges, randständiges starkes KM-Enhancement. LK-Vergrößerung mesenterial, paraaortal, parakaval mit typischem sternförmigen Retraktionsphänomen (radspeichenartiger Aspekt im Fettgewebe).
- *Angio:* verdickte Mesenterialgefäße. Kinking von kleineren und mittleren Gefäßen mit sternförmiger Konfiguration. Venenverschluß (Varizen).
- *Nuk:* J-123-MIBG, Uptake bis 60 %.

Adenokarzinom des Dünndarms

Zweithäufigster bösartiger Tumor des Dünndarms. Lokalisation: Duodenum > Jejunum > Ileum. Klinisch meist Dünndarmobstruktion.

- *Rö:* kurze ringförmige Einschnürungen. Scharf abgegrenzter nodulärer Füllungsdefekt mit abnormaler Schleimhaut. Seltener Ulzerationen oder breitbasig aufsitzender Polyp.

Lymphome des Dünndarms

Primärer oder sekundärer Befall des Dünndarms. Häufiger beim Non-Hodgkin-Lymphom, seltener beim M. Hodgkin (meist sekundär). Keine besondere Bevorzugung der Lokalisation.

- *Rö:* einzelne oder multiple Infiltrationen, plaqueartig mit einer Länge > 5 cm. Polypoid bis anulär oder mit Invasion von außen. Ulzerationen.
- *CT:* Verdickung und Einschnürung der betroffenen Dünndarmschlinge. KM-Enhancement. Vergrößerte LK mesenterial, paraaortal, parakaval.

Leiomyosarkom des Dünndarms

Die Hälfte der Tumoren, die aus der glatten Muskulatur hervorgehen, sind maligne. Meist > 6 cm (benigne: < 5 cm).

- *Rö:* Füllungsdefekte von außen oder innen. Tiefe Ulzerationen. Radiographische Abgrenzung von gutartigen Veränderungen schwierig.

Metastasierung in den Dünndarm

Hämatogen: Melanom, Mamma- oder Bronchialkarzinom.

Ausbreitung per continuitatem: Karzinome des Gastrointestinal- und Urogenitaltrakts, Pankreaskarzinom, Kolonkarzinom.

- *Rö:* solitär oder multipel. Zentrale Ulzeration mit Bullaugenläsion, häufig bei Melanomen. Bei mesenterialer Ausbreitung Fixierung der Darmschlinge. Bei externem Tumor ringförmiger oder exzentrischer Schleimhautdefekt.

Wichtige Differentialdiagnosen von Dünndarmerkrankungen

Vergrößerter Abstand der Dünndarmschlingen

- Wandinfiltrationen: entzündlich/infektiös (M. Crohn, Tuberkulose, Z.n. Bestrahlung, intraperitonealer Abszeß); tumorös (Karzinoid, primäres Karzinom, Lymphom, Neurofibromatosis).
- Aszites.
- Extraluminale RF.

Dilatation mit normalen Schleimhautfalten

- MAS, mechanische Obstruktion, paralytischer Ileus, Ischämie, Sklerodermie, SLE, Amyloidose, Lymphom.

Verlängerte Passagezeit (> 6 h)

- Sklerodermie, Hypothyreose, Sprue, Diabetes mellitus, idiopathisch, medikamentös, Hypokaliämie.

Verdickte, irreguläre Schleimhautfalten

- Ischämie, intestinales Ödem, intestinale Lymphangiektasie, Metastasen, Lymphom, M. Crohn, Tbc, Amyloidose, Strahlenenteritis, Zollinger-Ellison-Syndrom.

Granuläres Schleimhautrelief

- Noduläre lymphatische Hyperplasie, intestinale Lymphangiektasie, Makroglobulinämie.

Füllungsdefekte

- Benigne Tumoren, Polypen, Karzinoid, Adenokarzinom, Leiomyosarkom, Lymphom, Metastase, eingestülptes Meckel-Divertikel, nodulär lymphatische Hyperplasie, Invagination, Würmer, Gallenstein, Hämatom, Fremdkörper, Pneumatosis intestinalis.

Stenosen

- Karzinom, Metastasen, Lymphom, Karzinoid, M. Crohn, Tbc, Strahlenenteritis, benachbarte entzündliche Prozesse, Adhäsionen, Ischämie, Hernien, Volvulus.

Dickdarm
Bildgebende Verfahren
Kolon-Doppelkontrast-Einlauf

Technik

- Zielaufnahmen am DL-Gerät, Übersichtsaufnahmen am Rastertisch oder Rasterwandgerät.
- *Aufnahmespannung:* > 100 kV.
- *Brennfleck:* < 1,3.
- *Objekt-Film-Abstand:* :möglichst klein.
- *Belichtungsautomatik:* mittleres Meßfeld.
- *Expositionszeit:* < 100 ms.
- *Film-Folien-System:* 400.
- *Strahlenschutz:* Hodenkapsel, einblenden.
- *Mittlere Parenchymdosis:* 3,96 mGy.
- *KM:* 800 g Bariumsulfat (z.B. Micropaque Colon) mit 1200 ml warmem Wasser klumpenfrei anrühren, am besten am Vortag, damit der KM-Brei besser quellen kann.

Patientenvorbereitung zum Doppelkontrast-Einlauf

- 2 Tage vor Untersuchung leichte schlackenarme Kost. Verboten sind Milch, Gemüse, Obst, Salat, Vollkornprodukte, Reis, Fleisch. Möglichst viel trinken.
- *1 Tag vor der Untersuchung:* nichts mehr essen, dafür soviel wie möglich trinken, mindestens 2 l/Tag, jedoch keine Milch.
  8 h: Prepacol-Lsg. mit einem Glas Wasser oder 2 Tbl. Cascara und 1 Pulver Salax, stündlich 1 Glas Flüssigkeit zu sich nehmen.
  12 h: 4 Tbl. Prepacol oder 2 Tbl. Cascara und 1 Pulver Salax, stündlich 1 Glas Flüssigkeit.
- *Untersuchungstag:* nicht essen, nicht rauchen.
  1–3 Tassen Kaffee oder Tee (ohne Milch), kohlensäurearmes Mineralwasser.
  30 min vor Untersuchungsbeginn 1–2 Klysmen.
- Dickdarm muß für die Untersuchung völlig sauber sein. Stuhlreste sind die häufigste Ursache für falsche Beurteilung der Untersuchung.
- Patienten mit Diabetes mellitus, Niereninsuffizienz und Herzinsuffizienz: Diät mit behandelndem Arzt besprechen.
- Aufklärungspflicht: mindestens 1 Tag vor der Untersuchung über Art, Schwere und Häufigkeit der Komplikationen informieren.

Mögliche Komplikationen:

- Verletzung des Rektums durch das Darmrohr.
- Ruptur des Rektums durch Überblähung.
- Ruptur durch hydrostatischen Druck.
- Ruptur des Scheidengewölbes.
- KM-Übertritt in das venöse System.
- Gas im Pfortadersystem.
- Wasserintoxikation.
- EKG-Veränderungen.
- Retroperitoneales Emphysem.
- Eindickung von Bariumsulfat.

Untersuchungsablauf

- Der Patient entkleidet sich zum Schutz seiner eigenen Kleidung und bekommt ein hinten zu öffnendes Kliniknachthemd.
- Zunächst orientierende DL im Stehen (KM-Reste, Verkalkung, freie Luft).
- Im Liegen in Linksseitenlage rektal-digitale Austastung (Stenose, Tumor, Blut, Stuhl).
- Einmaldarmrohr oder Frauen-Blasenkatheter (14 Ch). Spitze mit Vaseline bestreichen. Nach Einführen des Einmalblasenkatheters Ballon mit 5–10 ml Aqua dest. blocken.
- KM-Beutel (z.B. Enema-Bag, Fa. Nicholas) anschließen und mit zusätzlicher Klemme sichern. KM-Beutel an Infusionsständer in ca. 70–120 cm Höhe über den Röntgentisch hängen (Einlaufdruck wird von Höhe bestimmt).
- KM-Füllung in Linksseitenlage oder Bauchlage (DL-Kontrolle!), bis KM die linke Flexur erreicht.
- Rechtsseitenlage, bis KM rechte Flexur erreicht.
- Tisch ca. 30° aufstellen. KM nicht weiter als ins mittlere Colon ascendens fließen lassen.
- Alternativ kann auch eine KM-Pumpe benutzt werden.
- KM über Blasenkatheter ablassen (KM-Beutel auf den Boden legen). Patient zunächst in Rückenlage, Tisch horizontal, dann in Linksseitenlage, Tisch 30°, ggf. Umlagern in Kopftief-, Links- oder Rechtsseitenlage, DL-Kontrolle.
- Alternativ Patienten nach Entfernen des Katheters bzw. des Darmrohres auf Toilette schicken (häufig sehr unangenehm für den Patienten, da die applizierte KM auf dem Weg zur Toilette nicht beibehalten werden kann).
- 20–40 mg Buscopan i.v., bei KI: 1 Amp. Glucagon (☞ Kap. 18, Medikamente in der Radiologie).
- Nach Entwicklung der Bilder bei unklarem Befund ggf. Zielaufnahmen.
- Bilder im horizontalen Strahlengang am Rastertisch oder ohne Umlagerung an entsprechenden DL-Geräten.

Kolon-Doppelkontrast-Einlauf

	Filmformat in cm	Darzustellende Region	Bild	Tischposition	Patientenposition	Vorgehensweise
1.	24 x 30	*Rektum* (Sakrumvorderkante muß mitabgebildet sein)		Horizontal, Kopftieflage	Strenge Linksseitenlage	Luftinsufflation in Rektum und Sigma. Aufnahme vor Überlagerung durch andere Kolonabschnitte
2.	24 x 30	*Rektum, Sigma*		45°	Rückenlage, leicht nach links gedreht	Nach der Aufnahme Luftinsufflation bis linke Flexur
3.	24 x 30	*Sigma, Colon descendens*		Horizontal	Bauchlage	
4.	24 x 30	*Linke Flexur, Colon descendens, Colon transversum*		80°-90°	Rückenlage, rechts gedreht	
5.	24 x 30	*Rechte Flexur, Colon transversum, Colon ascendens, Coecum*		80°-90°	Rückenlage, links gedreht	Vor der Aufnahme in Linksdrehung Luftinsufflation bis rechte Flexur
6.	35 x 35	*Übersicht*		Horizontal	Rückenlage	
7.	35 x 35	*Übersicht*		Horizontal	Bauchlage	
8.	35 x 35	*Übersicht*		90°	Rückenlage	
9.	35 x 35	*Übersicht*		Horizontal	Rechtsseitenlage	Horizontaler Strahlengang
10.	35 x 35	*Übersicht*		Horizontal	Linksseitenlage	Horizontaler Strahlengang

Zusatzverfahren

Monokontrast-Einlauf mit wasserlöslichem KM

- KM: Peritrast RE 36 % (spezielle für Kolonuntersuchungen), Gastrografin oder Telebrix Gastro mit 3–4facher Menge an Wasser verdünnen.
- NW: hygroskopische Wirkung, *cave:* bei dehydrierten Patienten, Säuglingen und Kleinkindern.
- Untersuchungsgang: wie Doppelkontrast-Einlauf, Berücksichtigung der speziellen Fragestellung und Anatomie.

KM-Einlauf bei Anus praeter

4

- Stoma vorsichtig mit kleinem Finger austasten (Richtung, Verlauf, Weite).
- Blasenkatheter (14 Ch) mit Vaseline bestreichen und ca. 10 cm vorschieben. Ballon mit ca. 5–10 ml Luft oder Aqua dest. blocken. Durchmesser des Ballons soll nicht mehr als 3–4 cm betragen (vorher überprüfen).
- Dichtigkeit des Stomas stellt der Patient sicher, indem er Zellstoff gegen die Stomaöffnung preßt.
- Übersichtsaufnahmen und Zielaufnahmen in Rückenlage in Prallfüllung und Doppelkontrast-Technik.
- Bei Schmerzen oder segmental überblähten Darmschlingen: 20–40 mg Buscopan i.v.

1. Endständiger Anus praeter:

- Komplette Darstellung des Kolons bis zum Zökum über Anus praeter.

2. Doppelläufiger Anus praeter (mit stillgelegtem aboralen Teil):

- Zunächst Darstellung des aboralen Teils. Vorbereitung mit 1–2 Klysmen über Anus naturalis.
- Zunächst KM-Applikation in Linksseitenlage über Anus naturalis im Doppelkontrast. *Cave:* Atrophie des ausgeschalteten Darmsegments, nicht überblähen. Anus praeter muß abgedichtet werden.
- Bei vollständigem Verschluß: keine Doppelkontrastdarstellung. Darstellung über den Anus praeter. Einführen des Blasenkatheters. Ballon darf nicht über 2 cm aufgeweitet werden.
- Aufnahmen entsprechend der Anatomie.
- Patientenvorbereitung wie Kolon-Doppelkontrast-Einlauf.

Kolon-Kontrasteinlauf bei V. a. Dickdarmileus

- Mono-KM-Einlauf mit Bariumsulfat oder wasserlöslichem KM.
- Einlaufen des KM ständig unter DL kontrollieren.
- KM-Beutel nicht höher als 80 cm über Tischniveau heben (Perforationsgefahr). KM-Beutel nicht an die Infusionsständer hängen, sondern in die Hand nehmen.
- Kolon nur bis kurz distal oder bis zur Stenose darstellen.
- V. a. Perforation: KM-Beutel sofort auf den Boden legen und KM ablaufen lassen, Befund dokumentieren.
- Ansonsten Darstellung wie oben beschrieben.

Praktische Hinweise

- Kurze intermittierende DL unter Einblenden bei KM-Einlauf und Luftinsufflationen.
- Keine forcierte KM-Gabe bei Passagehindernis.
- Bei Schmerzangabe des Patienten Untersuchung abbrechen.
- Nach der Untersuchung soll der Patient viel trinken.
- *V. a. Perforation:* Untersuchung sofort abbrechen, KM-Beutel auf den Boden legen und KM ablaufen lassen. *Sigma-Perforation:* Patienten aufstellen, KM sammelt sich dann im Douglas-Raum. Venösen Zugang legen, Infusion (Ringer-Lsg. oder NaCl-Lsg. anhängen). Puls- und RR-Kontrolle. Befunddokumentation. Chirurgen rufen. Bei Austritt von KM mit Stuhlbeimischung kommt es zur bakteriellen Besiedelung der Bauchhöhle, bei Bariumsulfat zusätzlich zur Barium-peritonitis mit über 50 % Letalität!
- *Hochgradige Stenosen:* keine großen Mengen KM distal der Stenose einbringen. Bei Barium kommt es zu gipsartigem Eindicken, bei wasserlöslichem KM zum H_2O-Einstrom mit Überdehnung des Darms.

Röntgenanatomie des Dickdarms

- *Kolonlänge:* 90–150 cm.
- *Durchmesser:* ca. 8 cm, Sigma 3 cm.
- *Ileozökalklappe:* mediodorsale Seite des Colon ascendens, Durchmesser < 3 cm.
- *Zökum:* Lage variabel.
- *Rektum:* 15 cm, transversale Falten, Kohlrausch-Falte: 6 cm oberhalb der inneren Analöffnung.
- *Analkanal:* 3 cm lang.
- *Taeniae:* Längsmuskelschicht des Kolons, in 3 Streifen angeordnet.
- *Haustren:* Ausbuchtung zwischen den Taeniae, wandern mit der Peristaltik, Abnahme vom rechten Kolon nach links, Haustrenverlust im Colon descendens und Sigmoid normal.
- *Retrorektalraum:* Abstand zwischen Vorderkante des Sakrums und Hinterkante des Rektums < 1 cm.

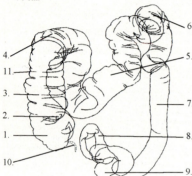

1. Zökum
2. Bauhin-Klappe (Valva ileocoecalis)
3. Colon ascendens
4. Rechte Kolonflexur
5. Colon transversum
6. Linke Kolonflexur
7. Colon descendens
8. Sigmoid
9. Rektum
10. Appendix vermiformis
11. Haustren

Kolon-Anatomie

Indikationen zum Kolon-Kontrasteinlauf in Doppelkontrast	Indikationen Kolon-Kontrasteinlauf in Monokontrast
<ul><li>Nachweis von okkultem oder sichtbarem Blut im Stuhl.</li><li>Obstipation oder Diarrhö unklarer Genese.</li><li>Divertikulose und Komplikationen.</li><li>Polypen und Präkanzerosen.</li><li>Tumoren.</li><li>Entzündungen.</li><li>Extrakolische Raumforderungen.</li><li>Ergänzung bei unvollständiger Koloskopie.</li><li>Präoperativ.</li></ul>	<ul><li>Unmittelbar präoperativ.</li><li>V. a. Dickdarmperforation.</li><li>Fisteldarstellung.</li><li>Erste postoperative Kontrolle.</li><li>Divertikulitis.</li></ul>
	Kontraindikationen
	<ul><li>Toxisches Megakolon</li><li>Perforation</li><li>Bis 7 Tage nach tiefer Biopsie.</li><li>Bis 2 Wochen nach Schlingen-polypektomie.</li><li>4 Wochen postoperativ (Barium).</li><li>(Ileus).</li></ul>

Normalbefund: Kolon-Doppelkontrasteinlauf
Über rektale Füllung ungehinderte KM-Passage mit regelrechter Darstellung des Kolons nach Form und Lage. In der Doppelkontrastuntersuchung freie Entfaltbarkeit aller Darmabschnitte mit regulärer Haustrierung und Lumenweite. Bei homogenem Schleimhautbeschlag normales Faltenrelief. Die Wandkonturen sind glatt, die Wanddicke ist regelrecht. Die Ileozökalregion stellt sich ebenfalls unauffällig dar. Kein Nachweis entzündlicher oder tumoröser Veränderungen.
Beurteilung: Regelrechte Kolondarstellung in der Doppelkontrastuntersuchung.

4

Auswertung und Befundung

- ☞ allgemeine Röntgenzeichen des Gastrointestinaltrakts in der KM-Darstellung, Ösophagus.
- Erkennung wichtiger Bilddetails bis zu einer Größe von 1–3 mm.
- Befund unter Einbeziehung von Anamnese, Klinik, Vorbefunden.
- Bei postop. Kontrolle oder Z.n. Strahlentherapie immer Vergleich mit Voraufnahmen.

Computertomographie

Technik
Unterschiedliche Untersuchungstechniken, die kontrovers diskutiert werden, kommen zum Einsatz.

1. Darmkontrastierung mit KM

- Orale Darmkontrastierung 1–2 h vor Untersuchungsbeginn: 1000 ml jodhaltiges KM in 2%iger Verdünnung (Gastrografin, Telebrix Gastro).
- Rektale Darmkontrastierung unmittelbar vor Untersuchungsbeginn: 100–250 ml einer 2- bis 3,5%igen Jod-Lsg., wenn die Kontrastierung noch nicht bis ins Rektum fortgeschritten ist.
- Vaginaltampon.
- 50 ml nichtionisches jodhaltiges KM i.v., Flow 1,5 ml/s.

2. Hydro-CT

- Transrektale Darmkontrastierung unmittelbar vor Untersuchungsbeginn auf dem CT-Tisch.
- 20–40 mg Buscopan oder 1–2 mg Glucagon i.v. unmittelbar vor der KM-Serie.
- 1500 ml 35°C warmes Wasser oder Methylzellulose-Wasser-Gemisch als Einlauf.
- Vaginaltampon.
- 150 ml nichtionisches jodhaltiges KM i.v., Flow 1,5 ml/s. Alternativ 50 ml mit Flow 2 ml/s, anschließend 100 ml mit Flow 0,5 ml/s.
- Lagerung: Rückenlage, Arme über den Kopf.
- Topogramm: a.-p. lang.
- Gantry-Kippung, 0°.
- Schnittebene: axial.
- Scan-Strecke: nativ kranial der Zwerchfellkuppe bis kaudal der Leber; KM-Serie kranial der Zwerchfellkuppe bis Symphyse.
- Algorithmus: standard.
- Schichtdicke: 10 mm kontinuierlich, ggf. 5 mm kontinuierlich.
- Fensterung: 350/50.
- Atemlage: tiefe Exspiration.
- KM: ☞ oben, Injektionsbeginn 10 s vor 1. Scan.

CT-Röntgenanatomie des Dickdarms

Die Wandstärke des Dickdarms ist abhängig von der Kontrastierung und Aufdehnung der einzelnen Darmabschnitte. Physiologische Wandstärke ca. 5 mm, pathologische Wandstärke in Abhängigkeit der Grunderkrankung (Entzündung, Tumor u.a.).

Indikationen: kein routinemäßiges Staging, nur bei besonderen Fragestellungen nach Abklärung mittels Koloskopie oder KM-Einlauf. Tumorstaging, in der präop. Abklärung von ausgedehnten Prozessen mit Infiltration in die Nachbarstukturen, LK-, Lebermetastasierung.

Defäkographie

Technik

- Tumor oder Entzündung durch Proktorektoskopie, Koloskopie, KE oder Sonographie ausschließen.
- Keine Vorbereitung. Bei Frauen Scheidengewölbe mit Tampon (KM-getränkt) markieren.
- Röntgentransparente Bettpfanne oder strahlentransparente Plastikschüssel (mit Zellstoff ausgelegt) auf den Röntgentisch oder auf die in Sitzhöhe gebrachte Bodenplatte plazieren.
- KM: 200 ml Bariumsulfat + ¼ Packung Kartoffelbrei = 300 ml.
- Orientierende DL (KM, freie Luft, Konkremente).
- Digitale Austastung.
- Füllen des Rektums mit Blasenspritze in Linksseitenlage über Darmrohr oder Blasenkatheter, Entfernen des Darmrohres.
- Patient setzt sich auf Bettpfanne.
- Aufnahmen: digital > 2 Bilder/s oder 100-mm-Kamera bzw. konventionell (Bildformat: 24 x 30 cm, quer); 120–130 kV. Aufnahmen streng seitlich (Hüftköpfe übereinander), Rektum, Analkanal, Sakrum und Symphyse.
  1. In Ruhe.
  2. Max. Anspannung der Beckenbodenmuskulatur (Kneifen) bei voller Ampulle.
  3. Entleerung (Pressen).
  4. Kneifen bei leerer Ampulle.
  5. Pressen bei leerer Ampulle.

Praktische Hinweise

- *Zusätzliche Dünndarmkontrastierung*: 150 ml Barium p.o. 1 h vor Untersuchungsbeginn (Nachweis einer Enterozele).
- *Blasenfüllung*: 100 ml nichtionisches jodhaltiges nierengängiges KM i.v. 1 h vor Untersuchungsbeginn (Nachweis von Rektumimpressionen).

Röntgenanatomie

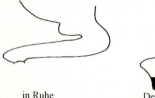 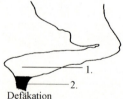

in Ruhe   Defäkation

Defäkographie in Ruhe und bei Defäkation

1. **Rektumampulle**
2. **Analkanal**
3. **Anorektaler Winkel:** zwischen Analkanal und kaudaler Wand der Rektumampulle: in Ruhe 80–130°, bei Defäkation 130–150°.

4. **Willkürliche Innervation:** M. sphincter ani internus. Anorektum teils am Os sacrum, teils an der Beckenbodenmuskulatur (M. puborectalis) aufgehängt.
5. **Kontinenz:** M. puborectalis in Ruhe tonisch aktiv, zusammen mit abdominellem Druck.
6. **Defäkation:** M. puborectalis entspannt, abdomineller Druck fällt weg.

Indikationen: organische und funktionelle Ursachen, die den Defäkationsprozeß betreffen. Chronische Obstipation. Inkomplette Stuhlentleerung. Incontinentia alvi. Rektale und sakrale Schmerzen.

Normalbefund: Defäkographie

Nach Kontrastierung von Rektum und Sigma wird die Defäkation im streng seitlichen Strah-
lengang unter DL verfolgt. Die kontrastierten Darmabschnitte zeigen ein normal weites
Lumen mit scharfen Konturen ohne Anhalt für Raumforderungen. Zu Beginn der Defäkation
hebt sich die rektale Ampulle physiologisch an. Der anorektale Winkel ist in Ruhe und bei der
Defäkation regelrecht. Das KM kann regelrecht entleert werden. Kein Anhalt für Inkontinenz.
Anschließend regelrechte Schleimhautdarstellung des Rektums.

Beurteilung: Unauffällige Darstellung des Rektums, des rektosigmoidalen Übergangs und des
distalen Sigmas in der Defäkographie mit regelrechter Funktion während des Defäkations-
vorgangs.

4

Auswertung und Befundung

Bedeutung des anorektalen Winkels wird unterschiedlich beurteilt.
Auf genügende Öffnung des Analkanals achten.
Minimales Restvolumen von KM nach Entleerung.
Suffizienter Sphinkterschluß nach Defäkation.
Keine Darmausstülpungen (Rektozele, Enterozele), normales Schleimhautrelief nach KM-Ausschei-
dung.

Krankheitsbilder

● *Rektozele:* Ausbeulen der anterioren Rektumwand in die Vagina, zunächst nur beim Pressen oder
  in Ruhe.
● *Anteriorer Prolaps:* Mukosa oder gesamte Darmwand prolabieren nach anterior.
● *Enterozele:* Dünndarm kommt in Peritonealraum zwischen Rektum und Vagina zu liegen.
● *Interne Invagination:* zirkulärer innerer Prolaps (entwickelt sich aus Vorderwandprolaps), voll-
  ständiger Block bei Defäkographie.
● *Incontinentia alvi:* anorektaler Winkel in Ruhe > 130°.

Klinische Untersuchung bei Dickdarmerkrankungen

Anamnese
Obstipation, Diarrhö, Frequenz der Stuhlgänge, Blutauflagerungen, Nachweis von okkultem Blut,
Schmerzen, Vorerkrankungen, Gewichtsverlust, OP, Medikamenteneinnahme (Laxanzien!).
Aufklärung
Untersuchungsablauf, Komplikationsmöglichkeiten, Strahlendosis, Schwangerschaft.
Vorbefunde
Sonographie, Abdomenleeraufnahme, Endoskopie, Magen-Darm-Passage, CT, urologische und
gynäkologische Voruntersuchungen.
Inspektion und Palpation
Resistenzen, Schmerzen, Abwehrspannung, Narben, Hernien, Auskultation der Darmgeräusche.
Rektal-digitale Untersuchung: zwingend vor jeder einführenden Maßnahme (auch wenn in Akte
Vorbefunde dokumentiert sind), mit Gummihandschuh und etwas Vaseline am untersuchenden Zeige-
oder Mittelfinger vorsichtig das Rektum austasten.

Anomalien des Dickdarms

● *Coecum mobile:* Zökalpol hinter Colon ascendens hochgeschlagen.
● *Chilaiditi-Syndrom:* Interposition des Kolons zwischen Leber und Diaphragma.
● *Ptose des Colon transversum:* Elongation mit tiefstem Punkt im kleinen Becken.
● *M. Hirschsprung:* Megacolon congenitum, aganglionäres Segment im Sigma.
  Rö: Stenose zwischen Rektum und Sigma, Dilatation der vorgeschalteten Darmabschnitte.

Gutartige Veränderungen des Dickdarms

Divertikulose, Divertikulitis des Dickdarms

Eigentlich Pseudodivertikel mit Aussackung der Mukosa und Submukosa durch Lücken in der Muscularis propria. Inzidenz: 50 % aller 70jährigen. Häufigste Kolonaffektion in den Industrieländern. Lokalisation: 80 % im Sigma. Klinik: meist Zufallsbefund, unspezifische Symptomatik. Komplikationen bei länger bestehender Divertikulose mit Entzündungen, Blutungen, Perforation, Abszeßbildung, entzündlicher Stenose bis hin zum Ileus.

- *Rö: Divertikulose:* 3–10 mm große, scharf berandete Aussackungen mit schmalem Hals. Partielle Verlegung des Lumens durch Fäzes. KM-Reste durch frühere Untersuchungen.
  Divertikulitis: Engstellung des betroffenen Segments. Spitzzipflige Ausziehungen der Divertikel, kleine Erosionen. Verdickung der Darmwand. Fisteln, Abszesse. Obstruktion durch Kinking und Ödem.
  Akutsituation: Monokontrast mit wasserlöslichem KM.
- *CT:* Nachweis von Abszessen, parakolischer Infiltration, einzelnen Divertikeln. Wandverdickung auf 0,5–1,5 cm. Diffuse oder linienförmige Markierung des perikolischen Fetts. Verdickung der angrenzenden Faszien. Abszesse nach i.v. KM-Gabe als gekammerte RF mit Abszeßmembran und meist umgebender Flüssigkeit erkennbar. Fistelungen, z.B. in die Blase, mit Nachweis von intravesikalem Gas. DD: Tumor, Wandverdickung meist < 2 cm.

Colitis ulcerosa

Entzündliche Veränderungen der Mukosa und Submukosa. Oberflächliche Ulzerationen, die vom Rektum ausgehend über das linksseitige Kolon bis zum Zökum meist das gesamte Kolon diffus befallen. Befall des terminalen Ileums in etwa 10 % der Fälle (Backwash-Ileitis). Rektumbefall nahezu obligat. Komplikationen: Perforation, toxisches Megakolon (5–10 % der Fälle), Kolonkarzinom (3–5 % der Fälle, 25faches Risiko nach 8 Jahren), Stenosen (10 % der Fälle) DD: Karzinom. Klinik: bis zu 20mal täglich meist blutig-schleimige Durchfälle. Altersgipfel: 20.-40./60.-70. LJ.

- *Rö:*

1. Frühstatium ohne Ulzerationen

- Samtartiger Beschlag durch Schleimhautverdickung mit netzartiger Struktur.
- Maculae = miliare Abszesse der Lieberkühn-Krypten.
- Reduktion der Haustrierung.
- Frischer Schub: glatte schlauchartige Wände, Puderzuckerphänomen der Schleimhaut.

2. Fortgeschrittenes Stadium mit Ulzeration

- Tüpfelung der Schleimhaut = oberflächliche Ulzeration.
- Maculae.
- Spiculae = feinzipflige Ausziehungen.
- Rand-Ulzerationen.
- Kragenknopfulzera = Ulkus mit Unterminierung der Mukosa.
- Doppelkontur = Ulzerationen, die konfluieren.

3. Chronisches Stadium

- Pseudopolypen = ödematöse, ins Lumen vorspringende Schleimhautinseln zwischen Ulzerationen.
- Schleimhautatrophie mit feingranulierter Oberfläche wie Schmirgelpapier.
- Fahrradschlauchbild = völliger Haustrenverlust.
- Starres Rohr = völlige Bewegungslosigkeit.
- Einzelne Ulzerationen, Stenosierungen.
- Mikrokolie durch Fibrosierung, Tiefertreten der Flexuren.
- Ausgebrannte Kolitis.

- *CT:* Wandverdickung meist < 1 cm. In akuter Phase typische doppelte Ringstruktur der Darmwand nach KM-Gabe. Imbibiertes umgebendes Fettgewebe.

M. Crohn des Kolons

Synonyme: Enteritis regionalis, Colitis granulomatosa. Transmurale Entzündung mit segmentalem Befall. Der Wandbefall ist im Gegensatz zur Colitis ulcera exzentrisch, selten zirkulär. Ausbreitung vom terminalen Ileum über das rechtsseitige Kolon zum Rektum. Klinik: 3–6 Stuhlgänge/d, Diarrhö, selten blutig.

- *Rö:*

1. Frühstadium

- Segmentaler Befall (*skip lesions*).
- Ödem der Submukosa: marmoriertes Schleimhautrelief.
- Follikuläre Hyperplasie: KM-Aussparung innerhalb normaler Schleimhaut, umgeben von Aufhellungssäumen.
- Aphthoide Ulzerationen: punktförmige KM-Depots von 1–5 mm Durchmesser.
- Fortschreitende Ulzerationen: Ausbreitung zu länglichen, breiten, ovalen Defekten.
- Tiefe Fissuren zwischen geschwollenen Schleimhautfalten, transversale Streifen.

2. Fortgeschrittenes Stadium

- Pseudopolypen: ungleichmäßig große KM-Aussparungen (DD: Colitis ulcerosa).
- Exzentrisch gelegene herdförmige Granulome.

3. Spätstadium

- Spaltförmige Ulzerationen zwischen Schleimhautödem und Pseudopolypen: Pflastersteinrelief.
- Asymmetrische Lumeneinengung bis Bleistiftdicke: *„string signs".*
- Geschrumpfter Mesenterialansatz mit sich ausstülpender Darmwand: Pseudodivertikel.
- Im chronischen Stadium: Bleirohrkolon (wie bei Colitis ulcerosa).
- Fistel: enteroenteral, auch zur Blase, Vagina.
- Abszesse.

- *CT:* gleichförmige Kontrastierung der Darmwand. Wandverdickung ca. 13 mm. Fistelbildungen, Abszesse. Mäßige LK-Schwellungen.

Ischämische Kolitis

Meist durch mesenteriale Venenverschlüsse bei Thromboseneigung, nach Entzündungen, Traumen oder durch Tumorkompression, selten durch arterielle Embolie bedingt. Die Mesenterialvenenthrombose führt zum hämorrhagischen Infarkt des betroffenen Darmsegments mit Wandödem, intramuraler Blutung, Darmhypotonie und blutigem Aszites. Bevorzugte Lokalisation: linke Flexur, Colon descendens, Sigma. Rektum typischerweise frei. Krankheit kann rasch zurückgehen oder zur Stenosierung fortschreiten.

- *Rö:* enggestelltes Lumen mit bogigen Impressionen und Konturunregelmäßigkeiten: *„thumbprinting" (Daumenabdrücke)*. Am besten im Monokontrast oder schon in der Übersichtsaufnahme zu sehen. Ulzera. Strikturen. Sakkuläre Ausstülpungen: Pseudodivertikel. Bild des lokalisierten und generalisierten paralytischem Ileus. Gasansammlungen in der Darmwand (streifig im Gegensatz zum blasigen Bild bei der Pneumatosis coli), im Pfortadersystem, im Peritoneum.
- *CT:* erweiterte flüssigkeitsgefüllte Darmschlingen mit zirkulär verdickten Wänden. Hyperdenser Aszites. Imbibiertes Fettgewebe. Ringförmiges Enhancement der Darmwand nach KM-Gabe. Mesenteriale Thrombose. Gas in Darmwand und Pfortadersystem (Lungenfenster), DD: Pneumatosis intestinalis.

Volvulus des Dickdarms

Betroffen sind Dickdarmabschnitte mit mobilem Mesenterium: meist Sigma, auch Zökum, selten
Colon transversum. Meist ältere Patienten. Komplikationen: Darmnekrose, Perforation.

- *Rö:* mäßige Dilatation vor der Stenose. KM endet spitz zulaufend.
  Sigmavolvulus: Bild der Kaffeebohne: aneinanderliegende mediale Wände bilden dickere mediale
  Linien. Seitenwände bilden dünnere periphere Linien. Fehlen von Gas und Stuhl im Rektum und
  distalem Sigma.
  Zökumvolvulus: 1. nierenförmiges Aussehen: torquiertes Mesenterium (sieht aus wie ein Nie-
  renhilus). Kollabiertes poststenotisches Kolon. 2. Sacktyp: sackförmiges Gebilde im Mittelbauch,
  kollabiertes poststenotisches Kolon.

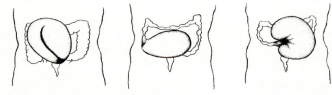

Sigmavolvulus   Zökumvolvulus, Sacktyp   Zökumvolvulus, Nierentyp

Pneumatosis intestinalis

= Pneumatosis cystoides coli. Auftreten von Gas in Submukosa und Subserosa im Magen-Darm-Trakt,
im Mesenterium oder Peritoneum. Am häufigsten im Kolon > Dünndarm. Primär oder sekundär bei
Erkrankung des Magen-Darm-Trakts, obstruktiven Lungenerkrankungen, malignen Erkrankungen,
Kollagenosen u.a. Klinik: keine Symptome oder unspezifische Symptome mit abdominellen
Schmerzen, Durchfällen, Übelkeit, Erbrechen, Meteorismus. Komplikationen: Obstruktion, Blutung,
Perforation.

- *Rö:* runde, von außen und innen verursachte Füllungsdefekte mit vermehrter Strahlentransparenz:
  gashaltige Zysten < 1 cm, meist gruppiert im isolierten Darmabschnitt (meist schon in der Abdomenübersicht erkennbar). Intramurale Gasansammlungen können breitbasige Polypen vortäuschen, sind aber strahlendurchlässiger.
- *CT:* beste Dartellung der intramuralen Luftansammlung, weites Fenster (2000/-350) benutzen.

Benigne Tumoren des Dickdarms

Polyp

Häufigster Tumor des Kolons. Lokalisation: Rektum ca. 30 %, Sigma ca. 30 %, übrige Kolonab-
schnitte jeweils ca. 10 %.
1. Adenom: solitär oder meist multipel. Malignitätshäufigkeit korreliert mit der Größe. Gestielte
Polypen (selten maligne Entartung), sessile und breitbasige Polypen (50 % maligne Entartung).
2. Hyperplastische Polypen: bis zu 50 % im Kolon symptomfreier Erwachsene (keine maligne Entartung). Radiologisch nicht von adenomatösen Polypen zu unterscheiden.

- *Rö:* solitärer oder multipler Füllungsdefekt mit glatter Oberfläche. meist < 1,5 cm.
  Gestielter Polyp: ins Darmlumen hineinragende, frei bewegliche Raumforderung; tangential pilz-
  förmige Darstellung.
  Breitbasiger Polyp: scharf begrenzte Raumforderung, der Darmwand aufsitzend.
  Villöser Polyp: unregelmäßige Oberfläche. DD: maligne Raumforderung, Stuhlverunreinigung,
  andere Raumforderungen.

Polypose

> 100 Polypen.

Hereditär	Nichthereditär
Autosomal-dominant ● *Familiäre Polypose:* unzählige sessile Polypen. ∅ 1 mm-2 cm. Meist ganzes Kolon befallen. Präkanzerose ● *Gardner-Syndrom:* Kolonpolypose, Osteome, kutane Weichteilläsionen, Neigung zur Keloidbildung. Präkanzerose ● *Peutz-Jeghers-Syndrom:* nur wenige Polypen im Kolon. Befall in erster Linie im Dünndarm. uncharakteristische Haut- und Schleimhautpigmentation	● *Cronkhite-Canada-Syndrom:* Polypen im Kolon, Dünndarm und Magen, Alopezie, Hyperpigmentation, Nagelatrophie. Vorallem ältere Menschen ● *Juvenile Polypose:* meist Kinder < 10 Jahren. Multiple Kolonpolypen
Autosomal-rezessiv ● *Turcot-Syndrom:* Kolonpolypose (Präkanzerose), Hirntumoren (Astrozytome)	

DD: Pseudopolypen (bei entzündlichen Prozessen, z.B. Colitis ulcerosa, Morbus Crohn u.a.). *Pneumatosis cystoides coli:* Füllungsdefekte durch gashaltige, intramural gelegene Zysten verursacht). *Noduläre lymphatische Hyperplasie des Kolons* (meist bei Kindern, nur einige Millimeter große Füllungsdefekte).

Lipom

Zweithäufigster gutartiger Tumor des Kolons.
● *Rö:* glatter, scharf begrenzter, verformbarer Füllungsdefekt, meist rechte Kolonhälfte.

Bösartige Veränderungen des Dickdarms

Kolorektales Karzinom

Zweithäufigstes Malignom der Bevölkerung. 90 % nach dem 50. LJ. Histologisch Adenokarzinome, in 2–5 % multipel. Lokalisation: Rektum (60 % der Fälle), Sigma (20 % der Fälle), Zökum/Colon ascendens (10 % der Fälle), übriges Kolon (10 % der Fälle). Lymphogene Metastasierung: paraaortal, in der Beckenwand, inguinal. Hämatogene Metastasierung: Leber, Lunge, danach andere Organe.
● *Rö:* solitärer polypöser (Zökum, Colon ascendens, Rektum) oder anulärer (Colon transversum, Colon descendens, Sigmoid) Schleimhautdefekt, Oberfläche glatt oder ulzeriert. Ringförmige Stenose: *Bild des abgegessenen Apfels* (benachbarte gesunde Anteile schieben sich über den Tumor). Vergrößerung der Rektum-Sakrum-Distanz bei Rektumkarzinom.
● *CT:* Beurteilung der Tumorausbreitung und Metastasierung. Rektum: Wandverdickung ab 5 mm erkennbar, im übrigen Kolon in Abhängigkeit vom Füllungszustand ab 0,5–1,5 cm erkennbar. Infiltration in die Umgebung: angrenzendes Fettgewebe strähnig verändert. Infiltration in die Nachbarorgane: Harnblasenwand mit Konturunterbrechung, Skelett mit kortikalem Defekt. LK > 1 cm (nach KM-Bolus) als metastatisch zu bewerten, schwierige Beurteilung der unmittelbar lokalen LK. Leber-Screening obligat.

Stadieneinteilung des kolorektalen Karzinoms

Stadium	Definition	TNM-Klassifikation			Einteilung nach Dukes
0	Ca. in situ	TIS	N0	M0	
I	Ia: Infiltration von Mukosa und Submukosa Ib: Infiltration der Muscularis propria	T1 T2	N0 N0	M0 M0	A
II	Infiltration aller Wandschichten mit Überschreiten der Darmwand	T3	N0	M0	B
III	Regionale LK oder Infiltration der Umgebung	Tx T4	N1–3 N0	M0 M0	C
IV	Fernmetastasen.	Tx	Nx	M1	D

Metastasierung in den Dickdarm

1. Direkte Invasion durch Karzinome des Gastrointestinal- und Urogenitaltrakts.
2. Hämatogen bei Mamma- und Bronchialkarzinom oder Melanom.
3. Intraperitoneale Aussaat durch Aszites.
- *Rö:* solitäre oder multiple Füllungsdefekte von außen oder innen, oft ulzerierend. Unregelmäßige Stenosen. Kein Bild des abgegessenen Apfels.

Lymphom des Dickdarms

Seltenere Manifestation als im Magen und Dünndarm. Lokalisation meist im Zökum, seltener im Rektum.
- *Rö:* Raumforderung mit diffuser Infiltration. Polypöser oder anulärer, oft ulzerierender Tumor.
- *CT:* nach KM-Gabe nur geringes Enhancement, meist ohne Nachweis von Nekrosebezirken. LK-Befall.

Strahlenkolitis

Folge nach Beckenbestrahlung bei gynäkologischem Tumor oder Prostatakarzinom. Verlauf meist gutartig. Beginn 6–24 Monate nach Bestrahlung ab einer Dosis > 40 Gy. Komplikationen: Perforation, Fistelung.
- *Rö:* am häufigsten im Sigma und in der Vorderwand des Rektums. Akutes Stadium: Spasmen, Schleimhautödem, Zähnelung, Ulzerationen. Chronisches Stadium: glatte röhrenförmige Stenose.

Zustand nach Operation

Rezidiv nach Rektumamputation.
- *CT:* besonders geeignet, um Lokalrezidive zu erfassen. Nach 4–6 Monaten Heilungsvorgänge abgeschlossen. Expansive, homogene rundliche Weichteilfigur, unregelmäßig asymmetrisch begrenzt. Nach KM-Gabe unregelmäßiges Enhancement. Lufteinschlüsse weisen auf Tumorzerfall. Infiltration der Nachbarorgane, Knochendestruktionen, regionale LK-Vergrößerungen.

Wichtige Differentialdiagnosen bei Dickdarmerkrankungen

Ulzera im Dickdarm

- *Entzündlich:* Colitis ulcerosa, Morbus Crohn, Divertikulitis, pseudomembranöse Kolitis, solitäres Rektumulkus, unspezifisch gutartiges Ulkus.
- *Ischämische Kolitis*
- *Neoplastisch:* kolorektales Karzinom, Metastasen, Lymphome.
- *Infektiös:* Amöbiasis, Yersinia enterocolitica, Tbc, Lymphogranuloma venereum.

Strikturen

- *Entzündlich:* M. Crohn, Colitis ulcerosa, Divertikulitis, Z.n. Strahlentherapie, unspezifisch gutartiges Ulkus, solitäres Rektumulkus.
- *Infektiös:* Amöbiasis, Tbc (Sanduhrform).
- *Ischämisch.*
- *Neoplastisch:* Karzinom, Metastase, Lymphom.

Dilatation (= Megakolon)

- Koprostase, Tumor, Divertikulitis, Ileus, Volvulus, M. Hirschsprung, toxisch, Adhäsion, Stenosen, ischämisch, Hernien (seltener als im Dünndarm), Hypothyreose, Sklerodermie, Amyloidose, idiopathisch.

Transversale Streifen

- Divertikulitis: 3–6 cm lang.
- Morbus Crohn > 6 cm.
- Karzinom: irregulär.

Thumbprints des Kolons

- Ischämisch, M. Crohn, Colitis ulcerosa, infektiös, Lymphom, Metastase.

4

Leber

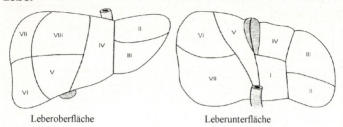

Leberoberfläche   Leberunterfläche

Leberlappen

- *8 Lebersegmente.*
- Trennung des rechten und linken Leberlappens: Hilfslinie zwischen V. cava inferior und Gallenblasenbett.
- *Lebervenen:* 3 Hauptstämme drainieren unterhalb des Zwerchfells in die V. cava inferior.
- *Leberpforte:* V. portae, hiervon links lateral A. hepatica, rechts lateral Gallengänge.

Bildgebende Verfahren

Sonographie

Technik

- ☞ Kap. 2 Untersuchungsmethoden und Kap. 4 Abdomen und Gastrointestinaltrakt.
- *Schnittebenen:* Längsschnitt (mediane und parasagittale Schnitte rechts, Darstellung der Gallenblase und der rechten Niere). Subkostaler Schrägschnitt rechts und links (Darstellung des rechten und linken Leberlappens). Rechter lateraler Interkostalschnitt (laterale Leberanteile, Leberkuppe).
- 3,5-MHz-Sonden, Sektor-/Curved-array-Schallköpfe, zur Beurteilung der Leberoberfläche 5–7,5 MHz-Sonden.
- *Praktische Hinweise:* Untersuchung in tiefer Inspiration und Atemstillstand. Zwerchfellbeweglichkeit und Leberkonsistenz durch Einfingerpalpation prüfen. Lig. teres: echoreiche Struktur (DD: RF).

Sono-Anatomie: ☞ Kap. 4 Abdomen und Gastrointestinaltrakt.

FKDS-Anatomie

- *V. porta:* homogen mit Farbsignal gefüllt. Fluß leberwärts. Geschwindigkeit 10–25 cm/s, maximal nach Nahrungsaufnahme >40 cm/s. Darstellung von ventral oder rechts latero-interkostal. Venöser Doppelschlag. Geringe atemabhängige Kaliberschwankung. Zuflüsse: V. lienalis, V. mesenterica superior.
- *V. lienalis:* bogenförmiger Verlauf mit Farbumschlag. Beim Zusammenfluß mit V. mesenterica superior: Verwirbelungen.
- *V. mesenterica superior:* häufig schwierig darstellbar durch Darmgasüberlagerung. Bei Exspiration Fluß- und Volumenzunahme. Komprimierbar durch geringen Druck mit Schallkopf.

Indikationen

- *Sonographie:* Größenbestimmung, Anomalien, Formvarianten, umschriebene/diffuse Leberveränderungen, Beurteilung intrahepatischer Gefäße, der Gallenwege, Abklärung unklarer Schmerzzustände, RF im re. Oberbauch, Metastasensuche, Verlaufskontrollen, ultraschallgezielte Punktionen.
- *FKDS:* zusätzlich Beurteilung des Portalkreislaufes und der arteriellen/venösen Gefäßversorgung.

Computertomographie der Leber

Technik: Standarduntersuchung

- Patientenvorbereitung: keine.
- Lagerung: Rückenlage, Arme über den Kopf.
- Topogramm: a.-p. lang.
- Gantry-Kippung: 0°.
- Schnittebene: axial.
- Scan-Strecke: kranial der Zwerchfellkuppe bis kaudal des unteren Leberpols.
- Algorithmus: standard.
- Schichtdicke: nativ 10 mm, kontinuierlich, KM-Serie 5 mm kontinuierlich.
- Fensterung: nativ 180/40, KM-Serie 260/40.
- Atemlage: tiefe Exspiration.
- KM: Injektionsbeginn ca. 30 s vor dem ersten Scan (verlängertes Delay zur Kontrastierung der Lebervenen und der Pfortader); 150 ml mit Flow 1,5 ml/s.
- Tips und Tricks: alternativ Spiral-CT.

Indikationen: Abklärung umschriebener RF, Tumor-Staging, Metastasensuche, Verlaufskontrolle, Abklärung vaskulärer Prozesse.

Technik: Leber-Angio-CT

- Vorbereitungen: angiographische Einlage eines Katheters selektiv in die A. hepatica (arterielle Perfusion) oder in die A. linealis bzw. A. mesenteria superior (portale Perfusion).
- Indikation: *arterielle Perfusion:* FNH, Adenom, hepatozelluläres Karzinom, Karzinoid. *Portale Perfusion:* andere Tumoren, Metastasen, anatomische Gefäßvarianten.
- Lagerung: Rückenlage, Arme über den Kopf.
- Topogramm: a.-p. lang.
- Gantry-Kippung: 0°.
- Schnittebene: axial.
- Scan-Strecke: kranial des Zwerchfells bis zum kaudalen Leberpol.
- Algorithmus: standard für schnelle dynamische Serienschichten, soft für Spiral-CT.
- Schichtdicke: 10 mm kontinuierlich; Spiral-CT 10 mm, Tischvorschub 10 mm/s, Inkrement 5 mm.
- Fensterung: nativ 180/40, KM-Serie 280/40.
- Atemlage: Atemstillstand in tiefer Exspiration.
- KM: manuelle Injektion über angiographisch angelegten Katheter, arterielle Perfusion: 40 ml mit Flow 2 ml/s, kein Start-Delay, portale Perfusion: Injektionsbeginn ca. 20 s vor Scan-Beginn (abhängig von der Leberparenchymkontrastierung, ggf. Probe-Scan) 50 ml mit Flow 2,5ml/s.
- Tips und Tricks: Nativ-Serie als orientierender Vorbefund in 10 mm kontinuierlichen Schichten, ggf. bei Voruntersuchung nicht erforderlich.

CT-Röntgenanatomie

- Radiodensität des Parenchyms: 65±5 HE. Stärkste Dichteanhebung nach 40–60 s.
- Gefäßversorgung des Leberparenchyms: 75 % Pfortaderversorgung, 25 % Versorgung über A. hepatica.
- KM-Verhalten nach Bolusgabe:
  1. *Leberarterien:* Enhancement 12–17 s nach Bolusgabe.
  2. *V. portae*: nach weiteren 15–20 s.
  3. *Lebervenen*: nach weiteren 40–60 s.
  4. *Protrahierte Gabe:* Mischbild.

Gefäßversorgung von Lebertumoren

- Versorgung über Äste der A. hepatica.
- Hypervaskularisierte RF: in arterieller Phase max. Enhancement.
- Isovaskulierte RF: keine Anreicherung in der arteriellen Phase.
- Hypovaskularisierte RF: arterielle Phase hypointens.

Umschriebene Läsionen der Leber

Ätiologie	Sonographie			CT			
	Form/Begrenzung	Reflexmuster	Anmerkung	Form/Begrenzung	Dichte, nativ/KM	Anmerkung	

Benigne RF

Zysten	*Dysontogenetische Zysten:* Hamartose, häufig mit Nierenoder Pankreaszysten vergesellschaftet. Mit seröser Flüssigkeit gefüllt. Selten Einblutungen oder Entzündungen *Solitäre Leberzysten:* wenige Millimeter bis 20 cm groß. Ursache: Fehlbildung oder Retention	Kugelig, oval. Glatt	Echofrei, dorsale Schallverstärkung		Rund, oval. Scharf mit zarter Wand/fester fibröser Kapsel	Hypodens (wie Wasser). Kein Enhancement		Teilvolumeneffekte können Dichte erhöhen
Echinococcus granulosus	= *Echinococcus cysticus unilocularis.* Größere Zysten mit histologischer Dreierschichtung. Tochterzysten durch Ausstülpung. Schalige Verkalkungen	Kugelig, zipfelig. Glatt, Wand z. T. verkalkt	Wie Zyste, bei Verkalkung reflexreicher Wandreflex mit Schallschatten		Rund, gekammert. Scharf mit Zystenwand (häufig dichter als Lebergewebe), Verkalkungen	Hypodens (10–45 HE). Manchmal ringförmiges Enhancement um äußere Zystenwand, ansonsten ∅ Anreicherung		Verkalkungen nicht pathognomonisch. DD: Zysten
Echinococcus alveolaris	= *Echinococcus multilocularis.* Infektion im Kindesalter. Teils solide, teils zystisch mit Nekrosen und Verkalkungen, besonders re Leberlappen	Gelappt. Unscharf	Inhomogen, echoarm		Rundlich, gelappt. Unscharf	Inhomogen hypodens (20–40 HE), kleine perifokalen Verkalkungen, hypodense Nekroseareale (0–10HE). Perifokales Enhancement, ansonsten ∅ Anreicherung		Gallengangserweiterung in 50 % d.F. DD: Metastase
Abszeß	Hämatogene Streuung. abszedierende Infektion der Gallenwege, Infektionen im	Irregulär Unscharf	Inhomogen, reflexarm mit Binnenechos	Bei Gasansammlungen kleine	Rund, polygonal. Relativ scharf	Hypodens, ~25 HE. In der Frühphase: geringes Enhancement,		*Anaerobier:* Gaseinschlüsse. *Amöbenabszeß:*

Abflußgebiet der V. portae. Uni- oder multifokal. E. coli, auch Anaerobier. Rechter Leberlappen bevorzugt			echoreiche Reflexe	Gelappt, streifenförmig. Unscharf	dann bei zunehmender der Nekrose deutlich hypodenses Zentrum. Abszeßmembran. Ringförmiger, scharf berandeter Saum, der nach außen hypodens und unscharf wird	subphrenisch, 20–30 HE, breite Abszeßmembran. Fungale Mikroabszesse: <30 HE, dünne Membran. DD: Metastase
Hämatom Am häufigsten stumpfes Bauchtrauma nach Verkehrsunfall, auch Schuß-, Stichverletzung, iatrogen	Rund, polygonal. Scharf	Echoarm, meist Binnenechos	Organisiertes Hämatom: kräftiges Reflexmuster, Verkalkungen möglich	Rund, polygonal. Scharf	*Parenchymruptur:* iso-/hyperdens, inhomogen, häufig schwer abzugrenzen. *Subkapsuläres H.:* linsenförmig, hyperdens. *Blutung in Bauchhöhle:* hyperdense Flüssigkeit. Zur Abgrenzung des gesunden Lebergewebes gegen Blutansammlungen KM-Bolus notwendig: hypodense, unscharf berandete RF	Am häufigsten kraniale Anteile des rechten Leberlappens betroffen. Posttraumatisch zystische Umwandlung von großen Hämatomen. Gaseinschlüsse in den Gallengängen bei Ruptur der Gallenwege
Hämangiom Blutgefüllte, endothelausgekleidete Hohlräume. Häufigster benigner Tumor der Leber. Meist Kavernome mit Thrombosierung und Hyalinisierung, teilweise verkalkend. Größe sehr variabel. 10 % multipel	Rund, polygonal. Scharf	Echoreich, homogen, dorsale Schallverstärkung	Gefäßstiel	Rund, polygonal. Scharf	Hypodens, homogen, aber auch inhomogene Areale in der RF, Kalk bei regressiven Veränderungen. KM-Bolus: erst Randpartien girlandenförmig hyperdens, dann	Kleines H.: schneller hyperdens

5

Umschriebene Läsionen der Leber (Fortsetzung)

	Beschreibung	Sono Form	Sono Echo	DD	CT Form	CT Dichte/KM	CT Enhancement	Größe/Sonstiges
FNH (fokal-noduläre Hyperplasie)	F, 3.–6. LJ, Ø bis 8 cm. Keine Entartung. Enthält Gallengänge und Blutgefäße. Häufiger als Adenom.	Rund, oval, polyzyklisch. Scharf	Echoarm/echogleich, homogen		Rund, oval, gestielt. Scharf	Hypodens. Kräftige frühe homogene Anreicherung, zentral sternförmige Hypodensität (Gefäßstiel)	langsames weiteres Enhancement; nach 3–30 min homogene, hyperdense Zone. Aber: länger anhaltende Hyperdensität nur in einem Teil der Fälle (beginnende Auswaschung)	Bis 8 cm Ø
Adenom	Von Leberzellen ausgehend. Seltener als FNH. Häufig bei Frauen mit oraler Kontrazeptiva. Rückbildung bei Hormonentzug. Zentral mit Nekroseareal, Einblutungen. Entartung möglich	Rund, oval. Scharf	Echogleich/echoarm		Rund, oval. Scharf	Hypodens, teilweise inhomogen mit hypodensen Nekrosen oder frischen hyperdensen Einblutungen. KM: hyperdens		Solitär/multipel
Fokale Verfettung	Zonale Fettverteilung mit ungleichmäßiger Fettspeicherung. Zonale Minderverfettung (am häufigsten), dreieckig oder oval periportal, im Bereich des Gallenblasenbettes. Zonale Verfettung ohne feste Lagebeziehung, Gefäßstruktur normal	Rund, landkartenartig. Scharf	Echoreich, homogen	Häufig schwierige DD	Rundlich, umschrieben, landkartenartig. Scharf/unscharf	Hypodens. Dichtedifferenz zwischen gesundem und verfettetem Gewebe bleibt erhalten		Gefäßarchitektur normal

5

Maligne RF							
Metastase	Tumoren: Gastrointestinaltrakt (Kolon-Ca., Verkalkungen), Mamma- (kleinknotige Durchbauung), Bronchial-, Nieren-Ca. (hypervaskularisiert), Uterus-Ca., solitär/multipel	Multiform. Unscharf	Inhomogen/homogen. 70 % echoarm, 30 % echoreich. Mit/ohne echoarmen Randsaum, z. T. gemischt. Bull eye (zentrale Nekrose). Verkalkungen	Solitär, multipel	Multiform. Scharf/unscharf, manchmal kokardenartige Randstruktur	Unterschiedlich hypodens. KM: meist zentral hypodens, peripher stärkeres Enhancement. Nekrosen: kein Enhancement. Abszeßähnlich. Hypervaskularisierte Metastasen (Niere, Gastrinom): hyperdens, nach 1–2 min isodens	Nekrosen: zystische Form möglich, homogen hypodens
Hepato-zelluläres Karzinom	25 % der Hepatitis-B-Virus-Träger, 5 % aller Leberzirrhosen. 5.–7. LJ. M > F. Multizentrisch, solitär, diffus. Metastasierung: lymphogen, per continuitatem, hämatogen in Lunge, Knochen, Milz, Einbruch in die Pfortader mit Thrombose	Unregelmäßig. Unscharf	Inhomogen, evtl. zentrale Nekrose	Sono-graphisch von Metastasen nicht unterscheidbar	Rundlich, flächenhaft. Relativ scharf	Hypo-/isodens. Nach 1 min ringförmiges Enhancement mit kapselartiger Grenze. Hyperdens mit hypodensen regressiven Arealen	*Leberzirrhose:* schlechte Abgrenzung nativ. *Pfortaderthrombose:* Minderkontrastierung des Leberparenchyms. *Arterioportale Shunts* mit keilförmigen Hyperdensitäten
Lymphom	Primär selten, sekundär bis 60 % Leberbefall. Lebervergrößerung	Umschrieben: rund, oval/diffus. Unscharf	Fokal: echoarm, homogen. Diffus: unruhige Struktur		Umschrieben: rundlich mit/ohne Organverformung. Diffus: feinknotiger Umbau. Unscharf	Hypodens /isodens oder bei Nekrosen hypodens	DD: Metastasen, Leberzellkarzinom, fokale Verfettung

Sonographie: fokale Veränderungen: ab ca. 0.5 cm Größe erkennbar, wenn sich Reflexmuster vom gesunden Lebergewebe unterscheidet.

Pseudotumoren: akzessorische Leberlappen, Lobus caudatus, Lobus quadratus, echogenes Lig. teres.

Diffuse Parenchymveränderungen

	Ätiologie	Größe	Sonographie Reflexmuster/ Schalleitung	Leberrand	Anmerkung	Computertomographie nativ/KM	Anmerkung
Fettleber	Allgemeine Fettsucht, M. Cushing, Diabetes mellitus, Z.n. Chemotherapie. Häufigste diffuse chronische Leberveränderung	↑	Echoreich, grob, homogen. Schalleitung vermindert	Stumpf	Lebervenen rarefiziert. Verformbarkeit vermindert. Inhomogene Verfettung: landkartenartig, häufig Aussparung präportal und intrahepatisch	Diffuse Dichteminderung, Dichtewerte < Milzdichte. Dichtedifferenz bleibt nach KM-Gabe erhalten	Nativ Portalvenen hyperdens
Zirrhose	Zerstörung der Läppchen (Leberinsuffizienz) und Gefäßstruktur (portale Hypertension, intrahepatische Shunts) mit entzündlicher Fibrose (Bildung von Septen und Regeneratknoten). Ursache: Alkoholabusus 50 %, Hepatitis 40 %, u.a.	↑/↓	Grob, stark verdichtet, inhomogen. Schalleitung vermindert. Oberfläche höckrig	Plump	Uferbefestigung >2,4 cm. Irreguläre, korkenzieherartige Gefäße. Lobus caudatus ↑. Verbreiterung von Pfortader (intrahepatisch >11 mm, extrahepatisch >13 mm) und A. hepatica. Umgehungskreisläufe, Splenomegalie, Aszites	Regeneratknoten teilweise abgrenzbar. KM: inhomogen. hypodens	Verformung der Leberpforte. Laterale Segmente des li LL und Lobus caudatus ↑. Restleber ↓
Akute Hepatitis	Diffuse (nicht eitrige) Leberentzündung. Diagnose klinisch, laborchemisch	(↑)–↑	Zart, eher aufgelockert. Schalleitung vermehrt	Stumpf	Veränderungen diskret, auch bei chronischer Hepatitis	Uncharakteristisch	Keine CT-Indikation
Hämosiderose	*Primär:* vermehrte intestinale Resorption von Eisen und Ablagerung in parenchymatösen Organen. *Sekundär:* chronische Anämie, Alkoholabusus, kongenitaler Transferrinmangel	↑	Echoreich, grob, inhomogen. Schalleitung vermindert	Stumpf	Bild uncharakteristisch. DD: Fibrose, Fettzirrhose	Hyperdens (100–140 HE). Dichtesprung bleibt nach KM-Gabe erhalten	Bei Zirrhose: portale Verformung. Lobus caudatus ↑
Stauungsleber bei Herzinsuffizienz	Rechtsherzinsuffizienz mit Rückstauung in den großen Kreislauf, bei chronischer Rechtsherzinsuffizienz evtl. Entwicklung einer Stauungszirrhose	↑	Echoarm. Schalleitung vermehrt	Stumpf	Lebervenen verbreitert. V. cava inf. verbreitert, kollabiert nicht mehr (weder atemabhängig noch bei dosierter Kompression)	Uncharakteristisch	Keine CT-Indikation

Vaskuläre Prozesse

	Ätiologie	Sonographie	Computertomographie
Portale Hypertension bei Leberzirrhose	Funktionelle Folge der Leberzirrhose, Zerstörung der Gefäßstruktur. Ursachen: ➪ Kap. 12 Gefäße	**B-Bild:** Pfortaderverbreiterung > 11 mm, Verlust des ovalen Querschnitts, weite Leberarterien, prallgefüllte V. mesenterica superior ohne respiratorische Lumenänderung, Verbreiterung der portalen Zuflüsse, portosystemische Kollateralen, Splenomegalie, Aszites. **FKDS:** V. portae: Strömungsgeschwindigkeit ↓ (< 15 cm/s), keine respiratorische Kaliberschwankung, Fluß antegrad/Pendelfluß/retrograd (Druck >30 mmHg). Lebervenen: Verlust der kardialen Modulation, bandförmiger Fluß	Parenchym nach KM-Gabe inhomogen, hypoden. Vergrößerung des Lobus caudatus, Verkleinerung der Restleber. Verformung der Leberpforte. Periportale Kollateralen als Gefäßknäuel nach KM-Gabe abgrenzbar. Splenomegalie, Aszites
Pfortaderthrombose	Thromboseneigung (z.B. Polycythaemia vera, orale Kontrazeptiva), septisch, durch Kompression bei Tumoren, Pankreaszysten, LK	**B-Bild:** Lumenerweiterung > 11 mm, kavernöse Transformation (Kollateralen). Anfangs: echoarme, inhomogene Thrombusmassen, mangelnde Kompressibilität. Später: echodichte Thromben (z.T. mit echoarmem Randsaum), Thrombusvolumen ↓. **FKDS:** kompletter Verschluß: kein Fluß. Partielle Thrombose/Rekanalisierung: umspülter Thrombus als Aussparung im Blutfluß. Darstellung der Umgehungskreisläufe und ihres Blutflusses. Verlust der respiratorischen Schwankungen in Milz- und Mesenterialvenen. Kavernöse Transformation mit niederfrequenten Flußsignalen	Nach KM-Bolus kein Enhancement der Pfortader oder zentrale Hypodensität. Kavernöse Transformation (periportale Kollateralen)
Posthepatischer Block (Budd-Chiari-Syndrom)	Verlegung oder erschwerter Abschluß der Lebervenen (Polycythaemia vera, Koagulopathien, angeboren, Tumor an der Einmündungsstelle der Lebervenen, Rechtsherzversagen, Perikarditis constrictiva, allergische Vaskulitis, Leukämie) ↳ Stauungsleber, portale Hypertension, Aszites	**B-Bild:** Lebervenenthrombose (vor der Mündung in die V. cava inf. gut sichtbar), V. cava inf. kann thrombosiert sein. Frische Thrombose: Lebervenen voluminös, echoarm, inhomogen; Parenchym: fleckiges inhomogenes Reflexmuster durch Nekrosen (Leopardenfell). **FKDS:** kompletter Verschluß: kein Fluß. Partielle Thrombose/Rekanalisierung: umspülter Thrombus als Aussparung im Blutfluß	Lebervergrößerung. Nach KM-Gabe keine Anfärbung der Lebervenen. Fleckige Parenchymanfärbung, besonders in der Peripherie (Leopardenfell). Aszites
Aneurysma der A. hepatica	Ursachen: infektiös, traumatisch (10 %), 80 % der Fälle extrahepatisch, 20 % d.F. intrahepatisch oder im Hilusbereich	**B-Bild:** echoarme, kugelige RF mit Verbindung zur A. hepatica; Thromben echoarm/-reich. **FKDS:** Nachweis eines pulsatilen, turbulenten Blutflusses; Darstellung des durchflossenen Lumens	Hypodense kugelige RF. Nach KM-Bolus Enhancement entsprechend der A. hepatica. Darstellung im Spiral-CT mit dünnen Schichten, ggf. Recos oder MIP

Umgehungskreisläufe: ➪ Kap. 12 Gefäße.

5

Wichtige Differentialdiagnosen bei Lebererkrankungen

Fokale Läsionen mit zentraler Narbe
● FNH, Adenom, riesiges, kavernöses Hämangiom, fibrolamelläres hepatozelluläres Karzinom.
Kalzifikationen
● *Infektiös:* Granulom (Tbc, Histoplasmose), Echinokokkuszyste, alter Abszeß.   ● *Vaskulär:* Aneurysma der A. hepatica, Pfortaderthrombose, altes Hämatom.   ● *Gutartige Tumoren:* Zyste, kavernöses Hämangiom.   ● *Bösartige Tumoren:* Hepatoblastom, cholangiozelluläres Karzinom.   ● *Metastasen:* muzinöse Karzinome von Kolon, Mamma, Magen, Ovarialkarzinom (Psammom-Körperchen), Melanom, Osteosarkom, Karzinoid, Pleuramesotheliom.
Diffuse Hepatomegalie
● *Metabolisch:* Fettleber, Amyloidose, andere Stoffwechsel- und Speicherkrankheiten.   ● *Infektiös:* Hepatitis, Mononukleose, granulomatös (miliare Tbc, Histoplasmose).   ● *Bösartige Veränderungen:* Lymphom, diffuse Metastasierung, diffuses hepatozelluläres Karzinom, Angiosarkom.   ● *Andere:* Stauungsleber, Leberzirrhose (Frühstadium).

Milz

Bildgebende Verfahren

Sonographie

Technik
● Patient in Rückenlage oder leichter Rechtsseitenlage.   ● Interkostalschnitt im 9.–10. ICR.   ● Darstellung während der Atembeweglichkeit sowie Darstellung des oberen Milzpols (max. Inspiration, Interkostalschnitt). Größenbestimmung im Längsschnitt entlang der längsten Milzausdehnung und danach senkrecht hierzu.   ● Sektor- oder Curved-array-Schallkopf, 3,5 MHz.

Computertomographie: ☞ Kap. 2 Untersuchungsmethoden und Kap. 4 Abdomen und Gastrointestinaltrakt.

Röntgenanatomie

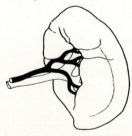

● *Größe:* 3–4 cm dick, 7–8 cm breit, 10–14 cm lang (Merkhilfe: 4711-Regel).
● *Sono:* mittlere homogene Echogenität.
● *CT:* Dichte ca. 50 HE (< Leberdichte), nach KM-Bolus marmorierte Parenchymanfärbung (Trabekel- und Pulpastruktur); nach 90–120 s homogene Anfärbung.

Schematische Darstellung der Milz

Indikationen: Größen- und Formbestimmung, Beurteilung umschriebener Milzveränderungen wie Tumor, Infiltration bei Lymphomen, Infarkt, Hämatom, Zyste, Abszeß, traumatische Milzveränderungen.

Anomalien der Milz

1. *Nebenmilzen:* einige Millimeter bis 10 cm Durchmesser, rundlich. Bestehen aus funktionstüchtigem Milzparenchym. Zu 75 % im Milzhilus, 20 % im Bereich des Pankreasschwanzes gelegen. Kompensatorische Hypertrophie bei Milzverlust. DD: Lymphknoten.
- *Sono/CT:* Lagebeziehung zur Milz. Gleichzeitiges Enhancement mit der Milz.
2. *Polysplenie:* Trennung in 2–10 Parenchymlappen.
3. *Asplenie:* selten, meist postoperativ.

Gutartige Veränderungen der Milz

Milzzysten

Insgesamt selten. Urachen: kongenital, nach Traumen, meist parasitär durch Echinokokkus mit Wandverkalkungen oder Zystenseptierung oder posttraumatisch.
- *Sono:* glatt begrenzt, ovalär, echofrei. Bei Verkalkung dorsale Schallverstärkung. Nach Einblutung Binnenechos.
- *CT:* rundlich, glatt begrenzt, hypodens, Verkalkungen. Nach KM-Gabe kein Enhancement. Beurteilung von Tochterzysten. Wandbeurteilung.

Milzabszeß

Infektiös, posttraumatisch.
- *Sono:* irregulär, unscharf, inhomogen, reflexarm. Mit zunehmender Kolliquation reflexärmer.
- *CT:* irregulär, unscharf. Nativ hypodens (20–40 HE), nach KM-GAbe kein Enhancement. Kokardenförmige Randanreicherung (Abszeßmembran). Zystische Kolliquation. Nachweis von Gas pathognomonisch. *Fungale Mikroabszesse:* multipel bis 2 cm groß; scharf berandet; hypodens; meist kein Nachweis einer Abszeßmembran.

Milzinfarkt

Thromboembolien der A. lienalis (Herzfehler, Aortenaneurysma) oder Thrombosen bei Arteriosklerose, Neoplasien, Traumen u.a.
- *Sono:* dreieckig, bis in die Peripherie reichend, unscharf, echoarm. Im Anfangsstadium schwierig zu diagnostizieren.
- *CT:* keilförmig, bis in die Peripherie reichend. Frischer Infarkt: hypodens, kein Enhancement. Später an Dichte zunehmend, an Volumen abnehmend, amorphe Verkalkungen und fleckige Kontrastierung mit Randsaum.

Milzarterienaneurysma

Ursache: arteriosklerotisch, traumatisch, nach Pankreatitis.
- *Sono/FKDS:* echoarme, kugelige RF mit pulsativem, turbulentem Fluß. Thromben als echoarme/-reiche Aussparungen sichtbar.
- *CT:* hypodense rundliche RF. Nach KM-Bolus entsprechendes Enhancement wie A. lienalis. Darstellung des durchflossenen Lumens. Spiral-CT mit Recos oder MIP.

Milztrauma

Am häufigsten bei stumpfem Bauchtrauma nach Verkehrsunfall.
Parenchymruptur
- *Sono:* polygonal, unregelmäßig begrenzt, echoarm.
- *CT:* polygonal, teils keilförmig, unregelmäßig begrenzt. Frische Ruptur hyper-/isodens. Nach KM-Gabe kein Enhancement. Ältere Hämatome hypodens, gut abgrenzbar, auch zystische Kolliquation.

Subkapsuläre Hämatome

- *Sono:* sichelförmige perilienale, echofreie/-arme Flüssigkeitsansammlung.
- *CT:* sichelförmige, randständige RF. Milzkapsel abgehoben. Nativ hyper-/isodens. KM zur Abgrenzung unbedingt erforderlich. Teilweise Nachweis von Impression und Verformung des Parenchyms.

Milzruptur

Einzeitig (während des Traumas) 80 % der Fälle, zweizeitig (nach symptomfreiem Intervall) 20 % der Fälle.

- *Sono:* freie Flüssigkeit intraperitoneal.
- *CT:* intraperitoneale Flüssigkeit. Nach KM-Gabe Abgrenzung, Dichte um 50 HE.

Entzündungen der Milz

Ursachen: meist granulomatöse Infiltrate (Tbc, Sarkoidose, Histoplasmose, Brucellose). Mäßige Milzvergrößerung, nach Abheilung häufig disseminierte, kleinknotige Verkalkungen.

- *Sono:* rundlich, unscharf, echoarm, sonographisch schwer abgrenzbar. Verkalkungen mit dorsalem Schallschatten.
- *CT:* rundlich, unscharf, nativ meist nicht abgrenzbar. Nach KM-Gabe hypodens. Disseminierte rundliche, dichte Verkalkungen.

Bösartige Veränderungen der Milz

Maligne Lymphome

Splenomegalie. Meist diffuse Parenchymdurchsetzung, aber auch fokaler Befall (Non-Hodgkin-Lymphom).

- *Sono:* diffus: Zunahme der Echodichte. Fokal: polygonal, meist unscharf begrenzt, echoarm homogen.
- *CT:* diffus: homogen, nach KM-Gabe manchmal feinknotiger Umbau nachweisbar. Fokal: polygonal, unscharf, hypodens, nach KM-Gabe hypodens mit randständigem Enhancement.

Metastasen

Selten. Erst bei fortgeschrittenem Tumorbefall (Melanom, Bronchial-, Mamma-, Prostata-Ca. u.a.).

- *Sono:* multiforme, unscharfe, echoarme bis echogleiche RF.
- *CT:* multiforme, unscharfe, unterschiedlich hypodense RF.

Wichtige Differentialdiagnose bei Milzerkrankungen

Splenomegalie
<ul><li>Lebererkrankungen mit portaler Hypertension.</li><li>Infektionen (akut/chronisch) u.a. entzündliche Veränderungen (rheumatoide Arthritis, SLE, Sarkoidose).</li><li>Erkrankungen des blutbildenden Systems.</li><li>Vermehrte Speicherung (Hämosiderose, Amyloidose).</li><li>Neoplasien (Zyste, benigner Tumor, Lymphom, Leukämie u.a.).</li><li>Trauma.</li></ul>
Milzverkalkungen
<ul><li>*Disseminiert:* Phlebolith, Granulom.</li><li>*Parenchym-/Kapselverkalkungen:* Abszeß, Infarkt, Hämatom.</li><li>*Zystenwandverkalkung:* kongenitale Zyste, posttraumatisch, Echinokokkuszyste, Epidermoid.</li><li>*Vaskulär:* Verkalkung der A. lienalis, verkalktes Aneurysma der A. lienalis, Infarkt.</li><li>*Generalisierte Dichteanhebung:* Sichelzellenanämie, Hämochromatose, Thorotrast, Lymphangiographie.</li></ul>

Bildgebende Verfahren

Sonographie der Gallenblase und -wege

Technik

- Real-time, B-Bild-Sonographie, Linear- oder Sektorschallkopf, 3–5 MHz.
- Patientenvorbereitung: Untersuchung morgens, nüchtern, entbläht.
- Gallenblasenlage: ventral und kaudal des rechten Leberlappens in der MCL.
- Längsschnitte: von V. cava inferior bis zur rechten Niere.
- Subkostale Schrägschnitte: Darstellung mit max. Ausdehnung der Gallenblase und des D. choledochus, Atemverschieblichkeit überprüfen.

Praktische Hinweise

- Bei kontrahierter Gallenblase Wiederholung der Untersuchung bei nüchternem Patienten, ggf. Spasmolytikum.
- Einfingerpalpation.
- Gallenblasensteine: Lageverschieblichkeit überprüfen im Stehen und im Vierfüßlerstand.
- Erweiterte Gallengänge: Reizmahlzeit (z.B. 1/2 Tafel Schokolade). Kontraktion: freier Abfluß, ansonsten weitere Aufstauung.

Sono-Anatomie: ☞ unten und Kap. 4 Abdomen und Gastrointestinaltrakt, Sonographie.

- Gallenblasenwand: < 3 mm, kontrahiert < 4 mm.

Indikationen: Steinnachweis in Gallenblase und Gallenwegen, Cholezystitis, RF der Gallenblase und Gallenwege, Ikterus unklarer Genese. Grenzen der Sonographie: Adipositas, Darmgasüberlagerung.

Orale Cholezystographie

Technik

- *Rastertisch* oder Zielaufnahmen am Untersuchungsgerät.
- *Aufnahmespannung* 70–80 kV, *Brennfleck* ≤ 1,3, *Expositionszeit* < 100 ms.
- *Belichtungsautomatik*, mittleres Meßfeld, *Streustrahlraster*.
- *Film-Folien-System:* Empfindlichkeitsklasse 400.

Untersuchungsablauf

- *1. Nativaufnahme:* rechter Oberbauch in Seitenlage, Filmformat 18 x 24 oder 24 x 30 cm. Alle Aufnahmen in Exspiration und Atemstillstand.
- *KM:* 3 g gallengängiges KM oral (z.B. 6 Kps. à 0,5 mg Biloptin) am Vorabend der Untersuchung; Absorption im Dünndarm und Ausscheidung zu 20–40 % über Leber. Beste Kontrastierung nach 14–19 h.
- *2. Übersichts- und Zielaufnahme:* rechter Oberbauch in Bauchlage, rechte Seite 10–20° angehoben, Zielaufnahmen auch im Stehen, ggf. unter Kompression. Filmformat 18 x 24 oder 24 x 30 cm, hoch.
- *Reizmahlzeit* (1/2 Tafel Schokolade).
- *3. Erneut Übersichts- und Zielaufnahmen.*

Praktische Hinweise

- Bildmitte mit Farbstift auf Haut markieren.
- Nebenwirkungen des KM: Kopfschmerzen, Übelkeit, Durchfälle bis zu 30 %, allergische Reaktionen sehr selten.

Röntgenanatomie: ☞ unten. D. hepaticus und D. choledochus meist nicht darstellbar.

Indikationen: Untersuchung durch Sonographie ersetzt, wird selten noch zur Abklärung unklarer Oberbauchbeschwerden eingesetzt.

Normalbefund: Cholezystographie

In der Nativaufnahme regelrechter Leberschatten. Kein Hinweis auf schattengebende Konkremente in Projektion auf die Gallenblase oder die Gallenwege. Nach oraler KM-Gabe am Vorabend zeigt sich die Gallenblase homogen kontrastiert, scharf berandet und in normaler Lage. KM-Füllungsdefekte finden sich nicht. Nach einer Reizmahlzeit kontrahiert sich die Gallenblase regelrecht.
Beurteilung: Positive, unauffällige orale Cholezystographie.

Auswertung und Befundung der Cholezystographie

Beurteilung der kontrastierten Gallenblase mit scharfer Begrenzung des Gallenblasenrandes, Funktionsprüfung nach Reizmahlzeit. Wichtige Bilddetails bis 2 mm erkennbar.

Intravenöse Cholezystocholangiographie

Technik

- *Rastertisch, Schichtaufnahmegerät* bzw. für Zielaufnahmen DL-Gerät.
- *Aufnahmespannung:* 70–80 kV, *Brennfleck:* ≤ 1,3.
- *Belichtungsautomatik, mittleres Meßfeld, Expositionszeit < 100 ms.*
- *Streustrahlenraster.*
- *Film-Folien-Kombination:* Empfindlichkeitsklasse 400.
- *Patientenvorbereitung:* Patient nüchtern, am Vortag blähende Speisen vermeiden, ggf. Laborwerte: Kreatinin, Bilirubin, Leberfunktionswerte, Amylase, Lipase.
- Alle Aufnahmen in Exspiration und Atemstillstand.

Untersuchungsablauf

- *1. Aufnahme:* Leeraufnahme. Rechter Oberbauch in Bauchlage, rechte Seite 10–20° angehoben. Filmformat 18 x 24 oder 24 x 30 cm, hoch.
- *KM:* gallengängiges KM (z.B. Endomirabil, 30 ml zur Kurzinfusion oder Biliscopin, 50 ml zur Kurzinfusion). Großlumige Verweilkanüle legen. 15–20 Tropfen **langsam** (!) i.v. einlaufen lassen, 1 min warten. Wenn keine Überempfindlichkeitsreaktion auftritt, Infusion langsam, wie vom Hersteller empfohlen, einlaufen lassen. *Einlaufzeit* ca. 15–25 min.
- Schnelle Injektion obsolet (siehe praktische Hinweise).
- *2. Aufnahme:* Übersichtsaufnahme zur Orientierung 15–20 min p.i.; Aufnahme am Schichtgerät. Patient soll sich nicht mehr bewegen.
  Bauchlage. Rechte Seite 10–20° angehoben. Filmformat 18 x 24/24 x 30 cm, hoch, evtl. Korrektur des Bildausschnittes durch Untersucher, einblenden.
- Bei unzureichender Darstellung der Gallenblase oder der Gallengänge Kontrollaufnahme 30–45 min p.i. oder besser Schichtaufnahmen.
- *3.–6. Aufnahme:* Schichtaufnahmen, ca. 30–90 min p.i. Darstellung des extrahepatischen Gallengangsystems (intrahepatische Gallengänge, D. cysticus, D. choledochus bis zur Einmündung ins Duodenum).
  Zonographie (Gallenblase): Schichtwinkel < 10°; Schichtabstand 1 cm; Schichttiefe 7, 8, 9, 10 cm. 1. Schicht in 8 cm Tiefe beginnen (schlanke Patienten 7 cm, adipöse Patienten 9–10 cm).
  Lineare Verwischung (D. choledochus): Schichtwinkel 40°; Schichtabstand 1 cm, Schichttiefe 7–10 cm.

Zusatzaufnahmen

- Unklarer Befund der Gallenblase: unter DL mit Kompression (kleiner Tubus) Zielaufnahmen im Stehen, Liegen und in Kopftieflage anfertigen.
- Reizmahlzeit: $1/2$ Tafel Schokolade oder Sorbit-Trockeneigelbgemisch (nicht bei bekannten Koliken!): nach 30–45 min Kontraktion der Gallenblase (= Funktion).
- **Z.n. Cholezystektomie:** schnellerer Abfluß des KM. Nach Einlauf der halben KM-Menge: 2. Aufnahme zur Übersicht, dann in 10minütigem Abstand Schichtaufnahmen in 1 cm Abstand in 7, 8, 9, 10 cm Tiefe.
- **Postoperative-T-Drainagen-Darstellung:** nichtionisches nephrotopes KM. Füllen der T-Drainage unter sterilen Bedingungen. Unter DL Beurteilung der Gallengänge und des Abflusses ins Duodenum. Zielaufnahmen, ggf. freiprojizieren durch Drehen des Patienten.

Praktische Hinweise

- **KM:** ausreichende Syntheseleistung der Leber: Bilirubin < 3 mg%.
  Einlaufgeschwindigkeit: Bilirubin < 1,5 mg% = 15–30 min, Bilirubin 1,5 bis < 3 mg% = 30 min. Leichte Nebenwirkungen: Übelkeit, Erbrechen, Blutdruckabfall, Hautreaktionen 2–4 % der Fälle, Letalität 1:5000–1:20 000; Risiko 8mal höher als bei i.v. Urogramm.
  Notfallmedikamente und -besteck bereithalten, Ind. genau überprüfen!
- **Kontrastierung:** Gallengänge 30 min p.i., Gallenblase 90–120 min p.i., Duodenum 60–120 min p.i.
- **Schichtaufnahmen:** überwiegende Darstellung intrahepatischer Gallengänge ⇨ Schichttiefe nach dorsal verschieben; Darstellung des Duodenums ⇨ Schichttiefe nach ventral verschieben.
- Untersuchungsabbruch wegen KM-Unverträglichkeit: bei nur leichten Allgemeinsymptomen Aufnahmen trotzdem durchführen, da Auswertung häufig möglich ist.
- Aerobilie: Untersuchung abbrechen, kein KM geben. Ursachen: postop., Z.n. ERCP, Fistel.
- Zentralstrahl mit Farbstift auf dem Rücken des Patienten markieren und Bildausschnitt ggf. korrigieren (z.B. durch Drehung und Anheben der rechten Seite bis 30°).

Röntgenanatomie der Gallenblase: ☞ unten.

- Größe variabel.
- D. choledochus: Weite 3–9 mm, nach Cholezystektomie bis 10 mm.

Indikationen: Darstellung der großen Gallenwege (insbesondere vor geplanter endoskopischer Entfernung der Gallenblase), Gallensteine der Gallenblase und der intra- und extrahepatischen Gallenwege, Tumoren der Gallenblase und der Gallenwege, postoperative Kontrolle mit Darstellung des D. choledochus.

Kontraindikationen: Bilirubin > 3 mg%, Überempfindlichkeit gegenüber jodhaltigem KM, Nieren- oder Leberinsuffizienz, Hyperthyreose, Plasmozytom (IgM-Paraproteinämie), M. Waldenström.

Normalbefund: i.v. Cholezystocholangiographie
In der Nativaufnahme regelrechter Leberschatten. Kein Hinweis auf schattengebende Konkremente in Projektion auf die Gallenblase oder die ableitenden Harnwege. Nach Injektion des KM stellt sich die Gallenblase nach 30 min in regelrechter Lage homogen mit KM gefüllt dar. Die Wandkonturen sind glatt begrenzt. Die intrahepatischen Gallengänge, der D. cysticus sowie der D. choledochus sind ebenfalls normal weit, glatt begrenzt und gut mit KM gefüllt. Es findet sich kein Anhalt für eine KM-Aussparung. Der Abfluß des KM bis ins Duodenum ist regelrecht.
Beurteilung: Positives, unauffälliges Cholezystocholangiogramm.

6

Computertomographie der Gallenblase und Gallenwege

Technik

☞ auch Kap. 4 Abdomen und Gastrointestinaltrakt sowie Kap. 5 Leber, Milz.
- Lagerung: Rücklage, Arme über den Kopf.
- Topogramm a.-p. lang.
- Gantry-Kippung: 0°.
- Schnittebene: axial.
- Scan-Strecke: kranial der Zwerchfellkuppe bis kaudal der Leber.
- Algorithmus: standard.
- Schichtdicke: nativ 10 mm kontinuierlich, nach KM 5 mm kontinuierlich.
- Fensterung: 350/50.
- Atemlage: Exspiration, Atemstillstand.
- KM: Injektionsbeginn 30 s vor 1. Scan, 50 ml mit Flow 2 ml/s, dann 100 ml mit Flow 0,5 ml/s.
- Tips und Tricks: CT nach Gabe von gallengängigem KM (z.B. nach i.v. Cholezystocholangiographie), dann keine Gabe von zusätzlichem nierengängigen KM i.v.
  Spiral-CT: Schichtdicke 5 mm, Tischvorschub 5 mm/s, Inkrement 2–5 mm, Algorithmus soft, Auswertung MIP.

Röntgenanatomie der Gallenblase und -wege

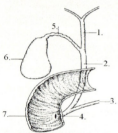

1. D. hepaticus communis
2. D. choledochus
3. D. pancreaticus
4. Papilla duodeni major
5. D. cysticus
6. Gallenblase
7. Duodenum

- Größe: 7–10 cm Länge.
- Dicke: < 5 cm Dicke.
- Volumen: < 200 ml.
- Weite des D. choledochus: i.v. Cholangiographie 1–10 mm (max. 15 mm), Sono: ≤ 5 mm, CT: ≤ 8 mm.

Schematische Darstellung
der Gallenblase und Gallenwege.

CT-Röntgenanatomie

- Horizontale Ausdehnung < 5 cm.
- Dichte des Lumens: 0–25 HE (bei Eindickung).
- Gallenblasenwand wegen fehlenden Fetts nicht beurteilbar.
- Abgrenzbarkeit des D. choledochus vom Verlauf abhängig.
- Intrahepatische Gallengänge nach i.v. Injektion von nierengängigem KM als hypodense Strukturen von Gefäßen abgrenzbar (Schichtdicke 3–5 mm).

Indikationen: nur als weiterführende Diagnostik (Sonographie ist die Methode der Wahl zur Abklärung von Erkrankungen der Gallenblase und der Gallenwege); Tumor-Staging, unklare sonographische Befunde, unklarer Ikterus.

Klinische Untersuchung

Anamnese: Schmerzen in Projektion auf den rechten Oberbauch, Schmerzausstrahlung in die Schulter oder in den Rücken, Koliken, Nahrungsmittelunverträglichkeiten, Ikterus, Fieber, Op., Vorbefunde (Sonographie, Cholegraphie, Abdomenleeraufnahme, CT , ERCP).
Inspektion: Narben im Abdomen, Ikterus.
Palpation: Druckschmerzhaftigkeit, Abwehrspannung, Resistenzen.

Anomalien der Gallenblase und -wege

Formvarianten der Gallenblasen

- *Septierung:* selten; longitudinal mit Duplikation der Gallenblase oder transversal.
- *Knickbildung:* zwischen Korpus und Infundibulum = phrygische Mütze mit/ohne Septierung.
- *Gallenblasendivertikel:* Persistenz des D. cystohepaticus.
- *Gallenblasenektopie:* häufigste Lokalisation zwischen linkem Leberlappen >intrahepatisch > retrohepatisch.
- *Pendelgallenblase:* Gallenblase mit loser peritonealer Anbindung.
- *Agenesie:* selten, meist mit anderen Mißbildungen kombiniert.

Anomalien der Gallenwege

Morbus Caroli

Angeborene intrahepatische Erweiterung der großen Gallenwege. Klinik: Konkrementbildung, Cholangitiden, Leberabszesse. Symptomatik tritt im Kindes- und Jugendalter auf. Komplikationen: Zirrhose mit portaler Hypertension.

- *Sono:* spindel- oder sackförmige Dilatation der intrahepatischen Gallenwege, die wie ineinander-fließende Zysten aussehen. Häufig im zystischen Lumen Gallensteine mit Kuppenreflex und Schallschatten.
- *CT:* nativ scharf abgesetzte, polyzyklische oder spindelförmige hypodense Areale, meist segmental. Nach KM-Gabe Abgrenzung der normal weiten Pfortaderäste, die manschettenartig von den hypodensen erweiterten Gallengängen umgeben werden. Typische Komplikation: pericholangitischer Abszeß.

Erweiterung der extrahepatischen Gallenwege

Choledochuszysten: selten. Symptome: Verschlußikterus, kolikartige Schmerzen, meist bei Jugendlichen.
Choledochozele: Erweiterung des D. choledochus mit Hernierung in das Duodenallumen.

- *Sono:* echofreies Lumen mit Verbindung zum Gallengangsystem; ggf. Steinnachweis mit Kuppenreflex und dorsalem Schallschatten.
- *CT:* scharf berandete hypodense RF mit dicker Wand. Kontrastierung nach Gabe von gallengängigem KM.
- *i.v. Cholangiographie:* rundliche, scharf berandete, meist homogen mit KM gefüllte RF, die in Verbindung mit dem D. choledochus steht.

Gutartige Veränderungen der Gallenblase

Cholelithiasis

10–15 % der Bevölkerung betroffen. F:M=3:1. Zunahme mit dem Lebensalter. 5-F-Regel: female, fat, forty, fair (hellhäutig), fertile (fruchtbar). Klinik: 70–80 % keine Beschwerden oder Koliken und unspezifische Oberbauchbeschwerden.
Cholesterinsteine und gemischte Steine: 80 % der Fälle. 93 % hiervon nicht röntgendicht. 7 % verkalkt. Verkalkungen schalig oder zentral.
Bilirubinsteine (Pigmentsteine): 20 % der Fälle. 50 % röntgendicht.

- *Sono:* empfindlichste Methode, unabhängig von schattengebenden oder nichtschattengebenden Konkrementen.
  Solitäre oder multiple Konkremente. Echoreicher Kuppenreflex. Schallschatten (nicht vorhanden bei Steindurchmesser < 3 mm). Mobilität des Konkrements (nicht vorhanden bei Cholezystitis, Konkrement im D. cysticus, Tumor). Darstellbares Gallenblasenlumen, Darstellung immer in 2 Ebenen.

- *i.v. Cholangiographie:* Nativaufnahme: röntgendichte Steine: 20 % der Fälle. (2/3 Pigment-, 1/3 Cholesterinsteine); nichtschattengebende Steine 80 % der Fälle. (85 % Cholesterin-, 15 % Pigmentsteine).
  Nach i.v. Gabe Konkremente als KM-Aussparungen. Negatives Cholezystogramm = fehlende Darstellung der Gallenblase: Verschluß des D. cysticus durch Steine (> 80 %), akute/chronische Cholezystitis (14 %), Gallenblasenkarzinom (4 %).
- *CT:* empfindliche Methode zum Nachweis von verkalkten Steinen, Sensitivität ≈80 %.
  Cholesterinsteine: 60–140 HE, bei Verkalkungen höher. Pigmentsteine dichter als Galle.

Sonderformen der Gallensteine

- Flottierende Steine.
- Gashaltige Steine: Vakuumphänomen, Mercedes-Stern pathognononisch.
- Sludge: nichtschattengebende, echogene homogene Masse am Gallenblasengrund, bei Umlagerung beweglich.
- Steingallenblase: entzündlich geschrumpfte Gallenblase, randvoll mit Steinen, Gallenblasenlumen nicht abgrenzbar.

Komplikationen bei Gallensteinen

1. *Bei Cholezystolithiasis:* Cholezystitis, akut/chronische Cholangitis, Empyem, gangränöse Cholezystitis, Sepsis, Steinperforation in den Magen-Darm-Trakt, evtl. Gallensteinileus, gedeckte Perforation mit evtl. subhepatischem Abszeß, freie Perforation mit evtl. galliger Peritonitis, Mirizzi-Syndrom (Verschlußikterus, wobei ein Gallenblasenhalsstein den benachbarten D. cysticus oder den D. hepaticus komprimiert), biliodigestive Fistel, Gallenblasenkarzinom.
2. *Bei Cholangiolithiasis:* Verschlußikterus, eitrige Cholangitis, Pankreatitis, Papillenstenose, Papillenstriktur, Papillenkarzinom, biliäre Leberzirrhose, Gallengangskarzinom.

Entzündungen der Gallenblase

Akute Cholezystitis

90 % der Fälle durch zeitweise Verlegung des D. cysticus oder des Infundibulums durch Gallenblasensteine oder bakterielle Infektion der Gallenblase und Gallenwege. Klinik: Schmerzen rechter Oberbauch, Ikterus, Fieber.

- *Sono:* bandförmige oder geschichtete echoarme Wandverdickung (> 3,5 mm), unscharfe verwaschene Kontur, Größenzunahme der Gallenblase. Konkremente.
  Komplikationen: Abszesse der Leber (echoarme/freie, unscharf begrenzte RF), Perforation ins Duodenum oder Kolon (geschrumpftes Gallenblasenlumen, Luftreflexe in Gallenblase und Gallenwegen).
- *CT:* nativ Wandverdickung > 3,5 mm (max. 10 mm). Lumen vergrößert. Hypodense Flüssigkeit in der Gallenblasenperipherie. Dichte der Gallenblase > 25–80 HE. Nach KM-Gabe Enhancement und deutliche Wandverdickung mit Unschärfe. Ind.: Abszeß, Perforation.

Chronische Cholezystitis

Befunde unspezifisch, im Zusammenhang mit Klinik zu sehen. Maligne Entartung möglich.

- *Sono:* geschrumpfte Gallenblase. Echoreiche Wandverdickung. Manchmal zwiebelschalenförmige Konkremente. Empyem.
- *CT:* Wandverdickung. Perizystitische Streifenzeichnung im umgebenden Fettgewebe. Kleine schalenartige Kalkablagerung in der Gallenblasenwand mit Übergang zur Porzellangallenblase.

Sonderformen

Gallenblasenempyem
Eingedickter eitriger Inhalt der Gallenblase durch entzündlich bakterielle Einwirkung. Deutlicher Druckschmerz.
- *Sono:* grobflockige intraluminale Echos oder leberähnliche Struktur. Wand verdickt, unscharf. Fehlende Impressibilität.
- *CT:* zusätzlich Infiltrationen der Nachbarstrukturen. Nach KM-Gabe starkes Enhancement der Wand. Unscharfe Wandverdickung.

Emphysematöse Cholezystitis
Selten. Gasbildende Bakterien verursachen Lufteinschlüsse in der Gallenblasenwand oder im Lumen. Häufigste Ursache spontane/postoperative Gallenblasen-Darm-Fistel (Luft nur im Lumen). Konkremente mit Verschluß des D. cysticus. F >M, häufig Diabetiker.
- *Sono:* feine schattengebende Echos oder bei starker Ausprägung Totalreflexion mit breiter Schattenzone. DD: Steingallenblase.
- *CT:* bester Nachweis der Lufteinschlüsse, weites Fenster (1500/-600).
- *Übersichtsaufnahme nativ:* im Stehen oder Liegen. Luft-/Flüssigkeitsspiegel, Gallenblasenlumen vergrößert.

Perforation
Gedeckt, ins Duodenum, Kolon oder seltener in die freie Bauchhöhle perforierend.
- *Sono:* Leck der Gallenblase mit Gallenflüssigkeit perizystitisch. Bei Perforation ins Duodenum ⇨ biliodigestive Fistel mit Aerobilie (Wiederholungsechos, freies Flottieren und Aufsteigen der Luftreflexe in ventraler Projektion). Leberabszeß.
- *CT:* perizystitisch hypodenses (abgekapseltes) Areal mit randständigem Enhancement. Leberabszesse perikolisch. Biliodigestive Fistel: Luftnachweis mit weitem Fenster (1500/-600).

Porzellangallenblase
Kalkeinlagerungen der Wand. Maligne Entartung möglich.
- *Leeraufnahme:* schalenförmige Konkremente in Projektion auf die Gallenblase/-wand.
- *Sono:* trotz echoreicher Wandreflexe noch echofreies Lumen erkennbar oder bei ausgedehnten Verkalkungen Verdeckung des Lumens durch Schallschatten. DD: steingefüllte Gallenblase.
- *CT:* Wandverkalkungen früh erkennbar.

Schrumpfgallenblase
Lumenverlust durch entzündliche Veränderungen.
- *Sono/CT:* häufig schwierig zu entdecken. In Gallenposition reflexreiche schattenwerfende Struktur.

Kalkmilchgalle
Verschattung in der Nativaufnahme (ohne KM) durch multiple kleine verkalkte Partikel durch chronische Gallenblasenentzündung oder Steinverschluß des D. cysticus. DD: KM-gefüllte Gallenblase (KM häufig noch nach 2 Wochen nachweisbar).

Entzündungen der Gallenwege

Akute Cholangitis
Ursachen: postoperative Strukturen, Konkremente, sklerosierende Cholangitis, Papillenkarzinom. Nicht- oder eitrige abszedierende Formen. Bildgebende Diagnostik nur sinnvoll bei pericholangitischer Entzündung oder Abszedierung.
- *CT:* Abszeß: nativ punktförmige Hypodensitäten, nach KM: Maskierung. *Pericholangitische Entzündungen*: nach KM-Gabe neben Gallengangsstrukturen hypodense unscharfe RF in der frühen Bolusphase durch perifokales Enhancement; portovenöse Phase weniger deutlich erkennbar.

Rezidivierende Cholangitis

Erweiterung der Gallengänge mit angrenzendem fleckigem Leberparenchymmuster. Intrahepatische Steine oder Gallenblasensludge. Aerobilie. Segmentale Leberatrophie und fokale Verfettung. Dilatation des D. choledochus.

Sklerosierende Cholangitis

Chronisch obliterative fibrotische Entzündung.
- *Sono:* extra- und intrahepatische Konturunregelmäßigkeiten und abschnittsweise Erweiterung der Gallengänge.
- *CT:* wurm- oder spindelförmige Hypodensitäten als Gallengangserweiterung sichtbar. Diffus oder segmental. Extrahepatisch: zusätzlich Nachweis von Gallengangsverdickung mit Enhancement.

Gutartige Tumoren der Gallenblase

Cholesterolpolypen

Häufig. Einlagerung von Cholesterinkristallen in die Gallenblasenwand. Meist multipel. Etwa 4 mm groß. Keine Entartung.
- *Sono:* wandständige, echoreiche RF. Kein Schallschatten. Keine Lagebeweglichkeit.

Adenome und Papillome

Selten. Entartungsrisiko > 5 mm. Angrenzende Gallenblasenwand nicht infiltriert.
- *Sono:* echoarme/echoreiche RF. Wandständig, teils gestielt, teils breitbasig aufsitzend, teils gelappt. Kein Schallschatten, keine Beweglichkeit.
- *i.v. Cholezystogramm:* wandständige Füllungsdefekte. Unter DL keine Lagebeweglichkeit.
- *CT:* nur bei nicht kontrahierter Gallenblase und > 5 mm erkennbar. DD: Karzinom!

Adenomyomatose

Schleimhautverdickung und Hypertrophie der Rokitansky-Aschoff-Sinus. Segmental oder die ganze Wand betreffend ⇨ intramurale Divertikel.
- *Sono:* Wand verdickt, unscharf. Bandförmige, der Wand aufsitzende Reflexe. Formveränderung der Gallenblase durch Kontraktion.
- *i.v. Cholezystogramm:* Verfahren der Wahl. Nach Reizmahlzeit vermehrte Kontraktion, divertikelartige Kontrastierung der Sinus. Formveränderung der Gallenblase.
- *CT:* Außenkontur glatt. Weichteildichte intraluminale Verdickung.

Maligne Tumoren der Gallenblase

Gallenblasenkarzinom

F>M, 60. LJ und älter. Risikofaktoren: Lithiasis und chronische Cholezystitis, Salmonellendauer-ausscheider. Meist Adenokarzinom. Metastasierung per continuitatem in die Leber; lymphogen über Ligamentum hepatoduodenale in die Leberpforte, peripankreatisch oder mesenterial. Prognose infaust (75 % Metastasierung zum Zeitpunkt der Diagnose).
- *Sono/CT:* unregelmäßige Gallenblasenwandverdickung. Intraluminale echoarme/echoreiche inhomogene RF bzw. inhomogene weichteildichte RF. Nach KM-Gabe unterschiedliches Enhancement. RF unscharf berandet, vom Leberparenchym nicht eindeutig abgrenzbar. Erweiterung der intrahepatischen Gallengänge bei Lymphomen oder Invasion der Leberpforte. Pankreas-, Duodenalinfiltration. Portale, hepatoduodenale LK (CT ab 1 cm ∅ pathologisch). Lebermetastasen. Peritonealkarzinose.

TNM-Klassifikation des Gallenblasenkarzinoms

T1a	Infiltration der Schleimhaut.
T1b	Infiltration der Muskulatur.
T2	Infiltration des perimuskulären Bindegewebes.
T3	Infiltration der Serosa und eines Nachbarorgans (Leber ≤ 2 cm).
T4	Infiltration der Leber > 2 cm oder ≥ 2 Nachbarorgane (Magen, Duodenum, Kolon, Pankreas, Netz, extrahepatische Gallengänge).
N1a	Befall regionärer LK (des D. cysticus, D. choledochus, Leberhilus).
N1b	Befall regionärer LK (des Pankreaskopfes, periduodenal, periportal, zöliakal, oberes Mesenterium).

Gallengangskarzinom

Meist Adenokarzinom. Extra- oder intrahepatisch. Klinik: erst spät, schmerzloser Ikterus, Cholestase.
Klatskin-Tumor: Gallengangskarzinom im Bereich der Hepatikusgabel.
- *ERCP:* diagnostische Methode der Wahl.
- *Sono/CT:* segmentale oder allgemeine Stauung der intra- bzw. extrahepatischen Gallengänge und Abbruch der Gallengänge. Tumor am Abbruch der Erweiterung (schwierig zu entdecken, ab ca. 1 cm). Unterschiedliche Echogenität bzw. unterschiedliche Dichte. Nach KM-Gabe kein/peripheres oder zentrales Enhancement. Infiltration des Pfortadersystems, der Leberarterien, des Leberparenchyms. LK: Leberpforte, Omentum minus, Ligamentum hepatoduodenale. DD: Lymphom, Pankreaskarzinom.

TNM-Klassifikation der Tumoren der extrahepatischen Gallengänge

T1	Tumor infiltriert Schleimhaut und Muskularis.
T1a	Tumor infiltriert Schleimhaut.
T1b	Tumor infiltriert Muskulatur.
T2	Tumor infiltriert perimuskuläres Bindegewebe.
T3	Tumor infiltriert Nachbarstrukturen: Leber, Pankreas, Duodenum, Gallenblase, Kolon.
N1a	LK-Metastasen am Ligamentum hepatoduodenale.
N1b	Andere regionäre LK.

TNM-Klassifikation der Karzinome der Ampulla Vateri

T1	Tumor begrenzt auf Ampulla Vateri.
T2	Tumor infiltriert Duodenalwand.
T3	Pankreas-Infiltration ≤ 2 cm.
T4	Pankreas-Infiltration > 2 cm oder Infiltration anderer Organe
N1	Regionäre LK-Metastasen.

Postoperative Veränderungen

- Z.n. Cholezystektomie: Erweiterung der Gallengänge bis 8 mm.
- Biliodigestive Anastomosen: Choledochojejunostomie, Hepatikojejunostomie, Choledochoduodenostomie, Cholezystojejunostomie, Hepatojejunostomie.
- Gallendrainagen: J-Drainage-Einlage, perkutane transhepatische Gallendrainage, endoskopische Gallengangskatheterisierung.

Wichtige Differentialdiagnosen bei Gallenblasen- und Gallenwegserkrankungen

Obstruktiver Ileus

Bildgebende Verfahren: Differenzierung zwischen obstruktivem/parenchymatösem Ikterus.
- *Gutartig:* Stenosen, Strikturen (entzündlich, postoperativ), Konkremente, Pankreatitis, sklerosierende Cholangitis, chronische Cholangitis.
- *Angeborene Fehlbildung:* Choledochuszysten, Atresie.
- *Bösartig:* Pankreaskarzinom, Ampullenkarzinom, Duodenalkarzinom, Cholangiokarzinom, Metastasen.

Cholestase

- Gallengangssteine, sklerosierende Cholangitis, Gallengangspapillomatose, Gallengangs-karzinom, Papillentumor, Pankreaskarzinom, Metastasen, Lymphknoten, kongenitale Zysten, postoperative Strikturen, Pankreaspseudozysten

Zystische Gallengangserweiterungen

- Choledochuszyste (87 %), Choledochozele (6 %), Choledochusdivertikel (3 %), Caroli-Syndrom.

Gallenblasenwandverdickung

- Akute Cholezystitis, chronische Cholezystitis, Wandödem bei Herz-/Niereninsuffizienz, dekompensierte Leberzirrhose, Adenomyomatose, wandadhärentes Sludge-Adenom, Gallenblasenkarzinom.

Nichtobstruktive Erweiterung des D. choledochus ($\geq$ 0,5 cm $\varnothing$)

- Nach Steinpassage, postoperativ, intestinale Hypomotilität, Normvariante.

Aerobilie

- Steine, emphysematöse Cholezystitis, Tumor mit Fistel, postop. (biliodigestive Anastomose), Z.n. ERCP.
- DD: Aerobilie (eher zentral): Gas im Pfortadersystem (eher peripher), Gas im Bulbus duodeni, gasgefülltes großes Duodenaldivertikel, hepatischer/subhepatischer Abszeß

Linienförmige KM-Aussparungen bei der Cholegraphie

- Phrygische Mütze (unvollständiges zirkuläres Septum), multiple kleine Gallensteine, Adenomyomatose (Sanduhrgallenblase), Septen (selten).

Anatomie des Pankreas

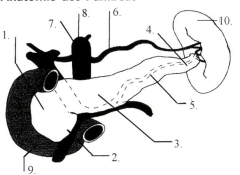

1. Pankreaskopf
2. Processus uncinatus
3. Pankreaskorpus
4. Pankreasschwanz
5. V. lienalis
6. A. lienalis
7. Aorta
8. Truncus coeliacus
9. Duodenum
10. Milz

Schematische Darstellung des Pankreas

- *Lage:* retroperitoneal, Organgrenzen glatt, bei adipösen Patienten lobuliert.
- *Caput:* rechts paravertebral in Höhe LWK1.
- *Processus uncinatus:* verlängert Kopf nach kaudal bis LWK2, im unteren Knie der Duodenalschlinge.
- *Corpus:* prävertebral.
- *Cauda:* links paravertebral bis zum Milzhilus reichend.
- *Länge:* 12–15 cm.
- *Querschnitt:* Kopf max. 3 cm, Corpus max. 1,5 cm, Cauda max. 2,5 cm.
- *D. wirsungianus:* im Corpusbereich zu 80 % mit Sono/CT abgrenzbar; ≤ 3 mm; in 80 % d.F. gemeinsame Mündung mit dem D. choledochus in der Ampulle.
- *D. Santorini:* akzessorischer Gang, der die dorsalen Pankreasanteile versorgt; kommuniziert in 60–80 % mit dem D. wirsungianus.
- *Pankreaskollum:* Verschmälerung vor A. und V. mesenterica superior.

Bildgebende Verfahren

Sonographie des Pankreas

Technik
- 3,5-/5-MHz-Sektor- oder Curved-array-Schallkopf.
- Patient in Rückenlage.
- *Längsschnitte:* in Höhe der Aorta am Xyphoid beginnend, nach rechts bis zum Caput, nach links bis zur Cauda des Pankreas.
- *Querschnitte:* dem Pankreasverlauf folgend, nach links kranial gedrehter Schallkopf. Leitstruktur: V. lienalis am Unterrand dorsal des Pankreas.
- Untersuchungshilfen ⇨ Patient nüchtern, Inspiration, Bauch vorwölben, Kompression (Verdrängen von lufthaltigen Darmschlingen);
  Linksseitenlage (Darstellung von Corpus und Cauda);
  Rechtsseitenlage (Darstellung des Caput);
  Flüssigkeitsfüllung des Magens (100 ml H$_2$0 oder Tee, Magen wird als Schallfenster benutzt, Untersuchung im Sitzen).
- Tips und Tricks: Untersuchung morgens. Patient nüchtern, entbläht. Trotzdem Pankreasschwanz häufig mit Darmgas überlagert und nicht darstellbar.

Sono-Anatomie: ⇨ oben und Kap. 4 Abdomen und Gastrointestinaltrakt.

Indikationen: erstes bildgebendes Verfahren in der Diagnostik von Pankreasaffektionen, akute/chronische Pankreatitis, Verlaufskontrollen, Differenzierung Tumor/Zyste, unklare RF im Oberbauch.

Computertomographie des Pankreas

Technik

- Patientenvorbereitung: perorale Magen-Darm-Kontrastierung: 500 ml 2–4 %ige Gastrografin-Lsg. 90 min vor Untersuchungsbeginn, weitere 500 ml unmittelbar vor Untersuchungsbeginn (1. vollständige Duodenumkontrastierung: Abgrenzung des Kopfes, 2. Kontrastierung der proximalen Jejunumschlingen: Abgrenzung des Pankreasschwanzes).
- Lagerung: Rückenlage, Arme über dem Kopf.
- Topogramm: a.-p. lang, in Mamillenhöhe beginnend.
- Gantry-Kippung: 0°.
- Schnittebene: axial.
- Scan-Strecke: nativ von Zwerchfellkuppe bis einschließlich Nieren, KM-Serie abhängig vom Nativbefund, meist von Lebermitte beginnend bis einschließlich unterer Nierenpol.
- Algorithmus: nativ: standard; KM-Serie: standard bei dynamischem CT oder soft bei Spiral-CT.
- Schichtdicke: nativ: 10 mm kontinuierlich; KM-Serie: 5 mm kontinuierlich; Spiral-CT: 5 mm, Tischvorschub 5 mm/s; Inkrement 3–5 mm.
- Fensterung: 350/50.
- Atemlage: tiefe Exspiration; KM-Serie: Atemstillstand in tiefer Exspiration.
- KM: Injektionsbeginn ca. 30 s vor erstem Scan (Pfortaderkontrastierung), 150 ml mit Flow 2,5 ml/s; Spiral-CT: 50 ml mit Flow 1,5 ml/s, 50 ml mit Flow 2,5 ml/s, 50 ml mit Flow 2 ml/s.
- Tips und Tricks: zur besseren Duodenum-/Pankreaskopfabgrenzung 200 ml KM mit Strohhalm in Rechtsseitenlage auf dem Tisch vor der i.v. KM-Serie trinken lassen.

CT-Röntgenanatomie

- ☞ oben.
- *Organgrenzen* durch umgebendes Fett demarkiert. Bei Kindern/mageren Patient erschwerte Abgrenzung durch fehlendes Fett. Bei älteren/adipösen Patienten Fett zunehmend, Organgrenzen lobuliert.
- *Dichte:* 30–45 HE, Dichteabnahme bei Lipomatose.
- *Größe:* kontinuierliche Abnahme des Durchmessers von Kopf zum Schwanz, altersabhängig.
- *Wirbelkörper-Pankreas-Relation:* Kopf < Wirbelkörper.
- *D. wirsungianus:* ⌀ 1–3 mm. Gangerweiterungen > 5 mm pathologisch, häufig nativ schon abgrenzbar. DD: Fettlamelle zwischen V. lienalis und Parenchym.
- In den einzelnen Querschnitten nur partielle Abbildung des Pankreasorgans. Kranial zuerst Darstellung des Pankreasschwanzes im Milzhilus, dann des Corpus, zuletzt des Pankreaskopfes vor der V. cava inferior.
- *Leitstruktur:* V. lienalis an der hinteren Organgrenze. Abgrenzung von A. und V. mesenterica superior, Pfortader, V. cava inferior.

Indikationen: akute/chronische Pankreatitis, Verlaufskontrolle, Kontrolle von Pseudozysten, V. a. Tumor. Bei optimierter Technik zur Pankreasbeurteilung ist keine optimale Beurteilung der Leber möglich.

Normalbefund: Pankreas-CT

Nach peroraler Magen-Darm-Kontrastierung Darstellung des Pankreas zunächst nativ und dann nach i.v. KM-Bolusapplikation. Das Pankreas kommt nach Form, Lage und Größe unauffällig zur Darstellung. Das Pankreas kann regelrecht zu den angrenzenden Organstrukturen abgegrenzt werden. Der D. wirsungianus ist nicht erweitert. Kein Anhalt für zystische oder solide RF.
Beurteilung: Regelrechte Darstellung des Pankreas im KM-CT.

Klinische Untersuchung

Anamnese: Schmerzen (in den Rücken ausstrahlend), Vorerkrankungen, Vorbefunde (Labor, Sono, ERCP, CT), Vor-Op., Gewichtsabnahme, Meteorismus, Diarrhö, Diabetes mellitus, Fettstühle.
Inspektion: Ikterus, Narben.
Palpation: Abwehrspannung, Resistenzen.

Anomalien des Pankreas

Pancreas anulare: kreist Duodenum ringförmig ein, häufig kommt es zu einer Stenosierung.
Pancreas divisum: fehlende Fusion der vorderen und hinteren Pankreasanlage, 5–10 % d.F.
Heterotopie: versprengtes Pankreasgewebe. Häufigkeit ≈ 5 %. Vorkommen in Magen > Dünndarm > anderen Organe des Gastrointestinaltraktes.

Akute Pankreatitis

Ätiologie: Gallenwegserkrankungen > Alkoholabusus > idiopathisch > seltene andere Ursachen.
Komplikationen: Pseudozysten, Infektion von Nekrosen oder Exsudat (Abszedierung), Milzvenen-/Pfortaderthrombosen. Verlaufsformen:
I. akut ödematöse Pankreatitis (80–85 %).
II. akute nekrotisierende Pankreatitis (15–20 %) mit Teilnekrosen/mit Totalnekrose (Letalität > 50 %).

- *Abdomenübersicht/KM-Darstellung:* luftgeblähte Magen-Darm-Abschnitte im linken Ober-/Mittelbauch, Spiegelbildung im Duodenum.
  Sentinel loop=Wächterschlinge: isoliert geblähte, ödematös aufgetriebene Darmschlinge ohne allgemeine Darmparalyse im Duodenum > terminalen Ileum > Zökum.
  Gasfreies Abdomen. Pseudoobstruktion mit durchgängigem Darmlumen (durch herabgesetzte Darmmotilität) des gesamten Darms (vorwiegend Kolondilatation).
  Pankreasabszeß: Gasaufhellungen, Ausbreitung innerhalb der Faszien bis zum hinteren Pararenalraum mit Verdrängung von Nieren und Kolon nach vorn, Psoasschatten unscharf.
  Pankreasverkalkungen: disseminiert (meist bei alkoholbedingter chronischer Pankreatitis).
  Pseudozysten.
  Weite Duodenalschlinge (in der KM-Darstellung): glattwandige Vorwölbung mit Eindellung des Innenrandes (umgekehrte 3).

> **Sentinel loop**
> Linker oberer Quadrant: akute Pankreatitis.
> Rechter unterer Quadrant: akute Pankreatitis.
> Terminales Ileum: akute Appendizitis.
> Dünndarm am Beckenboden: akute Salpingitis.

- *Rö.-Thorax:* Pleuraerguß (meist li), Zwerchfellhochstand, Atelektase, pulmonale Infiltrate.
- *Sono:* diffuse/segmentale Organvergrößerung. Echoarmes, verwaschenes, inhomogenes Reflexmuster. Unscharfe Randkonturen. Aszites, Pleuraergüsse. Pankreasgangerweiterung. Peripankreatische Flüssigkeit im vorderen oder hinteren Pararenalraum. Pseudozysten. Bei hämorrhagischer/hämorrhagisch-nekrotisierender Pankreatitis deutliche Organvergrößerung mit reflexarmen/-freien/ evtl. echoreichen, unscharf begrenzten Arealen im Parenchym.
- *CT: 1. Ödematöse und serös-exsudative Pankreatitis:*
  Mäßige fokale/diffuse Organvergrößerung. Zarter, hypodenser Exsudationssaum. Interlobuläre Fettstrukturen maskiert, „Plunderaspekt". Perirenale Faszien verdickt (sichtbar). Hypodense Exsudate. Nach KM-Gabe gleichmäßige Dichteanhebung.
  2. Hämorrhagisch-nekrotisierende Pankreatitis:
  Deutliche Organvergrößerung. Unscharfe Abgrenzung mit Übergang zu Exsudaten. Inhomogenes Parenchym mit hypodensen/isodensen Arealen. Nach KM-Gabe lokale Minderdurchblutung bzw. Nekrosen als hypodense Areale von vitalem Pankreasgewebe abgrenzbar. Exsudate inhomogen (Fibrinsequester nach längerem Bestehen).

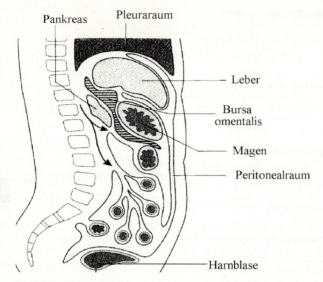

Exsudations- und Nekrosestraßen

Ausbreitung der Exsudate/Nekrosen bei Pankreatitis

Faszien werden meist respektiert. Ausbreitung erfolgt in nachfolgender Reihenfolge:
1. Vorderer Pararenalraum entlang der Mesenterialwurzel, dem Kolonrahmen und den Ligamenten.
2. Hinterer Pararenalraum.
3. Perirenalraum (wird selten miterfaßt, da durch Fascia renalis abgeschirmt).
4. Bursa omentalis.
5. Mediastinum.

Langsame Resorption über Wochen oder Abkapselung mit Bildung von Pseudozysten, die eine eindeutige Wandbegrenzung aufweisen.

Einblutung in Pseudozysten: durch Gefäßarrosionen oder Bildung von Pseudoaneurysmata
(meist A. lienalis).

Abszedierung: Superinfektion der Exsudate (DD: Gaseinschlüsse).

Chronische Pankreatitis

Ätiologie: chronischer Alkoholabusus (80 %), idiopathisch, andere Ursachen.

Klassifikation (Marseille)
A) Mit fokaler Nekrose.
B) Mit segmentaler/diffuser Nekrose.
C) Kalzifizierend.

● *Abdomenübersicht:* diffuse Verkalkungen (alkoholinduzierte Pankreatitis), verkalkte
  Pseudozysten.
● *MDP:* Verlagerung des Magens/Duodenums durch Pseudozysten. Duodenalstriktur. Abflachung
  des Faltenreliefs im Duodenum. Erweiterung der Duodenalschlinge. Verbreiterte Magenfalten.
● *ERCP:* sensitivste Methode.
● *Sono:* unregelmäßige Kontur. BRM vergrößert. Verkalkungen mit Schallschatten. Pseudozysten
  mit dorsaler Schallverstärkung. Erweiterter Pankreasgang (> 3 mm), meist irregulär.

● *CT:* linear angeordnete, dem Verlauf des D. pancreaticus folgende Verkalkungen. Unregelmäßige Organkontur (60 %). Diffuse/fokale Organvergrößerung oder Atrophie oder totale Fibrosierung (partielle Atrophie des Corpus häufig Folge einer Gangverlegung bei malignen RF im Pankreas-kopf). Diskrete Gallengangserweiterung. Erweiterung des D. choledochus durch fibröse Schrumpfung und Gangobstruktionen durch Konkremente. Nach KM-Gabe Gangerweiterungen meist besser abgrenzbar (> 3 mm), meist unregelmäßig (DD: Malignom: meist glattwandig). Peripankreatische Faszienverdickung. Aszites.
Intra-/peripankreatische Pseudozysten (30 %): scharf berandete Hypodensität, kein Enhance-ment, innerhalb/außerhalb des Pankreasgewebes, bis 15 cm ⌀.
Portale Hypertension bei Milzvenenthrombose und Splenomegalie.
Pseudoaneurysmata: hyperdense Areale in der Pseudozyste (meist A. lienalis).
DD: isolierte Organverplumpung/-vergrößerung/-atrophie bei V.a. Malignom, Abklärung mit ERCP.

Lipomatose

Gutartige fettige Umwandlung des Parenchyms. Begleitsymptom bei allgemeiner Adipositas, älteren Patienten, Pankreasgangobstruktionen, Steroidtherapie, zystischer Fibrose.
● *Sono:* erhöhte Echogenität.
● *CT:* lobuläre Parenchymstruktur. Lipomatöse Pseudohypertrophie. Totaler fettiger Ersatz. Nach KM-Gabe Minderkontrastierung.

Pankreasabszeß

Meist Infektion einer Pseudozyste bei akuter/chronischer Pankreatitis.
● *Sono:* rund oder polyzyklisch, unscharf/scharf begrenzt, inhomogen, meist echoarm mit echo-reichen Arealen.
● *CT:* bei infizierten Pseudozysten schwierige Abgrenzung. Hypodense RF intra- oder peripan-kreatisch. Gaseinschlüsse beweisend. Nach KM-Gabe randständiges Enhancement (kann aber auch bei nicht infizierter Pseudozyste vorkommen).

Dysontogenetische Zysten des Pankreas

Harmatose: häufig gleichzeitig multiple Zysten in Leber und Nieren, auch bei M. Hippel-Lindau.
● *Sono/CT:* mehrere unterschiedlich große Zysten als echofreie/hypodense (wassergleiche) RF mit zarter Wand und den üblichen Sono-/CT-Kriterien erkennbar.

Pseudozysten des Pankreas

Ursache: Ausbildung 6–8 Wochen nach akuter Pankreatitis; chronische Pankreatitis; posttraumatisch; Pankreaskarzinom. Durch Nekrose des Parenchyms entsteht zunächst Granulationsgewebe, dann zystische Deformierung mit fibrosierter derber Wand, die mit der Umgebung verbacken ist. Häufig im Pankreaskopf, auch in die Bursa omentalis ziehend. Meist solitär, unilokulär, selten multilokuläre Zysten. Nach akuter Pankreatitis im Gebiet der Nekrose/Exsudationsstraßen. Bei Superinfektion Abszeß.
● *Abdomenübersicht/KM-Darstellung:* Impression der Magenhinterwand und Duodenalschlinge. Verlagerung der Milzflexur und des Colon transversum nach oben.
● *Sono:* echofreie RF, selten mit Binnenechos (Sequester, Blut).
● *CT:* hypodense (0–30 HE), relativ glatt berandete RF. Zystenwand einige Zentimeter stark, kann verkalken. Bei frischen Nekrosen und Einblutungen inhomogen mit hyperdensen Arealen.

Gutartige Tumoren des Pankreas

Mikrozystisches Adenom

= seröses Zystadenom. M:F=1:4, > 60. LJ. Lokalisation: keine Prädominanz. Aus multiplen kleinen Zysten (1–20 mm) zusammengesetzt mit hypervaskularisierten Septen. Keine Entartung.

● *Sono:* zystische RF mit mehrkammerigem Aussehen, echoarm mit echoreichen Arealen.
● *CT:* Konglomerat von kleinen Zysten oder eher solide RF (bei sehr kleinen Zysten), hypodens. Zentral radiäre Verkalkungen bei Vernarbung. Nach KM-Gabe deutliches Enhancement, besonders der Septen und der gefäßreichen Zentren.

Makrozystisches Adenom

= muzinöses Zystadenom. M:F=1:9. 40.-60. LJ. Lokalisation: Pankreasschwanz/-körper. Maligne Entartung möglich.

● *Sono/CT:* uni-/multilokuläre Zysten. Mittlerer $\varnothing$ der RF 12 cm, Einzelzysten $\geq$ 2 cm. Septenwand dicker als beim mikrozystischen Adenom, teils verkalkt. Nach KM-Gabe hypervaskularisierte Septen mit deutlichem Enhancement.

Bösartige Tumoren des Pankreas

Pankreaskarzinom

M > F. 60. LJ. Dritthäufigster maligner Tumor des Verdauungstraktes. Meist Adenokarzinom (90 % duktales, 10 % azinäres Adenokarzinom). Frühe hämatogene (Leber, Lunge, Pleura, Knochen) und lymphogene Metastasierung. Prognose: 5-Jahres-Überlebensrate < 1 %.

Stadien	Lokalisation	Zeichen der Resektionsfähigkeit
I. Tumor auf Pankreas beschränkt.	● Pankreaskopf: 60–80 %.	* Keine peripankreatische Infiltration.
II. Pankreas und angrenzende Gewebe betroffen.	● Pankreaskorpus: 20 %. ● Pankreasschwanz: 5 %.	* Keine Gefäßummauerung.
III. Beteiligung der regionalen LK.	● Diffus: bis 20 %. ● Periampullär: selten.	* Keine Sekundärzeichen wie Dilatation des D. pancreaticus usw.
IV. Fernmetastasen.		

● *ERCP:* sensibelste Methode
● *Sono:* ovaläre, rundliche oder höckrige Konturvorwölbung. Echoarme (homogene) RF mit scharfer/unscharfer Begrenzung. Dilatation des D. pancreaticus und D. choledochus ohne Steinnachweis. Infiltration und Verdrängung der V. lienalis und des Truncus coeliacus.
● *CT:* lokale, selten diffuse Organvergrößerung. Kalibersprung mit unharmonischer Organstruktur. Nativ isodens. Nach KM-Gabe in der Frühphase hypodense RF. Peripankreatische Infiltration (strähnige Infiltration des umgebenden Fettgewebes). Gefäßummauerung (Encasement) der V. mesenterica superior, V. portae, V. cava inferior, Aorta. Maskierung der Fettmanschette der A. mesenterica superior. Rezidiv: RF in der ehemaligen Loge des Processus uncinatus bzw. hier LK.

Begleitbefunde

⇒ Aufweitung des D. pancreaticus und D. choledochus, abrupter Kalibersprung, häufig glatt berandete Wand des D. pancreaticus.
⇒ Begleitpankreatitis (10 %).
⇒ Regionale Metastasierung, Lebermetastasen, Aszites.
⇒ Duodenal- und Jejunalstenosen.

Insulinom

Häufigster endokriner Pankreastumor. Insgesamt selten. Meist gutartig, produziert in 50 % d.F. nur Insulin, in den übrigen Fällen auch andere gastrointestinale Hormone. Meist solitär, 10 % multiple Adenome (bei MEN I). Größe 1–3 cm, aber auch bis 25 cm ∅ (bei erst später Hormonaktivität).

- *Sono:* echoarme RF.
- *CT:* Dünnschichttechnik, KM-Bolus erforderlich. Nativ meist isodens, nach KM-Gabe in der Frühphase hyperdense hypervaskularisierte unregelmäßige RF. Bei größeren RF zentrale Nekrose. LK- und Lebermetastasen hyperdens.

Sekundäre Tumoren: Fernmetastasen (Lunge, Mamma, Schilddrüse, Niere, Ovar, Hoden, maligne Melanome), Lymphome. DD: zu Pankreaskarzinom sehr schwierig.

Wichtige Differentialdiagnosen bei Pankreaserkrankungen

Pankreasverkalkungen

- Chronische Pankreatitis (diffus, irregulär).
- Neoplasmen: mikrozystisches Adenom, makrozystisches Adenom, Adenokarzinom, kavernöses Hämangiom, Metastase eines Kolonkarzinoms.
- Hyperparathyreoidismus (in 20 % d.F.).
- Mukoviszidose.
- Postischämisch, posttraumatisch.

Pankreaszysten

- Pseudozysten: sekundär nach akuter/chronischer Pankreatitis, Trauma, Tumor.
- Zystische Neoplasien: mikro- und makrozystische Adenome, Adenokarzinome, kongenital (solitär, multipel).
- Retentionszysten, Parasiten.

Pankreasvergrößerung

- Neoplastisch: Adenokarzinom, Inselzelltumor, Zystadenom, Karzinom, Papillenkarzinom, Lymphom, Metastasen.
- Entzündlich: akute Pankreatitis, Pseudozysten, Abszeß.

7

Nieren und ableitende Harnwege

Bildgebende Verfahren

Abdomenleeraufnahme: ☞ Kap. 4 Abdomen und Gastrointestinaltrakt.

Die Nieren sind als parenchymatöse Organe an Form, Größe und Lage erkennbar. Verkalkungen sind gut abgrenzbar. Die gefüllte Harnblase ist als weichteildichter Schatten oberhalb der Symphyse erkennbar. Die Abdomenleeraufnahme dient als primäres Röntgenverfahren, alle weiteren krankhaften Veränderungen müssen mit weiterführenden Methoden abgeklärt werden.

Ausscheidungsurogramm (i.v. Pyelogramm)

Allgemeine Vorbereitungen
• Aufklärung und Einverständniserklärung des Patienten.
• Serum-Kreatininwert < 1,5 mg%, Schwangerschaft ausgeschlossen.
• Patient nüchtern, keine Flüssigkeit 4 h vor Untersuchungsbeginn. Bei Meteorismus entblähende Mittel (z.B. sab simplex), ggf. Abführmittel am Vorabend (z.B. X-prep).
• Vor dem Urogramm keine Röntgendiagnostik mit peroraler oder intravenöser Gabe von KM wegen Überlagerungen durchführen.
• Unmittelbar vor der Untersuchung die Blase entleeren, bei Harnblasenkatheter diesen vor KM-Gabe abklemmen.

Aufnahmetechnik
Lagerung: Rückenlage, evtl. Kniegelenke unterpolstern. *Rasterisch. Aufnahmespannung* 70–90 kV (Aufnahme im Stehen 80–100 kV). *Brennfleck* ≤ 1,3. FFA: 115 cm. *Belichtungsautomatik*, Meßfelder nach Fragestellung. *Expositionszeit* < 100 ms. *Streustrahlenraster* r12 (8). *Film-Folien-System:* < 400.

Untersuchungsablauf
• *1. Aufnahme:* Abdomennativaufnahme. Aufnahme vom oberen Nierenpol (BWK12) bis zur Symphyse. Aufnahme in Atemstillstand nach Exspiration. Filmformat: 30 x 40 cm, hoch; ggf. seitlich einblenden. Beurteilung durch Arzt: Verkalkungen, Darmgasüberlagerungen, korrekte Einstellung, ggf. bei sehr großen Patienten Zusatzaufnahme der Harnblasenregion.
• *KM:* nach Beurteilung der Leeraufnahme Anlegen einer großlumigen Verweilkanüle, die bis nach der Untersuchung liegenbleibt. 50–70 ml (1 ml/kg) nierengängiges jodhaltiges KM (z.B. Ultravist 300) als Bolusinjektion.
• *2.–4. Aufnahme:* Abdomenübersicht. Anfertigung 5, 10 und 15–20 min nach Injektion. Abbildung der Nieren, Harnleiter, Harnblase. Filmformat 30 x 40 cm, hoch; ggf. seitlich einblenden.

Zusatzaufnahmen

- *Schrägaufnahmen:* Ind.: Beurteilung des Nierenbeckens und der Ureter ohne Überlagerung (z.B. durch Luft oder Steine). Patient in Rückenlage, Gegenseite um ca. 30° anheben, Beine leicht anziehen. Filmformat 18 x 24 cm.
- *Aufnahme nach Miktion:* Ind.: Blasenentleerungsstörungen, Restharnbestimmung, prävesikales Abflußhindernis. Aufnahme 20–30 min nach KM-Gabe und nach Miktion. Abbildung der Harnblase. Filmformat 18 x 24 cm, quer. Ggf. Schrägaufnahmen mit um ca. 20° nach rechts oder links angehobenem Becken zur Darstellung des distalen Ureters.
- *Tomographie bzw. Zonographie:* Ind.: bessere morphologische Nierendarstellung bes. des Nierenbeckenkelchsystems; Darmgasüberlagerung wird verwischt; Nachweis/Ausschluß von schattengebenden Konkrementen.
Lineare Verwischung. Schichtwinkel 30–40° bzw. 8°. Schichtdicke 0,5 bzw. 1 cm. Schichtabstand 2 cm. Schichttiefe 8–12 cm. Nativ oder 10–15 min nach KM-Gabe. Filmformat 24 x 30 cm, quer.

- *Spätaufnahmen:* Ind.: Obstruktion und Abflußverzögerung. Zunächst 1 h nach KM-Gabe, dann je nach Ausmaß der Ausscheidungsverzögerung bis zu 24 h p. i.
- *Frühaufnahmen:* Ind.: Beurteilung von Nierenarterienstenosen. Heute abgelöst durch Angiographie, seitengetrennte Isotopenclearance und FKDS.
- *Aufnahme im Stehen:* Ind.: V.a. auf Wanderniere (Nephroptose = Verlagerung der Niere nach kaudal > 2 WK). Aufnahme 15–20 min nach KM-Gabe. Auch sonographisch durchführbar.
- *Aufnahme in Bauchlage:* Ind.: Darstellung der Harnleiter in gesamter Länge (z.B. prä-op.).

Praktische Hinweise

- *Kompressorium:* zur Besserung Füllung des Nierenbeckenkelchsystems (NBKS) kann ein mindestens 20 cm breiter Gurt, der über das Becken des Patienten gespannt wird, angelegt werden. Zwischen Patient und Gurt wird ein nichtschattengebender Ballon aufgeblasen (Erzeugung eines künstlichen Aufstaus). Vor der letzten Aufnahme (Abflußaufnahme) muß das Kompressorium entfernt werden. Nicht anlegen bei bekannter Harnstauung, Z.n. frischen Bauch-Op., abdomineller RF (z.B. Aortenaneurysma).
- *Bekannte Solitärniere:* Reduktion der KM-Menge auf 20–40 ml. Filmformat 20 x 40 cm, hoch.
- *Transplantniere:* meist in rechter Fossa iliaca gelegen. Filmformat 24 x 30 cm, hoch. Ggf. Infusionsurogramm mit 100 ml KM über 5–10 min.
- *Ileum-Conduit:* Infusionsurogramm mit 100 ml KM über 5–10 min, da der Abfluß meist beschleunigt ist. Beurteilung der Harnleiteranastomose. Ggf. Schrägaufnahmen.

8

Indikationen: entzündliche, tumoröse, steinbedingte urologische Erkrankungen. Mißbildungen. Nierenzysten. Harnstauung. Präoperativer Ureterverlauf. Nierentraumen. Infravesikale Veränderungen (z.B. Prostata-Tumor).

Kontraindikationen: Nierenkolik mit der Gefahr der Fornixruptur.

Relative Kontraindikationen: Überempfindlichkeit gegen jodhaltige KM. Schwangerschaft. Serum-Kreatinin > 1,5 mg%.

Normalbefund: Ausscheidungsurogramm

In der Abdomenleeraufnahme unauffällige Darstellung der Weichteilschatten ohne Nachweis pathologischer Verkalkungen sowie regelrechte Darstellung des abgebildeten Skeletts. Nach i.v. KM-Gabe zeigt sich eine homogene Anreicherung des Nierenparenchyms bds. mit seitengleicher, zeitgerechter Ausscheidung des KM in die beiden dendritisch (bzw. ampullär) angelegten NBKS. Beide Nieren sind von Form, Lage und Größe regelrecht. Es finden sich keine Kelchdestruktionen. Das KM kann ungehindert durch die normal weiten und regelrecht gelegenen Ureteren in die Blase abströmen. Die Harnblase ist regelrecht gelegen, normal groß und glatt berandet.

Beurteilung: Unauffällige Darstellung der Nieren, Ureteren und der Blase im Urogramm.

Retrogrades Urogramm

Technik

- Patient nüchtern, Harnblase leer.
- Einlage eines Ureterenkatheters unter zystoskopischer Sicht durch den Urologen.
- Darstellung des Ureters und des NBKS nach Auffüllung mit 10–20 ml 20–30 %igem KM unter DL.
- Aufnahme der Nieren, des NBKS und des Harnleiters a.-p. und schräg.
- *Cave:* Überdehnung des NBKS durch zu große KM-Menge, keine Luftblasen einbringen.

Indikation: ungenügende Beurteilbarkeit des NBKS und der Harnleiter im i.v. Urogramm. V.a. Harnleiterstenose, -konkremente, -tumoren oder kleine NBKS-Tumoren. Darstellung der ableitenden Harnwege bei Niereninsuffizienz.

Retrogrades Zystogramm

Technik

- Durchführung meist durch Urologen.
- Retrograde Füllung der Harnblase über einen Blasen- oder suprapubischen Katheter mit ca. 150–200 ml 20–30 %igem KM (bis Patient Prallfüllung der Blase angibt).
- Aufnahmen a.-p., links und rechts schräg.

Indikationen: Darstellung zystoskopisch nicht beurteilbarer Divertikel und Tumoren. Traumen. Fisteln.

Miktionszystourethrographie (MZU)

Technik

- Durchführung meist durch Urologen.
- Retrograde Füllung der Harnblase über Blasen- oder suprapubischen Katheter mit ca. 150–200 ml 20–30 %igem KM (bis Patient Prallfüllung der Blase angibt).
- Entfernung des Katheters.
- Prallfüllungsaufnahmen a.-p., schräg oder seitlich.
- Während Patient im Stehen in ein Gefäß uriniert, werden Miktionsaufnahmen angefertigt: a.-p., schräge und seitliche Aufnahmen. Bei Männern Schrägaufnahme mit gestrecktem Penis.
- *Inkontinenzabklärung:* streng seitliche Aufnahmen im Stehen.
- Ggf. Darstellung eines vesikoureteralen Refluxes mit Abbildung der Ureteren.

Indikationen: Ausschluß eines vesikoureteralen Refluxes. Klappen, Membranen und Stenosen der Urethra. Inkontinenzabklärung.

Perkutanes antegrades Urogramm

Technik

- Patient nüchtern.
- Durchführung meist durch den Urologen.
- Darstellung über liegendes Nephrostoma oder nach sonographisch gesteuerter Punktion des NBKS.
- Aspiration des gestauten Urins.
- Gabe von 20–30 %igem KM über Nephrostomiekatheter oder Punktionsnadel unter DL.
- *Cave:* Überdehnung des NBKS, keine Luftblasen einbringen.
- Aufnahmen des NBKS, des Harnleiters und der Blase a.-p. und schräg nach DL.

Indikationen: Abklärung von ansonsten nicht abklärbaren Hydronephrosen, postoperative Kontrollen von Restkonkrementen und Ureterstrikturen.

Röntgenanatomie der Nieren und ableitenden Harnwege

Nieren

- *Größe:*

Männer	rechte Niere	Länge 11,3–14,5 cm Breite 5,4- 7,2 cm
	linke Niere	Länge 11,6–14,8 cm Breite 5,3- 7, 1 cm
Frauen	rechte Niere	Länge 10,7–13,9 cm Breite 4,8- 6,6 cm
	linke Niere	Länge 11,1–14,3 cm Breite 5,1- 6,9 cm

- *Lage:* retroperitoneal bds. der WS zwischen BWK12 und den oberen 3 LWK (im Liegen). Im Stehen ca. 5 cm tiefer gelegen. Oberer Nierenpol ca. 1 cm näher an der Mittellinie. Rechte Niere meist weiter kaudal gelegen als linke Niere. Atemverschieblichkeit bis zu 3–10 cm.
- *Form:* die Niere ist ein bohnenförmiges Organ. Häufig fetale Lappung: 1. fokale Buckelung des lateralen Randes oder des oberen Pols der linken Niere; 2. dreieckige Form der linken Niere; 3. uni-/bilateral multilobuläre Form.
- *Faszien* (von innen nach außen): Capsula fibrosa, Capsula adiposa (extraperitoneales Nierenfett), Fascia renalis anterior und posterior (Gerota), pararenaler Raum (Fettgewebe zwischen Fascia Gerota, Peritoneum und Fascia transversalis), Fascia transversalis. ☞ auch Kap. 9 Retroperitoneum.
- *Nierenkelche:* Calices minores: becherförmig, Form und Zahl variabel. Calices majores: 2–3.
- *Nierenbecken:* ampulläres NBKS ⇨ vorwiegend extrarenal, Ureterabgang deutlich abgrenzbar. Dendritisches NBKS ⇨ intrarenal, kontinuierlicher Übergang in die Ureteren.
- *Nierenparenchym:* mindestens 1,5 cm dick, am unteren Nierenpol am dicksten. Aufteilung in Nierenrinde: ca. 12 mm dick; Nierenmark: 10–20 Markpyramiden bilden 6–12 Papillen im Sinus renalis.
- *Gefäße:* ☞ Kap. 12 Gefäße.

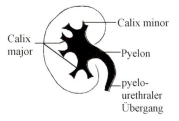

Längsschnitt durch Niere

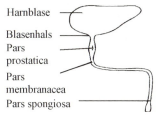

Harnröhre des Mannes

Ureter

- *Länge:* ca. 25 cm. Retroperitonealer Verlauf entlang den Psoasrändern, im pelvinen Abschnitt nach posterior und lateral konvex.
- *3 physiologische Engen:* Übergang NBKS/Ureter, Eintritt in das kleine Becken (Gefäßkreuzung), Blaseneinmündung.
- Spindelförmige Peristaltik, daher im i.v. Urogramm nicht durchgängig sichtbar.

Harnblase

- *Form/Größe:* Blasenscheitel (Vertex), Blasenkörper, Blasenbasis (Fundus). Form vom Füllungszustand abhängig, queroval. Bei Frauen häufig von kranial durch Uterus imprimiert, bei Männern Anhebung des Blasenbodens durch vergrößerte Prostata möglich.
- *Wanddicke:* bei Prallfüllung 1–3 mm.

Urethra

- *Frauen:* 3,5 cm lang, gerader Verlauf.
- *Männer:* Orificium urethrae internum, Pars prostatica, Pars membranacea (engster Urethraabschnitt), Pars spongiosa.
- *Inkontinenzbestimmung:* Blasen-Urethra-Winkel 90–100°. Inklinationswinkel des oberen Abschnitts der Urethra zur Senkrechten bei stehendem Patienten 30°.

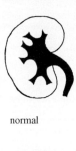
normal

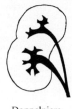
Doppelniere

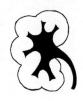
Hypoplasie

fetale Lappung

Pyonephrose

Narbe

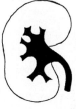
perirenales Hämatom

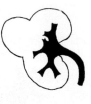
Zyste/Tumor

Nierenkontur

chron. Pyelonephritis

Verplumpung

Kelchabflachung
(einfache Zyste)

narbige Kelchveränderung
(nach Pyelonephritis)

Papillennekrose, Abszeß

Kelchhalsverdünnung, Abflachung
(polyzystische Nieren)

pyelointestinaler Reflux

Streifenbildung
(Markschwammniere,
pyelotubulärer Reflux)

Kelchverlust
(Tumor, Tbc, Pyelonephritis)

Nierenkelche

Memorix

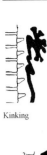 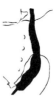 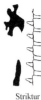

Kinking Impression Ureterozele Enge (Ca.) Striktur

Ureterektasie Impression (dilatierte Venen) Klappen retrokavaler Ureter Polyp

Ureter

normale Harnblase Impression durch vergrößerten Uterus Trabekelblase vergrößerte Prostata

Blase

Fistel Divertikel Stenose Klappen

Urethra

Sonographie der Niere und ableitenden Harnwege

Technik

- ☞ Kap. 5 Abdomen und Gastrointestinaltrakt.
- Nieren: Untersuchung in Rückenlage oder leichter Links-/Rechtsseitenlage. Darstellung in Längs- und Querschnitt, inkl. Atembeweglichkeit.
- Harnleiterdarstellung meist nicht sicher möglich.
- Harnblase: Untersuchung in Rückenlage. Längsschnitte z.T. mit leicht nach kaudal gekippter Schallrichtung. Darstellung in 2 Ebenen. Restharnbestimmung.
- 3,5-MHz-Linear-/Sektorschallkopf.

Indikationen: Form-, Lage-, Größenbestimmung. Renale RF: DD: Zyste/solider Tumor. Nephrolithiasis. Harnstauung. Entzündliche Veränderungen. Traumen. Gezielte Nierenpunktion. Blasensteine. Restharnbestimmung.

Computertomographie der Niere und ableitenden Harnwege

Technik

- Lagerung: Rückenlage, Arme über den Kopf.
- Topogramm: a.-p. lang.
- Gantry-Kippung: 0°.
- Schnittebene: axial.
- Scan-Strecke: 2 cm oberhalb des oberen Nierenpols bis 2 cm unterhalb des unteren Nierenpols.
- Algorithmus: standard.
- Schichtdicke: nativ 10 mm kontinuierlich. KM-Serie 10 mm, im Herdbefund ggf. 5 mm kontinuierlich.
- Fensterung: 350/50.
- Atemlage: tiefe Inspiration.
- KM: 40 ml mit Flow 1,3 ml/s, dann 40 ml mit Flow 0,6 ml/s. Injektionsbeginn 30 s vor dem ersten Scan.
- Tips und Tricks: alternativ Spiral-CT.

Indikationen: renale RF (DD: Zyste/Tumor). Harnstauung. Entzündliche Veränderungen. Traumen. Extrarenale RF. Punktionen.

CT-Röntgenanatomie der Niere und ableitenden Harnwege

- ☞ oben.
- *Dichte:* 30 ± 10 HE. Nach KM-Gabe früharterielle Kontrastierung der Rindenbezirke. Markkegel zunächst hypodens. Nach ca. 60 s Angleichung an übriges Nierenparenchym.

Anomalien
1. Nieren

- *Agenesie:* fehlende Organanlage.
- *Aplasie:* Niere teilweise angelegt, aber nicht funktionstüchtig.
- *Hypoplasie:* diffuse oder lokale Organverkleinerung (DD: Schrumpfniere)
- *Hyperplasie:* diffuse oder lokale Organvergrößerung.
- *Verschmelzungsniere:* symmetrisch/asymmetrisch, bilateral/unilateral mit gekreuzter Dystopie des Ureters, mit/ohne Verlagerung der Nieren.
- *Konglomeratniere:* Klumpniere.
- *Hufeisenniere:* Verbindung beider Nieren durch fibröse oder Parenchymbrücke.
- *Gekreuzte Dystopie:* Verlagerung der Niere einschließlich des Ureters zur Gegenseite.
- *Nephroptose:* Wanderniere um mehr als 2 LWK.
- *Kaudale Dystopie:* angeborene Beckenniere mit verkürztem Ureter, atypischem Abgang der Nierenarterien (z.B. aus der A. iliaca).

- *Rotationsanomalien:* Lageveränderung des NBKS, am häufigsten bei Rotationen um die Längs-achse.
- *Fetale Lappung:* persistierende Lappung der peripheren Rinde mit Einkerbung. Bis zum 4. LJ. Normalbefund.
- *Bertini-Säule:* durch Fusionierung der fetalen Lappung kommt es zu einer lokalen Vergrößerung des septalen Kortex.

2. NBKS und Ureter

- *Ureter duplex:* 2 NBKS, 2 Ureteren, 2 Einmündungen in die Blase; der obere Ureter mündet unten und umgekehrt.
- *Ureter fissus:* 2 NBKS, 2 Ureteren, 1 Einmündung in die Blase.
- *Ureter bifurcatus:* blindmündender Ureter
- *Ureteragenesie, -aplasie:* blindendender Ureter.
- *Retrokavaler Ureter:* rechter Ureter verlauft medialisiert hinter der V. cava inferior.
- *Ektope Uretermündung:* in Vagina, Urethra, Rektum.
- *Megaureter.*
- *Strikturen.*

Zystische Nierenveränderungen

Solitärzysten

Am häufigsten einfache Nierenzysten unbekannter Ätiologie, auch traumatische, postinfektiöse Zysten oder Echinokokkuszysten (häufig Verkalkung der Zystenwand). Nierenzysten beim Hippel-Lindau-Syndrom mit Tendenz zur Bildung intrazystischer Karzinome. Solitär oder multipel vorkom-mend. Meist symptomlos, Zufallsbefund. Unterscheidung nach Lokalisation: *perirenal:* innerhalb der fibrösen Nierenkapsel; *pararenal:* außerhalb der fibrösen Nierenkapsel; *pelvin:* mit dem NBKS in Verbindung; *parapelvin:* Hiluszysten, die nicht mit dem NBKS in Verbindung stehen.

- *Urogramm:* runde, scharf begrenzte fokale Defekte mit fehlender nephrographischer Anfärbung. Glatt begrenzte Aussparung im NBKS mit bogiger Verdrängung. Buckelung der Nierenkontur. Elongation der Kelchhälse. DD: maligne Tumoren. *Parenchymsporn:* spitzwinkeliges Dreieck in der Profilansicht als Zeichen einer oberflächlich gelegenen Zyste.
- *Sono:* echofreie, glatt berandete, runde RF mit distaler Schallverstärkung.
- *CT:* glatt begrenzte, rundliche, hypodense RF. Dichte 0–20 HE. Nach KM-Gabe kein Enhance-ment.

Polyzystische Nierendegeneration

Angeboren, 2 Typen: kindliche Form (autosomal-rezessiv vererbt); adulte Form (autosomal-dominant vererbt, am häufigsten. Auch Zysten in Leber und Pankreas sowie Aneurysmen der Hirngefäße).

- *Urogramm:* bds. vergrößerte Nieren mit ausgezogenem NBKS. Multiple von außen erzeugte Defekte der Kelchhälse. Zysten als glattrandige Aufhellung nachweisbar. Nierenkelche, Nieren-hälse und Nierenbecken langgezogen, dünn und verlagert.
- *Sono:* bds. Organvergrößerung. Multiple Zysten unterschiedlicher Größe. Bei Einblutungen Reflexe im echofreien Lumen.
- *CT:* bds. Organvergrößerung. Nieren mit rundlichen, ovalen, hypodensen Zonen durchsetzt. Ein-geblutete Zysten mit höheren Dichtewerten. Restnierenparenchym mit pelottiertem NBKS. Bei großen Zystennieren RF mit Verdrängung der umgebenden Organe.

Computertomographische Differentialdiagnostik der Nierenzysten

Verdickte oder unregelmäßige Berandung bzw. Septierung	Nierenkarzinom, Zystadenom, komplizierte Nierenzyste (nach Einblutung oder Infektion), Abszeß, Echinokokkuszyste
Erhöhte Radiodensität	Postinflammatorische oder infizierte Zyste, Zyste nach Einblutung, Kalkmilchzyste (z.T. mit Sedimentation), Echinokokkuszyste, Tuberkulose
Verkalkungen	Postinflammatorische/infizierte Zyste, Zyste nach Einblutungen, kolliquiertes Hämatom, multizystische Niere, polyzystische Niere, Nierenzellkarzinom, Echinokokkuszyste, Tuberkulose

Aus Wegener, O.H., Ganzkörpertomographie, Blackwell-Verlag.

Markschwammniere

Entwicklungsstörung der Sammelrohre mit Erweiterung und konkrementbedingten Verkalkungen. Wird meist im jüngeren/mittleren Erwachsenenalter manifest.
- *Urogramm:* leichte, unregelmäßige Erweiterung der Sammelrohre bis hin zur Bildung kleiner Zysten in den Papillen. Uni-/bilateral. Steinchenbildung in den erweiterten Sammelrohren.
- *Sono:* teils zystische Erweiterung der Sammelrohre mit fleckigen Verkalkungen mit dorsalem Schallschatten.

Entzündungen der Nieren

Akute Pyelonephritis

Unspezifische, bakterielle, meist aszendierende Entzündung der Niere und des harnableitenden Systems. Bildgebende Verfahren nur bei Komplikationen indiziert.
- *Urogramm:* zunehmend oder anhaltend dichtes Urogramm, Ausscheidung vermindert oder fehlend.
- *Sono:* Normalbefund oder meist einseitig aufgetriebene Niere mit geschwollenem Parenchym. Echoarme, betonte und vergrößerte Markpyramiden.
- *CT:* diffuse/umschriebene Verbreiterung des Nierenparenchyms. Leichte Unschärfe der Nierenkapsel. Verdichtung des perirenalen Fettgewebes und der Fascia Gerota. Nach KM-Gabe fleckige Hypodensitäten in den entzündeten Bereichen.

Nierenabszeß

Meist durch Ausbreitung einer akuten Pyelonephritis bei obstruktiver Uropathie, auch hämatogen oder bei Tbc. Lokalisation: meist im Rindenbereich, aber auch subkapsulär (zwischen Niere und Capsula fibrosa), perinephritisch (zwischen Capsula fibrosa und Capsula renalis), paranephritisch (zwischen Capsula renalis und Capsula transversa).
- *Urogramm:* fokale Vergrößerung der Niere. Strahlentransparenter, unregelmäßig berandeter Defekt, meist an einem Pol gelegen. Verlagerung des NBKS.
- *Sono:* umschriebene, unscharf begrenzte RF. Bei Einschmelzungen echoarm, inhomogen, mit echoreichem Randsaum.
- *CT:* hypodense, unscharf berandete RF. Dichte 20–30 HE. Nach KM-Gabe hypodense Abgrenzung vom Nierenparenchym, teilweise mit ringförmiger Abszeßmembran. Infiltration des perirenalen Fettgewebes. Gaseinschlüsse pathognomonisch. DD: einschmelzende Tumoren.

Chronische Pyelonephritis

Primär oder sekundär bei obstruktiver Uropathie oder vesikoureteralem Reflux.

- *Urogramm:* Frühzeichen: Abflachung und Verplumpung der Kelche, Kelchhalsstenosen. Spätzeichen: Organverkleinerung, unregelmäßige Außenkontur, deformierte, verplumpte Kelche, Papillennekrosen (*teilweise:* einzelne, unregelmäßige Aushöhlungen der Papille von runder oder länglicher Form; *vollständig:* quer zur Papillenbasis laufende KM-Linie; *vollständige Abtrennung der abgestoßenen Papille*: strahlentransparenter, dreieckiger Füllungsdefekt, am verplumpten Kelch sichtbar).
- *Sono:* Parenchymverschmälerung mit Zunahme der Echogenität. Unregelmäßige Einziehung der Organoberfläche. Organverkleinerung, kompensatorische Vergrößerung der kontralateralen Niere.
- *CT:* Verschmälerung des Parenchyms bis hin zur Organschrumpfung. Narbige Einziehung der Oberfläche. Deformierte Kelche. Regeneratknoten. Eingeschränkte Ausscheidungsfunktion. Kompensatorische Hypertrophie der kontralateralen Niere.

Xanthogranulomatöse Pyelonephritis

Chronische Harnabflußstörung mit begleitender Entzündung. Ersatz des Parenchyms durch lipidgefüllte Makrophagen, Plasmazellen und Lymphozyten, die einzelne/multiple Granulome bilden. Unklare Ätiologie. F > M, 30.–60. LJ. Meist nur eine Niere befallen. In 80 % d.F. Nierenbeckensteine. DD: neoplastischer Prozeß.

- *Urogramm:* vergrößerte Niere mit schattengebenden Steinen im Nierenbecken. Verlagerung der Kelche. Normale/herabgesetzte KM-Ausscheidung.
- *Sono:* Nierenbeckenstein mit dorsalem Schallschatten. Echoarme RF. DD: Tumor.
- *CT:* hypodense RF, teils kleeblattförmig. Dichte – 15 bis + 25 HE. Nach KM-Gabe Abgrenzung gegen übriges Nierengewebe. Normale/herabgesetzte/fehlende Kontrastierung des Hohlsystems. Nierenbeckensteine. Vergrößerung des Organs. Verdickung der Gerota-Faszie. Maskierung des perirenalen Fettgewebes.

Nierentuberkulose

Durch hämatogene Aussaat in das Nierenparenchym. Produktive oder einschmelzende, verkäsende Verlaufsform.

- *Urogramm:* nativ stippchenförmige Verkalkungen. Im weiteren Verlauf konfluieren die Verkalkungen zu größeren Herden (Kitt-Mörtel-Niere). Unregelmäßige und zerstörte Papillen. Fokale/multifokale Knoten (Granulome). Kavernen. Stenosen im NBKS und Harnleiter. Schrumpfniere.
- *Sono:* unterschiedlich stark ausgeprägte Verkalkungen mit dorsalem Schallschatten. Destruierende Nierenveränderungen. Variable Bilder.
- *CT:* punktförmige oder schalige Verkalkung. Verziehung des NBKS. Bei der ulzero-kavernösen Form häufig kleeblattförmige, scharf berandete Hypodensitäten, die sich bei Anschluß an das Nierenhohlsystem nach KM-Gabe kontrastieren. Organschrumpfung. LK-Vergrößerung.

Nephrolithiasis

80 % röntgen-positiv (Oxalatsteine, Phosphatsteine, Zystinsteine, Mischsteine), 20 % röntgen-negativ (Uratsteine, Xanthinsteine, Mischsteine). Lokalisation: Kelch, Nierenbecken, Ureter, Papillen, Nierenbeckenausgußsteine.

- *Rö:* Abdomenübersichtsaufnahme und konventionelle Tomographie mit Darstellung der röntgenpositiven Konkremente.
- *Urogramm:* Stein als KM-Aussparung sichtbar. Akut: verzögerte Ausscheidung. Chronisch: narbige Veränderungen, Hydronephrose, Schrumpfniere.
- *Sono:* Konkremente ab 3–4 mm erkennbar. Echoreiche Struktur mit dorsalem Schallschatten. Harnleitersteine meist nicht erkennbar.

8

- *CT:* hyperdense Struktur. Dichte: > 200 HE; Harnsäure-/Xanthinsteine < 500 HE; Zystinsteine 450–650 HE.

Nephrokalzinose

Verkalkung im Nierenparenchym aufgrund von Stoffwechselerkrankungen, die mit Kalziumerhöhung einhergehen (Hyperparathyreoidismus, Vitamin-D-Erhöhung). Verkalkung meist im Mark (medulläre Form), seltener in der Rinde (kortikale Form). Häufig mit Nierensteinen verbunden.
- *Rö:* Abdomenaufnahme und Nativtomographie. Verkalkungen mit gruppenförmiger Anordnung in den Pyramiden.
- *Urogramm:* Differenzierung von Verkalkungen in Mark oder Rinde zu Nierenbeckenverkalkungen.
- *Sono:* reflexreiche Pyramiden, teilweise mit Schallschatten.
- *CT:* Dünnschichttechnik. Nachweis diskreter Verkalkungen.

Harnstauung

Akut (meist konkrementbedingt, reversibel), chronisch (progredienter Funktionsverlust).
Ursachen: *intraluminal* (Stenosen der Ureteren, Lithiasis, Trauma, Strikturen der Urethra, Tumor von Blase, Harnwegen oder Nieren); *extraluminal* (retroperitoneale Tumoren, retroperitoneale Fibrose, Lymphome, Tumoren des kleinen Beckens, Hämatome, Trauma, Prostatahypertrophie).

Schweregrade
I: Aufweitung des NBKS ohne Verschmälerung des Parenchyms.
II: Aufweitung des NBKS mit Verschmälerung des Parenchyms sowie Aufweitung und zystische Deformierung der Kelche.
III: Weitgehender Ersatz der Niere durch septiert wirkenden zystischen Hohlraum, Parenchymverlust (hydronephrotische Sackniere).

- *Urogramm:* verzögerte/fehlende Ausscheidung, verplumptes, erweitertes NBKS, proximal der Abflußstörung dilatierter Ureter
- *Sono/CT:* erweitertes NBKS als echoarme/hypodense Zone gemäß der Schweregrade. Diagnostik der extraluminalen Abflußbehinderungen.
  Pyonephrose: Obstruktion und Entzündung gleichzeitig. Im CT erhöhte Dichte von 20–70 HE.

Vesikoureteraler Reflux

Ursache: angeborene Harnleitereinmündungsfehlanlagen, infravesikale Harnwegsobstruktionen, chronische Entzündungen, neurogene Entleerungsstörungen, iatrogen.

Stadien im Miktionszystourethrogramm (MZU)
I: Kontrastierung eines normal weiten Ureters.
II: Kontrastierung eines normal weiten Ureters und Nierenbeckens.
III: Kontrastierung eines erweiterten Ureters und Nierenbeckens.
IV: Kontrastierung eines erweiterten Ureters und Nierenbeckens mit verplumpten Kelchen.
V: Kontrastierung eines erweiterten Ureters und Schlängelung des Ureters sowie Druckatrophie des Nierenparenchyms und Hydronephrose.

Tumoren der Niere und des harnableitenden Systems

Tumor	Ätiologie	Urogramm	Sono	CT
Gutartige Tumoren				
Angio-myolipom	= Hamartom (enthält Fettgewebe, Arterien, Muskelfasern), F > M, mittleres Lebensalter. Gehäuft bei Patienten mit tuberöser Sklerose	RF mit vermehrter Strahlendurchlässigkeit (Fett) und Verlagerung des NBKS	Echoreiche, meist scharf begrenzte RF	Scharfer/selten unscharfer, gegen das Nierenparenchym unregelmäßig abgesetzter Mischtumor mit Fettanteilen (Dichte: −35 bis +70 HE), Fett kann auch fehlen
Nieren-adenom	Häufigster gutartiger Tumor. Meist sehr klein und ohne klinische Relevanz. Ab 3 cm Ø potentiell maligne	RF-Zeichen	Echoreiche, meist scharf berandete RF, von Angiomyolipom und Hämangiom kaum zu differenzieren	Weichteildichte, homogene, rundliche RF. Nach KM-Gabe unterschiedliche Kontrastierung. Keine eindeutige Differenzierung von Malignomen
Onkozytom	Aus Onkozyten des proximalen Tubulusepithels hervorgehend. 1 cm bis zu erhebl. Größe. M > F, 60.–70. LJ.	RF-Zeichen. DD schwierig	RF mit zentral echoarmer Narbe. Meist scharf abgrenzbar	Unterschiedlich große RF, meist scharf begrenzt, zentral sternförmige Hypodensität (Narbe). Nach KM-Gabe nicht immer eindeutiges Enhancement
Nieren-becken-/Harnleiter-papillom	Häufige Entartung. DD schwierig	Unregelmäßiger Füllungsdefekt im NBKS. Ggf. Stauung einzelner Kelche oder des gesamten NBKS	Echoarme RF im NBKS. Harnstauung	Weichteildichte RF mit Verformung/Verplumpung der Kelchgruppen oder des Nierenbeckens
Harn-blasen-papillom	Vom Ureter ausgehende Papillome. Entartung häufig. Meist multipel (Papillomatose). Gestielt/breitbasig aufsitzend. Neigung zu Rezidiven	Tumor als KM-Aussparung. Polypöser Defekt mit glatten oder gezähnelten Rändern, auch gestielt. Keine Infiltration der Blasenwand	Polypoide, ins Lumen ragende RF ohne Infiltration der Blasenwand	Weichteildichte, ins Lumen hineinragende glatt berandete RF ohne Infiltration
Bösartige Tumoren				
Hyper-nephrom	= Nierenzellkarzinom. 80 % der bösartigen Tumoren der Niere. Zunächst lymphogene Metastasierung in lumbale, mediastinale, hiläre, supraklavikuläre LK, später hämatogene Metastasierung in Lunge (50 %), Leber und Skelett (30–40 %). Gehirn (20 %). M : F = 2:1, 50.–60. LJ. Meist unterer Nierenpol	Kompression, Destruktion und Füllungsdefekte der betroffenen Kelchgruppen. Nativ: Vergrößerung und Verlagerung des Nierenschattens	Inhomogene, unscharf begrenzte RF unterschiedlicher Größe. Bei Nekrose echofreie/echoarme Areale	Unscharf begrenzte, inhomogene RF mit Verformung der Nierenrinde. Bei Nekrosen zystische, regressive Veränderungen und Kalk. Bei Einblutungen Erhöhung der Densität. Nach KM-Gabe relativ scharfe Abgrenzung gegenüber dem Restnierenparenchym. Demarkierung der Nekrosen. Überprüfung der Durchgängigkeit der Nierenvene (cave Tumorzapfen). Abgrenzung der Infiltration. Durchbrechung der Gerota-Faszie und Einbruch in die Nachbarorgane (M. psoas-Infiltration). LK-Metastasen gut vaskularisiert

8

Tumoren der Niere und des harnableitenden Systems (Fortsetzung)

Wilms-Tumor	Häufigster bösartiger Nierentumor des Kindesalters. Häufigkeitsgipfel 2. LJ. 10 % d.F. doppelseitig. Tumor bei Diagnosestellung meist > 5 cm. Mischtumor mit häufigen Einblutungen, Nekrosen und zystischen Degenerationen, selten Verkalkungen. Früher Einbruch in das Venensystem. Regionaler LK-Befall, hämatogene Metastasierung in die Lunge	Verlagerung, Deformierung und Destruktion der betroffenen Kelchgruppen. Fokale Vorwölbung der Niere, teilweise Verschwinden der Nierenkontur	Unscharf berandete, inhomogene RF mit zystischen/echoarmen Nekrosearealen	Meist ausgedehnte RF. Dichte 30–40 HE. Inhomogen mit Nekrosen und zystischen Degenerationen und Einblutungen. Verlagerung der Nachbarorgane. Nach KM-Gabe unterschiedliches Enhancement. Nachweis eines Tumoreinbruchs in das Venensystem. LK-Infiltration.
Nierenbecken-/ Harnleitertumor	10 % der Nierenmalignome, 80 % d.F. gehen vom Urothel aus. Häufig multipel. 50.–70. LJ	Unregelmäßige KM-Aussparungen. Stauungszeichen (DD: Konkrement)	Unscharf begrenzte RF. Harnstauung. Bei fortgeschrittenen Tumoren Parenchyminfiltration. Harnleitertumoren sind schlecht nachweisbar	Bei kleinen Tumoren schwierige Diagnose mit Verplumpung von Kelchgruppen des NBKS. Bei Ausdehnung weichteildichte Infiltration des Nierenparenchyms. Nach KM-Gabe nur mäßiggradiges Enhancement um 50 HE mit Demarkierung vom Nierenparenchym. Bei Abflußbehinderung verzögerte Parenchymkontrastierung, ggf. Harnstauung. Harnleitertumoren schwierig diagnostizierbar (Dünnschichttechnik)
Lymphom der Niere	Primäre Lymphome selten, häufiger Sekundärmanifestation eines Non-Hodgkin-Lymphoms. Meist bilateral	RF-Zeichen	Echoarme/echofreie, scharf/unscharf berandete RF. Meist multipel. Organvergrößerung	Hypodense, meist scharf berandete und multipel auftretende RF. Nach KM-Gabe nur geringgradiges Enhancement. Auch Übergreifen vom Lymphomgewebe benachbarter Lymphknoten auf die Niere
Nierenmetastasen	Bronchial-, Mamma-, Kolon-, Magen-, Zervix, Ovarial-, Pankreas- und Prostata-Ca. der kontralateralen Niere	RF-Zeichen	Inhomogene RF mit Organvergrößerung oder Konturvorwölbung mit Außenkontur. DD: primäres Nierenkarzinom	Inhomogene RF mit Organvergrößerung und Konturverformung. Nach KM-Gabe geringes, gleichförmiges Enhancement mit hypodenser Demarkierung gegenüber dem übrigen Nierenparenchym. Kein Einbruch in die Nierenvenen
Harnblasentumor	Meist vom Urothel ausgehend. M > F. > 50. LJ.	Unregelmäßiger Defekt in fixierter Position, unterschiedliche Größe. Verdickte, starre Blasenwand mit Asymmetrie. Harnleiterobstruktion bei Tumoren in der Nähe der Ureterostien. Selten Verkalkungen	Polypöse oder flächenhaft der Blasenwand aufsitzende, echogene RF. Unscharfe Begrenzung. Verdickung der Blasenwand bei Infiltration. Ggf. Zeichen der Harnstauung	Polypöse oder breitbasig der Wand aufsitzende, unscharf begrenzte RF. Nach KM-Gabe Enhancement und Darstellung der ggf. infiltrierten Blasenwand. Bei Blasenwandüberschreitung Verdickung des perivesikalen Fettgewebes (Stad. T3b), Infiltration der Bauch- und Beckenwand und des Blasenbodens. LK-Infiltration

TNM-Klassifikation der Nierentumoren

T1	≤ 2,5 cm, auf Niere begrenzt.
T2	> 2,5 cm, auf Niere begrenzt.
T3	Tumor breitet sich in größere Venen aus oder infiltriert die Nebenniere oder das perirenale Gewebe, nicht jedoch die Gerota-Faszie.
T3a	Tumor infiltriert Nebenniere oder perirenales Gewebe, aber nicht jenseits der Gerota-Fazie.
T3b	Tumor mit makroskopischer Ausbreitung in Nierenvenen oder V. cava.
T4	Tumor infiltriert über die Gerota-Faszie hinaus.
N1	Solitär ≤ 2 cm.
N2	Solitär > 2–5 cm, multipel ≤ 5 cm.
N3	> 5 cm.

Regionäre LK, hiläre sowie abdominale, paraaortale und parakavale LK.

TNM-Klassifikation der Nierenbecken- und Harnleitertumoren

Tis	Ca. in situ.
Ta	Nicht invasives papilläres Ca.
T1	Tumor infiltriert subepitheliales Bindegewebe.
T2	Tumor infiltriert Muscularis.
T3	Tumor infiltriert jenseits der Muscularis in periurethrales oder peripelvines Fettgewebe oder Nierenparenchym.
T4	Tumor infiltriert Nachbarorgane oder durch die Niere in das perirenale Fettgewebe.
N1	Solitär ≤ 2 cm.
N2	Solitär > 2–5 cm, multipel ≤ 5 cm.
N3	> 5 cm.

Regionäre LK, hiläre, abdominale, paraaortale, parakavale und intrapelvine LK.

8

TMN-Klassifikation der Harnblasentumoren

Tis	Ca. in situ (flat tumour).
Ta	Nicht invasives papilläres Karzinom.
T1	Tumor infiltriert subepitheliales Bindegewebe.
T2	Tumor infiltriert oberflächliche Muskulatur (innere Hälfte).
T3	Tumor infiltriert tiefe Muskulatur oder perivesikales Fettgewebe.
T3a	Tumor infiltriert tiefe Muskulatur (äußere Hälfte).
T3b	Tumor infiltriert perivesikales Fettgewebe.
T4	Tumor infiltriert Prostata, Uterus, Vagina, Becken- oder Bauchwand.
N1	Solitär ≤ 2 cm.
N2	Solitär > 2–5 cm, multipel ≤ 5 cm.
N3	> 5 cm.

Regionäre LK: LK des kleinen Beckens, im wesentlichen unter der Bifurkation der Aa. iliacae communes in der Obturatorgruppe, mittleren Iliaca-externa-Gruppe, Iliaca-interna- und Iliaca-communis-Gruppe, präsakral.

Harnblase
Entleerungsstörungen der Harnblase

Ursachen: organisch (Prostatahypertrophie (Balkenblase), Prostatakarzinom, Blasenhalsstenose); neurogen (Diabetes mellitus, multiple Sklerose, M. Parkinson, Schädigung des oberen Motoneurons (C4-Th11), Störung des Miktionsreflexes (Th11)). Folgen: Muskelhypertrophie mit Wandverdickung und Trabekulierung, Divertikelbildung, Restharn, Entzündungsreaktionen, vesikoureteraler Reflux.

Ureterozele

Prolaps des dilatierten Ureterostiums in das Blasenlumen. Angeboren/erworben. Folge: Obstruktion, Infektion, Steinbildung.

- uni-/bilateral dilatiertes, distales Uretersegment, das in die Blase hineinragt. Wird durch eine 2–3 mm breite strahlentransparente Linie vom KM-haltigen Harn getrennt (prolabierte Ureterwand) ⇨ Bild des „Schlangenkopfes".

Blasendivertikel

Angeboren bei Kindern; Folge: Harnwegsinfektionen, vesikoureteraler Reflux, seltener Ureter-
obstruktion. Erworben als Folge einer Blasenausgangs- oder Harnröhrenobstruktion; oft multipel.
- *Rö:* retrograde Zystographie. Solitär oder multipel, angeboren häufig in der Nähe des Ureterostiums

Blasenhernien

Verlagerung von Blasenanteilen in den Leisten- (Männer häufiger) bzw. in den Femoralkanal
(Frauen häufiger).
- *Rö:* kleine, oft asymmetrische Blase mit Verlagerung beider Ureteren zur Seite des Bruchs.
  Die im Bruchsack befindlichen Blasenanteile werden beim i.v. Urogramm häufig nicht komplett
  kontrastiert.

Veränderungen der Harnröhre

Blasenhalsstenose: bei chronischen Entzündungen, Muskelhypertrophie, fibrösem Ring.
- *Rö:* dünner, verengter Blasenhals, häufig mit Einkerbung oder Kragenbildung an der Blasenhals-
  öffnung.
Spasmus des äußeren Schließmuskels: bei hypertoner neurogener Blase.
- *Rö:* zirkuläre Verengung in der hinteren Urethra, trichterförmige Erweiterung der Pars prostatica.
Insuffizienz des äußeren Schließmuskels: bei neurogener Blase.
- *Rö:* glattwandige Erweiterung der Pars prostatica und Pars membranacea bei inkontinenter Blase.
Prostatahypertrophie: häufigste Ursache einer Harnröhrenobstruktion bei älteren Männern.
- *Rö:* Elongation und Einengung der Pars prostatica. Häufig Füllungsdefekt durch vergrößerte
  Prostata unter dem Blasenhals.
Prostatakarzinom: häufig kombiniert mit Prostatahypertrophie.
- *Rö:* unregelmäßige Verengung der Pars prostatica ohne Elongation oder Abwinklung.
Chronische Prostatitis: häufiges Krankheitsbild bei Männern > 35 Jahre. Uncharakteristische
Symptome.
- *Rö:* Verengung und Streckung der Pars prostatica. Füllung der erweiterten Prostatagänge mit KM
  pathognomonisch.
Polypen/benigne Tumoren: am häufigsten Condylomata acuminata.
- *Rö:* runde oder ovale Füllungsdefekte, meist in der hinteren Urethra, teilweise gestielt.
Harnröhrenstrikturen: angeboren (meist am äußeren Ostium), entzündlich, traumatisch, postop.,
neoplastisch.
- *Rö:* Einengung des Harnröhrenlumens, meist glatt. In 10 % d.F. multipel. Am häufigsten in der
  Pars bulbomembranacea.

Nieren- und Harnleiterverletzungen

Äußere Gewalteinwirkung, komplizierte Entbindungen, operative Eingriffe, iatrogene Punktionen
können mit Kontusionen oder Rupturen des Nierenparenchyms, Verletzung des Gefäßstiels und
Hämatomen einhergehen. Bei Einrissen in das Nierenhohlsystem finden sich Urinextravasate.

Nierenparenchymverletzungen

Nierenkontusionen, Parenchymrupturen, Totalzertrümmerung der Niere.

- *Abdomenübersicht:* Nieren- und Psoasschatten teilweise nicht abgrenzbar. Begleitende Frakturen der Rippen oder Querfortsätze. Ileuszeichen.
- *Urogramm:* verringerte/fehlende Kontrastierung nach KM-Gabe, umschriebene Ausscheidungsstörungen. Vergrößerung der Niere.
- *Sono:* Auftreibung und Vergrößerung der Organkontur mit echoarmen/echoreichen Arealen.
- *CT:* unscharfe Begrenzung der Außenkontur der Niere. Organvergrößerung mit inhomogenen, geringgradig hyperdensen Arealen. Nach KM-Gabe inhomogene Anfärbung des Nierenparenchyms mit hypodensen Blutungsarealen.

Kapsuläre Hämatome

Meist kombiniert mit Parenchymverletzungen.

- *Sono:* sichelförmige, echoarme Flüssigkeitsansammlung unter der Capsula fibrosa, die zur Kompression des Nierenparenchyms führen kann.
- *CT:* halbmondförmige Flüssigkeitsansammlung unter der Capsula fibrosa teils mit Nierenparenchymkompression. Nativ hyperdens, nach KM-Gabe im Vergleich zum Nierenparenchym hypodense RF.

Peri-/pararenale Blutungen

Bei Läsionen der Capsula renalis bzw. Fascia renalis. Häufig mit Nierenverlagerungen.

- *Sono/CT:* echoarme/gemischt echogene bzw. hypodense/inhomogen hyperdense RF mit Ausbreitung in den Peritonealraum. Kombiniert mit anderen Nierenverletzungen.

Verletzung des NBKS, einzelner Nierenkelche und der Ureteren

- *Urogramm:* umschriebene Füllungsdefekte durch Blutkoagel. Retroperitoneale KM-Extravasate.
- *Sono:* unscharfe Abgrenzung des NBKS. Darstellung begleitender Hämatome.
- *CT:* Darstellung der KM-Extravasate in den Retroperitonealraum. Unscharf begrenztes NBKS mit Blutungszeichen. Darstellung begleitender Nierenverletzungen.

Gefäßstielverletzungen

In ca. 5 % der Nierentraumen finden sich Einrisse der Arterien mit thrombotischen Verschlüssen oder Venenabrisse mit ausgedehnten retroperitonealen Hämatomen.

- *Urogramm:* fehlende, partielle Kontrastierung bei Nierenarterienverschluß. Verlagerung der Nieren durch retroperitoneale Hämatome. Unscharfe Begrenzung der Nieren- und Psoaskontur.
- *Sono:* Darstellung der retroperitonealen Hämatome und Verlagerung der Nieren.
- *CT:* Darstellung der perirenalen/retroperitonealen Hämatome. Nach KM-Gabe partielle/fehlende Ausscheidung. Verlagerung der Nieren.

Harnblasenverletzungen

Blutkoagel: Blut kann aus der Niere oder Blase stammen.

- *Urogramm:* unregelmäßige intraluminale Füllungsdefekte von unterschiedlicher Größe, teilweise mobil, können die ganze Blase einnehmen.
- *Sono/CT:* echoarme bis echogene/hypo- bis isodense, unregelmäßig berandete RF in der Blase. Nach KM-Gabe Aussparungen.

Intramurale Hämatome

- *Urogramm:* unregelmäßige oder glatte intramurale Füllungsdefekte, teils kombiniert mit intraluminalen Blutkoageln.
- *Sono/CT:* echoarme bis echogene/hypodense bis isodense Verbreiterung der Harnblasenwand mit unregelmäßiger/glatter Begrenzung.

Blasenruptur: intraperitoneal oder extraperitoneal.
- *Urogramm: intraperitoneal:* KM-Extravasat um die Blasenkuppel mit glattem bandförmigen Aussehen. *Extraperitoneal:* im Bereich der unteren Blasenhälfte unregelmäßiges, streifiges KM-Extravasat, häufig kombiniert mit intraluminalen oder intramuralen Füllungsdefekten.
- *CT:* nach KM-Gabe Darstellung des Extravasats.

Gefäßerkrankungen der Niere
☞ auch Kap. 12 Gefäße.

Arteriosklerose
Befall bei allgemeiner Arteriosklerose. *Frühstadium:* zunächst sind die kleinere Gefäße betroffen; später können auch Plaques in den großen Gefäßen mit Nierenarterienstenosen auftreten. *Spätstadium:* vaskuläre Schrumpfnieren mit verschmälertem Parenchym und vermehrtem Vakatfett im Sinus renalis.
- *Urogramm:* Organverkleinerung, teilweise mit fokalen Einziehungen der Oberfläche. Verschmälerung der Rinde. Ansonsten unauffälliges Urogramm. Erhöhte Strahlentransparenz des Nierenbeckens durch vermehrte Einlagerung von Fett als Ersatz für das Nierengewebe.
- *Sono/CT:* Organverkleinerung. Verschmälerung des Parenchymsaums. Konturwellungen. Gefäßwandverdickungen als echogene Bänder sichtbar. Vermehrte Einlagerung von Fett im Sinus renalis als echoarme/hypodense Struktur.

Nierenarterienstenose
Seltene Ursache einer Hypertonie. Ätiologie: arteriosklerotisch (60%, M > F, höheres Lebensalter); fibromuskulär (30%, F > M, jüngeres Alter); selten andere Ursachen wie z.B. Aneurysma der A. renalis.
- *Urogramm:* verzögerte KM-Ausscheidung im Frühurogramm und längere KM-Verweildauer im Späturogramm auf der kranken Seite. Organverkleinerung. Multiple kleine randständige Gefäßeinkerbungen im meist proximalen Ureter durch Kollateralarterien.
- *CT:* Spiral-CT mit Recos oder MIP. Nach KM-Bolus-Gabe Darstellung der Stenose. Das Nierenparenchym zeigt durch die verspätete/reduzierte Anflutung des KM eine Verzögerung sowie Herabsetzung der Dichte im Vergleich zur Gegenseite.
- *Angio:* ☞ Kap. 12 Gefäße
- *Sono/FKDS:* Organverkleinerung. Verschmälerter, ansonsten echonormaler Parenchymsaum. Immer Beurteilung im Seitenvergleich. Schwierige Beurteilung im mittleren Nierenarteriendrittel und bei adipösen Patienten sowie Patienten mit Meteorismus.
  Doppler-Spektren:
  Normale Nierenarterie: konstanter antegrader diastolischer Fluß, schmaler systolischer Gipfel, offenes spektrales Fenster.
  Stenose < 50%: Verbreiterung des systolischen Gipfels, geschlossenes spektrales Fenster.
  Stenose 50–75%: starke Erhöhung der systolischen Geschwindigkeit, geschlossenes spektrales Fenster, ausgeprägte poststenotische Verwirbelungen.
  Stenose > 75%: fast vollständige Aufhebung der zyklischen Änderungen (spektrales Rauschen).

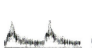 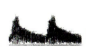

normale Nierenarterie   Stenose < 50%   Stenose 50-70%   Stenose >75%

Schematische Darstellung der Doppler-Spektren bei Nierenarterienstenosen

Nierenarterienaneurysma

Meist Zufallsbefund. Ursachen: Arteriosklerose, fibromuskuläre Dysplasie, Trauma, angeboren.
Komplikationen: Embolisation, Thrombose, Ruptur.
● *Sono/FKDS:* echoarme RF, teils mit schalenartigen Verkalkungen. Nachweis von Turbulenzen und
  Pulsationen mit arteriellem Fluß.
● *CT:* Spiral-CT mit KM-Bolus-Gabe, ggf. Recos.

Niereninfarkt

Ursachen: embolische Verschlüsse der A. renalis und ihrer Äste, Embolien aus dem Herzen oder aus
Aortenaneurysmen, thrombotische Verschlüsse bei Arteriosklerose, Traumen oder iatrogen.
● *Urogramm:* bei komplettem Nierenarterienverschluß zunächst Organvergrößerung ohne Kon-
  trastanfärbung. Später Organschrumpfung 2–5 Wochen nach Beginn. Bei lobären Infarkten ein-
  zelne/multiple Einziehungen der Nierenkontur; auch Atrophie eines Pols; normale Papillen und
  Kelche. Initial dreieckiger Defekt mit Ödem.
● *Sono/FKDS:* dreieckförmig mit der Basis zur Nierenoberfläche gelegene echoarme Areale. Initial
  Auftreibung der Niere durch Ödem. Später Organschrumpfung. Bei komplettem Verschluß der
  Nierenarterie kein Blutfluß. Bei segmentalen Ausfällen schwieriger Nachweis der fehlenden
  intrarenalen Vaskularisation.
● *CT:* nach KM-Gabe keilförmige, hypodense Demarkierung des betroffenen Areals zum gesunden
  Nierenparenchym, meist nicht vollständig bis zur Nierenkapsel reichend. Im weiteren Verlauf
  Schrumpfung und narbige Umwandlung. Bei Totalinfarkt kein/nur minimales peripheres Enhan-
  cement.

Nierenvenenthrombose

Ursachen: Blutgerinnungsstörungen, Komplikation bei Glomerulonephritis, Pyelonephritis, Amyloidose, renale oder extrarenale Tumoren, Einwachsen eines Thrombus aus der V. cava inferior. Bei
chronischem Verlauf ausgedehnte Kollateralen über Kapselvenen und V. spermatica/ovarica.
● *Urogramm:* bei vollständiger Thrombose geringe/keine KM-Anfärbung. Organvergrößerung. Bei
  partieller Thrombose Niere normal groß; KM-Anfärbung unterschiedlich. Noduläre Füllungsde-
  fekte im NBKS und proximalen Harnleiter durch Ödem oder Ausbildung von Kollateralen.
● *Sono/FKDS:* umschriebene/totale echoarme Parenchymschwellung mit unscharfer Parenchym-
  Pyelon-Grenze. Erweiterung der Nierenvene. *Frische Thrombose:* echoarm bis echoleer. **Ältere
  Thrombose:** echodicht. *Kompletter Verschluß:* fehlender Fluß als indirektes Zeichen einer akuten
  Thrombose. Verlust der diastolischen Komponente im arteriellen Spektrum durch reflektorische
  Vasokonstriktion. Nachweis von Kollateralen bei chronischem Verlauf.

8

- *CT:* Vergrößerung der Niere und inhomogenes Dichtemuster bei komplettem Verschluß. Nach KM-Gabe verzögertes/fehlendes Enhancement des Parenchyms. Nierenvene verbreitert mit intraluminaler Aufweitung durch hypodensen Thrombus. Ggf. Nachweis von Kollateralen oder eines Tumors, Tumorzapfen oder Einwachsen eines Thrombus aus der V. cava inferior.
- *Kavographie:* nur wenn Diagnose mit Sono/CT nicht eindeutig ist. Übersicht und selektive Sondierung der V. renalis mit 5–7-F-Kobra-Katheter. Manuelle KM-Injektion. ☞ auch Kap. 12 Gefäße.

Transplantatniere

Untersuchungstechnik in der Sonographie/FKDS
- Untersuchung im Liegen, ggf. Beckenseite mit Transplantat um 20° anheben. - 5-MHz-Schallkopf.   Längs- und Querschnitte der Niere. - Bei frisch Operierten sterile Bedingungen beachten.
Frequenzanalyse
- *Arterielles Spektrum:* schmaler systolischer Gipfel, antegrader diastolischer Fluß. - *Pourcelot-Index=Resistance-Index (RI):* < 0,9. - *Pulsatilitätsindex (PI):* < 1,6. - *Venöses Spektrum:* zyklusunabhängiger Fluß, gelegentlich fortgeleitete Pulsationen durch anliegende Arterien.

Anatomie

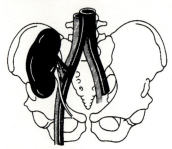

Nierentransplantat

- Meist rechtsseitig retroperitoneal in der Fossa iliaca gelegen. Dorsal der Niere liegt der M. iliacus, ventral das Peritoneum.
- *Nierengefäße:* meist End-zu-Seit-Anastomose in die Vasa iliaca externa derselben Seite.
- *Ureter:* Implantation in die Blasenwand.
- *Form/Größe:* weitgehend wie normale Niere. Pyramiden erscheinen oft vergrößert und echoarm. NBKS leicht erweitert.

Akute Abstoßung

Ausbleiben der Funktion mit reduzierter Perfusion durch erhöhten peripheren Widerstand. *Interstitielle Form:* Ödem, zelluläre Infiltration des Nierengewebes; *vaskuläre Form:* Verdickung der Gefäßwand. Weitere Komplikationen direkt postoperativ: Flüssigkeitsansammlungen um Transplantatniere, Hämatom, Urozele, Lymphozele, Abszeß, Anastomosenkomplikationen der Gefäße und zwischen Ureter und Blase.

- *Sono/FKDS:* Beurteilung immer im Vergleich mit Voruntersuchungen. Organvergrößerung. Inhomogenes Parenchym. Sehr prominente, echoarme Pyramiden mit unscharfer Begrenzung. Verbreiterung der Wand des Nierenbeckens. Deutliche Reduktion der Perfusion. *Widerstandindex: > 0,9; Pulsatilitätsindex: > 1,6* (am besten an einer Segmentarterie meßbar).

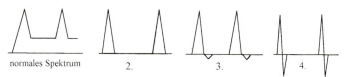

normales Spektrum 2. 3. 4.

Schemazeichnung verschiedener Spektren bei akuter Abstoßung

1. Normales Spektrum mit antegradem diastolischen Fluß
2. Schmaler systolischer Gipfel mit fehlendem diastolischen Fluß
3. Geringe kurzzeitige frühdiastolische Flußumkehr
4. Pendelfluß, sehr schmaler systolischer Gipfel mit negativem Ausschlag

- *Urogramm:* rasche Größenzunahme. Funktionsverschlechterung mit eingeschränkter/fehlender Kontrastierung.
- *CT:* Organvergrößerung. Ggf. Beurteilung der Transplantat-Arterien und -vene.

Chronische Abstoßungsreaktion

Tritt nach Wochen auf. Kann Folge einer akuten Abstoßung sein oder auch nach zunächst regelrechter Funktion auftreten.

- *Sono/FKDS:* Organ normal groß/leicht verkleinert. Echogenität normal/gering gesteigert. Pyelon-Parenchym-Grenze unscharf. Perfusion normal oder mäßig eingeschränkt.
- *CT:* allmähliche Organverkleinerung. Teilweise diffuse Verkalkungen sichtbar. Nach KM-Gabe verzögertes Enhancement (insgesamt schwierig zu beurteilen).

8

Prostata und Samenblase

Anatomie

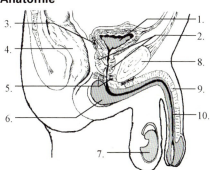

1. Harnblase
2. Prostata
3. Samenblase
4. Rektum
5. Diaphragma urogenitale
6. Corpus cavernosum urethrae
7. Testes
8. Os pubis
9. Corpus cavernosum penis
10. Urethra

Zeichnung des männlichen Beckens

Prostata

- *Größe:* Breite < 4,5 cm, Tiefe: < 3,5 cm, Länge < 3,5 cm. Volumen < 25 ml. Ab dem 50. LJ. kontinuierliche Größenzunahme.
- *Lage:* infravesikal.
- *Kapsel:* Dicke 1–2 mm. Sonographisch als helles Reflexband abgrenzbar.
- *Parenchym:* homogen, mittlere Echogenität bzw. Dichte 40–65 HE.
- ☞ auch Kap. 4 Abdomen und Gastrointestinaltrakt, Sonographie.

Samenblase

- *Größe:* 5–6 cm lang. Durch dünne Fettlamelle von der Blasenhinterwand getrennt.
- *Lage:* oberhalb der Prostata, dorsal der Harnblase. Teils gering asymmetrische Darstellung.

Benigne Prostatahyperplasie

Benigne adenomatöse Hyperplasie der zentralen Prostataanteile. Häufig Impression des Blasenbodens und infravesikale Abflußbehinderung.

- *Urogramm:* glatte oder unregelmäßige Impression der Blasenbasis von außen. Trabekulierung der Harnblase. Teilweise Verkalkungen in der Nativaufnahme sichtbar.
- *MZU:* elongierte Pars prostatica. Verlegung des proximalen Urethra nach vorn bzw. Elongation. Ggf. Y-förmiger Füllungsdefekt.
- *Sono:* feinkörnige, echoreiche, seltener fleckig-echoarme oder feinzystische Vergrößerung des Prostatamittellappens, häufig abgrenzende Kapselstruktur erkennbar. Anhebung des Blasenbodens.
- *CT:* scharf begrenzte Organvergrößerung, teils asymmetrisch. Nach KM-Gabe gleichmäßiges Enhancement.

Prostatitis

Meist durch E. coli oder Staphylokokken bedingt.

- *MZU/retrograde Zystographie:* verengte, elongierte, gestreckte Pars prostatica. Bei chronischer Prostatitis charakteristische Kontrastierung der erweiterten Prostatagänge.
- *Sono:* inhomogene, echoarme Prostata teils mit liquiden Anteilen. Im chronischen Stadium echoreichere Struktur mit Organvergrößerung, Steine und Verkalkungen.
- *CT:* Vergrößerung der Prostata ohne Verlagerung der Urethra. Bei Einschmelzungen hypodense Zonen, teilweise mit Organüberschreitung. Nach KM-Gabe Darstellung von Abszessen mit Abszeßmembranen, Maskierung des periprostatischen Fettgewebes.

Prostatakarzinom

Zweithäufigstes Malignom beim Mann. Häufigkeitsgipfel 70.–80. LJ. Entsteht in den äußeren, peripheren Zonen der Prostatadrüse. 98 % Adenokarzinome. LK-Metastasierung: Obturatoria-interna-Gruppe, Iliaca-interna-, -externa-, präsakrale-Gruppe; hämatogene Metastasierung: Skelett, Lunge, Leber.

- *Urogramm:* unregelmäßig begrenzte Impression des Blasenbodens. Trabekulierung der Blasenwand. Ggf. Verdickung der Blasenwand. Bei fortschreitendem Wachstum Obstruktion des Blasenausgangs mit Hydroureter.
- *MZU/retrograde Zystographie:* unregelmäßige Verengung der Pars prostatica ohne Abwinklung oder Elongation.
- *Sono:* echoarme inhomogene RF mit unscharfer Begrenzung. Kontinuitätsunterbrechung der reflexreichen Prostatakapsel. Einbruch in Blase oder Samenbläschen.
- *CT:* exzentrische, kleinknotige Vorwölbung der Prostatakontur oder Organvergrößerung. Nativ und nach KM-Gabe keine eindeutige Abgrenzung vom gesunden Prostatagewebe, nur bei größeren Tumoren Demarkierung von Nekrosearealen. Bei Organüberschreitung häufige streifige Maskierung des periprostatischen oder perirektalen Fettgewebes. Auftreibung der Samenblasen. Blasenwandinfiltration. LK > 1,5 cm metastasenverdächtig. Beurteilung der hämatogenen Metastasierung in Skelett, Lunge und Leber.

TNM-Klassifikation des Prostatakarzinoms

T1	Tumor ist zufälliger histologischer Befund.
T1a	3 oder weniger mikroskopische Karzinomherde.
T1b	> 3 mikroskopische Karzinomherde.
T2	Klinisch oder makroskopisch auf Drüse begrenzt.
T2a	≤ 1,5 cm.
T2b	> 1,5 cm oder in mehr als einem Lappen.
T3	Infiltration in Apex der Prostata, in die oder jenseits der Prostatakapsel, in den Blasenhals, die Samenblasen. Tumor ist jedoch nicht fixiert.
T4	Tumor ist fixiert, infiltriert die in T3 nicht aufgeführten Nachbarstrukturen.
N1	Solitär ≤ 2 cm.
N2	Solitär > 2–5 cm, multipel ≤ 5 cm.
N3	> 5 cm.

Regionäre LK: im kleinen Becken im wesentlichen unterhalb der Aorten-Bifurkation.

Hoden, Nebenhoden

Sonographie der Hoden und Nebenhoden

Technik
- Liegender Patient mit leicht angezogenen Beinen, Hand des Untersuchers fixiert den Hoden, die andere Hand führt den Schallkopf.
- 5–10-MHz-Linearschallkopf, ggf. mit Wasservorlaufstrecke.
- Die Sonographie sollte in der Regel durch den erfahrenen Urologen durchgeführt werden, fachübergreifend kann aber auch der Radiologe mit speziellen Fragestellungen betraut sein.

Anatomie
Hoden
- *Größe:* 3–5 cm lang, 2–3 cm breit, 2–3 cm dick.
- Eingehüllt vom Reflexband des Skrotums, mittlere Echodichte, homogen.

Nebenhoden
- *Größe:* Kopf 10–12 mm, Körper bis 4 cm.
- *Lage:* dorsal und lateral des Hodens.
- Nebenhoden reflexreicher als Hoden, insbesondere der Nebenhodenkopf.

Varikozele
Erweiterung und varizenartige Schlängelung des Plexus pampiniformis und der Vv. spermaticae internae. Meist linksseitig. 15.–25. LJ. Ursachen: fehlende/insuffiziente Venenklappen, Rückstau des Blutes aus V. renalis, rechtwinklige Einmündung der linken V. spermatica in die V. renalis.
- *Sono:* tubuläre echofreie Struktur im Samenstrang, Erweiterung im Stehen.
- *Phlebographie der V. spermatica:* ☞ Kap. 12 Gefäße.

Hydrozele
Flüssigkeit zwischen dem viszeralen und dem parietalen Blatt der Tunica vaginalis testis. Angeboren, posttraumatisch oder tumorbedingt.
- *Sono:* echofreier Raum in der Tunica vaginalis, die den Hoden und Nebenhoden umgibt.

Spermatozele
Retentionszyste im samenableitenden Tubulussystem, häufig im Nebenhoden.
- *Sono:* echofreie, singuläre oder multiple zystische RF im Nebenhoden.

Hodentumoren

Seminome 38 %, Teratome 26 %, embryonale Karzinome 32 % u.a. Häufigster maligner Tumor im Alter von 20.–30. LJ. LK-Metastasierung paraaortal in die Höhe des Nierenstiels, intrapelvin; inguinale LK-Metastasen durch Begrenzung durch die Tunica albuginea selten. Nach Op. auch inguinale LK, meist homolateral. Später mediastinale, supraklavikuläre LK. Hämatogene Metastasierung in Lunge, seltener Leber, Knochen und Gehirn. Seminome metastasieren langsamer und infiltrieren weniger, Teratokarzinome neigen zur Frühmetastasierung.

- *Sono: Seminom:* echoarme, meist glatt berandete RF. *Teratomtyp:* echoarme, gemischte echofreie und echoreiche Anteile, unregelmäßige Kontur, Kalkeinlagerungen und evtl. Zystenbildung.
- *CT:* Beurteilung und Screening bei lymphogener und hämatogener Metastasierung.

TNM-Klassifikation der Hodentumoren

T1	Tumor begrenzt auf Hoden.
T2	Tumorausbreitung jenseits der Tunica albuginea oder in die Nebenhoden.
T3	Tumor infiltriert Samenstrang.
T4	Tumor infiltriert Skrotum.
N1	Solitär ≤ 2cm.
N2	Solitär > 2–5 cm, multipel > 5cm.
N3	> 5 cm.

Wichtige Differentialdiagnosen bei Erkrankungen der Nieren und ableitenden Harnwege

Beidseitige Nierenvergrößerung

- Tumorös: Plasmozytom, Lymphom, Zystennieren.
- Stoffwechsel: Diabetes mellitus, Amyloidose.
- Sonstiges: Hufeisenniere, bds. Hydronephrose, akutes Nierenversagen.

Einseitige Nierenvergrößerung

- Tumorös: benignes/malignes Neoplasma, Nierenzysten.
- Entzündlich: akute/xanthogranulomatöse Pyelonephritis, Nierenabszeß, perirenaler Abszeß.
- Sonstiges: kompensatorische Hypertrophie, gedoppeltes NBKS, Trauma.

Beidseitige Nierenverkleinerung

- Vaskulär: Arteriosklerose, Nephrosklerose.
- Entzündlich: chronische Pyelonephritis.
- Sonstiges: chronische Glomerulonephritis, chronische interstitielle Nephritis, Papillennekrose.

Einseitige Nierenverkleinerung

- Vaskulär: Ischämie, Infarkt.
- Entzündlich: chronische Pyelonephritis, Tbc.
- Sonstiges: Strahlennephritis, angeborene Hypoplasie.

Nierenkontur

- Einsenkungen: fetale Lappung, chronische Pyelonephritis, Niereninfarkt, Milzimpression.
- Vorwölbung: Nierenzyste, Malignom, Angiomyolipom, subkapsuläres Hämatom, subkapsulärer Abszeß, Normvarianten (Milzbuckel, fetale Lappung).
- Fehlende Nierenkontur: Aplasie, Postnephrektomie, Hypoplasie.

Vermindertes bis fehlendes Nephrogramm

- Tumorös: Karzinom, Metastasen, Lymphom, Plasmozytom, Zystennieren.
- Entzündlich: Nierenabszeß, Pyelonephritis, xanthogranulomatöse Pyelonephritis, Tbc.
- Vaskulär: totaler Niereninfarkt, Nierenarterienstenose, Nierenvenenthrombose, Nephrosklerose.
- Stoffwechsel: Diabetes mellitus, Amyloidose.
- Sonstiges: Obstruktion, fehlende Niere, zu kleine KM-Menge, akutes Nierenversagen, chronische Glomerulonephritis, interstitielle Nephritis, Strahlennephritis, Kollagenosen.

Urographische Füllungsdefekte (Niere, NBKS, Harnleiter)

- Tumorös: Nierenzellkarzinom, Plattenepithelkarzinom, Wilms-Tumor, Urothelkarzinom, M. Hodgkin, Lymphom, Leukämie, Plasmozytom, Zysten, Zystenniere, Angiomyolipom, Nierenbecken- und Ureterpolypen und Papillome.
- Vaskulär: Gefäßimpressionen, Aneurysma, a.-v.-Fistel, Infarkt, Hämangiom, Kollateralgefäße.
- Entzündlich: Abszeß, Papillennekrose, Tuberkulome, Pyelitis cystica.
- Blutkoagel: Trauma, Tumor, Blutungsdiathese, Antikoagulanzien, Nephritis, idiopathisch.
- Luft: instrumentell, gasbildende Keime, urointestinale Fistel, Reflux bei Ureterosigmoideostomie.
- Anomalien: Pseudotumor, ektope Nierenpapillen.
- Sonstiges: Konkremente, Lipomatose des Nierensinus, Harnleiterdivertikel, Harnleiterklappen, Ureterspasmen/-peristaltik, Hydronephrose, Fremdkörper.

Urographische Zeichen von Nierenbeckentumoren

- Marginaler KM-Defekt durch Wandständigkeit des Tumors, unscharfe Abgrenzung vom Hohlsystem, Abschwächung der KM-Dichte durch progressives Wachstum in die Kelchhälse.

Füllungsdefekte in der Harnblase

- Tumorös: Papillom, Karzinom, Metastasen, Lymphom.
- Entzündlich: Zystitis, Tbc.
- Luft: instrumentell, Z.n. Op., penetrierendes Trauma, Fistel zu gashaltigen Hohlorganen, gasbildende Keime.
- Blutkoagel: Trauma, Tumor, Blutungsdiathese, Antikoagulanzien, idiopathisch.
- Sonstiges: Steine, Prostatavergrößerung, extraluminale RF, Blasenfistel (Becken,Vagina usw.), Beckenlipomatose, Fremdkörper.

Obstruktion der Harnleiter

- Tumorös: benigne/maligne Harnleitertumoren, Blasenkarzinom, retroperitoneale Tumoren, benigne/maligne Tumoren des kleinen Beckens.
- Entzündlich: Zystitis, Tbc, retroperitonealer Abszeß, Beckenabszeß.
- Vaskulär: Gefäßkompression, Aortenaneurysma, Iliakalaneurysma.
- Sonstiges: Steine, retrokavaler Harnleiter, Harnleiterklappen, sonstige Harnleiterstenosen, Ureterozele, Z.n. Strahlentherapie, postop., retroperitoneale Fibrose, Blutkoagel, Gravidität.

Dilatation des Harnleiters

- Angeborener Megaureter, vesikoureteraler Reflux, Pyelonephritis, Gravidität.
- Obstruktion des Harnleiters (Tumor, Stein, Stenose).
- Obstruktion des Blasenausgangs oder der Harnröhre.

Blasendilatation

- Obstruktion des Blasenausgangs oder der Harnröhre.
- Neurogene Blase.
- Diabetes mellitus, Diabetes insipidus.

Blasenverkleinerung

- Tumorös: Blasenkarzinom.
- Entzündlich: Zystitis, Tbc.
- Sonstiges: Strahlenzystitis, postop., neurogene Blase, Blaseninkontinenz, Blasenhernien, extraluminale Blasenkompression.

8

Retroperitoneum

Bildgebende Verfahren

Abdomenübersicht: ☞ Kap. 4 Abdomen und Gastrointestinaltrakt.

Sonographie: ☞ Kap. 2 Untersuchungsmethoden und Kap. 4 Abdomen und Gastrointestinaltrakt.

Angiographie: ☞ Kap. 12 Gefäße.

Computertomographie

Abdomen-CT: ☞ Kap. 4 Abdomen und Gastrointestinaltrakt.

CT der Bauchaorta

Technik
- Lagerung: Rückenlage, Arme über den Kopf.
- Topogramm: a.-p., lang.
- Gantry-Kippung: 0°.
- Schnittebene: 2 cm oberhalb der Zwerchfellkuppen bis knapp kaudal der Bifurkation, bei Beteiligung der Iliakalarterien bis zur Leiste.
- Algorithmus: standard, KM-Serie in dynamischen Serienschnitten.
- Schichtdicke: nativ 10 mm, Tischvorschub 15 mm. KM-Serie 10 mm kontinuierlich.
- Fensterung: 350/50.
- Atemlage: Atemstillstand in tiefer Exspiration.
- KM: 150 ml mit Flow 3,5 ml/s, Injektionsbeginn 30 s vor erstem Scan.
- Tips und Tricks: alternativ Spiral-CT mit 10 mm Schichtdicke, 10 mm Tischvorschub, Inkrement 10 mm. KM 100 ml mit Flow 3 ml/s.

Lymphographie

Nur noch sehr selten durchgeführte Untersuchung mit sehr eingeschränkter Indikation (Lymphabflußstörungen bei chylösen Pleuraergüssen oder bei Lymphozelen, selten bei M. Hodgkin oder bei Hodentumoren). In der Lymphographie werden nur die retroperitonealen Lymphbahnen, nicht aber die viszeralen und mediastinalen LK erfaßt, so daß die CT mit der Erfassung sämtlicher LK die Lymphographie verdrängt hat.

Röntgenanatomie

Retroperitoneale Faszienräume

Unterteilung des Retroperitoneums durch die Fascia renalis (Gerota) in 3 Kompartimente:
1. *Vorderer Pararenalraum:* wird ventral durch das Peritoneum, seitlich durch die Fascia lateroconalis und dorsal durch die Fascia renalis anterior begrenzt. Enthält das Pankreas, Teile des Duodenums, die großen Viszeralgefäße, aszendierendes und deszendierendes Kolon. Rechter und linker vorderer Pararenalraum kommunizieren über die Mittellinie.
2. *Hinterer Pararenalraum:* liegt zwischen hinterer Fascia renalis und Fascia transversalis. Enthält vornehmlich Fett und keine Organe. Vorderer und hinterer Pararenalraum haben eine Verbindung in Höhe des Beckenkamms miteinander.
3. *Perirenalraum:* umgibt die Niere zwischen ihrer fibrösen Kapsel und der Fascia renalis. Enthält neben der Niere auch die Nebenniere. Eine Kommunikation ist nicht sicher bewiesen.
- **Dicke der Faszien:** < 1 mm. Sonographisch/computertomographisch erst bei Verdickung durch exsudative oder hämorrhagische Prozesse sichtbar.

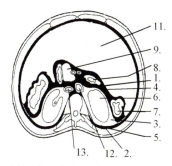
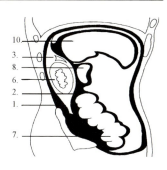

Retroperitoneale Faszienräume

1. Vorderer Pararenalraum
2. Hinterer Pararenalraum
3. Perirenalraum
4. Fascia renalis anterior
5. Fascia renalis posterior
6. Niere
7. Kolon
8. Duodenum
9. Pankreas
10. Leber
11. Bauchhöhle
12. Aorta abdominalis
13. V. cava inferior

Gefäße im Retroperitonealraum

Sonographisch sind die Gefäße als echofreie lineare oder geschlängelte Struktur erkennbar. Arterien haben stärkere Wandreflexe und eine einmalige Pulsation. Venen zeigen einen pulsativen Doppelschlag. Die Weite ist abhängig von der Inspirationslage und der Kompression. Bei der *FKDS* lassen sich die einzelnen Gefäße zusätzlich in Abhängigkeit von ihren Flußparametern charakterisieren (☞ auch Kap. 4 Abdomen und Gastrointestinaltrakt und Kap. 12 Gefäße). *Computertomographisch* sind die Gefäße als weichteildichte lineare oder gebogene Strukturen erkennbar, teilweise sind sie erst nach KM-Gabe eindeutig abgrenzbar. Angiographische Kriterien ☞ Kap. 12 Gefäße.

Aorta abdominalis
• Verlauf: links prävertebral neben V. cava inferior im Retroperitonealraum.
• Weite: 15–30 mm (Sono)/ 20–30 mm (CT), im distalen Verlauf sich verjüngend.
• Querschnitt: kreisrund.
• Bifurkation: L4 in Höhe des Bauchnabels.
Iliakalarterien
• Verlauf am medialen Rand des M. psoas, medial und dorsal liegen die Iliakalvenen.
• Abgang der Iliaca-interna-Gefäße in Höhe des M. piriformis.
Truncus coeliacus
• Abgang in Höhe des Hiatus aorticus, ventral aus der Aorta und kranial der A. mesenterica superior. Aufzweigung in A. lienalis (stark geschlängelter Verlauf, nur streckenweise abbildbar), A. hepatica communis, A. gastrica sinistra (beide im CT nur abschnittsweise identifizierbar).
A. mesenterica superior
• Abgang knapp distal des Truncus coeliacus, dicht fettummantelt (Heiligenschein).
• Verlauf: bogenförmig nach ventral-kaudal.

Aa. renales

- Paariger Abgang.
- Verlauf: rechte Nierenarterie verläuft hinter der V. cava inferior zur Niere, linke Nierenarterie verläuft direkt zur linken Niere. Im CT gut darstellbar, im Sono nur unter günstigen Bedingungen.

V. cava inferior

- Verlauf: nach Durchtritt durch das Zwerchfell innerhalb der Leber mit Aufnahme der 3 Lebervenen, dann prävertebral rechts neben der Aorta.
- Weite: 20–30 mm, von der Atemlage und vom peripheren Füllungszustand abhängig.
- Form: queroval, flach.

V. lienalis

- Verlauf: distal der Milzarterie hinter dem Pankreas. Gestreckterer Verlauf als Milzarterie.
- Bis zum Konfluens mit der V. mesenterica superior zur V. portae verfolgbar.
- Leitstruktur in der Pankreassonographie.
- Dicke: Inspiration: 7–8 mm, Exspiration: 3–4 mm.

V. mesenterica superior

- Verlauf: von links kaudal nach rechts kranial zum Konfluens, ventral der V. cava inferior. Im CT nur nach KM-Gabe abschnittsweise erkennbar.

Vv. renales

- Verlauf: im CT gut darstellbar, im Sono nur unter günstigen Bedingungen.
- Linke Nierenvene überkreuzt Aorta abdominalis oberhalb der Pars inferior duodeni.

Perivertebrale Venenplexus

- Im CT nach KM-Gabe in unterschiedlicher Ausprägung perivertebral sichtbar.

Vv. azygos und hemiazygos

- V. azygos rechts, V. hemiazygos links von der Aorta prävertebral im retrokruralen Raum (zwischen den Zwerchfellwinkeln und der ventralen Zirkumferenz des 11. und 12. BWK in der untersten Nische des Mediastinums) als punktförmige Struktur erkennbar.

Lymphknoten im Retroperitoneum

Normal große LK messen ca. 0,5–1 cm im ⌀. Sie liegen damit sonographisch und computertomographisch meist unter der Auflösungsgrenze. In der Sonographie ist die intestinale Luftüberlagerung ein Hindernis bei der Beurteilung. Computertomographisch lassen sie sich nach KM-Gabe von Gefäße abgrenzen, die Schichtdicke sollte bei 4–8 mm liegen.

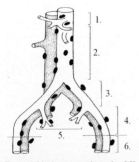

1. Lnn. coeliaci
2. Lnn. lumbales
3. Lnn. iliaci communes
4. Lnn. iliaci externi
5. Lnn. iliaci interni
6. Lnn. inguinales

Topographie der retroperitonealen LK

Peri-/pararenale Prozesse

Die sonographische Beurteilung des Para- und Perirenalraumes ist häufig schwierig, auch größere Prozesse können übersehen werden.

Perirenale Abszesse

Ursache: entzündliche Nierenveränderungen, hämorrhagisch, nekrotisierende Pankreatitis, Pankreaspseudozysten.
- *Sono:* irreguläre, echoarme Struktur. Ggf. Nachweis einer Kapsel oder Gaseinschlüsse.
- *CT:* diffuse Dichteanhebung des perirenalen Fettgewebes. Erweiterung des Perirenalraumes. Verdickung der Faszien. Dichte nativ 0–30 HE. Nach KM-Gabe Enhancement der Faszien, ggf. Nachweis einer Abszeßmembran oder Gaseinschlüsse.

Urinome

= *perirenale Pseudozysten*. Nach Verletzung der harnableitenden Wege kommt es zur Urinansammlung im perirenalen Fettgewebe. Die Fascia Gerota wird zur Pseudozysten-Wand. Hierbei muß die Niere funktionstüchtig sein und eine distale Abflußbehinderung bestehen. Entwicklung der Urinome teilweise erst Jahre nach der Verletzung.
- *Sono:* echofreie oder echoarme Struktur um die Niere, unmittelbar der Nierenkontur anliegend.
- *CT:* perirenale RF, teils bis in den Beckeneingang reichend. Dichte nativ wie Wasser. Nach KM-Gabe langsame Kontrastierung durch das Leck möglich. Bei Abszedierung Anstieg der nativen Dichtewerte.

9

Perirenale Lymphozele

Lymphabflußstörung oder Lymphstauung, z.B. nach Nierentransplantationen.
- *Sono:* kranzförmig um die Niere gelegene, echofreie bis echoarme RF.
- *CT:* zystische RF um die Niere. Kein KM-Enhancement.

Perirenales Hämatom

Ursache: Nierenhämatome, Ruptur eines Aortenaneurysmas.
- *Sono/CT:* echoreiche (frisch) oder echoarme/heterogene bis echofreie (älteres Hämatom) bzw. hyperdense (frische), isodene/hypodense RF, meist im gesamten Perirenalraum. Nach KM-Gabe kein Enhancement.

Pararenale Flüssigkeiten, Abszesse, Blutungen

Ursachen: extraperitoneale Perforation des Gastrointestinaltraktes, Entzündungen/Traumen des Pankreas oder der Nieren, Verletzungen der großen Gefäße, Lymphozelen und lymphatische Extravasate bei Lymphabflußstörungen oder Lymphstauungen. Bei Prozessen im hinteren Pararenalraum Verlagerung des Perirenalraumes nach vorn.
- *Sono/CT:* echofreie bis echoreiche RF, die meist den gesamten Retroperitonealraum durchziehen. Bei Abszessen Gaseinschlüsse oder Abszeßmembranen nachweisbar.

Prozesse des M. iliopsoas

Ursachen: entzündliche oder neoplastische Prozesse des Retroperitonealraumes und der WS, spontane Hämatome bei Antikoagulanzien, hämatogene Abszedierung, Rhabdomyosarkom, Hypertrophie des M. iliopsoas, Ausdehnung eines periaortalen Hämatoms bei Aortenruptur.
- *Sono/CT:* **Abszeß:** inhomogene, unscharf begrenzte RF, teils mit Gaseinschlüssen. Nach KM-Gabe Enhancement der Abszeßmembran.
  Hämatom: echoarme/hypodense Verdickung des M. psoas. Nach KM-Gabe Enhancement des Muskels, Blutung hypodens.
  Neoplastische Infiltration: inhomogene, unscharfe Infiltration des Muskels. Nach KM-Gabe deutlichere Abgrenzung.

Retroperitoneale Fibrose

Fibrosierender Prozeß im Retroperitonealraum mit bindegewebiger harter Plattenbildung der retroperitonealen Schichten. Beginn typischerweise distal der Nierenhili mit Ausweitung bis in die prä-
sakrale Region mit Einbeziehung der Nieren, Ureteren, Aorta und V. cava inferior.

Primär: idiopathisch (M. Ormond), wahrscheinlich Vaskulitis der Vasa vasorum.

Sekundär: Trauma, Radiatio, Neoplasie, Aortenaneurysma, Entzündungen, Kollagenosen.

- *Abdomenübersicht:* unscharfe Psoasrandkontur.
- *Ausscheidungsurogramm:* ein- oder beidseitige Verlagerung der Ureteren nach venteromedial mit
  Stenosen und Dilatation. Pyelorenale Stauung.
- *Sono:* homogene, echoarme RF prä-/paravertebral (Echomuster = M. psoas). Zirkuläre Ummaue-
  rung der Aorta, häufig nicht vom Aortenaneurysma unterscheidbar. Harnaufstau.
- *CT:* prä-/paravertebrale homogene weichteildichte Zone, ventral und lateral scharf begrenzt. Zir-
  kuläre Ummauerung der Aorta, V. cava inferior, Iliakalgefäße und der Ureteren (Harnstauung).
  Unscharfe Begrenzung des M. psoas. Nach KM-Gabe Demarkierung der großen Gefäße und der
  Ureteren. Im frischen Entzündungsstadium deutliches Enhancement, im fortgeschrittenen Fibro-
  sestadium kein Enhancement.
  DD: Lymphknotenkonglomerate, Dissektion bei Aortentrauma.

Pathologische Lymphknotenvergrößerung

Lymphknoten	Pathologische Größe	Ursache
Retrokrurale LK	> 6 mm	Bronchial-Ca., Mesotheliom, Lymphom
LK des Lig. gastroduodenale	> 8 mm	Ca. der kleinen Kurvatur des Magens, distales Ösophagus-, Pankreas-Ca., Lymphom, Melanom. DD: Varizen
LK der Leberpforte	> 6 mm	Gallenblasen-, Gallengangs-, Leber-, Magen-, Pankreas-, Kolon-, Lunge-, Mamma-Ca.
Pankreatikoduodenale LK	> 10 mm	Lymphom, Pankreaskopf-, Kolon-, Magen-, Lunge-, Mamma-Ca.
Perisplenische LK	> 10 mm	NHL, Leukämie, Ovarial-, rechtes/transverses Kolon-Ca.
Retroperitoneale LK	> 10 mm	Lymphom, Nierenzell-, Hoden-, Zervix-, Prostata-Ca.
Präaortale LK (zöliakale LK und LK der A. mesenterica superior)	> 10 mm	Alle intraabdominellen Neoplasmen
Pelvine LK	> 15 mm	Blasen-, Prostata-, Zervix-, Uterus-, Rektum-Ca.

Nach Dähnert, W., Radiology Review, Manual, Williams & Wilkins.

Morphologie der Lymphknoten

	Sono	CT	Sonstiges
Entzündliche LK	Echoarm bis echofrei, glatt begrenzt, länglich, oval, selten > 2 cm (Ausnahme: immundefiziente Patienten). Echogenes Zentrum. Postentzündliche LK: echoarmer Saum, zentral echoreich, schlecht abgrenzbar DD: malignes Lymphom	Häufig hypodense, glatt begrenzte, länglich bis ovale Form, selten > 2 cm	Vergrößerte LK mit zentral echoarmer/ hypodenser Zone: Tbc, M. Wipple, eitrige Entzündungen, Lymphom, LK-Metastasen nach Chemotherapie und Radiatio
LK-Metastasen	Echoarm bis echoreich, inhomogen, schlecht abgrenzbar, prallovale oder runde Form. Wachstum: invasiv, Gefäßkompressionen	Noduläre Form, seltener Konglomerate (weniger massiv und seltener generalisiert als Lymphome). Dichte ca. 40–60 HE (wie Muskel). Nach Therapie häufig hypodense Areale. Nach KM-Gabe geringes Enhancement	*Zervix-Ca.*: iliakale LK in 40 % d.F., lumbale LK in 20 % d.F. *Korpus-Ca.*: iliakale LK in 20 % d.F., lumbale LK in 40 % d.F. *Ovarial-Ca.*: iliakale und lumbale LK in 45 % d.F., isoliert lumbale LK in 20 % d.F. *Hoden-NPL:* lumbale LK in 45–90 % d.F., iliakale LK in 8 %, inguinale LK in 5 % d.F. *Harnblasen-Ca.*: iliakale LK 20–40 % d.F., lumbale LK in 15 % d.F.
Maligne Lymphome Einteilung ☞ Kap. 3, Thorax	Echoarm, teils echofrei, homogen, prall-ovale bis dreieckige Form. Teils deutliche Verdrängung der Organstrukturen, aber kein invasives Wachstum	Dichte: ca. 40–60 HE (wie Muskel), nach KM-Gabe nur geringes, teils inhomogenes Enhancement um ca. 40 HE. Scharf begrenzt oder große Konglomerate. Teils deutliche Verdrängung der Nachbarorgane, keine Invasion	Nach Therapie häufig noch Reststrukturen nachweisbar (Fibrose). Rezidivausschluß: anfänglich 3monatige Kontrollen. Organbefall: ☞ Tabelle unten.

9

Organbefall bei Hodgkin- und Non-Hodgkin-Lymphomen

Organ	Sono	CT
Milz	*Fokal:* noduläre, scharf/unscharf begrenzte, echoarme Herde. *Diffus:* Splenomegalie	*Fokal:* hypo-/isodens. Nach KM-Gabe hypodense rundliche, meist scharf berandete Herde. *Diffus:* Organvergrößerung. Fehlende Trabekulierung in der arteriellen KM-Phase
Leber	*Fokal:* noduläre, scharf/unscharf begrenzte echoarme Herde. DD: Filiae, multifokale Abszedierung. *Diffus:* Hepatomegalie, „unruhige" Leberstruktur	*Fokal:* hypo-/isodense, nach KM-Gabe hypodense rundliche, scharf berandete Herde. *Diffus:* Organvergrößerung
Magen/Darm	Zirkuläre Wandverdickungen, Kokarden. DD: entzündliche Darmerkrankungen	Optimale Darmkontrastierung notwendig. Verdickte Darmwände > 1 cm suspekt. Selten Fistelbildung mit Tumorkonglomeraten
Nieren	*Fokal:* echoarme, multiple, kugelige RF, häufig bds. *Diffus:* Organvergrößerung, verminderte Echogenität	*Fokal:* ca. 50 % d.F. multinodaler Befall, häufig bds. Knotige Verbreiterung des Parenchyms. Nativ hypo-/isodens, nach KM-Gabe hypodense, fleckige RF, unscharf begrenzt *Diffus:* allgemeine Organvergrößerung, herabgesetzte Ausscheidung

Primäre Tumoren des Retroperitoneums

Sie entstehen aus allen Keimblättern des Retroperitoneums. Histologisch werden mesenchymalen, neurogene und Relikttumoren unterschieden. < 3 % aller Tumoren, in 80 % d.F. Malignome.
- *Sono/CT:* abhängig von der geweblichen Zusammensetzung echofrei (zystisch)/echoarm/echoreich (z.B. Lipome) bzw. hypodens/isodens/fetthaltig. Homogen bis inhomogen. Im CT genaue Größenbestimmung und Darstellung des invasivenWachstums in die umgebenden Strukturen wie Muskulatur, Gefäße, Darmschlingen und Knochen.

Gefäße

Aneurysma der Aorta abdominalis

Ursachen: Arteriosklerose (80 %), Trauma, entzündlich, angeboren. Lokalisation: 60–80 % aller Aortenaneurysmen sind abdominal, 95 % hiervon infrarenal. Alter: > 60. LJ., M:F = 5:1. Häufige Begleitbefunde: Aneurysmen der viszeralen und renalen Arterien, isoliertes Iliakal- oder Femoralarterienaneurysma; Stenose des Truncus coeliacus, der A. mesenterica superior, der A. renalis, der A. mesenterica inferior und der Lumbalarterien. Jährliche Wachstumsrate von Aneurysmen mit 3–6 cm ∅: 39 mm/a. Op.-Indikation: 4–6 cm Lumenweite, abhängig von Klinik.
- *Rö:* Wandkalzifikationen.
- *Sono/FKDS:* Zunahme des Aorten-Querdurchmessers > 35 mm subdiaphragmal, > 30 mm in den kaudalen Abschnitten. Wandständige Thromben echoarm, homogen. Randständige Verkalkungen. Durchströmtes Restlumen mit der FKDS darstellbar. Unterscheidung zwischen supra- und infrarenaler Ausdehnung teilweise schwierig.
  Ruptur: inhomogenes, echoarmes Retroperitoneum. Nachweis freier Flüssigkeit.
  Inflammatorisches Aortenaneurysma: homogener, echoarmer Saum manschettenförmig um die Aortenwand.

- *CT:* Aneurysma ab Außendurchmesser > 40 mm. Thrombotische Wandauflagerungen als ring-förmige oder wandständige Hypodensitäten. Nach KM-Gabe eindeutige Markierung des Gefäß-lumens und Differenzierung zwischen durchströmtem Lumen und Außendurchmesser. Exakte Bestimmung der Breiten- und Längenausdehnung sowie Differenzierung zwischen intra- und suprarenaler Lokalisation.
  Ruptur: Unschärfe der Außenkontur. Ausbreitung eines Hämatoms in den vorderen/hinteren Pararenalraum oder den Perirenalraum. Frische Blutungen hyperdens. KM-Gabe zur Identifikation des Lecks.
  Inflammatorisches Aortenaneurysma: meist glatt berandete periaortale Weichteilzone. Nach KM-Gabe Enhancement.
  Aortendissektion: isoliert im Abdominalbereich sehr selten, meist Fortsetzung einer thorakalen Dissektion. Darstellung des Entry/Reentry.
  Postop.: Darstellung der Gefäßprothese als scharf berandete, hyperdense Ringstruktur, meist umgeben von einem Aneurysmasack mit sichelförmigem Flüssigkeitsaum im Bereich der Prothese. Komplikationen: thrombotischer Prothesenverschluß, Protheseninfektion, Nahtaneurysma.
- *Angio:* ☞ Kap. 12 Gefäße.

Thrombose der V. cava inferior

Ursachen: von Beckenvenenthrombosen ausgehend (am häufigsten), seltener durch Kompression von außen, Einwachsen von Tumorthromben (Nierenzellkarzinom, Wilms-Tumor, Nebennierenkarzinom, hepatozelluläres Karzinom), Entzündungen, die auf die V. cava übergreifen. Primäre Thrombosen selten.
Tiefer Kava-Verschluß: Bild des Beckenvenenverschlusses. *Mittlerer Kava-Verschluß in Höhe der Nierenvenen:* nephrotisches Syndrom. *Hoher Kava-Verschluß im Bereich der Lebervenen:* Budd-Chiari-Syndrom.
Umgehungskreisläufe
1. Verschluß in Höhe des Lebersegmentes: Abfluß über Plexus paravertebralis, V.-lumbalis ascen-dens-System, V. azygos, Zwerchfell-, Perikardvenen, oberflächliche Bauchvenen.
2. Verschluß der mittleren/unteren V. cava inferior: Abfluß über Rektalvenen, Vv. mesenterica inferior und superior, V. portae. oder über linke V. gonadalis zur linken Nierenvene, V. lumbalis ascendens, V. hemiazygos.
- *Sono/FKDS:* echoarme (frische Thromben) bis echoreiche (ältere Thromben) Aussparung der V. cava inferior. Vor dem Thrombus Erweiterung des Kava-Lumens. Aufhebung der atemabhängigen Lumenschwankung. FKDS: Darstellung des Restlumens, der kranialen Begrenzung einer aszen-dierenden Thrombose sowie der Kollateralen.
- *CT:* KM-Injektion über Armvene oder Fußvene (am besten bds. nach Phlebographie), Scan-Strecke von distal nach kranial. Darstellung des Restlumens, der kranialen Begrenzung der Thrombose und der Kollateralen sowie der möglichen Ursache der Thrombose.
- *Kavographie:* ☞ Kap. 12 Gefäße. Darstellung in 2 Ebenen. Thrombus als KM-Aussparung. Bei komplettem Verschluß Darstellung der Kollateralen. Kompression von außen als Einschnürung, Aussparung oder Verlagerung der V. cava sichtbar.

Anomalien der V. cava inferior

1. *Doppelung der V. cava inferior:* ca. 2 % d.F. Linke V. cava inferior nimmt Blut aus der linken Körperhälfte inklusive der Vv. renalis und suprarenalis auf. Kreuzung und Mündung auf die rechte Seite in Höhe L1/2.
2. *Linksseitige V. cava inferior.*
3. *Partielle/komplette Aplasie* mit V. azygos-/V. hemiazygos-Kontinuität.
4. (Retrokavaler Ureter).
5. (Retroaortale/zirkumaortale linke Nierenvene).

9

- *Sono/FKDS:* Darstellung der Anomalie und Nachweis von Kollateralen (über Lumbalvenen, V. azygos rechts, V. hemiazygos links).
- *CT:* Darstellung der Anomalie und der Kollateralkreisläufe. Vv. azygos und hemiazygos am besten im retrokruralen Raum nachweisbar. Nach KM-Gabe eindeutige Abgrenzung von LK.

Peritonealhöhle

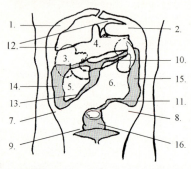

1. Rechter subphrenischer Raum
2. Linker subphrenischer Raum
3. Subhepatischer Raum
4. Bursa omentalis
5. Rechter infrakolischer Raum
6. Linker infrakolischer Raum
7. Rechte infrakolische Rinne
8. Linke infrakolische Rinne
9. Douglas-Raum
10. Mesocolon transversum
11. Mesocolon sigmoideum
12. Lig. coronarium
13. Dünndarmmesenterium
14. Colon ascendens
15. Colon descendens
16. Rektum

Peritonealhöhle

Aszites

Ursachen: portal (80 % d.F.), neoplastisch, entzündlich, pankreatogen, hypalbuminämisch.
- *Sono:* Nachweisgrenze ab 100 ml in Knie-Ellenbogen-Lage, ab 200 ml in Rechtsseitenlage. Echofreie bis echoarme Flüssigkeitsansammlung intraperitoneal als schmaler Saum um die Organe oder im gesamten Bauchraum. *Gekammerter Aszites* bei entzündlichen, neoplastischen oder postop. Veränderungen mit zarten Septen. *Stauungsaszites:* Darmschlingen fast frei. *Entzündlicher Aszites:* Briden. *Maligner Aszites:* verklebte Darmschlingen („Atompilz").
- *CT:* ab 50 ml nachweisbar. Hypodenser Saum um intraperitoneale Organe oder Flüssigkeit in gesamten Bauchraum. Dichte: 0–30 HE, abhängig vom Eiweißgehalt. Verlagerung/Impression von Darmschlingen oder parenchymatösen Organen. *Gekammerter Aszites:* postop., entzündlich, neoplastisch. *Aszites mit hoher Dichte:* Tbc, intraperitoneale Blutung, ureteroperitoneale Fisteln (nach KM-Gabe).

Peritonitis/intraperitoneale Abszesse

Ursachen: Infektion der Bauchhöhle bei Perforation, hämatogen, bei Durchwanderung von Bakterien, postoperativ.
- *Sono:* Nachweis intraperitonealer Flüssigkeit.
- *CT:* intraperitoneale Flüssigkeit. Nach KM-Gabe erweiterte mesenteriale Gefäße, schleierförmige Verdichtung des mesenterialen Fetts, Enhancement der Peritonealblätter.
  Intraperitonealer Abszeß: bevorzugt rechts subphrenisch, subhepatisch und im Douglas-Raum. Teils mit Spiegelbildung oder Gasansammlungen. Nach KM-Gabe Enhancement der Abszeßmembran. DD: zystische intraperitoneale RF.

Blutungen in die freie Bauchhöhle

Ursachen: stumpfes Bauchtrauma, spontane Ruptur bei Tumoren, Antikoagulanzientherapie, Extrauteringravidität, Darmperforation mit Gefäßarrosion.

- *Sono:* frische Blutung mit Binnenreflexen, die bei zunehmender Organisation des Hämatoms zunehmen. Ältere Hämatome inhomogen mit reflexfreien Zonen. Blutungen selten ganz reflexfrei.
- *CT:* frisches Blut ca. 45 HE, nach einigen Tagen 0–20 HE. Häufig inhomogene Dichtewerte. Umschriebene hyperdense Zonen als Hinweis auf frische Blutung. Maskierung des mesenterialen Fettgewebes.

Pseudomyxoma peritonei

Gallertbauch. Intraperitoneale Ansammlung von gallertartigem muzinösen Material, meist bei muzinösen Zystadenokarzinomen des Ovars.

- *Sono:* Aszites mit Binnenechos (geleeartig). Verklebung der Darmschlingen. Entzündliche Veränderungen des Retroperitoneums.
- *CT:* Geleeartige hypodense Formationen, teils mit Abkapselungen in der Bauchhöhle. Dichte 15–30 HE. Verkalkungen möglich. Nach KM-Gabe Kontrastierung der Septen, ansonsten kein Enhancement.

Peritonealkarzinose

Peritoneale Absiedelung, am häufigsten bei Ovarkarzinom, seltener bei gastrointestinalen malignen Tumoren.

- *Sono:* Aszites. Kleine knotige echoreiche RF entlang der Oberflächen der parenchymatösen Organe oder der Darmschlingen.
- *CT:* Aszites. Knollige weichteildichte Verdickungen entlang der Oberfläche der parenchymatösen Organe und der Darmschlingen. Ab 0,5–1,5 cm erkennbar. Teilweise Verkalkungen (Ovarialkarzinom). Verdichtung des mesenterialen Fettgewebes. Brettartige Verbreiterung des Omentum majus (pancake). Sternförmige Verdickung der Mesenterialwurzel.

9

Nebennieren

Bildgebende Verfahren

Sonographie der Nebennieren

Technik
- Real-time-Technik mit 3,5-MHz-Sektor- oder Linearscaner.
- Patient in leichter Links- oder Rechtsseitenlage.
- Leber und rechte Niere bzw. Milz und linke Niere dienen als Schallfenster.
- Schnittebene: rechts: interkostale Längs- und Querschnitte, subkostaler Schrägschnitt, Flankenschnitt. Links: interkostaler Längs- und Querschnitt, Flankenschnitt.
- Normal große Nebennieren schwer abgrenzbar, Nachweis umschriebener Veränderungen ab 1 cm ∅.

Computertomographie der Nebennieren

Technik
- Lagerung: Rückenlage, Arme über den Kopf.
- Topogramm: a.-p. lang.
- Gantry-Kippung: 0°.
- Schnittebene: axial.
- Scan-Strecke: Leberhilus bis Mitte der Nieren.
- Algorithmus: standard.
- Schichtdicke: 5/2 mm, kontinuierlich.
- Fensterung: 350/50.
- Atemlage: tiefe Inspiration.
- KM: 50 ml mit Flow 2 ml/s, 80 ml mit Flow 0,5 ml/s, Injektionsbeginn 30 s vor Scan-Beginn.
- Tips und Tricks: Nebennieren können überlagerungsfrei nativ oder nach KM-Gabe dargestellt werden, wobei die perorale Magen-Darm-Kontrastierung zur Abgrenzung von anliegenden Darmschlingen hilfreich ist.

Phlebographie: ☞ Kap. 12 Gefäße.

Röntgenanatomie der Nebennieren

- *Lage:* bds. im oberen Retroperitoneum gelegen, dem oberen Nierenpol in anteromedialer Lage kappenartig aufsitzend. Gemeinsam mit den Nieren werden sie von der Fascia Gerota umgeben.
  Rechte NN.: dorsal und lateral der V. cava inferior.
  Linke NN.: häufig etwas größer als die rechte. Etwa 0,5 cm von der linken Niere entfernt. Reicht etwas tiefer herab als die rechte.
- *Größe:* 2–4 cm kraniokaudal, 5–8 mm Schenkeldicke, Verbreiterung > 10 mm pathologisch
- *Form:* linear, V-, delta- oder dreieckförmig.
- *Parenchymmuster:* echoreich/weichteildicht, vom perirenalen Fettgewebe abgrenzbar.
- *Arterielle Versorgung:* A. suprarenalis superior (aus der A. phrenica inferior), A. suprarenalis media (aus der Aorta abdominalis), A. suprarenalis inferior (meist aus der A. renalis).
- *Venöse Versorgung:* Vv. suprarenales, rechts direkt in die V. cava inferior (oder in eine Lebervene), links in die V. renalis (oder in die V. phrenica inferior oder die V. cava inferior) mündend.

Gutartige Veränderungen der Nebennieren

NNR-Hyperplasie

Meist doppelseitige, noduläre, nicht homogene, selten diffuse homogene Vergrößerung. Ursachen: Cushing-Syndrom, adrenogenitales Syndrom, Conn-Syndrom, seltener Akromegalie, Thyreotoxikose, paraneoplastisch. Diagnostik: klinisch, laborchemisch, bildgebende Verfahren (schwierig aufgrund der Schwankungsbreite der Organgröße).

- *Sono:* meist nicht ausreichend darstellbar.
- *CT:* inhomogene Vergrößerung mit Verplumpung des Organs. Bei nodulärer Hyperplasie iso-/hypodense knotige Umformung des Parenchyms. Nach KM-Gabe Dichteanhebung.
- *Phlebographie:* intraparenchymatöse Vasodilatation, noduläre KM-Anreicherung.

NNR-Zysten

Selten. Ursache: Pseudozysten (nach Blutungen, Nekrosen), endothelial (Lymphangiome, Hamartome), epithelial (Retentionszysten, zystische Adenome, embryonale Zysten), parasitär.

- *Sono:* echofreie/echoarme scharf begrenzte RF mit dorsaler Schallverstärkung.
- *CT:* meist 3–4 cm große zystische RF, dünn-/dickwandig (Pseudozysten). Septierungen und Verkalkungen bei parasitären Zysten. Nach KM-Gabe kein Enhancement.

Blutungen

Ursachen: posttraumatisch, postoperativ, Koagulopathie, Antikoagulanzientherapie, maligner Hypertonus, Sepsis, iatrogen nach Arterio-/Phlebographie der NNR. Einseitig oder bds. mit partieller/totaler NNR-Zerstörung.

- *Sono:* echoarme bis echofreie oder gemischt inhomogene RF. Verlagerung der gleichseitigen Niere nach kaudal möglich.
- *CT:* frische Blutung mit homogener/streifiger hyperdenser Auftreibung der NNR. Organunschärfe. Nach KM-Gabe Hämatom hypodens zum übrigen Parenchym. Im weiteren Verlauf nehmen die Dichtewerte ab.

Entzündungen

Tbc, autoimmun, Abszesse (postoperativ). Nach Abheilung häufig Atrophie der NN und Verkalkungen.

- *Sono/CT:* Verkleinerung (autoimmun)/meist Vergrößerung der NN mit rundlicher hypo-/ isodenser bzw. echoarmer RF. Unscharfe Begrenzung. Bei Abszessen Abszeßmembran und Gaseinschlüsse möglich. Nach Abheilung Atrophie, Verkalkungen.

Gutartige Tumoren der Nebennieren

NNR-Adenom

Meist einseitig und einzeln. Klinische Bilder: Cushing-Syndrom (größte Adenome), Conn-Syndrom (< 3 cm), adrenogenitales Syndrom. Größere Adenome mit Nekrosen, Blutungen, Verkalkungen.

- *Sono:* runde, ovaläre echoarme RF, glatt begrenzt.
- *CT:* rundliche, homogene RF, glatt begrenzt. Dichte durch den Lipoidgehalt 50 bis -20 HE. Nach KM-Gabe Enhancement (besonders intensiv bei Cushing-Adenomen).
- *Angio-/Phlebographie:* RF mit Gefäßverlagerung und pathologischen Gefäßen. Kleine Adenome < 5 cm meist nicht erkennbar.

10

Phäochromozytom

Neubildung des chromaffinen Gewebes im NN-Mark. 90 % intraadrenal, 10 % (Kinder 30 %) extra-adrenal (Paragangliome). 10 % multipel, bilateral. Entartung möglich, insbesondere bei extra-adrenalen Phäochromozytomen. Häufig kombiniert mit multiplen endokrinen Neoplasien. Stark vaskularisierte Tumoren mit nekrotischen, zystisch-degenerativen Veränderungen.

- *Sono:* runde bis ovale Form, echogleich/echoarm, gut abgrenzbar. Teilweise inhomogen mit echoarmen Arealen (Blutungen, Nekrose, zystische Degeneration). Extraadrenale abdominelle Phäochromozytome ab einer Größe > 2 cm darstellbar.
- *CT:* rundliche bis ovaläre RF, glatt begrenzt. Häufig inhomogen mit Nekrosen, zystischen Dege-nerationen, punktförmigen oder schaligen Verkalkungen. Meist > als NNR-Adenome. Nach KM-Gabe deutliches Enhancement mit Abgrenzung der nekrotischen/zystischen Areale.
- *Phlebographie:* erkennbar > 2 cm. Meist sehr gefäßreich mit hypovaskularisiertem Zentrum. Verdrängung der Gefäße. Normalbefund schließt adrenalen Sitz nicht aus.

Myelolipom

Sehr seltener, gutartiger Tumor des NN-Marks. Meist ohne endokrine Störungen. Meist klein, Zufallsbefund.

- *Sono:* homogene, echoreiche RF, gut begrenzt.
- *CT:* rundliche, meist weitgehend homogene, fetthaltige RF, glatt berandet. Selten Verkalkungen. Nach KM-Gabe Enhancement der Weichteilanteile.

Bösartige Tumoren der Nebennieren

NNR-Karzinome

Sehr selten. Meist hormoninaktiv und fortgeschrittene Größe bei Diagnosestellung.

- *Sono:* inhomogene, echoreiche/echoarme RF mit scharfer/unscharfer Begrenzung. Teilweise nekrotische Anteile. Infiltration in die Nachbarorgane.
- *CT:* kleine Karzinome nicht sicher von Adenomen zu unterscheiden. Meist große, inhomogene, ausgedehnte RF mit scharfer/unscharfer Begrenzung und Infiltration der Nachbarorgane. Nach KM-Gabe nur geringes Enhancement, Demarkierung von Nekrosearealen. Amorphe Verkalkun-gen.

Malignes Phäochromozytom

Gutartige Phäochromozytome entarten bis zu ca. 10 % d.F., 40 % der extraadrenalen Phäochromozy-tome sind bösartig. Lymphogene Metastasierung: paraaortal, parakaval. Hämatogene Metastasierung: Knochen, Leber, Lunge.

- *Sono:* im Gegensatz zum gutartigen Phäochromozytom invasives Wachstum, Nachweis von Metastasen.
- *CT:* unscharfe Begrenzung bei invasivem Wachstum. Infiltration der Gefäße. Lymphogene und hämatogene Metastasen nachweisbar.
  Extraadrenale Phäochromozytome lassen sich entlang dem Grenzstrang als noduläre Struktur ab einer Größe > 1 cm nachweisen. Nach KM-Gabe im CT kräftiges Enhancement. Ansonsten Nachweis mit [131]Jod-MIBG (Nuk).

Neuroblastom

Zweithäufigster abdomineller Tumor im Kindesalter. Geht von den Zellen des N. sympathicus aus. 50 % in den NN., meist einseitig. 25 % extraadrenal intraabdominell. Frühe Metastasierung in Leber, Haut, Knochen (Schädel, Orbita).

- *Sono:* echoreiche, inhomogene, selten homogene RF. Verkalkungen. Echofreie zystische/nekrotische Areale. Größere Tumoren verlagern die V. cava inferior und Aorta nach ventral, selten mit Infiltration. Kompression der Nieren und Verlagerung nach lateral und kaudal, Harnstauungsniere.
- *CT:* bei Diagnosestellung meist große, inhomogene RF mit punktförmigen oder grobscholligen Verkalkungen. Verlagerung und Ummauerung der V. cava inferior und Aorta nach ventral. Verlagerung der Nieren nach laterokaudal, Harnstauungsniere. Einbruch in den Spinalkanal mit Erweiterung des Neuroforamens. Nach KM-Gabe inhomogenes Enhancement mit Demarkierung der Nekroseareale und zystischen Degenerationen.

NN-Metastasen

Die NN sind vierthäufigster Sitz hämatogener Metastasen. Primärtumoren: Bronchial-, Mamma-, gastrointestinale Karzinome, malignes Melanom, Lymphome.

- *Sono:* echoarme bis echoreiche, meist homogene, glatt berandete RF.
- *CT:* hypo-/iso-/hyperdense rundliche, meist homogene und glatt berandete RF. Bei größerer Ausdehnung nekrosebedingt inhomogen. Häufig doppelseitig. Nach KM-Gabe inhomogenes, mäßiges Enhancement, Demarkierung von Nekrosearealen.

Wichtige Differentialdiagnosen bei Erkrankungen der Nebennieren

Verkalkungen der Nebennieren
● Zysten, Pseudozysten, NN-Karzinom, Hämatom, Tbc, Parasiten.
Große solide RF der Nebennieren
● NNR-Karzinom, Phäochromozytom, Neuroblastom, Myelolipom, Metastase, Blutung, Entzündung/Abszeß.
Beidseitig vergrößerte Nebennieren
● Hyperplasie, Entzündung, Blutung, Metastase.

10

Schilddrüse, Nebenschilddrüse

Bildgebende Verfahren

Sonographie der Schilddrüse

Technik

- Real-time-Sonographie, B-mode-Verfahren. Parallel-Scanner, bei divergentem Schallgang muß eine Wasservorlaufstrecke benutzt werden, 5–7,5 MHz.
- Patient in Rückenlage mit leicht rekliniertem Kopf.
- Schnittebene: zunächst im Querschnitt von oben nach unten, dann im Längsschnitt von lateral nach medial untersuchen, wobei der Patient im Längsschnitt den Kopf leicht zur Gegenseite wendet.
- Beurteilung der beiden Schilddrüsenlappen und des Isthmus, der Halsgefäße, der umliegenden Muskeln. Beweglichkeit der Schilddrüse während des Schluckaktes überprüfen.

Sono-Anatomie der Schilddrüse und Nebenschilddrüse

Schilddrüse

- *Größe eines Schilddrüsenlappens:* Länge (Längsschnitt) 5 cm, Breite (Querschnitt) 2 cm, Dicke (Längs-/Querschnitt) 1,5 cm, Isthmusdicke < 0,5 cm.
- *Volumen eines Schilddrüsenlappens:* Länge x Breite x Tiefe x 0,5.
- *Gesamtvolumen:* M < 25 ml, F < 18 ml.
- *Reflexmuster:* echoreicher als Muskel, gleichmäßig, dicht.
- *Kontur:* glatt berandet, Schilddrüsenkapsel eben erkennbar.

Nebenschilddrüse

- 4 Epithelkörperchen, *Größe* 5 x 4 x 2 mm.
- *Schallmuster* der normalen Schilddrüse gleich, deswegen sonographisch kaum abgrenzbar.

Gefäße

- *A. carotis communis:* äußere Dicke 7,9 ± 0,75 mm, innere Weite 7,2–7,9 mm, arterielle Pulsation.
- *V. jugularis interna:* Weite abhängig vom Füllungszustand und der Atemlage, häufig seiten-differente Dicke.

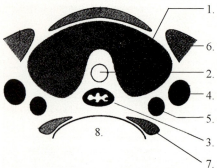

1. Schilddrüse
2. Trachea
3. Ösophagus
4. V. jugularis interna
5. A. carotis communis
6. M. sternocleidomastoideus
7. M. longus coli
8. Wirbelsäule

Schematischer Halsquerschnitt in Höhe der Schilddrüse

Indikationen: exakte Bestimmung der Schilddrüsengröße. Diagnostik umschriebener Schilddrüsenveränderungen. Differenzierung zwischen reflexarmen, reflexreichen und zystischen Veränderungen sowie diffusen Schilddrüsenveränderungen. Verlaufsbeobachtungen unter Therapie und postoperativ. Retrosternale Anteile der Schilddrüse lassen sich nur begrenzt darstellen. Keine Funktionsdiagnostik möglich.

Normalbefund: Schilddrüsensonographie
Symmetrische Darstellung der Schilddrüse. Das Reflexmuster ist gleichmäßig reflexreich und fein ohne Anhalt für fokale oder diffuse Veränderungen. Die Schilddrüse ist normal groß und von regelrechtem Volumen. Die großen Halsgefäße und die Muskulatur des Halses lassen sich gut abgrenzen.
Beurteilung: Regelrechte Darstellung der Schilddrüse im Sonogramm.

Computertomographie des Halses

> **Technik:** ☞ Kap. 15 HNO.
> KM: Vor Verabreichung von jodhaltigem KM Abklärung der Schilddrüsen-Laborwerte sowie Ausschluß eines autonomen Adenoms!

CT-Röntgenanatomie der Schilddrüse

- Homogene, glatt berandete Weichteilfigur, die die Trachea und den Schildknorpel ventral konvex-konkav umgibt.
- *Dichte:* 70± 10 HE (Dichte > Muskelgewebe). Nach KM-Gabe starkes Enhancement.
- *Größe:* ☞ oben, Sono-Anatomie.
- *Gefäße:* V. jugularis interna nativ häufig nicht eindeutig abgrenzbar. A. carotis communis besser abgrenzbar.
- *CT-Schnitte:* ☞ Kap. 2 Untersuchungsmethoden.

Indikationen: Rezidivtumoren und Lymphknotenmetastasen bei Schilddrüsenkarzinom. Ausdehnung retrosternaler Strumaanteile werden in der CT dargestellt. Die CT wird nicht zur Routinediagnostik von Schilddrüsenveränderungen eingesetzt.

Tracheazielaufnahme, Ösophagusbreischluck

Technik: ☞ Kap. 4 Gastrointestinaltrakt und Kap. 15 HNO.
Einengungen oder Verlagerungen der Trachea oder des Ösophagus können im Rahmen der Op.-Vorbereitung oder als Verlaufskontrolle unter konservativer Therapie erfaßt werden.

10

Szintigraphie der Schilddrüse

☞ Lehrbücher der Nuklearmedizin. Szintigraphisch kann sowohl die aufgenommene Gesamtmenge als auch die anatomische Verteilung des Nuklids beurteilt werden. Nuklide:
- ^{99m}Technetiumpertechnat: Gammastrahler, Halbwertszeit 6 h (Standarduntersuchung).
- ^{123}Jod: Gammastrahler, Halbwertszeit 13,3 h.
- ^{131}Jod: Gamma-/Betastrahler, Halbwertszeit 8 Tage (nur bei spezieller Indikation, wie Dosis-berechnung vor Radiojod-Therapie, Schilddrüsenkarzinome, Nachweis dystoper Schilddrüsen-anteile).

Szintigraphische Auswertung:

- Form, Lage, Größe der Schilddrüse. Nachweis von ektopem Schilddrüsengewebe.
- *Schilddrüsenfunktion:* verminderte/vermehrte Stoffwechselaktivität.
- *Kalter Knoten:* speichert nicht oder kaum.
- *Warmer Knoten:* speichert etwas stärker als das übrige Schilddrüsengewebe.
- *Heißer Knoten:* speichert intensiv, während das übrige Schilddrüsengewebe gering/überhaupt nicht speichert.
- *Bestimmung der Radionuklidaufnahme:* TcTU = Technetium thyreoidaler Uptake. 1,5–5 % Aufnahme der verabreichten Menge nach 20 min.
- *Korrelation szintigraphischer Herdbefunde mit sonographischen Befunden: kalter Knoten, sonographisch echofrei = Zyste. Kalter Knoten, sonographisch nicht echofrei = karzinom-verdächtig.*

Klinische Untersuchung

Anamnese: Symptome der Hyper-/Hypothyreose, wie Nervosität, körperliche Schwäche, Gewichts-verlust, Diarrhö, Wärmeintoleranz bzw. Müdigkeit, Gewichtszunahme, Haarausfall usw. Familiäre Schilddrüsenerkrankungen. Vorerkrankungen der Schilddrüse. Therapie, Medikamentenanamnese, inbesondere Jod/jodhaltige Medikamente.
Inspektion/Palpation: Form, Größe, Konsistenz.

Struma

Jodmangel, M. Basedow, Entzündungen, Karzinome führen zu einer Vergrößerung der Schilddrüse. Strumen können diffus oder knotig sein.

Struma: Stadien	
Stad. Ia	solitärer Knoten bei normal großer Schilddrüse.
Stad. Ib	Struma nur bei rekliniertem Hals sichtbar.
Stad. II	Struma bei normaler Kopfhaltung sichtbar.
Stad. III	Struma mit lokalen Stauungs- und Kompressionszeichen.

Blande Struma (Struma diffusa)

Diffuse, nicht entzündliche Schilddrüsenvergrößerung mit normaler Funktion. Ursache: Jodmangel, Medikamente.

- *Sono:* Organvergrößerung. Echomuster normal. Regressive Veränderungen häufig. Bei Größenzunahme Verlagerung der brachiozephalen Gefäße.
- *CT:* Darstellung von retrosternalen Strumaanteilen sowie Verlagerung und Kompression der Trachea und der brachiozephalen Gefäße. Keine Routinediagnostik.

Knotenstruma

Multiple hyperplastische Knoten, die sich in einer diffusen Struma im Laufe der Zeit entwickelt haben, werden auch als adenomatöse Knoten (nicht Adenome!) bezeichnet.

- *Sono:* umschriebene, echogleiche/echoreiche, scharf begrenzte, knotige Veränderungen der Schilddrüse.

Schilddrüsenadenome

Auch follikuläre Adenome genannt. Epitheliale Neubildung mit eigener Gefäßversorgung. Entstehung meist in normal großer Schilddrüse.

- *Sono:* homogen strukturiert, meist echoarme Knoten, aber auch echogleiche oder echoreiche RF mit echoarmem Randsaum (venöser Gefäßsinus).

Struma mit regressiven Veränderungen

Zysten: Entstehung spontan oder nach Traumen (Schokoladenzysten).
- *Sono:* echofreie, bei frischen Blutungen mit Binnenechos, glatt begrenzte RF mit dorsaler Schallverstärkung.

Verkalkungen: Entstehung durch entzündliche Vorgänge oder nach Einblutung. Punktförmig, grobschalig.
- *Sono:* echoreiche Strukturen mit dorsalem Schallschatten.

Fibrosen: bei Adenomen, entzündlicher Struma, papillärem Schilddrüsenkarzinom.
- *Sono:* fibröse Knoten stellen sich echoarm dar, häufig Kalkeinlagerungen (DD: Malignom)

Hyperthyreote Struma

Immunogen (M. Basedow) oder nichtimmunogen (funktionelle Autonomie). Unifokal (autonomes Adenom), multifokal oder disseminiert.

- *Sono:* meist echoarme Knoten mit Randsaum. Die disseminierte Autonomie hat kein bestimmtes Schallmuster.

M. Basedow

Immunogene Hyperthyreose mit Autoantikörpern gegen TSH-Rezeptoren. Familiäre Häufung. F > M.
Begleitsymptome: endokrine Ophthalmopathie (☞ Kap. 17 Ophthalmologie), prätibiale Myxödeme.
● *Sono:* Organverplumpung, diffuse Echoarmut.

Entzündungen der Schilddrüse

Akute Thyreoiditis

Akut eitrige Form. Bakteriell verursacht. Abszeßbildung.
● *Sono:* echoarme, teils irreguläre scharf/unscharf begrenzte RF.

Akute/subakute Thyreoiditis Typ De Quervain

Wahrscheinlich viral bedingt. Initial hyperthyreote Stoffwechsellage.
● *Sono:* echoarme, unscharf begrenzte, große Areale neben normalen Schilddrüsenanteilen.
Schilddrüse insgesamt fleckig, echoarm.

Chronische lymphozytäre Thyreoiditis Typ Hashimoto

Autoimmunerkrankung mit Fibrose und Schrumpfung sowie Hypothyreose im Verlauf der
Erkrankung.
● *Sono:* diffus echoarm, teilweise verkleinerte Schilddrüse.

Malignome der Schilddrüse

Einteilung		Sono
Papilläres Karzinom, 50–60 %	Metastasierung vorwiegend lymphogen (zervikale LK)	Echoarmer Knoten mit langsamem Wachstum, Zysten, Verkalkungen und echoarmer Fibrose. Regionale LK-Metastasierung
Follikuläres Karzinom, 20–30 %	Metastasierung vorwiegend hämatogen (Lunge, Knochen)	Echoarme RF, scharf/unscharf begrenzt, teilweise inhomogen. Frühzeitige Infiltration in die Nachbarorgane, Fernmetastasen
Undifferenziertes (ana-plastisches) Karzinom, ca. 10 %	Metastasierung hämato- und lymphogen. Nimmt nicht am Jodumsatz teil. Prognose schlecht	Echoarme, meist unscharf beran-dete RF. Infiltration der Nachbar-organe. Schnelles Wachstum
Medulläres (C-Zell-) Karzinom, ca. 5 %	Nimmt nicht am Jodstoffwechsel teil. C-Zellen produzieren Calcito-nin. 20 % familiär gehäuft, evtl. komb. mit Phäochromozytom und HPT (MEN). Metastasierung vor-wiegend lymphogen	Echoarme, unscharf berandete RF. Regionale Lymphknotenmeta-stasen
Sonstige	Malignes Lymphom, Sarkom (sel-ten). Metastasen extrathyreoidaler Tumoren	Echoarme, unscharf begrenzte RF. Keine sonographische Abgrenzung zu anderen Tumoren

10

> **Sonographische Merkmale von Schilddrüsenmalignomen**
> ● Echoarme, solitäre/multiple RF.
> ● Kein echoarmer Randsaum.
> ● Unscharfe Begrenzung.
> ● Infiltration der Nachbarorgane, regionale LK-Metastasierung.

● *CT:* Darstellung des infiltrativen Wachstums und der regionalen LK-Vergrößerung. Genaue
Abgrenzung der RF von Gefäßen, Trachea, Ösophagus (nach KM-Gabe).

TNM-Klassifikationen der Schilddrüsentumoren

T1:	Solitärknoten.
T2:	Multiple Knoten unilateral.
T3:	Bilateraler Tumor und/oder Isthmusknoten.
T4:	Durchbruch der Schilddrüsenkapsel.
N1:	Homolaterale LK.
N2:	Kontra-, bilaterale und/oder mediale LK.
N3:	Fixierte LK.

Wertigkeit von Sonographie, Szintigraphie und Feinnadelpunktion

Verdachtsdiagnose	Sonographie	Szintigraphie	Feinnadelpunktion
Knoten			
Isolierte Zyste	+	–	+
Isolierter Kalk	+	–	
Adenomatöser Knoten	+	Jeder solide oder zystisch-solide Knoten kann ein autonomes Adenom sein. Nachweis/Ausschluß szintigraphisch möglich, teilweise nur mit Suppressiontest	+
Fibröser Knoten	+		+
Follikuläres Adenom	+		+
Papilläres, anaplastisches, follikuläres Karzinom	+		+
C-Zell-Karzinom	+		+
Metastase	+		+
Lymphom	+		+
Autonomes Adenom	(+)	+	
Diffuse Erkrankungen			
Diffuse Struma	+	–	
Subakute Thyreoiditis	+	–	+
Disseminierte Autonomie	(+)	+	
M. Basedow	+	–	
Chron. Thyreoiditis Typ Hashimoto	+	–	+
Sonstige			
Volumenbestimmung der gesamten Schilddrüse/Knoten	+	(+)	
Z.n. Strumektomie	+	+	
Ektopes Schilddrüsengewebe	–	+	
Retrosternale Struma	(+)	+	
Metastasensuche	+	+	
Verlaufsuntersuchung	+	–	

+ hoher diagnostischer Wert; (+) eingeschränkter diagnostischer Wert; – geringer diagnostischer Wert.
Nach Mayer, R., Ultraschalldiagnostik der Schilddrüse, Schattauer Verlag.

Nebenschilddrüse

Parenchymmuster der Nebenschilddrüse der normalen Schilddrüse weitgehend gleich, deswegen
sonographisch/computertomographisch kaum abgrenzbar.

Primärer Hyperparathyreoidismus

Ursachen: Adenome (80–90 %), Karzinome (1–3 %), primäre Hyperplasie (5–15 %). Allgemeine
Vergrößerung einer oder mehrerer Nebenschilddrüsen.

● *Sono:* echoarmer, scharf begrenzter Knoten, meist mit echoreichem Randsaum.
● *CT:* Versuch der Abgrenzung nach KM-Gabe in loco typico.
● *Subtraktionsszintigraphie:* ^{201}Thallium/^{99m}Technetium-Subtraktionsszintigraphie, vermehrte
  Nuklidanreicherung.

Wichtige Differentialdiagnosen von Schilddrüsenerkrankungen in der Sonographie

Diffuse Schilddrüsenerkrankungen
● *Normales, echogleiches Schallmuster:* diffuse Struma, disseminierte Autonomie, M. Basedow, sekundäre Hypothyreose.
● *Echoarmes Schallmuster:* Autoimmunerkrankung, M. Basedow, chronische Thyreoiditis Typ Hashimoto, atrophische Thyreoiditis.
● *Gemischt diffuse Echoarmut mit normalen Arealen:* subakute Thyreoiditis De Quervain, die Schilddrüse durchsetzendes Malignom.

Fokale Schilddrüsenerkrankungen
● *Echogleicher Knoten:* adenomatöser Knoten.
● *Echoreicher Knoten:* adenomatöser Knoten.
● *Echoarmer Knoten:* follikuläres Adenom, maligner Schilddrüsentumor, fibröser Knoten, Entzündungen.
● *Echofreie RF:* Zyste.
● *Echoreiche Areale mit dorsalem Schallschatten:* Kalk.

10

HWS in 2 Ebenen

Lagerung	Technik
a.-p.: Patient sitzt vor Stativ. HWS parallel zum Film. Kinn leicht angezogen. Mund während der Belichtungsdauer schnell auf- und zumachen (zur Verwischung und Darstellung der oberen HWS-Anteile). Zentralstrahl: senkrecht auf HWS-Mitte in Medianebene. Seitlich: Patient sitzt seitlich. Schultern tief. Zentralstrahl: horizontal auf HWS-Mitte.	70 kV. Automatik, mittlere Meßkammer. Filmformat: 18 x 24 cm. Empfindlichkeitsklasse 200. Raster. FFA: 115/150. Strahlenschutz: Bleischürze.

Röntgenanatomie/Auswertung
- 7 HWK, physiologische Lordose, Form und Größe regelrecht.
- Kontur glatt begrenzt, einschließlich der Grund- und Deckplatten. Mineralgehalt und Knochenstruktur regelrecht.
- Unkovertebralgelenke, kleine Wirbelgelenke, Dorn- und Querfortsätze regelrecht.
- Zwischenwirbelraum: C2 < C3 < C4 < C5 < C6 ≥ C7.
- Weite des Spinalkanals: Wirbelkörper muß in den dazugehörigen Spinalkanal passen. Interpedunkulardistanz a.-p.=ca. 24–33 mm (C3-C7); Sagittaldurchmesser (seitlich) von WK zu Wirbelbogen=C1 (33–20 mm), C2 (29–15 mm), C3-C7 (24–15 mm).
- Atlantodental-Distanz: seitlich < 3 mm (Kinder < 4 mm); a.-p. symmetrischer Abstand.
- Trachea: mittelständig. Breite: M=15–23 mm, F=11,5–18 mm.
- Retropharyngealraum: 1–7 mm breit (C2).
- Retrotrachealraum: 9–22 mm breit (C6).
- Weichteile: keine Schwellung, keine Fremdkörper, keine Verkalkungen.

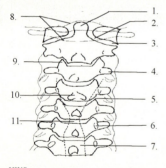

HWS a.-p.   HWS seitlich

1. Dens axis
2. Atlantodentalgelenk
3. Atlantoaxialgelenk
4. Processus transversus
5. Unkovertebralgelenk
6. Pediculus arcus vertebrae
7. Trachea
8. Arcus
9. Processus uncinatus

10. Processus spinosus
11. Zwischenwirbelraum
12. Arcus anterior (vorderer Atlasbogen)
13. Schädelbasis
14. Arcus posterior (hinterer Atlasbogen)
15. Corpus axis

16. Processus articularis superior (oberer Gelenkfortsatz)
17. Processus articularis inferior (unterer Gelenkfortsatz)
18. Intervertebralgelenk (kleines Wirbelgelenk)
19. Gelenkpfeiler

HWS schräg

Lagerung	Technik
Patient sitzend. 45° mit dem Rücken zur Rasterwand gedreht. Kopf leicht filmwärts gewendet. Zentralstrahl: horizontal auf Mitte des schrägen Halsdurchmessers.	70 kV. Automatik, mittlere Meßkammer. Filmformat: 18 x 24 cm, hoch. Empfindlichkeitsklasse 200. Raster. FFA: 150 cm. Strahlenschutz: Bleischürze.

Röntgenanatomie/Auswertung
- Foramina intervertebralia: ovale Form, keine Einengung (ventral Processus uncinati, dorsal Spondylarthrose) oder Aufweitung.
- Kleine Wirbelgelenke: Gelenkspaltbreite 1,5–2 mm.
- Interartikularportionen, Processus articulares regelrecht.
- Praktische Hinweise: mit R/L wird auf dem Film die *filmnahe* Körperseite des Patienten bezeichnet. Zur Darstellung kommen aber die *filmfernen Foramina intervertebralia* (Beispiel: Patient dreht sich nach *rechts*, Bezeichnung auf Röntgenfilm *R*, Darstellung der *linken* Foramina intervertebralia).

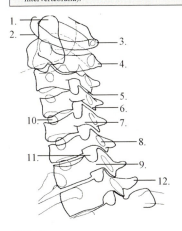

1. Dens
2. Arcus anterior
3. Atlas
4. Axis
5. Intervertebralgelenk
6. Processus articularis inferior
7. Processus articularis superior
8. Processus transversus
9. Pediculus arcus vertebrae
10. Pediculus der Gegenseite
11. Foramen intervertebrale
12. Processus spinosus

11

HWS schräg

Bezeichnung	Verbindungslinie	Normal
Chamberlain-Linie (1)	Hinterrand harter Gaumen und Foramen magnum, dorsaler Rand	Atlas und Dens unterhalb der Linie
Digastrische Linie (2a)	Incisura mastoidea bds.	Densspitze unterhalb der Linie
Bimastoidlinie (2b)	Spitzen des Processus mastoideus bds.	Durchquert das Atlanto-okzipital-gelenk ; Densspitze maximal 7 mm über der Linie
McGregor-Linie (3)	Oberer Hinterrand harter Gaumen und unterster Punkt der Okzipital-schuppe	Densspitze maximal 5 mm über der Linie
McRae-Linie (4)	Vordere und hinterer Rand des Foramen occipitale magnum	Densspitze unterhalb der Linie

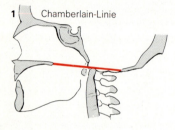

1 Chamberlain-Linie

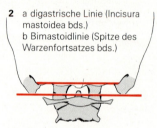

2 a digastrische Linie (Incisura mastoidea bds.)
b Bimastoidlinie (Spitze des Warzenfortsatzes bds.)

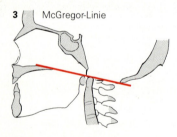

3 McGregor-Linie

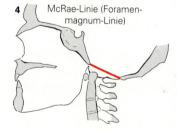

4 McRae-Linie (Foramen-magnum-Linie)

Kraniozervikaler Übergang: Meßmethoden

Funktionsaufnahmen der HWS

Technik
Seitliche Aufnahmen in max. Vor-/Rückwärtsneigung (Ante-/Retroflexion). Bei frischen Traumen nur nach unauffälliger HWS-Aufnahme in 2 Ebenen und unter Anwesenheit eines Arztes

Röntgenanatomie/Auswertung
- Winkel zwischen max. Ante-/Retroflexion: 19°–54°.
- Physiologisches Treppenphänomen: in Anteflexion leichte Verschiebung jedes einzelnen WK gegenüber dem darunterliegenden und leichte Kippung nach vorn.
- Dorsalverlagerung: in Retroflexion leichte dorsale Verlagerung jedes einzelnen WK gegenüber dem darunterliegenden. Die dazwischenliegenden Bandscheibenräume sind nach vorn geöffnet (weiter). Die Dornfortsatzspitzen sind einander genähert.

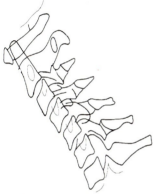 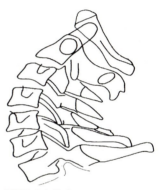

HWS in Anteflexion   HWS in Retroflexion

11

BWS in 2 Ebenen

Lagerung	Technik
a.-p.: Rückenlage. Zentralstrahl in der Median-ebene auf Sternummitte. Seitlich: Seitenlage. Arme in Schulterhöhe über den Kopf nach vorn legen, Beine anwinkeln, WS parallel zum Tisch. Zentralstrahl: etwa auf Schulterblattspitze.	70/81 kV. Automatik, mittleres Meßfeld. Filmformat 20 x 40 cm, hoch. Empfindlichkeitsklasse 200–400, seitlich Verlaufsfolie. Raster. FFA: 115 cm. Atemstillstand in Exspirationslage. Strahlenschutz: Bleischürze.

Röntgenanatomie/Auswertung
- 12 BWK, Kastenform, physiologische Kyphose.
- Kyphosewinkel:
  1. nach Stagnara: Deckplatte BWK3 und Grundplatte BWK11 = 25°.
  2. nach Cobb: Deckplatte BWK5 und Grundplatte BWK12 = 21–33°.
- Mineralgehalt und Knochenstruktur regelrecht. Kontur glatt berandet, ohne Unterbrechung.
- Bogenwurzelabgänge, Dorn-, Quer- und Gelenkfortsätze regelrecht.
- Zwischenwirbelräume: Th1 am kleinsten, Th6 – Th11: 4–5 mm, Th11 – Th12: 6,5 mm. Keine Verkalkungen, kein Vakuumphänomen.
- Spinalkanal: normale Weite. Th1: 20–27 mm, Th6: 15–20 mm, Th12: 19–27 mm.
- Rippen: Form, Stellung, glatte Kontur, Verdichtungen, Halsrippe?
- Weichteile: keine weichteildichte RF, keine Verkalkungen, keine Fremdkörper.

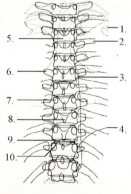

BWS a.-p.

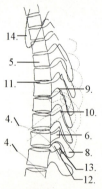

BWS seitlich

1. Klavikula
2. 1. Rippe
3. Paravertebrallinie
4. Diaphragma
5. Wirbelkörper
6. Processus transversus (Querfortsatz)
7. Pediculus arcus vertebrae
8. Processus spinosus (Dornfortsatz)

9. Processus articularis inferior
10. Processus articularis superior
11. Zwischenwirbelraum
12. Foramen intervertebrale
13. Articulatio intervertebralis (Intervertebralgelenk)
14. Skapula

LWS in 2 Ebenen

Lagerung	Technik
a.-p.: Rückenlage. Zum Ausgleich der Lendenlordose Beine anziehen lassen. Zentralstrahl: 2 QF oberhalb des Beckenkamms in Medianebene. Seitlich: Seitenlage. Beine in Knie- und Hüftgelenk gebeugt, Arme nach vorn oben gestreckt. Zentralstrahl: 2 QF oberhalb des Beckenkamms in Mitte des Beckenkamms.	75/85 kV. Automatik, mittleres Meßfeld. Filmformat: 20 x 40 cm, hoch. Empfindlichkeitsklasse 400, seitlich Verlaufsfolie. Raster. FFA: 115 cm. Strahlenschutz: Bleischürze.

Röntgenanatomie/Auswertung

- 5 LWK, Kastenform, physiologische Lordose,
- Übergangswirbel:
  1. Lumbalisation: der 1. Sakralwirbel ist in die LWS integriert ⇨ 6 freie LWK.
  2. Sakralisation: der 5. LWK ist vollständig in das Kreuzbein integriert ⇨ 4 freie LWK.
- Kontur: Grund- und Deckplatten glatt ohne Konturunterbrechung.
- Mineralgehalt und Struktur regelrecht.
- Bogenwurzelabgänge, Dorn-, Quer- und Gelenkfortsätze regelrecht.
- Zwischenwirbelraum: Weite: L1 < L2 < L4 > L5. Keine Verkalkungen, kein Vakuumphänomen.
- Spinalkanalweite: a.-p. Interpedunkulardistanz > 16 mm.
- Statische Achse (Seitaufnahme): Lot von der Mitte von LWK3 schneidet S1.
- Lumbosakralwinkel (S1/Horizontale) = 26°–57°.
- Weichteile: Psoasrand scharf, keine weichteildichte RF, keine Verkalkungen, keine Fremdkörper.

11

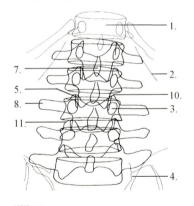
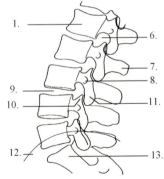

LWS a.-p.   LWS seitlich

1. Wirbelkörper
2. Psoasschatten
3. Pediculus arcus vertebrae
4. Articulatio sacroiliaca (Iliosakralgelenk)
5. Intervertebralgelenk
6. Foramen intervertebrale
7. Processus spinosus (Dornfortsatz)
8. Processus transversus (Querfortsatz)

9. Intervertebralraum (Zwischenwirbelraum)
10. Processus articularis superior (oberer Gelenkfortsatz)
11. Processus articularis inferior (unterer Gelenkfortsatz)
12. Promontorium
13. Os sacrum

LWS-Schrägaufnahmen

Lagerung	Technik
Rückenlage. Gegenseite um 45° anheben und unterpolstern. Knie anwinkeln. Zentralstrahl: 2 QF über Beckenkamm der angehobenen Seite zwischen Medianebene und Spina iliaca anterior superior	75 kV. Automatik, mittleres Meßfeld. Filmformat: 20 x 40 cm, hoch. Empfindlichkeitsklasse 400. Raster. FFA: 115 cm. Strahlenschutz: Bleischürze.

Röntgenanatomie/Auswertung
- Darstellung der Zwischenwirbelgelenke (Intervertebralgelenke), Wirbelbogengelenkflächen (Gelenkfacetten), Zwischengelenkstücke (Interartikularportionen).
- Zwischenwirbelräume normal weit.
- Zwischengelenkstücke: Abbildung der typischen „Hundefigur" ohne Halsband (ohne spaltförmige Aufhellungslinien).
- Kleine Wirbelgelenke: Gelenkspaltweite 1,5–2 mm.
- Praktischer Hinweis: mit R/L wird die filmnahe Körperseite bezeichnet, abgebildet werden die filmnahen Zwischenwirbelgelenke.

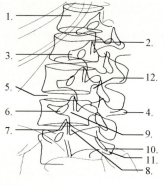

1. Wirbelkörper
2. Intervertebralgelenk (kleines Wirbelgelenk)
3. Processus costalis filmnah
4. Processus costalis filmfern
5. Zwischenwirbelraum
6. Pediculus arcus vertebrae
7. Processus articularis superior
8. Processus articularis inferior
9. Interartikularportion
10. Lamina arcus
11. Processus spinosus
12. Foramen intervertebrale

LWS schräg

LWS-Funktionsaufnahmen

Technik
Seitlich: max. Ante-/Retroflexion (Indikation: Überprüfung der Stabilität/Beweglichkeit einzelner Segmente, degenerative Prozesse, Spondylolisthesis).
a.-p.: max. Seitbiegung (Indikation: Korrekturmöglichkeit bei Skoliose).

Röntgenanatomie/Auswertung
- Max. Ante-/Retroflexion = Gesamtbeweglichkeit der LWS = $\approx$ 64°.
- Keine Ventral-/Dorsalverlagerung einzelner Wirbelkörper. Keine abnorme Streckstellung mehrerer Wirbel oberhalb eines gelockertes Segmentes (Güntz-Zeichen).
- Seitwärtsbeugung: L5/S1 geringster Bewegungsausschlag.

Kreuz-/Steißbein in 2 Ebenen

Lagerung	Technik
a.-p.: Rückenlage. Beine unterpolstern. Zentralstrahl: 2–3 QF oberhalb des Symphysenrandes in Medianlinie. Seitlich: Seitenlagen Knie- und Hüftgelenk gebeugt. Zentralstrahl: handbreit unterhalb des Beckenkammes, 2–3 QF dorsal der Beckenkammitte.	70/85 kV. Automatik, mittleres Meßfeld. Filmformat: 18 x 24 cm, hoch. Empfindlichkeitsklasse 400. Raster. FFA: 115 cm. Strahlenschutz: Hodenkapsel, Ovarienschutz.

Röntgenanatomie/Auswertung

- Kreuzbein: 5 Wirbel, 4 Foramina sacralia. Steißbein: 4–5 WK-Rudimente, Dreiecksform.
- Lumbosakralwinkel (seitlich: S1/Horizontale) = 26°–55°.
- Steißbein-Kreuzbein-Winkel (seitlich) = Achsstellung ca. 10–30° nach ventral (große Variabilität).
- ISG: glatte Kontur, normale Weite des Gelenksspaltes, keine Sklerose.
- Weichteile: keine weichteildichte RF, keine Verkalkungen, keine Fremdkörper.

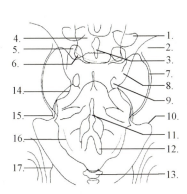

Kreuzbein a.-p.

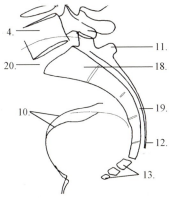

Kreuzbein seitlich

1. Processus transversus
2. Ala ossis ilii (Beckenschaufel)
3. Processus spinosus
4. LWK 5
5. Processus articularis superior
6. Processus articularis inferior LWK 5
7. Iliosakralgelenk
8. Ala sacralis
9. Foramina sacralia
10. Incisura ischiadica major

11. Crista sacralis mediana
12. Cornu sacrale
13. Os coccygis
14. Spina iliaca posterior superior
15. Spina iliaca posterior inferior
16. Crista sacralis lateralis
17. Spina ischiadica
18. Os sacrum
19. Canalis sacralis
20. Promontorium

11

Becken

Lagerung	Technik
a.-p.: Rückenlage (oder im Stand), Beine innen-rotiert. Großzehen berühren sich. Beine gleich-lagern. Zentralstrahl: in die Mitte zwischen Beckenkamm und unterem Symphysenrand in der Medianebene.	70 kV. Automatik, mittlere Meßkammer. Filmformat: 30 x 40 cm. Empfindlichkeitsklasse 400. Raster. FFA: 115 cm. Aufnahme bei Atemstillstand in Exspirations-lage. Strahlenschutz: Hodenkapsel, Ovarienschutz.

Röntgenanatomie/Auswertung
- Symmetrische Form, Beckenschaufeln gleich hoch.
- Konturen glatt berandet, ohne Unterbrechungen oder Knochenappositionen.
- Mineralgehalt regelrecht.
- Hüftköpfe: regelrechte Stellung, glatt begrenzt. Gelenkspaltweite: 4–5 mm. Keine intra- oder periartikulären Verkalkungen.
- Pfannendach: symmetrisch, Köhler-Tränenfigur.
- Symphyse: Weite < 6 mm. Asymmetrie bis max. 2 mm. Glatte und scharfe Begrenzung.
- ISG: Weite 3–4 mm. Keine Randausziehung, keine Sklerose.
- Os sacrum und mitdargestellte LWS: Form, Struktur, Kontur regelrecht.
- Weichteile: keine Weichteilverdichtung, keine Verkalkungen, keine Fremdkörper.
- Status nach TEP: Lockerungszeichen, Dislokation.
- CCD-Winkel: **C**entrum-**C**ollum-**D**iaphysen-Winkel: 120–130°.

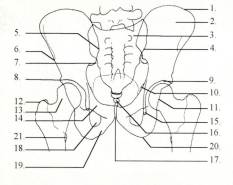

Becken a.-p.

1. Crista iliaca
2. Ala ossis ilii (Beckenschaufel)
3. Os sacrum
4. Iliosakralgelenk
5. Spina iliaca posterior superior
6. Spina iliaca anterior superior
7. Spina iliaca posterior inferior
8. Spina iliaca anterior inferior
9. Limbus acetabuli (Pfannenerker)
10. Spina ischiadica
11. Hinterer Pfannenrand
12. Trochanter major
13. Collum femoris (Schenkelhals)
14. R. superior ossis pubis (oberer Schambeinast)
15. Köhler-Tränenfigur
16. Os coccygis
17. Symphysis
18. Foramen obturatum
19. R. inferior ossis pubis (unterer Schambeinast)
20. Tuber ischiadicum
21. Trochanter minor

CCD-Winkel

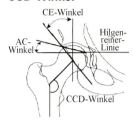

CCD-Winkel

- *CCD-Winkel:* **C**entrum-**C**ollum-**D**iaphysen-Winkel: 120–130°.
- *Hilgenreiner-Linie:* waagrechte Verbindungslinie durch die Y-Fuge bd. Hüftgelenke. Dient zur Ermittlung des Femurhochstands: Senkrechte von der Hilgenreiner-Linie zum proximalsten Punkt des Schenkelhalses sollte bds. gleich lang sein.
- *AC-Winkel:* Winkel zwischen Tangente des Pfannendachs und Hilgenreiner-Linie. > 30°: V.a. Dysplasie.
- *CE-Winkel:* Winkel zwischen der Lotlinie einer Verbindungslinie der Mitten beider Femurköpfe und einer Tangente von der Femurkopfmitte zum oberen äußeren Acetabulumrand. Zeigt Entwicklung des Acetabulums und Beziehung zum Femurkopf an. 5.–8. LJ: > 19°.
- ☞ auch kongenitale Hüftdysplasie

Ala-/Obturator-Aufnahme

Technik
Ala-Aufnahme: hintere schräge Aufnahme des Beckens. Patient liegt auf dem Rücken. Die gesunde Seite wird mit ca. 40° unterpolstert. Zentralstrahl: von ventral vertikal auf das erkrankte Hüftgelenk.
Obturator-Aufnahme: vordere Schrägaufnahme des Beckens. Patient liegt auf dem Rücken, die kranke Seite wird mit ca. 45° unterpolstert. Zentralstrahl: von ventral vertikal auf das kranke Hüftgelenk.
Strahlenschutz: Hodenkapsel.

Röntgenanatomie/Auswertung
- Ala-Aufnahme: vorderer Pfannenrand, ilioischiale (= hintere) Säule, lateraler Anteil des Sitzbeins, Spina ischiadica. Schambein gut abgrenzbar, regelrecht geformt.
- Obturator-Aufnahme: hinterer Pfannenrand, iliopubische (= vordere) Säule, Linea terminalis, mittleres/unteres Sitzbein. Schambein, Foramen obturatum gut abgrenzbar, regelrecht geformt.

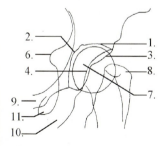

Ala-Aufnahme (hintere Schrägaufnahme)

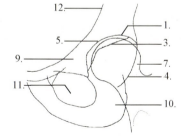

Obturator-Aufnahme (vordere Schrägaufnahme)

1. Pfannendach
2. Hinterer Pfannengrund
3. Vorderer Pfannenrand
4. Hinterer Pfannenrand
5. Vorderer Pfannengrund
6. Spina ischiadica

7. Hüftkopf
8. Trochanter major
9. Corpus ossis pubis (vorderer Gelenkpfeiler)
10. Corpus ossis ischii (hinterer Gelenkpfeiler)
11. Foramen obturatum
12. Linea terminalis

Iliosakralgelenke (ISG)

Lagerung	Technik
2 Aufnahmemöglichkeiten: a.-p. mit Aufhebung der Lendenlordose, besser p.-a., Patient in Bauchlage. Zentralstrahl: senkrecht in Medio-sagittalebene, 1 QF über Spina iliaca anterior. superior.	70 KV. Automatik, mittlere Meßkammer. Filmformat: 24 x 30 cm, quer. Empfindlichkeitsklasse 200. Raster. FFA: 115 cm. Aufnahme in Atemstillstand. Strahlenschutz: Hodenkapsel, Ovarienschutz.

Röntgenanatomie/Auswertung
- Gelenkspaltweite: 3–4 mm. Glatte Kontur, keine Sklerose oder Erosionen, keine Stufenbildung.
- Die mitdargestellten Anteile des Os ilium und Os sacrum sind unauffällig.
- Knochenkontur und Struktur regelrecht.
- Weichteile: keine Verkalkungen, Fremdkörper oder Weichteilverdichtungen.

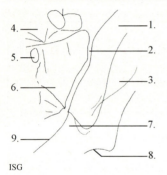

1. Ala ossis ilii
2. Iliosakralgelenk
3. Os ilium
4. LWK 5
5. Foramen sacrale
6. Os sacrum
7. Corpus ossis ilii
8. Pfannendach des Hüftgelenks
9. Linea arcuata

ISG

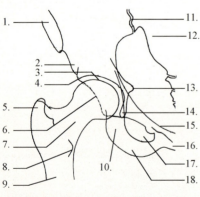

1. Sina iliaca anterior superior
2. Spina iliaca anterior inferior
3. Pfannendach
4. Pfannenerker
5. Trochanter major
6. Vorderseite der Fossa acetabuli
7. Schenkelhals
8. Trochanter minor
9. Femur
10. Os ischii
11. ISG
12. Os sacrum
13. Spina ischiadica
14. Köhler-Tränenfigur
15. Linea terminalis
16. Os pubis
17. Foramen obturatum
18. Tuber ischidicum

Hüfte a.-p.

Hüfte a.-p.

Lagerung: Rückenlage. Beine ausgestreckt, abzubildendes Bein leicht abspreizen, leicht innenrotieren. Zentralstrahl: Leistenbandmitte.	Technik 75 kV. Automatik, mittlere Meßkammer. Filmformat: 18 x 24 cm, hoch. Empfindlichkeitsklasse 400. FFA: 115 cm. Strahlenschutz: Hodenkapsel, Ovarien.

Hüftgelenk nach Lauenstein I (mediolateral)

Lagerung: Rückenlage. Abduktion des Oberschenkels in der Hüfte um 45°. Beugung des Kniegelenks, Unterpolsterung. Zentralstrahl: Leistenbandmitte. Praktische Hinweise: bei V.a. Schenkelhalsfraktur kontraindiziert!	Technik 70 kV. Automatik, mittlere Meßkammer. Filmformat: 18 x 24 cm, quer. Empfindlichkeitsklasse 400. Raster. FFA: 115 cm. Strahlenschutz: Hodenkapsel, Ovarienschutz.

Hüftgelenk axial

Lagerung: Rückenlage. Aufzunehmendes Bein leicht innenrotiert, anderes Bein abgespreizt hoch- lagern. Kassette seitlich von außen an die kranke Hüfte anstellen, parallel zum Schenkelhals an den Beckenkamm. Zentralstrahl: horizontal senkrecht zu Film und Schenkelhals.	Technik 75 kV, 20 mAs. Filmformat: 18 x 24 cm. Empfindlichkeitsklasse 400. Kein Raster. FFA: 105 cm. Strahlenschutz: Hodenkapsel, Ovarienschutz. Praktische Hinweise: Schenkelhals in voller Länge und überlagerungsfrei abgebildet.

11

Röntgenanatomie/Auswertung
- Hüftkopfrundung und -form, Pfannendach regelrecht. Hüftkopf in Pfanne zentriert.
- Normaler CCD-Winkel (120–130°).
- Knochenkonturen und -strukturen regelrecht.
- Gelenkspalt: kranial 3–4 mm, medial 4–5 mm. Gelenkflächen glatt und scharf konturiert. Kopf wird von Pfanne gedeckt. Keine intra- oder periartikulären Verkalkungen.
- Weichteile: keine Weichteilverdichtungen, keine Verkalkungen, keine Fremdkörper.
- Zustand nach TEP: Lockerungszeichen, Dislokation.

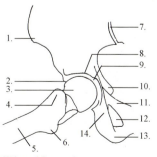

1. Spina iliaca anterior superior
2. Pfannenerker
3. Femurkopf
4. Trochanter major
5. Femur
6. Trochanter minor
7. Iliosakralgelenk
8. Pfannengrund
9. Fossa acetabuli
10. Spina ischiadica
11. Os pubis
12. Foramen obturatum
13. Tuber ischiadicum
14. Os ischii

Hüfte nach Lauenstein

Oberschenkel in 2 Ebenen

Lagerung	Technik
a.-p.: Rückenlage. Bein gestreckt, leicht innen-rotiert. Sandsack über Unterschenkel zur Fixierung. Zentralstrahl: auf Kassettenmitte. Seitlich: Seitenlage, Oberschenkel in Tisch-mitte, Kniegelenk leicht gebeugt. Bein der Gegenseite abwinkeln. Sandsack über Unter-schenkel zur Fixierung. Zentralstrahl: auf Kassettenmitte.	70 kV. Automatik, mittlere Meßkammer. Filmformat: 20 x 40 cm, hoch. Empfindlichkeitsklasse 200–400. Raster. FFA 115 cm. Strahlenschutz: Bleiabdeckung.

Röntgenanatomie/Auswertung
- Regelrechte Form des langen Röhrenknochens und des mitabgebildeten Kniegelenks. Stellung: Femur-Kniegelenk-Winkel = 75–85°.
- Knochenstruktur und -kontur regelrecht, Kompaktdicke ca. 20 mm.
- Gelenk: Form, Kontur und Gelenkspalt regelrecht. Keine intra- oder periartikulären Verkalkungen.
- Weichteile: keine Schwellung, keine Verkalkungen, kein Fremdkörper, Fettkörper nicht abgehoben.

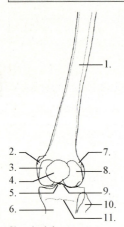

Oberschenkel a.-p.

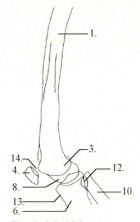

Oberschenkel seitlich

1. Femurschaft
2. Epicondylus medialis femoris
3. Condylus medialis femoris
4. Patella
5. Eminentia intercondylaris medialis
6. Tibia
7. Epicondylus lateralis femoris

8. Condylus lateralis femoris
9. Eminentia intercondylaris lateralis
10. Fibula
11. Epiphysenlinie
12. Articulatio tibiofibularis
13. Tuberositas tibiae
14. Retropatellargelenk

Kniegelenk in 2 Ebenen

Lagerung	Technik
a.-p.: Rückenlage. Bein gestreckt, Fuß leicht innenrotiert. Zentralstrahl: unterer Patellarand = Kniegelenkspalt, mit Darstellung von ca. 1/3 des Femurs und 1/3 der Tibia. Seitlich: Seitenlage. Hüft- und Kniegelenk leicht gebeugt. Laterale Seite des Knies liegt dem Film an. Unterschenkel parallel zur Filmebene, anderes Bein abwinkeln. Zentralstrahl: auf Epicondylus medialis.	63 kV/11 mAs. Filmformat: 18 x 24 cm. Empfindlichkeitsklasse 200. Kein Raster. FFA: 105 cm. Strahlenschutz: Bleischürze.

Röntgenanatomie/Auswertung

- Form der Femurkondylen und des Tibiamassivs regelrecht. Stellung: axialer Kniegelenkwinkel 173°.
- Knochenkontur und -struktur regelrecht.
- Gelenk: kongruent, glatt begrenzt. Keine Ausziehung der Interkondylenhöcker. Breite des Kniegelenkspalts 3–4 mm.
- Patella: Patellastand a.-p.: unterer Patellapol ca. 1 cm über Kniegelenkspalt. Gelenkspaltweite < 5 mm.
- Weichteile: keine Schwellungen, keine Verkalkungen, keine Fremdkörper, Fettkörper nicht abgehoben.

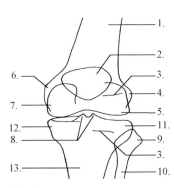

Knie a.-p.

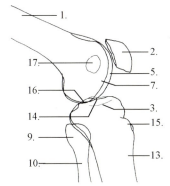

Knie seitlich

11

1. Femur
2. Patella
3. Wachstumslinie
4. Epicondylus lateralis femoris
5. Condylus lateralis femoris
6. Epicondylus medialis femoris
7. Condylus medialis femoris
8. Medialer und lateraler Interkondylenhöcker
9. Caput fibulae

10. Fibula
11. Condylus lateralis tibiae
12. Condylus medialis tibiae
13. Tibia
14. Tibiaplateau
15. Tuberositas tibiae
16. Eminentia intercondylaris
17. Ludloff-Fleck

Tunnelaufnahme des Kniegelenkspalts nach Frik

Lagerung	Technik
Rückenlage. Knie um 40° gebeugt mit Unterpolsterung des Fußes. Gebogene Kassette liegt unter dem Kniegelenk. Zentralstrahl: auf den Kniegelenkspalt, Röhre parallel zum Unterschenkel kopfwärts kippen.	70 kV/12,5 mAs. Filmformat: 18 x 24 mm, hoch. Empfindlichkeitsklasse 200. Kein Raster. FFA: 105 cm. Strahlenschutz: Bleischürze.

Röntgenanatomie/Auswertung
- Femurkondylen, Fossa intercondylaris, Interkondylenhöcker, Tibiamassiv mit regelrechter Form und Stellung.
- Gelenkbildende Flächen glatt und scharf begrenzt. Gelenkspalt normal weit, keine freien Gelenkkörper oder intra- oder periartikuläre Verkalkungen.

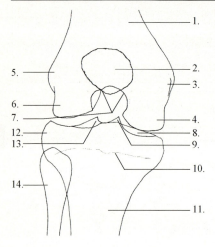

1. Femur
2. Patella
3. Epicondylus medialis femoris
4. Condylus medialis femoris
5. Epicondylus lateralis femoris
6. Condylus lateralis femoris
7. Fossa intercondylaris
8. Mediales Tibiaplateau
9. Eminentia intercondylaris medialis (medialer Interkondylenhöcker)
10. Wachstumsfuge
11. Tibia
12. Laterales Tibiaplateau
13. Eminentia intercondylaris lateralis (lateraler Interkondylenhöcker)
14. Fibula

Tunnelaufnahme nach Frik

Patella, axial und Defilee

Lagerung	Technik
Bauchlage. Knie max. gebeugt und fixiert. Zentralstrahl: auf Patellamitte. Bei weniger stark gebeugtem Knie Kippung des Zentralstrahls um 5–15° kaudokranial. Defilee-Aufnahmen: Reflexion in 30°, 60° und 90° zur Beurteilung der Gleitfähigkeit der Patella.	70 kV/12,5 mAs. Filmformat: 13 x 18 cm, quer. Empfindlichkeitsklasse 200. Kein Raster. FFA: 105 cm. Strahlenschutz: Bleischürze.

Röntgenanatomie/Auswertung
- Formen: Einteilung nach Wiberg I-IV.
- Stellung der Patella im femoralen Lager. Keine Kondylendysplasie, Luxation, Subluxation.
- Gelenkspalt: Weite < 5 mm. Keine intra- oder periartikulären Verkalkungen. Gelenkflächen glatt und scharf berandet.
- Weichteile: keine Weichteilschwellung, keine Verkalkungen, keine Fremdkörper.

Patellaformen nach Wiberg

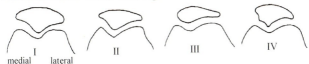

I
medial lateral
II III IV

Schema des röntgenologischen Gelenkspalts beim Kind

11

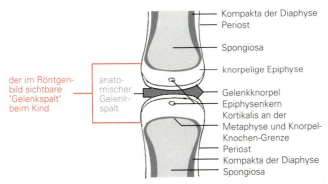

der im Röntgenbild sichtbare "Gelenkspalt" beim Kind

anatomischer Gelenkspalt

Kompakta der Diaphyse
Periost
Spongiosa
knorpelige Epiphyse
Gelenkknorpel
Epiphysenkern
Kortikalis an der Metaphyse und Knorpel-Knochen-Grenze
Periost
Kompakta der Diaphyse
Spongiosa

Unterschenkel in 2 Ebenen

Lagerung	Technik
a.-p.: Rückenlage. Bein gestreckt, leicht innenrotiert, Fußsohle senkrecht. Zentralstrahl: auf Unterschenkelmitte. Seitlich: Seitenlage. Knie- und Hüftgelenk leicht gebeugt, Fuß anziehen. Film liegt unter dem lateralen Unterschenkel. Bein der Gegenseite angewinkelt nach oben lagern. Zentralstrahl: auf Unterschenkelmitte.	60 kV/16 bzw. 10 mAs. Filmformat: 20 x 40 cm, hoch. Empfindlichkeitsklasse 200. Kein Raster. FFA: 105 cm. Strahlenschutz: Bleischürze.

Röntgenanatomie/Auswertung
- Tibia und Fibula. Tibiaachse-Gelenkspaltwinkel: ≈ 90°.
- Knochenkontur und -struktur regelrecht.
- Mitdargestelltes Kniegelenk und OSG mit glatten Gelenkflächen, kongruenter Form und regelrechter Weite der Gelenkspalten. Keine intra- oder periartikulären Verkalkungen.
- Weichteile: keine Weichteilschwellung, keine Verkalkungen, keine Fremdkörper.

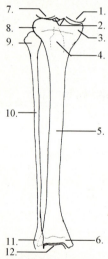

Unterschenkel a.-p.

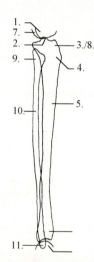

Unterschenkel seitlich

1. Medialer Femurkondylus
2. Interkondylenhöcker
3. Condylus medialis tibiae
4. Tuberositas tibiae (juvenil: Tibiakopfapophyse)
5. Tibia
6. Malleolus medialis (Innenknöchel)

7. Lateraler Femurkondylus
8. Condylus lateralis tibiae
9. Caput fibulae
10. Fibula
11. Malleolus lateralis (Außenknöchel)
12. Talus

Oberes Sprunggelenk in 2 Ebenen

Lagerung	Technik
a.-p.: Rückenlage. Bein gestreckt, leicht innen-rotiert, Fuß senkrecht zum Film, dorsalflektiert. Zentralstrahl: OSG-Mitte. Seitlich: Seitenlage. Knie- und Hüftgelenk leicht gebeugt, Fuß dorsal flektieren, Fersen-beinachse parallel zum Film. Film liegt unter dem Fuß an der lateralen Seite. Bein der Gegenseite in Hüft- und Kniegelenk beugen und nach oben lagern. Zentralstrahl: auf Sprung-gelenkmitte = Malleolus medialis.	55 kV/10 mAs. Filmformat: 18 x 24 cm, quer, zweigeteilt. Empfindlichkeitsklasse 200. Kein Raster. FFA: 105 cm. Strahlenschutz: Bleischürze.

Röntgenanatomie/Auswertung

- Form der Malleolengabel und des Talus (Kastenform) regelrecht. Stellung: Tibiaachsen-Gelenkspaltwinkel (Johnson-Winkel) ≈ 92°.
- Knochenkontur und -struktur regelrecht.
- Gelenk: Gelenkflächen kongruent, glatt berandet. Keine akzessorischen Knochen. Gelenk-spaltweite: OSG: 3–4 mm. Keine intra- oder periartikulären Verkalkungen.
- Weichteile: keine Weichteilverdichtungen, keine Verkalkungen (Gefäße, Sehnen, Membrana interossea), keine Fremdkörper. Achillessehnenschatten (10–20 cm hohes und an der Basis 2–4 cm breites Dreieck).

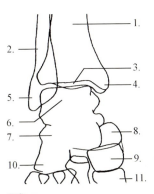

OSG a.-p.

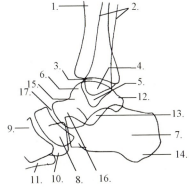

OSG seitlich

1. Tibia
2. Fibula
3. Oberes Sprunggelenk
4. Malleolus medialis
5. Malleolus lateralis
6. Trochlea tali
7. Kalkaneus
8. Os naviculare
9. Os cuneiforme mediale
10. Os cuboideum
11. Basis metatarsalis V
12. Processus posterior tali
13. Sinus tarsi
14. Tuber calcanei
15. Collum tali
16. Caput tali
17. Talonavikulargelenk

11

Gehaltene Aufnahmen des OSG

Technik
a.-p.: Rückenlage. Fuß in Innenrotation. Einspannung in Halteapparat (oder manuell). Druck von 15 kp oberhalb des medialen Knöchels.
Seitlich: Seitenlage. Knie um 30° gebeugt. Einspannung in den Halteapparat (oder manuell). Druck von 15 kp auf die ventrale distale Tibiakante (2 cm oberhalb des OSG).
Praktische Tips: Patient nicht über die Schmerzgrenze belasten, auf Entspannung achten.

Röntgenanatomie/Auswertung
● a.-p.-Aufnahme (Verletzungen des Außenbands).
 Öffnungswinkel zwischen Tibia und Talus: < 5° = normal, 5–10° = fraglich (Seitenvergleich nötig. Seitendifferenz > 3° pathologisch), > 10° = pathologisch.
● Seitliche Aufnahme (Verletzungen des Lig. talofibulare anterius).
 Talusvorschub: < 5 mm = normal, 5–10 mm = fraglich (Seitenvergleich nötig, Seitendifferenz > 3 mm pathologisch), > 10 mm = pathologisch.
● Praktische Hinweise: zunächst OSG in 2 Ebenen röntgen. Erst nach Frakturausschluß gehaltene Aufnahmen! Bei starken Schmerzen Versuch in Lokalanästhesie.

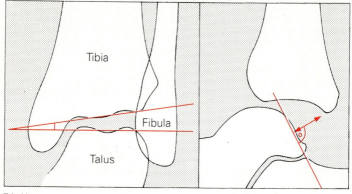

Taluskippung   Talusvorschub

Fuß in 2 Ebenen

Lagerung	Technik
Dorsoplantar: Patient sitzend. Kniegelenk gebeugt, Fußsohle aufgesetzt. Zentralstrahl: auf 3. Mittelfußknochen. Schräg: Patient sitzend. Kniegelenk gebeugt, Fuß schräg, mit Innenkante dem Film anliegend. Zentralstrahl: auf 3. Mittelfußknochen.	44 kV/10 bzw. 16 mAs. Filmformat: 24 x 30, quer, zweigeteilt. Empfindlichkeitsklasse 200. Kein Raster. FFA: 105 cm. Strahlenschutz: Bleischürze.

Röntgenanatomie/Auswertung

- 5 Grund-, Mittel-, und Endphalangen. Ossa cuneiforme I, II, III, cuboideum, naviculare, Kalkaneus, Talus.
- Fußgewölbe normal (Tangente Unterkante Kalkaneus/Tangente Unterkante Metatarsale V: 150–170°).
- Regelrechte Knochenkontur und -struktur.
- Gelenke glatt und scharf begrenzt. Gelenkspaltbreite: Meta-, Tarsometatarsal-Gelenk: 2–2,5 mm, Interphalangealgelenk: 1–2 mm.
- Winkelmessungen seitliche Aufnahme: Tuber-Gelenk-Winkel: 30–40°. Kalkaneusachse/mediale Fußlängsachse: 144° ± 5°.
- Winkelmessung, d.-p.-Aufnahme: Längsachse Metatarsale I/II < 9°. Großzehengrundvalgität: < 20°.
- Weichteile: keine Weichteilverschattungen, keine Verkalkungen, keine Fremdkörper. Akzessorische Fußknochen.

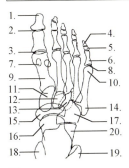

Fuß a.-p.

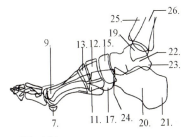

Fuß seitlich

1. Tuberositas phalangis distalis (Nagelkranz)
2. Articulatio interphalangealis distalis
3. Articulatio interphalangealis proximalis
4. Phalanx distalis
5. Phalanx media
6. Phalanx proximalis
7. Os sesamoidea
8. Articulatio metatarsophalangealis (Zehengrundgelenk)
9. Os metatarsale (Mittelfußknochen)
10. Caput metatarsale (Metatarsaleköpfchen)
11. Os cuneiforme I (mediale)
12. Os cuneiforme II (intermedium)
13. Os cuneiforme III (laterale)

14. Basis metatarsalis V
15. Os naviculare
16. Caput tali
17. Os cuboideum
18. Malleolus medialis
19. Malleolus lateralis
20. Kalkaneus
21. Tuber calcanei
22. Talus
23. Processus posterior tali
24. Articulatio calcaneocuboidea
25. Tibia
26. Fibula

Kalkaneus in 2 Ebenen

Lagerung	Technik
Seitlich: Seitenlage. Knie- und Hüftgelenk leicht gebeugt. Fuß mit lateraler Seite zum Film. Zentralstrahl: Fersenbeinmitte. Axial: Patient sitzend. Bein gestreckt, Zehen mit Binde möglichst weit hochziehen (dorsal flektieren). Zentralstrahl 45° kaudokranial auf Fersenbeinmitte.	55 kV/10 bzw. 73/12,5 mAs. Filmformat: 18 x 24 cm, zweigeteilt. Empfindlichkeitsklasse 200. Kein Raster. FFA: 105 cm. Strahlenschutz: Bleischürze.

Röntgenanatomie/Auswertung

- Form regelrecht. Tuber-Gelenk-Winkel (seitlich): 30–40°. Kalkaneusaxialwinkel (axial): 15°. Keine Valgus- oder Varusfehlstellung.
- Knochenkontur und -struktur regelrecht.
- Gelenkflächen kongruent, glatt begrenzt. Keine intra- oder periartikulären Verkalkungen.
- Weichteile: Fersenbeinweichteilschatten bis 25 mm. Keine Weichteilverschattungen, keine Verkalkungen, keine Fremdkörper, keine akzessorische Fußknochen.

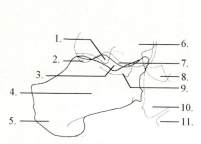

Kalkaneus seitlich

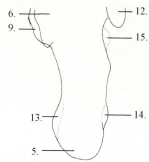

Kalkaneus axial

1. Processus lateralis tali
2. Processus posterior tali
3. Sinus tarsi
4. Kalkaneus
5. Tuber calcanei
6. Talus
7. Unteres Sprunggelenk
8. Os naviculare

9. Sustentaculum tali
10. Os cuboideum
11. Basis metatarsalis V
12. Malleolus lateralis
13. Processus medialis tuberis calcanei
14. Processus lateralis tuberis calcanei
15. Trochlea peronealis

Großzehe in 2 Ebenen

Lagerung	Technik
Dorsoplantar: Patient sitzend. Kniegelenk gebeugt, Fußsohle aufgesetzt. Zentralstrahl: auf Großzehengrundgelenk. Seitlich: Seitenlage. Fuß mit Innenkante auf Film anliegend, 2.-5. Zehe möglichst weit nach hinten wegziehen. Zentralstrahl: auf Groß- zehengrundgelenk.	45 kV/6 mAs. Filmformat: 18 x 13 cm, zweigeteilt. Empfindlichkeitsklasse 200. Kein Raster. FFA 105 cm. Strahlenschutz: Bleischürze.

Röntgenanatomie/Auswertung
- Metatarsale, Grund-, Endphalanx. Keine Seitabweichung.
- Regelrechte Knochenkontur und -struktur.
- Gelenk kongruent, glatt und scharf begrenzt. Gelenkspaltweite 1–2 mm.
- Weichteile: keine Weichteilverschattungen, keine Verkalkungen (Gefäße, Sehnen), keine Fremdkörper. Akzessorische Knochen.

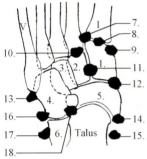

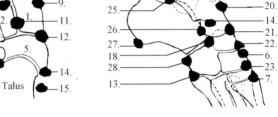

Akzessorische Knochen des Fußes a.-p.   Akzessorische Knochen des Fußes seitlich

1. Os cuneiforme mediale
2. Os cuneiforme intermedium
3. Os cuneiforme laterale
4. Os cuboideum
5. Os naviculare
6. Kalkaneus
7. Os intermetatarsale
8. Os cuneometatarsale I plantare
9. Sesamum tibiale anterius
10. Os cuneometatarsale II dorsale
11. Os intercuneiforme
12. Os cuneonaviculare mediale
13. Os Vesalium
14. Os tibiale externum

15. Os talus accessorius
16. Os peronaeum cuboideum laterale
17. Os trochleare calcanei
18. Os trochleare secundarium
19. Os talotibiale
20. Os supratalare
21. Os supranaviculare
22. Os infranaviculare
23. Os cuneometatarsale II dorsale
24. Os accessorium supracalcaneum
25. Os trigonum
26. Os calcaneus secundarius
27. Os subcalcaris
28. Os peroneum

11

Schädel in 2 Ebenen

Lagerung	Technik
p.-a.: wenn möglich sitzend, am Stativ Stirn und Nase anlegen, so daß die Deutsche Horizontale senkrecht zum Film steht. Zentralstrahl: 2 QF kranial der Nasenwurzel. Seitlich: sitzend. Kopf um 90° drehen oder Kassette seitlich anstellen. Medianebene parallel zum Film, Deutsche Horizontale senkrecht zum Film. Zentralstrahl: 2 cm kranial des äußeren Gehörgangs.	70 kV. Automatik, mittlere Meßkammer. Filmformat: 24 x 30 cm, hoch. Empfindlichkeitsklasse 200. Raster. FFA: 115 cm. Strahlenschutz: Bleischürze.

Röntgenanatomie/Auswertung
- Schädelkalotte mit annähernder Halbkugelform.
- Knochenkontur und -struktur regelrecht.
- Knochendicke der Schädelkalotte: Tabula interna: 0,5 mm. Tabula externa: 1,5 mm. Kortikalis insgesamt: ca. 5 mm frontal.
- Schädelnähte: geschlossen ab ca. 20. LJ. Als erstes Sutura frontalis (bis zum 3. LJ), als letztes Synchondrosis sphenooccipitalis (bis zum 20. LJ). Verknöcherung ab 40. LJ.

Sella turcica

Lagerung	Technik
Bauchlage. Kopf mit gewünschter Seite anliegend. Medianebene parallel zum Film. Zentralstrahl: 1 cm dorsal der Mitte der Verbindungslinie zwischen äußerem Augenwinkel und oberem Ohransatz.	60 kV. Automatik, mittlere Meßkammer. Filmformat 13 x 18 cm, quer. Empfindlichkeitsklasse 200. Raster. FFA: 115 cm. Strahlenschutz: Bleischürze.

Röntgenanatomie/Auswertung
- Form: Höhe: 6,5–11 mm, Länge: 9–16 mm, Breite: 9–19 mm.
- Regelrechte Knochenkontur und -struktur (keine Ballonierung, Arrodierung), doppelter Boden kann Normvariante sein (cave: Tumor).

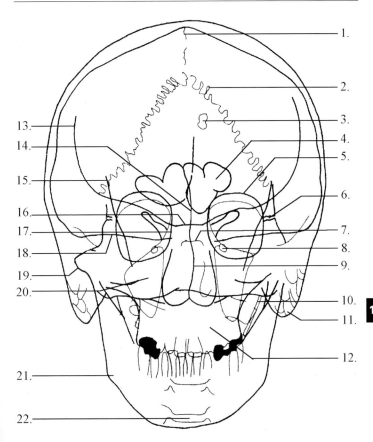

1. Sutura sagittalis
2. Sutura lambdoidea
3. Foveolae granulares
4. Sinus frontalis (Stirnhöhlen)
5. Orbitadach
6. Sutura frontozygomatica
7. Hypophysenboden
8. Foramen rotundum
9. Septum nasi
10. Processus styloideus
11. Processus mastoideus

12. Maxilla (Oberkiefer)
13. Linea interna
14. Crista galli
15. Linea innominata
16. Planum sphenoidale
17. Medialer Orbitarand
18. Pyramidenoberkante
19. Arcus zygomaticus (Jochbogen)
20. Sinus maxillaris (Oberkieferhöhle)
21. Angulus mandibulae
22. Protuberantia mentalis

1 Persistierende Stirnnaht. Kann bei okzipitooraler Aufnahme vorgetäuscht werden, wenn sich bei steiler Einstellung die Pfeilnaht in das Stirnbein projiziert. Gelegentlich findet sich im unteren Drittel der Sutura frontalis eine Lücke (Fontanella metopica) oder eine diese Lücke ausfüllende Knochenbildung (Os metopicum). Der Fonticulus metopicus ist oft mit einer Hyperostosis frontalis kombiniert. Die Nichtvereinigung beider Frontalknochen findet sich u. a. auch bei der Dysostosis cleidocranialis

2 Verknöcherte Falx cerebri

3 Verkalkte Glandula pinealis (Zirbeldrüse). Der Kalkschatten muß auf seitengleich eingestellten Sagittalaufnahmen genau in der Medianebene liegen. Durch pathologische Prozesse kann der kalkige Drüsenschatten seitlich verzogen oder verschoben sein. Die Glandula pinealis liegt normalerweise 4 cm oberhalb und 1 cm dorsal vom Porus acusticus

4 Crista galli. In die vordere Schädelgrube hineinragender Fortsatz der Lamina perpendicularis. Häufig in Deckung mit der Crista frontalis und dem Septum sinuum frontalium

5 V. emissaria frontalis. In S-Krümmung von der Medianlinie nach der oberen Orbitagrenze verlaufender knöcherner Gefäßkanal im unteren medialen Drittel des Stirnbeins, gewöhnlich einseitig, seltener doppelseitig. Eine Gefäßverbindung des Sinus sagittalis superior mit den Venen der Orbita

6, 6 Foveolae granulares (*Pacchioni-Gruben*)

6*, 6* Foramina parietalia permagna. Seltene erbliche Ossifikationsanomalie, parasagittal im dorsalen Drittel der Scheitelbeine, wo auch die Vv. emiss. pariet. vorkommen. Davon abzugrenzen ist die grubige Atrophie des Scheitelbeins, die vorwiegend symmetrisch, aber auch einseitig auftreten kann (DD: Trauma, Lakunen, Ossifikation)

7 Verkalkung in einer Pacchioni-Grube

8 Sulcus des Sinus transversus nahe dem Confluens sinuum. Gelegentlich auch Kalkeinlagerungen im Tentorium cerebelli

9 Verkalkter Plexus chorioideus, häufig Folge chronischer Plexusentzündung, besonders nach Toxoplasmose (Trias: Hydrocephalus, Chorioretinopathie, Verkalkungsherde im Gehirn)

10 Sutura squamosa. Schuppennaht zwischen Scheitel- und Schläfenbein, kann auf Sagittalaufnahmen Fraktur vortäuschen. Seitlich nur am kindlichen Schädel sichtbar

11 Nahtknochen an der Spitze der Lambdanaht

12 Foramen mentale. Cave Verwechslung der im Wurzelgebiet der unteren Prämolaren liegenden Austrittsstelle für die Arteria mentalis mit Zyste oder Granulom!

13 Angulus mandibulae mit vorspringender Tuberositas masseterica

14 Verkalkte Arteria carotis interna (orthograde Projektion)

15 Dens. Kann bei Ausbleiben der sonst um das 5. Lebensjahr erfolgenden Synostosierung mit dem Corpus axis als Os odontoides selbständig bleiben. Der waagerechte Spalt darf nicht mit einer Fraktur verwechselt werden

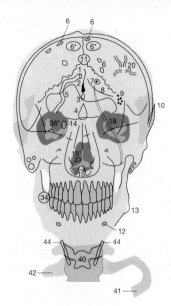

15* Ungeklärter apophysenähnlicher Knochenschatten an der Spitze des Dens

18 Vena diploica occipitalis (Kann bei asymmetrischem Auftreten Fraktur vortäuschen)

20 *Breschet*-Venenstern (von den sehr variablen Diploevenen des Scheitelbeins gebildet)

34 Dens retentus

36* Exostosenähnliche Vorwölbung der oberen Felsenbeinkante

40 Gespaltener Proc. spinosus

41 Halsrippe

42 Großer Proc. costarius

43 Seitlich vorspringender Proc. transversus

44, 44 Kalkeinlagerung in der Cartilago thyreoidea

Nach Birkner, R., Das typische Röntgenbild des Skeletts, 3. Auflage 1996, Urban und Schwarzenberg, München

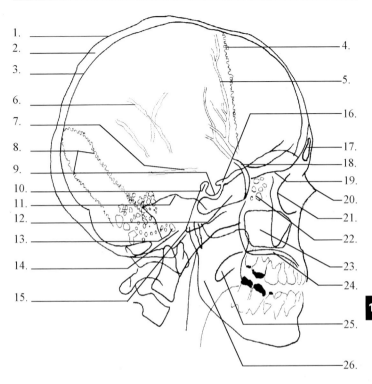

1. Lamina externa
2. Diploe
3. Lamina interna
4. Sutura coronalis
5. Sulcus der A. meningea media
6. Canales venarum diploicarum
7. Sulcus arteriae meningeae mediae
8. Sutura lambdoidea
9. Fossa hypophysialis
10. Processus clinoideus posterior (hinterer Clinoidfortsatz)
11. Crista pyramidalis
12. Sinus sphenoidalis (Keilbeinhöhle)
13. Porus acusticus externus
14. Pars petrosa ossis temporalis (Felsenbein)
15. Clivus
16. Processus clinoideus anterior (vorderer Clinoidfortsatz)
17. Sinus frontalis
18. Ala major ossis sphenoidalis
19. Lamina cribrosa
20. Os nasale
21. Os zygomaticum (laterale Orbitawand)
22. Cellulae ethmoidales (Siebbeinzellen)
23. Sinus maxillaris
24. Palatum durum (harter Gaumen)
25. Palatum molle (weicher Gaumen)
26. Mandibula

11

Cc Persistierender offener Canalis
  craniopharyngeus
ct Cartilago thyreoidea
f Felsenbein
j Juga cerebralia
k Hyperostotisch verschmelzende
  Kranznaht
l Gelegentlich anzutreffende helle Linie,
  die fälschlich als Fissur betrachtet
  werden kann. Es handelt sich um die
  Furche eines atypisch verlaufenden
  Asts der A. meningea media
m Meatus acusticus externus
Ps Proc. suboccipitalis
sh Lig. stylohyoideum
th Lig. thyreohyoideum, verknö-
  chernd, als Fortsetzung des
  Cornu hyoideum

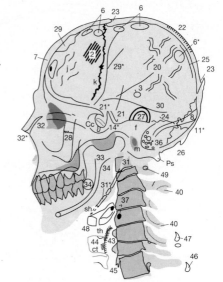

11*Sutura occipitalis transversa; nur
  lateral angelegt: Sutura mendosa
14*Verkalkte Carotis interna (Verwechslung mit intrasellären Verkalkungen möglich)
21 Verknöcherte Dura
21*Sellabrücke = Taenia interclino-
  idea; tritt gehäuft bei gestrecktem
  Verlauf der A. carotis interna im
  Sinus cavernosus auf
22 Pfeilnaht
23 Übergreifende Nähte
24 Sutura parietomastoidea, zweigt
  von der Lambdanaht nach ventral
  ab und geht in die Sutura squamosa über
25 Pseudoimpressionsfraktur, durch
  Gefäßränder oder sonstige lei-
  stenförmige Unebenheiten der
  Tabula interna hervorgerufen
26 Okzipitalsporn. Die Protuberantia
  occipitalis externa kommt meistens
  bei älteren Menschen mit dem Ligamentum nuchae spornartig entgegen
27 Ohrmuschel (filmfernes Ohr pro-
  jektionsbedingt größer)
28 Sutura frontozygomatica. Diese
  Sutur kann klaffen und dann mit
  einer Fraktur verwechselt werden
29 Hyperostose des Stirnbeins
29*Vena diploica temporalis media,
  mündet meist in Foveola granularis
30 Tief verlaufender Sulcus eines
  Asts der A. meningea, kann Fraktur vortäuschen
31 Proc. styloideus, normal 2–3 cm,
  kann bis 6–7 cm verlängert sein
31*Partielle Verknöcherung des Lig.
  stylohyoideum mit gelenkartigen
  Unterteilungen

32 Sutura nasomaxillaris
32*Sulcus für die A. und den N.
  ethmoidalis anterior
33 Canalis mandibulae, oben auffäl-
  lig erweitert. An der Innenseite
  der Mandibulae liegt in diesem
  Bereich die Linea mylohyoidea,
  an der die gleichnamige Muskel
  entspringt. Durch Überprojek-
  tion dieser scharfen Linie auf den
  Canalis mandibulae kann eine
  scheinbare Erweiterung resul-
  tieren
36 Cellulae mastoideae. Oberhalb:
  Sinus sigmoides als Fortsetzung
  des Sinus transversus. Hier sind
  häufig Vv. emiss. mast. nachweisbar, die in Zahl, Lage und Weite
  variieren
37 Verkalkte Weizenknorpel (Carti-
  lagines triticeae). Sesambeine in
  dem Lig. thyreohyoideum. Sie

projizieren sich zwischen die großen Zungenbein- und die oberen
Schildknorpelhörner
45 Spondylarthrosis deformans
46, 47 Calcinosis circumscripta liga-
  menti nuchae. Bei 46 Diff.-
  Diagn.: 1. Persistierender Apo-
  physenkern, 2. Ermüdungsbruch
  (Schipperfraktur) des 7. Dornfortsatzes. Die Fraktur liegt
  jedoch mehr an der Basis des
  Dornfortsatzes
48 Spalte im Os hyoideum: Die Vereinigung der Zungenbeinteile
  kann ganz ausbleiben
49 Foramen arcuale. Canalisbildung
  für die A. vertebralis und den N.
  suboccipitalis am Atlas. Der
  Kanal wird durch eine vom Hin-
  terrand der Okzipitalpfanne zum
  Atlas zum dorsalen Atlasbogen
  ziehende Knochenspange gebildet

Nach Birkner, R., Das typische Röntgenbild des Skeletts, 3. Auflage 1996, Urban und Schwarzenberg,
München. Legende siehe auch S. 258.

Schädel axial (Schädelbasis)

Lagerung	Technik
Rückenlage. Rücken und Gesäß unterpolstern, Beine anwinkeln, Kopf möglichst weit reklinieren, so daß der Scheitel aufliegt. Deutsche Horizontale parallel zum Film. Zentralstrahl: Schnittpunkt Medianebene mit Ohrvertikale senkrecht zur Deutschen Horizontale. Falls Lagerung nicht exakt möglich ist, Zentralstrahl nach kaudokranial korrigieren. Praktische Hinweise: Aufnahme erst nach Ausschluß von HWS-Frakturen/-Luxationen durchführen.	80 kV. Automatik, mittlere Meßkammer. Filmformat: 24 x 30 cm, hoch. Empfindlichkeitsklasse 200. Raster. FFA: 115 cm. Strahlenschutz: Bleischürze.

Röntgenanatomie/Auswertung
- Symmetrische Schädelform.
- NNH: Kieferhöhlen, Keilbeinhöhle, Siebbeinzellen mit regelrechter Form, Kontur und Pneumatisation. Keine Weichteilschwellung, keine Fremdkörper.
- Nasencavum: Septum mittelständig, glatte Kontur, keine Weichteilschwellung, keine Fremdkörper.
- Mittlere Schädelgrube: Keilbeinflügel, Clivus, Felsenbeine mit regelrechter Form, Kontur, Symmetrie, (Pneumatisation).
- Foramen magnum 3,5 cm.
- Foramen ovale: 3–7 mm x 5–11 mm.
- Foramen spinosum: 1–3,5 mm.

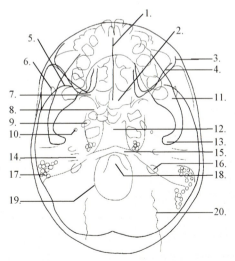

1. Septum nasi
2. Sinus sphenoidalis
3. Os zygomaticum
4. Sinus maxillaris
5. Fossa cranialis media, Ala major (vorderer Pol)
6. Processus coronoideus
7. Fossa pterygopalatina
8. Fossa pterygoidea
9. Foramen ovale
10. Foramen spinosum
11. Mandibula
12. Clivus
13. Caput mandibulae
14. Meatus acusticus internus
15. Vorderer Atlasbogen
16. Foramen jugulare
17. Cellulae mastoideae
18. Dens axis
19. Foramen magnum
20. HWS

11

Schädel axial

Felsenbein nach Stenvers

Lagerung	Technik
Bauchlage. Kopf um 45° zur untersuchenden Seite gedreht. Nasenspitze, oberer Orbitarand und Jochbein der aufzunehmenden Seite dem Tisch anliegend. Zentralstrahl: Verbindungslinie der Mitte zwischen Warzenfortsatz und Hinterhaupt der filmfernen Seite und Mitte zwischen äußerem Gehörgang und äußerem Augenwinkel (= innerer Gehörgang), 12° kaudokranial gekippt.	75 kV. Automatik, mittlere Meßkammer. Filmformat: 13 x 18 cm, quer. Empfindlichkeitsklasse 200. Raster. FFA: 115 cm. Strahlenschutz: Bleischürze.

Röntgenanatomie/Auswertung
- Meatus acusticus internus : Breite ca. 5 mm, Länge ca. 8 mm, glatt konturiert.
- Innenohr: oberer und lateraler Bogengang, Kochlea und Vestibulum abgrenzbar.
- Felsenbein: regelrechte Knochenkontur und -struktur. Pyramidenspitze gut abgrenzbar. Evtl. Pneumatisation.
- Kalotte: Okzipitalschuppe mit regelrechter Knochenkontur und -struktur.

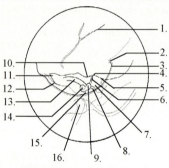

1. Sutura sphenosquamosa
2. Protuberantia occipitalis interna
3. Crista occipitalis interna
4. Eminentia arcuata
5. Tegmen antri
6. Oberer Bogengang
7. Antrum
8. Horizontaler Bogengang
9. Vestibulum
10. Fossa subarcuata
11. Pyramidenspitze
12. Fissura sphenopetrosa
13. Meatus acusticus internus (innerer Gehörgang)
14. Kochlea
15. Cavum tympani
16. Caput mandibulae

Stenvers-Aufnahme

Felsenbein nach Schüller

Lagerung	Technik
Bauchlage. Äußerer Gehörgang der abzubildenden Seite in Filmmitte anliegend, anliegende Ohrmuschel nach vorn umlegen. Medianebene parallel zum Film, Deutsche Horizontale senkrecht zum Film. Zentralstrahl: 3–4 QF oberhalb des filmfernen Gehörgangs, 30° kraniokaudal gekippt.	75 kV. Automatik, mittlere Meßkammer. Filmformat: 13 x 18 cm, hoch. Empfindlichkeitsklasse 200. Raster. FFA: 115 cm. Strahlenschutz: Bleischürze.

Röntgenanatomie/Auswertung
- Gehörgang (Konturen, Abgrenzbarkeit). Äußerer und innerer Gehörgang projizieren sich übereinander.
- Mastoid: Pneumatisaton der Mastoidzellen, regelrechte Septendicke.
- Felsenbein (Kontur, Abgrenzbarkeit). Begrenzung zur Kalotte: Citelli-Winkel = Sinus-Dura-Winkel. Zellen im Winkel pneumatisiert. Sinus sigmoideus: S-förmig.
- Kiefergelenk: Gelenkpfanne, Kieferköpfchen, Tuberculum articulare von regelrechter Form, Kontur, und Stellung.
- Weichteile: keine Weichteilschwellung, keine Verkalkungen, keine Fremdkörper.

Felsenbein nach Mayer (halbaxial)

Lagerung	Technik
Rückenlage. Kinn mäßig zur Brust gezogen. Kassette unter den Kopf. Kopf wird um 45° zu untersuchender Seite gedreht (Warzenfortsatz der zu untersuchenden Seite senkrecht unter dem äußeren Rand der Orbita der Gegenseite). Zentralstrahl: 45° kraniokaudal auf den Warzenfortsatz der zu untersuchenden Seite gerichtet.	70 kV/12,5 mAs. Filmformat: 18 x 24 cm, hoch. Empfindlichkeitsklasse 200. Kein Raster. FFA: 115 cm. Strahlenschutz: Bleischürze.

Röntgenanatomie/Auswertung
● Darstellung des Antrums und der Gehörgangswände.

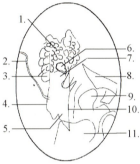

1. Cellulae mastoideae
2. Sutura occipitomastoidea
3. Retrosinöse Zellen
4. Hintere Pyramidenkante
5. Pyramidenspitze
6. Antrum
7. Labyrinthblock
8. Os zygomaticum
9. Caput mandibulae
10. Vordere Pyramidenkante
11. Sinus sphenoidalis

Mayer-Aufnahme

11

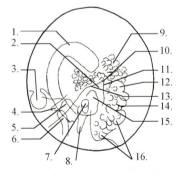

1. Concha auricularis (Ohrmuschel)
2. Antrum
3. Sella turcica
4. Processus zygomaticus ossis temporalis
5. Caput mandibulae (Kieferköpfchen)
6. Kiefergelenkpfanne
7. Meatus acusticus internus und externus (innerer und äußerer Gehörgang)
8. Processus styloideus
9. Schuppenzellen
10. Sinus-Dura-Winkel (Citelli-Winkel)
11. Crista pyramidalis
12. Periantrale Zellen
13. Sulcus sinus sigmoidei
14. Retrosinöse Zellen (Marginalzellen)
15. Labyrinthblock
16. Terminalzellen im Processus mastoideus (Mastoidspitze)

Schüller-Aufnahme

Orbitaübersicht

Lagerung	Technik
p.-a.: Patient sitzend. Stirn und Nase anliegend, Kinn zur Brust angezogen. Zentralstrahl: auf die Medianebene in die Orbitae zielend.	75 kV. Automatik, mittlere Meßkammer. Filmformat: 18 x 24 cm , quer. Empfindlichkeitsklasse 200. Raster. FFA: 115 cm. Strahlenschutz: Bleischürze.

Röntgenanatomie/Auswertung

- Orbitabegrenzung mit Orbitadach, Orbitaboden, lateraler Orbitawand, Lamina orbitalis (medial).
- Fissura orbitalis superior: in ihr verlaufen die V. ophthalmica und die Hirnnerven III, IV, V_1 und VI. Länge: 1,5 mm, Breite: 5 mm.
- Regelrechte Knochenkontur und -struktur.
- NNH: Stirnhöhlen, Siebbeinzellen, oberer Anteil der Kieferhöhlen mit regelrechter Pneumatisation, Form und Kontur.
- Pyramidenoberkante: symmetrische Form, glatte Kontur.
- Weichteile: keine Weichteilschwellung, keine Verkalkungen, keine Fremdkörper.

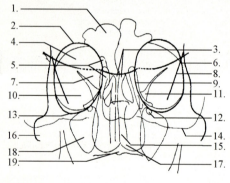

Orbita

1. Sinus frontalis
2. Orbitadach
3. Planum sphenoidale
4. Orbita
5. Siebbeinzellen
6. Laterale Orbitawand
7. Kleiner Keilbeinflügel
8. Linea innominata
9. Lamina orbitalis
10. Großer Keilbeinflügel
11. Fissura orbitalis superior
12. Foramen rotundum
13. Orbitaboden
14. Pyramidenoberkante
15. Nasenseptum
16. Arcus zygomaticus
17. Untere Nasenmuschel
18. Sinus maxillaris
19. Palatum durum
    (harter Gaumen)

NNH halbaxial

I. Okzipitofrontal (of = Welin-I-Aufnahme)

Lagerung	Technik
Patient sitzt am Rasterwandgerät. Stirn und Nase des Patienten liegen der Filmkassette an. Zentralstrahl: parallel zur Deutschen Horizontalen (Infraorbitalrand und Oberrand des äußeren Gehörgangs) 30° kraniokaudal gekippt.	70 kV. Automatik, mittleres Meßfeld. Filmformat: 18 x 24, hoch. Empfindlichkeitsklasse 200. Raster. FFA: 115 cm. Strahlenschutz: Bleischürze.

Röntgenanatomie/Auswertung
- Darstellung von Stirnhöhle, Orbita, Cavum nasi, Siebbeinzellen mit regelrechter Form, Kontur und Symmetrie. Normale Pneumatisation und Strahlentransparenz.
- Nasenseptum: mittelständig.
- Stirnhöhle: Höhe ca. 1,5–2 cm.

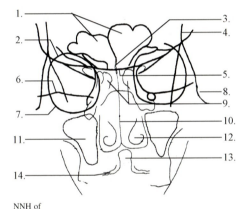

1. Sinus frontalis
2. Orbitadach
3. Crista galli
4. Linea innominata
5. Planum sphenoidale
6. Felsenbeinoberkante
7. Laterale Orbitawand
8. Os zygomaticum
9. Anteriore Siebbeinzellen
10. Nasenseptum
11. Sinus maxillaris
12. Nasenhaupthöhle
13. Dens
14. Articulatio atlantoaxialis (Atlantoaxialgelenk)

11

NNH of

II. Okzipitomental (om = Welin-II-Aufnahme)

Lagerung	Technik
Patient sitzt am Rasterwandgerät, Gerät um 10–15° zum Patienten geneigt. Nase und Kinn des Patienten liegen der Filmkassette an. Mund weit geöffnet. Zentralstrahl: horizontal in der Medianebene in Höhe der Kieferhöhlen.	70 kV. Automatik, mittleres Meßfeld. Filmformat: 18 x 24 cm, hoch. Empfindlichkeitsklasse 200. Raster. FFA: 115 cm. Strahlenschutz: Bleischürze.

Röntgenanatomie/Auswertung
- Darstellung von Sinus maxillares und ethmoidales, Keilbeinhöhle und Orbitaboden mit regelrechter Form, Symmetrie und Kontur. Normale Pneumatisation und Strahlentransparenz.
- Nasenseptum: mittelständig. Kieferhöhle: 2 x 2 cm, Keilbeinhöhle: 0,9–1,4 cm breit.
- Weichteile: keine Fremdkörper, Verkalkungen oder Schwellungen.

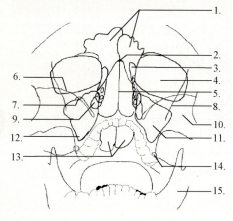

1. Sinus frontalis
2. Os nasale
3. Vordere Siebbeinzellen
4. Orbita
5. Nasenseptum
6. Großer Keilbeinflügel
7. Foramen infraorbitale
8. Linea innominata
9. Hintere Ethmoidalzellen
10. Os zygomaticum
11. Sinus maxillaris
12. Recessus alveolaris maxillae
13. Sinus sphenoidalis
14. Foramen ovale
15. Mandibula

NNH om

Jochbogen isoliert

Lagerung	Technik
Rückenlage. Schultern unterpolstern, Kopf um 45° reklinieren. Zu untersuchende Seite um 30° drehen. Zentralstrahl: 10–15° kaudokranial in Jochbogenmitte.	66 kV/12,5 mAs. Filmformat: 18 x 13 cm, hoch. Empfindlichkeitsklasse 200. Kein Raster. FFA: 70 cm. Strahlenschutz: Bleischürze.

Jochbogenvergleich („Henkeltopf")

Lagerung	Technik
Rückenlage. Schultern unterpolstern, Kopf rekliniert. Deutsche Horizontale parallel zum Film. Kassette am Scheitel anliegend. Zentralstrahl: in Medianebene, senkrecht zur Deutschen Horizontalen. Röhre 10–15° kaudokranial gekippt.	66 kV/12,5 mAs. Filmformat: 18 x 24 cm, quer. Empfindlichkeitsklasse 200. Kein Raster. FFA 70 cm. Strahlenschutz: Bleischürze

Röntgenanatomie/Auswertung
- Jochbogen flachbogig, ohne Konturunterbrechung. Regelrechter Mineralgehalt. Keine Auftreibung.
- Weichteile: keine Weichteilschwellung, keine Verkalkungen, keine Fremdkörper.
- Sutura temporozygomatica: im mittleren Drittel des Bogen, DD: Fraktur.

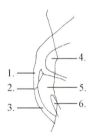

1. Arcus zygomaticus
2. Sutura temporozygomatica
3. Processus zygomaticus ossis temporalis
4. Recessus zygomaticus (des Sinus maxillaris)
5. Fossa temporalis
6. Processus coronoideus

Jochbogen

11

Nasenbein

Lagerung	Technik
Bauchlage oder sitzend. Kopf seitlich. Medianebene parallel zum Film. Zentralstrahl: auf Nasenwurzel.	50 kV. Automatik, mittlere Meßkammer. Filmformat: 13 x 18 cm, hoch. Empfindlichkeitsklasse 200. Raster. FFA: 115 cm. Strahlenschutz: Bleischürze

Röntgenanatomie/Auswertung
- Form und Stellung regelrecht (Winkel zwischen Os nasale und Os frontale normal). Sutura frontonasalis abgrenzbar.
- Knochenkontur und -struktur regelrecht.
- Weichteile: keine Weichteilschwellung, keine Verkalkungen, keine Fremdkörper.

Schlüsselbein

Lagerung	**Technik**
p.-a.: Bauchlage. Arme am Körper anliegend, nicht aufzunehmende Seite leicht angehoben, so daß sich die Klavikula unverkürzt darstellt. Zentralstrahl: Schlüsselbeinmitte. Praktische Hinweise: bei V.a. ligamentäre Verletzung des Akromioklavikulargelenks (Tossy) Aufnahme beider Schlüsselbein mit Schultergelenken im Stehen. Gewichtsbelastung von 5–10 kg (15 kp) am Handgelenk.	70 kV. Automatik, mittlere Meßkammer. Filmformat 18 x 24 cm, quer. Empfindlichkeitsklasse 200. Raster. FFA: 115 cm. Strahlenschutz: Bleischürze.

Röntgenanatomie/Auswertung
- Form und Stellung der Klavikula und des Akromions regelrecht. Distales Klavikulaende und Akromion auf gleicher Höhe.
- Regelrechte Knochenkontur und -struktur.
- Akromioklavikulargelenk: 2–4 mm weit.
- Sternoklavikulargelenk: 3–5 mm weit.
- Weichteile: keine Weichteilschwellung, Fettkörper nicht abgehoben, keine Verkalkungen (Sehnenansatz, Gefäße), keine Fremdkörper.
- Bds. Aufnahme: Akromioklavikulargelenke und Humerusköpfe in gleicher Höhe.

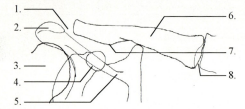

1. Akromioklavikulargelenk
2. Akromion
3. Humeruskopf
4. Processus coracoideus
5. Spina scapulae
6. Klavikula
7. Tuberculum coroideum claviculae
8. Sternoklavikulargelenk

Schlüsselbein

Sternum seitlich

Lagerung	Technik
Patient steht seitlich am Rasterwandgerät. Brust raus, Arme möglichst weit hinter dem Rücken verschränken. Zentralstrahl: tangential auf Brustbeinmitte. Praktische Hinweise: Bei traumatologischen Patienten Aufnahme im Liegen mit horizontalem Strahlengang. Sternum oft auf seitlichem Thorax mitabgebildet.	70 kV. Automatik, mittlere Meßkammer. Filmformat: 24 x 30 cm, hoch. Empfindlichkeitsklasse 200. Raster. FFA: 115 cm. Strahlenschutz: Bleischürze.

Röntgenanatomie/Auswertung
- Regelrechte Darstellung von Manubrium, Angulus sterni, Corpus sterni, Processus xiphoideus. Leichte Vorwölbung. Keine Deformierung (Pectus ex- oder incavatum).
- Regelrechte Knochenkontur und -struktur ohne Konturunterbrechung.
- Weichteile: keine Weichteilschwellung, keine Verkalkungen, keine Fremdkörper.

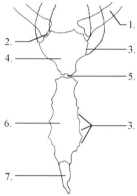

Sternum a.-p.

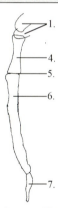

Sternum seitlich

1. Klavikula
2. Sternoklavikulargelenk
3. Incisura costalis
4. Manubrium sterni

5. Angulus sterni
6. Corpus sterni
7. Processus xiphoideus

11

Schultergelenk in 2 Ebenen

Lagerung	Technik
a.-p.: Rückenlage. Gegenseite um 30° anheben.	65 kV/axial: 70 kV/16 mAs.
Arm der kranken Seite außenrotieren. Zentral-	Automatik, mittlere Meßkammer.
strahl: Mitte des Schultergelenks.	Filmformat 18 x 24 cm, quer/hoch.
Axial: Rückenlage. Arm der kranken Seite	Empfindlichkeitsklasse 200.
neben dem Kopf lagern, Ellenbogen 90° beugen.	Raster.
Kassette an der Schulter anstellen. Zentralstrahl:	FFA: 115 cm.
senkrecht zur Achselhöhle.	Strahlenschutz: Bleischürze.

Röntgenanatomie/Auswertung
- Humeruskopf rund, regelrechte Stellung in der Gelenkpfanne. Skapula und Humerus regelrecht.
- Regelrechte Knochenkontur und -struktur.
- Gelenkspaltbreite: 4–6 mm, keine intra- oder periartikulären Verkalkungen.
- Weichteile: keine Weichteilschwellung, keine Verkalkungen, keine Fremdkörper.

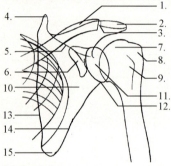

Schultergelenk a.-p.

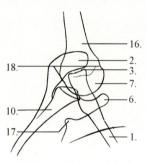

Schultergelenk seitlich

1. Klavikula
2. Akromion
3. Akromioklavikulargelenk
4. Angulus superior scapulae
5. Spina scapulae
6. Processus coracoideus
7. Caput humeri (Humeruskopf)
8. Tuberculum majus
9. Tuberculum minus

10. Skapula
11. Gelenkpfanne
12. Labrum glenoidale (Pfannenrand)
13. Margo medialis scapulae
14. Margo lateralis scapulae
15. Angulus inferior
16. Collum chirurgicum
17. Incisura scapulae
18. Collum anatomicum

Schulterblatt in 2 Ebenen

Lagerung	Technik
a.-p.: Rückenlage bzw. sitzend am Stativ. Schulterblatt der Gegenseite leicht unterpolstern. Arm am Körper anliegend, Kopf zur Gegenseite gedreht. Zentralstrahl: Schulterblattmitte = 4 QF kaudal der Klavikulamitte. Seitlich: Patient steht seitlich am Rasterwandgerät mit der zu untersuchenden Seite filmnah und leicht nach ventral gedreht. Hand der kranken Seite greift über die Brust zur anderen Schulter. Arm der Gegenseite ebenfalls nach vorn nehmen. Zentralstrahl: zwischen Schulterblatt und Rippen auf Schulterblattmitte.	81 kV. Automatik, mittlere Meßkammer. Filmformat: 18 x 24 cm, hoch. Empfindlichkeitsklasse 200. Raster. FFA: 115 cm. Strahlenschutz: Bleischürze.

Röntgenanatomie/Auswertung
- Dreieckige Form der Skapula. Darstellung von Akromion, Korakoid, Klavikula, Humeruskopf. Skapula zwischen 2.–8. Rippe.
- Regelrechte Knochenkontur und -struktur.
- Schulter- und Akromioklavikulargelenk in Form und Stellung regelrecht.
- Weichteile: keine Weichteilschwellung, keine Verkalkungen (Venen, Gefäße, intra- oder periartikulär), keine Fremdkörper.

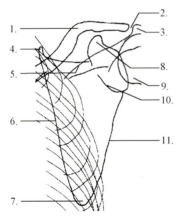

Schulterblatt a.-p.

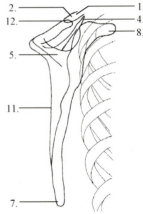

Schulterblatt seitlich

1. Klavikula
2. Akromioklavikulargelenk
3. Akromion
4. Angulus superior
5. Spina scapulae
6. Margo medialis
7. Angulus inferior
8. Processus coracoideus
9. Caput humeri (Humeruskopf)

10. Processus lateralis scapulae
11. Margo lateralis
12. Processus acromialis

11

Oberarm in 2 Ebenen

Lagerung	**Technik**
a.-p.: Rückenlage. Arm leicht vom Körper entfernt, außenrotiert. Zentralstrahl: auf Oberarmmitte. Seitlich: Rückenlage. Arm im Schultergelenk um 90° abgewinkelt. Schulter- und Ellenbogengelenk unterpolstern, damit Oberarm parallel zur Tischebene liegt. Hand in Supination. Kopf zur Gegenseite drehen. Kassette an der lateralen Seite des Humerus anstellen. Zentralstrahl: horizontal auf Kassettenmitte. Transthorakal: Patient steht mit aufzunehmender Seite am Rasterwandgerät, leicht nach dorsal gedreht. Arm der gesunden Seite über den Kopf nehmen. Zentralstrahl: auf Oberarmmitte.	70 kV, seitlich 60 kV/10 mAs. Automatik, mittlere Meßkammer Filmformat: 20 x 40 cm, hoch/24 x 30 cm, hoch. Empfindlichkeitsklasse 200. Raster (Oberarm seitlich ohne Raster). FFA: 115 cm (Oberarm seitlich 105 cm). Strahlenschutz: Bleischürze.

Röntgenanatomie/Auswertung
- Humerus in achsgerechter Stellung.
- Knochenkontur und -struktur regelrecht.
- Gelenkflächen (mitdargestelltes Ellenbogengelenk) kongruent, scharf begrenzt. Keine intra- oder periartikulären Verkalkungen.
- Weichteile: keine Weichteilschwellung, keine Verkalkungen, keine Fremdkörper.

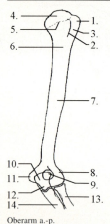

Oberarm a.-p.

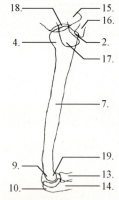

Oberarm seitlich

1. Tuberculum majus
2. Tuberculum minus
3. Sulcus intertubercularis
4. Humeruskopf
5. Collum anatomicum
6. Collum chirurgicum
7. Humerusschaft
8. Epicondylus lateralis
9. Fossa olecrani
10. Olekranon

11. Epicondylus medialis
12. Trochlea humeri
13. Radius
14. Ulna
15. Korakoid
16. Klavikula
17. Akromion
18. Cavitas glenoidalis
19. Fossa coronoidea

Ellenbogengelenk in 2 Ebenen

Lagerung	Technik
Volodorsal: Patient sitzt seitlich am Tisch. Oberarm gestreckt, Handfläche nach oben (Hand in Supination). Zentralstrahl: auf Ellenbogengelenk. Seitlich: Patient sitzt seitlich am Tisch. Ellenbogengelenk um 90° gebeugt. Handgelenk streng seitlich, liegt mit ulnarer Seite dem Tisch auf. Zentralstrahl: auf Ellenbogengelenk.	50 kV/12 bzw. 16 mAs. Filmformat: 18 x 24 cm, quer, zweigeteilt. Empfindlichkeitsklasse 200. Kein Raster. FFA: 105 cm. Strahlenschutz: Bleischürze.

Röntgenanatomie/Auswertung

- Regelrechte Form von distalem Humerus, Ulna und Radius. Ellenbogenaxialwinkel (v.-d.-Aufnahme) 162°.
- Regelrechte Knochenkontur und -struktur.
- Gelenk: kongruent, glatt berandet. Humeroradialgelenk: ca. 3 mm weit. Keine intra- oder periartikulären Verkalkungen.
- Weichteile: keine Weichteilschwellung. Fettkörper (vorderer distaler Humerusfettkörper ca. 5 mm breit und anliegend, Supinatorfettkörper ca. 3–4 cm lang, 2–3 mm breit, parallel zum proximalen Radius), keine Verkalkungen, keine Fremdkörper.

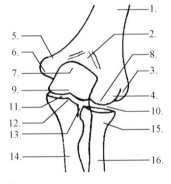

Ellenbogen a.-p.

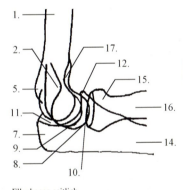

Ellenbogen seitlich

1. Humerus
2. Fossa olecrani
3. Epicondylus lateralis humeri
4. Condylus humeri lateralis
5. Epicondylus medialis humeri
6. Condylus humeri medialis
7. Olekranon
8. Capitulum humeri
9. Trochlea humeri

10. Articulatio humeroradialis
11. Articulatio humeroulnaris
12. Processus coronoideus
13. Articulatio radioulnaris proximalis
14. Ulna
15. Radiusköpfchen
16. Radius
17. Fossa coronoidea

11

Unterarm in 2 Ebenen

Lagerung	Technik
Volodorsal: Patient sitzt seitlich am Tisch. Arm gestreckt, Hand supiniert. Seitlich: Patient sitzt seitlich am Tisch. Arm im Ellenbogengelenk um 90° gebeugt, Unterarm ulnar aufliegend. Zentralstrahl: auf Ulnamitte.	50 kV/10 bzw. 16 mAs. Filmformat 24 x 30 cm, hoch, zweigeteilt. Empfindlichkeitsklasse 200. Kein Raster. FFA: 105 cm. Strahlenschutz: Bleischürze.

Röntgenanatomie/Auswertung
- Regelrechte Form von Radius und Ulna. Parallele Stellung. Ellbogenaxialwinkel a.-p.: 162°. Handgelenkaxialwinkel a.-p.: 72–95°.
- Regelrechte Knochenkontur und -struktur.
- Gelenk kongruent, scharf begrenzt. Keine intra- oder periartikulären Verkalkungen. Keine akzessorischen Knöchelchen.
- Weichteile: keine Weichteilschwellung, Fettkörper nicht abgehoben, keine Verkalkungen, keine Fremdkörper.

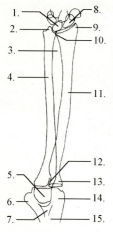

Unterarm v.-d.

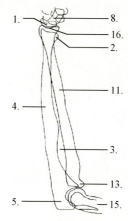

Unterarm seitlich

1. Os lunatum
2. Processus styloideus ulnae
3. Membrana interossea
4. Ulna
5. Olekranon
6. Epicondylus medialis humeri
7. Fossa olecrani
8. Os scaphoideum
9. Processus styloideus radii

10. Articulatio radioulnaris distalis
11. Radius
12. Articulatio radioulnaris proximalis
13. Caput radii
14. Epicondylus lateralis humeri
15. Humerus
16. Proximales Handgelenk

Handgelenk in 2 Ebenen

Lagerung	**Technik**
Dorsovolar: Patient sitzt seitlich am Tisch. Handgelenk und Mittelhand mit der Volarseite dem Film anliegend. Zentralstrahl: auf Handgelenkmitte. Seitlich: Patient sitzt seitlich am Tisch. Unterarm und Handgelenk genau seitlich aufliegend, Handrücken senkrecht zum Film. Zentralstrahl: auf Handgelenkmitte.	40 bzw. 48 kV/ 10 mAs. Filmformat: 18 x 24 cm, hoch, zweigeteilt. Empfindlichkeitsklasse 200. Kein Raster. FFA: 105 cm. Strahlenschutz: Bleischürze.

Röntgenanatomie/Auswertung
- 8 Handwurzelknochen, 5 Mittelhandknochen. Radius und Ulna mit regelrechter Form und Größe. Handgelenkaxialwinkel a.-p.: 72–95°, Handgelenkaxialwinkel seitlich: 79–94°, Radiusgelenkwinkel a.-p.: ca. 30°.
- Regelrechte Knochenkontur und -struktur.
- Gelenkspaltweite: Interkarpalgelenke 1,5–2 mm, Radiokarpalgelenk 2–2,5 mm, Karpometakarpalgelenk 1–2 mm. Gelenke kongruent, scharf begrenzt. Keine intra- oder periartikulären Verkalkungen. Keine akzessorischen Knochen.
- Weichteile: keine Weichteilschwellung, Fettkörper nicht abgehoben, keine Verkalkungen, keine Fremdkörper.

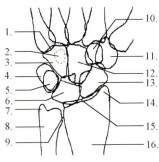

Handgelenk a.-p.

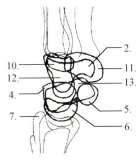

Handgelenk seitlich

1. Metakarpophalangealgelenk
2. Hamulus ossis hamati
3. Os hamatum
4. Os triquetrum
5. Os pisiforme
6. Os lunatum
7. Processus styloideus ulnae
8. Radius
9. Radioulnargelenk
10. Os trapezoideum (Os multangulum minus)
11. Os trapezium (Os multangulum majus)

12. Os capitatum
13. Os scaphoideum = Os naviculare (Kahnbein)
14. Processus styloideus radii
15. Radiokarpalgelenk
16. Ulna

11

Hand in 2 Ebenen

Lagerung	**Technik**
Dorsovolar: Patient sitzt seitlich am Tisch. Unterarm und Hand mit Handfläche der Kassette aufliegend, Finger leicht gespreizt. Zentralstrahl: auf Handmitte.	46 kV/10 mAs. Filmformat: 24 x 30 cm, quer, zweigeteilt. Empfindlichkeitsklasse 200. Kein Raster.
Schräg: Patient sitzt seitlich am Tisch. Unterarm aufliegend, Hand schräg mit Kleinfingerseite aufliegend, Finger gekrümmt, „Zitherstellung". Zentralstrahl: auf Handmitte.	FFA: 105 cm. Strahlenschutz: Bleischürze.

Röntgenanatomie/Auswertung
- 8 Handwurzelknochen, 5 Mittelhandknochen, 5 Grund-, Mittel- und Endphalangen. Radiusgelenkwinkel a.-p.: 30°.
- Regelrechte Knochenkontur und -struktur.
- Gelenke kongruent, scharf begrenzt. Keine peri- oder intraartikulären Verkalkungen. Interphalangealgelenke 1–2 mm weit. Radiokarpalgelenk 2–2,5 mm weit. Interkarpalgelenk 1,5–2 mm weit.
- Weichteile: keine Weichteilschwellung, keine Verkalkungen, keine Fremkörper.

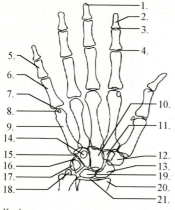

Hand a.-p.

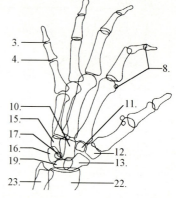

Hand schräg

1. Tuberositas phalangis distalis (Nagelkranz)
2. Phalanx distalis (Endglied)
3. Distales Interphalangealgelenk
4. Proximales Interphalangealgelenk
5. Phalanx media
6. Phalanx proximalis
7. Metakarpophalangealgelenk
8. Sesambein
9. Os metacarpale
10. Os capitatum
11. Os trapezoideum (Os multangulum minus)
12. Os trapezium (Os multangulum majus)
13. Os scaphoideum = Os naviculare (Kahnbein)
14. Hamulus ossis hamati
15. Os hamatum
16. Os triquetrum
17. Os pisiforme
18. Processus styloideus ulnae
19. Os lunatum
20. Processus styloideus radii
21. Distales Radioulnargelenk
22. Ulna
23. Radius

Os naviculare (Os scaphoideum)

Lagerung	Technik
Patient sitzt seitlich am Tisch. Handgelenk volar aufliegend, Hand leicht nach ulnar abwinkeln. Zentralstrahl: auf Os naviculare. Praktische Hinweise: Naviculare-Quartett: Handgelenk d.-v. (ggf. mit geballter Faust), seitlich, in 45 °-Supinations- und 45°-Pronationsstellung.	40 kV/10 mAs. Filmformat: 13 x 18 cm, hoch. Empfindlichkeitsklasse 200. Kein Raster. FFA: 105 cm. Strahlenschutz: Bleischürze.

Röntgenanatomie/Auswertung
- Form und Größe regelrecht.
- Knochenkontur und -struktur regelrecht.
- Gelenke kongruent, glatt begrenzt. Keine intra- oder periartikulären Verkalkungen. Keine akzessorischen Knochen.
- Weichteile: keine Weichteilschwellung, Navikulare-Fettstreifen (radial neben Os naviculare) nicht abgehoben, keine Verkalkungen, keine Fremdkörper.

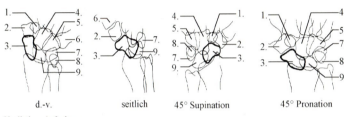

d.-v.   seitlich   45° Supination   45° Pronation

Navikulare-Aufnahmen

11

1. Os trapezoideum (Os multangulum minus)
2. Os trapezium (Os multangulum majus)
3. Os scaphoideum = Os naviculare (Kahnbein)
4. Os capitatum
5. Os hamatum
6. Os metacarpale (Mittelhandknochen)
7. Os triquetrum
8. Os pisiforme
9. Os lunatum (Mondbein)

Finger in 2 Ebenen

Lagerung	Technik
d.-v./seitlich: Patient sitzt am Tisch. Handfläche aufliegend, Finger gespreizt/Finger mit radialer bzw. volarer Seite dem Film anliegend. Übrige Finger abgespreizt. Daumen v.-d./seitlich: Patient sitzt seitlich am Tisch. Arm gestreckt, innenrotiert. Dorsalseite des Daumens dem Film anliegend/Handfläche volar aufliegend. Daumen seitlich und leicht abgespreizt.	45 kV/6 mAs. Filmformat: 13 x 18 cm, quer, zweigeteilt. Empfindlichkeitsklasse 200. Kein Raster. FFA: 105 cm. Strahlenschutz: Bleischürze.

Röntgenanatomie/Auswertung
- Grund-, Mittel- und Endphalanx, achsengerechte Stellung ohne Seitabweichung.
- Regelrechte Knochenkontur und -struktur.
- Gelenke kongruent, scharf berandet. Gelenkspaltweite 1–2 mm. Keine intra- oder periartikulären Verkalkungen. Keine akzessorischen Knöchelchen.
- Weichteile: keine Weichteilschwellung, keine Verkalkungen, keine Fremdkörper.

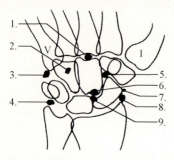

Akzessorische Knochen der Hand d.-v.

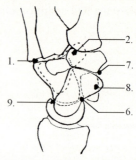

Akzessorische Knochen der Hand seitlich

1. Os styloideum
2. Os hamuli proprium
3. Os Vesalianum
4. Os triangulare
5. Os centrale

6. Os hypolunatum
7. Os epitrapezium
8. Os radiale externum
9. Os epilunatum

Tomographie: ☞ Kap. 2 Untersuchungsmethoden.

Vorzugsweise elliptische Tomographie mit starker Verwischung. Für Röhrenknochen und große Gelenke auch kreisförmige, für kleine Gelenke/Knochen auch spiralförmige Verwischung.

Indikationen: subtiler Frakturnachweis, Abgrenzung/Ausdehnung von Frakturen, Heilungsverlauf und Komplikationen bei Frakturen, Pseudarthrose, Tumoren.

Knochen	Strahlengang	Schichttiefe	Probeschicht	Schichtabstand
HWS	a.-p. seitlich	8–10 cm 13–15 cm	9 cm 14 cm	0,5 cm 0,5 cm
Dens	seitlich	13–15 cm	14 cm	0,3–0,5 cm
BWS	a.-p. seitlich	3–10 cm 12–16 cm	7 cm 14 cm	0,5–1,0 cm
LWS	a.-p. seitlich	5–9 cm 10–14 cm	7 cm 12 cm	0,5–1,0 cm 0,5–1,0 cm
ISG	a.-p.	4–10 cm	8 cm	1 cm
Hüftgelenk	a.-p.	7–11 cm	9 cm	1 cm
Orbita	p.-a.	2–6 cm	4 cm	0,5–1 cm
Kniegelenk	a.-p. seitlich	2–8 cm 2–8 cm	5 cm 5 cm	0,5–1,0 cm 0,5–1,0 cm
OSG	a.-p. seitlich	5–8 cm 3–7 cm	6,5 cm 5 cm	0,5 cm 0,5 cm
Röhrenknochen	a.-p. seitlich	variabel	variabel	0,5 cm
Große Gelenke	a.-p. seitlich	variabel	variabel	0,5–1,0 cm
Kleine Gelenke/ Knochen	a.-p. seitlich	variabel	variabel	0,1–0,5 cm

Vergrößerungsaufnahme

Röntgenröhre mit kleinem Fokus, vergrößerter Film-Fokus-Abstand.
Indikation: Frühnachweis bei Arthritiden und metabolischen Störungen sowie Nachweis feiner
Frakturlinien.

Durchleuchtung

Rotierende DL in der Skelettradiologie mit eingeschränkter Indikation wegen hoher Strahlenbelastung. Möglichst durch andere bildgebende Verfahren (Sono, CT, MRT usw.) ersetzen.
Indikation: Beurteilung der Gelenkkinetik, Nachweis temporärer Luxationen (z. B. karpale Instabilität), Frakturheilung, Arthrographie, Myelographie, perkutane Knochen- und Weichteilbiopsie, intra-
operative Kontrollen.

Digitale Radiographie: ☞ Kap. 2 Untersuchungsmethoden.

Arthrographie

Durch die neuen bildgebenden Verfahren wie Sonographie und MRT und auch die Arthroskopie wird
die Arthrographie, insbesondere im Knie- und Hüftgelenkbereich, nur noch selten durchgeführt.
Regelmäßiger wird die Arthrographie noch in der Schultergelenkdiagnostik, vor allem in Kombination mit der CT eingesetzt.

Schulterarthrographie

Technik

- Patienten aufklären, Voraufnahmen in 2 Ebenen.
- Patient liegt mit entkleidetem Oberkörper auf DL-Tisch in Rückenlage. Untersucher steht am
  Kopfende des Patienten.
- Arm der zu untersuchenden Seite liegt locker am Körper an, leicht außenrotiert, ggf. muß die
  gesunde Seite mit einem Keilkissen 20–30° unterpolstert werden. Kopf des Patient zur Gegen-
  seite gewendet.
- Patienten rasieren, desinfizieren, steril abdecken.
- Unter DL (am besten durch Helfer) Punktionsstelle suchen und mit Bleimarke oder wasser-
  unlöslichem Stift markieren, nochmals desinfizieren.
- Punktionsstelle: unteres Gelenkspaltdrittel (Orientierungspunkt: Spitze des Processus coracoideus. Einstichstelle in die Haut: 1 cm kaudal und 1 cm lateral hiervon).
- Unter sterilen Bedingungen Lokalanästhesie setzen: Nadelspitze zeigt 20° nach kranial und 10°
  nach medial. Unter abwechselndem Injizieren und Aspirieren langsam ca. 3–5 cm vorschieben,
  bis Knochenkontakt erreicht ist.
- Nadel ca. 2 cm zurückziehen und 2 mm weiter medial einführen. Bei richtiger Lage rutscht die
  Nadel weiter in die Tiefe zur Gelenkkapsel, die einen deutlichen Widerstand bildet. Bei
  erneutem Knochenkontakt Korrektur unter DL.
- Bei regelrechter Lage Injektion von einigen Millilitern Lokalanästhetikum
  (geringer Injektionsdruck!).
- Bei kräftigen Patienten Nadel jetzt gegen längere Nadel austauschen.
- Spritze mit 3–5 ml KM (z. B. Isovist) und 7 ml Luft füllen.
- 0,5 ml KM spritzen. Unter DL Verteilung im Gelenkspalt kontrollieren. Ist KM nicht im
  Gelenkspalt, zeigt sich eine federförmige Verteilung im Muskelgewebe. Eine erneute Punktion
  wird jetzt durch Überlagerung immer schwieriger!
- Bei regelrechter KM-Verteilung weitere 2–5 ml KM und ca. 5 ml Luft injizieren.
- Nadel entfernen. Punktionsstelle mit Kompresse komprimieren, steriles Pflaster.
- Patient soll Schulter bewegen, kreisen.
- Innerhalb von 20 min Röntgenaufnahme in 2 Ebenen in Innen- und Außenrotation sowie axial
  oder Schulter-CT (☞ unten).

11

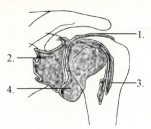

1. Gelenkknorpel
2. Bursa subscapularis
3. Bizepssehnenscheide
4. Recessus axillaris

Schulterarthrographie

Computertomographie

Schulter-CT

Technik

- Lagerung: Rückenlage. Arme am Körper in Neutralstellung, möglichst gestreckt nach unten (Gymnastikstange in die Hände geben).
- Topogramm: a.-p., kurz.
- Gantry-Kippung: 0°.
- Schnittebene: axial.
- Scan-Strecke: 2 cm kranial des Akromioklaviculargelenks bis ca. 2 cm distal der humeralen Gelenkfläche.
- Algorithmus: high, bei Arthro-CT standard.
- Schichtdicke: 2–5 mm kontinuierlich.
- Fensterung: Knochenfenster 1600/400, Weichteilfenster 350/50, Arthro-CT 1700/200.
- Atemlage: normale flache Atmung.
- KM: 50 ml, Flow 2 ml/s und 100 ml, Flow 0,5 ml/s. Injektionsbeginn 30 s vor Scan-Beginn. KM-Ind.: V.a. Tumor, Metastasen, Abszeß.
  Arthro-CT: nach intraartikulärer Einbringung von 2 ml jodhaltigem KM und Luft. Unmittelbar im Anschluß CT-Serie durchführen.
- Tips und Tricks: 2-D-Rekonstruktionen bei Frakturen.

Wirbelsäulen-CT

Technik

- Lagerung: Rückenlage. HWS: Arme am Körper, BWS/LWS: Arm über den Kopf, Beine unterpolstern.
- Topogramm: seitlich.
- Gantry-Kippung: parallel zu den betroffen Wirbelkörpern, bei Frage nach Bandscheiben-vorfall parallel zum Wirbelzwischensegment.
- Schnittebene: axial.
- Scan-Strecke: in Abhängigkeit vom Läsionsort immer benachbarte Segmente mit abbilden.
- Algorithmus: standard.
- Schichtdicke: 2/5 mm kontinuierlich.
- Fensterung: Knochenfenster 1600/400, Weichteilfenster 350/50 (Bandscheibendiagnostik).
- Atemlage: normale flache Atmung.
- KM: 150 ml, Flow 1,5 ml/s. Ind.: Metastasen, Tumor.
- Tips und Tricks: 2D-Rekonstruktionen sagittal oder koronar oder 3D-Oberflächenrekonstruktionen zur Veranschaulichung bei Traumen oder zur Beurteilung des Spinalkanals.

Ellenbogen-CT

Technik
- Lagerung: Bauchlage. Betroffener Ellenbogen über den Kopf gestreckt und rechtwinklig abgewinkelt.
- Topogramm: a.-p., kurz.
- Gantry-Kippung: 0°.
- Schnittebene: axial.
- Scan-Strecke: 2 cm kranial bis 2 cm kaudal des Gelenks.
- Algorithmus: für knöcherne Fragestellung high, für Weichteil-Fragen standard.
- Schichtdicke: 2 mm, kontinuierlich.
- Fensterung: Knochenfenster 1600/400, Weichteilfenster 350/50.
- Atemlage: normale flache Atmung.
- KM: 50 ml, Flow 2 ml/s und 100 ml, Flow 0,5 ml/s. Injektionsbeginn 30 s vor erstem Scan. KM-Ind.: V.a. Tumor, Metastase, Abszeß.
- Tips und Tricks: 2D- oder 3D-Oberflächenrekonstruktionen bei knöchernen Verletzungen.

CT des knöchernen Beckens

Technik
- Lagerung: Rückenlage. Arme über den Kopf, Unterpolsterung der Beine.
- Topogramm: a.-p., kurz.
- Gantry-Kippung: 0°.
- Schnittebene: axial.
- Scan-Strecke: Beckenkamm bis einschließlich Symphyse und Sitzbein.
- Algorithmus: standard.
- Schichtdicke: 10/5 mm, kontinuierlich.
- Fensterung: 1600/400.
- Atemlage: flache Atmung.
- KM: 150 ml, Flow 1,5 ml/s. Injektionsbeginn 30 s vor Scanbeginn. KM-Ind.: V.a. Tumor, Metastase, Abszeß.
- Tips und Tricks: 2D- oder 3D-Rekonstruktionen.

11

Kalkaneus-CT

Technik
- Lagerung: Rückenlage. Unterpolsterung in den Kniegelenken mit 30°-Beugung im Kniegelenk. Füße in Richtung Gantry. Beide Füße im Seitenvergleich untersuchen.
- Topogramm: lateral, kurz.
- Gantry-Kippung: senkrecht zum Kalkaneus.
- Scan-Strecke: gesamter Kalkaneus mit angrenzendem Kuboid (der Talus wird so miterfaßt).
- Algorithmus: high.
- Schichtdicke: 2–5 mm.
- Fensterung: 1600/400.
- Atemlage: unerheblich.
- KM: nicht erforderlich.
- Tips und Tricks: Zoom-Faktor 3,0–3,5.

Schädel-CT

Technik

- Lagerung: Rückenlage. Kopfschale.
- Topogramm: lateral, 256 mm.
- Gantry-Kippung: parallel zur Orbitomeatallinie (Orbita/äußerer Gehörgang).
- Scan-Strecke:Foramen magnum bis Scheitel.
- Algorithmus: standard.
- Schichtdicke: Schädelbasis 2/5 mm, ab Felsenbeinoberkante 8/10 mm kontinuierlich.
- Fensterung: Schädelbasis 180/35, Gehirn 90/35. Bei Traumen oder sonstigem pathologischen Knochenbefund: Knochenfenster 1600/400.
- Atemlage: normale Atmung.
- KM: zunächst immer Nativaufnahmen. KM-Serie in gleicher Schichtdicke und Gantry-Einstellung durchführen: 100 ml. als i.v. Kurzinfusion über 10 min oder mit Flow 0,8 ml/s. Nach 10–15-minütigem freien Zeitintervall Durchführung erneuter Schichten.
  KM-Ind.: V. a. Entzündung, Tumoren, Metastasen, isodenses Subduralhämatom, Gefäßmißbildungen, Sinusvenenthrombose. KM in der Traumatologie meist nicht notwendig. Sichtbarwerden von normalen/pathologischen Gefäßstrukturen und Läsionen durch Vorhandensein kleiner pathologischer Gefäße und Störung der Blut-Hirn-Schranke, die das KM in die Läsion eindringen läßt.

Praktische Hinweise/Artefakte im Schädel-CT

- *Asymmetrie* der Felsenbeine, der Augenhöhlen, der Ventrikel: erkennbar durch verdrehte Lagerung bei seitlich geneigtem Kopf des Patienten.
- *Streifenartefakte* der mittleren und hinteren Schädelgrube: Der hohe knöcherne Anteil in den kaudalen Schichten bewirkt große Dichteunterschiede, wodurch Streifenartefakte entstehen: z. B. schwarze Linien zwischen den Felsenbeinen, sternförmige Streifen, die von der Crista occipitalis interna ausgehen, diagonale Streifen, die von den Felsenbeinen ausgehen. Durch Doppelschichttechnik in sehr dünnen Schichten (1–2 mm) mit Geräten der neueren Generation zu beheben.
- *Bewegungsartefakte:* diagonale Streifen über dem ganzen Schädel. Patienten beruhigen, stärker fixieren, ggf. sedieren.
- *Fremdkörper:* Ventrikelkatheter als sehr dichter Punkt/Linie, die vom Ventrikel zum meist parietal gelegenen Bohrloch verläuft. Gefäßklammern nach chirurgischen Eingriffen mit sternförmigen Artefakten.
- *Septum pellucidum:* schmales Septum zwischen den beiden Frontalhörnern, teilweise mit Ausbildung einer Zyste = Cavum septi pellucidi.
- *Verkalkungen:* symmetrische Verkalkung der Basalganglien (im Alter, Hyperparathyreoidismus, Verkalkung der Plexus chorioidei, Verkalkungen der Glandula pinealis).

Röntgenanatomie: ☞ Kap. 2 Untersuchungsmethoden.

Normalbefund: Schädel-CT

Normale Weite der inneren und äußeren Liquorräume. Die kortikalen Zisternen sind abgrenzbar, keine Raumforderungszeichen. Keine Insultdemarkierung, keine Einblutung, keine Kalottenfraktur. Nach KM-Gabe kein Nachweis von KM-affinen, metastasensuspekten intrazerebralen Herden. Kein Nachweis von tumorödembedingten intrazerebralen Hypodensitäten.
Beurteilung: Regelrechte Darstellung im CCT.

Auswertung und Befundung des Schädel-CT

- *Läsion:* Lokalisation, Ausdehnung, Begrenzung, Dichtewerte, umgebendes Ödem.
- *Verlagerung von Strukturen:* Mittellinie, Falx cerebri, Seitenventrikel, 4. Ventrikel, 3. Ventrikel, Septum pellucidum, Glandula pinealis.
- *Größe des Ventrikelsystems:* Erweiterungen bei Hydrocephalus internus, bei atrophischen Prozessen oder Obstruktionen, bei zusätzlicher Erweiterung des Subarachnoidalraumes, bei zerebraler Atrophie. Verengtes Ventrikelsystem bei generalisiertem Ödem, intrakranieller Druckerhöhung. Größenunterschied der Seitenventrikel.
- *Hirnfurchen:* normal bis 3 mm breit. Verstrichene Hirnfurchen bei generalisiertem Ödem. Erweiterte Hirnfurchen bei Atrophie. Asymmetrisch erweiterte Hirnfurchen z. B. bei abgelaufenden Hirninfarkten.
- *Ödem: perifokales Ödem:* (auf weiße Substanz beschränkt), verminderte Dichte. Bei Metastasen, malignen Gliomen, Meningeomen, Akustikusneurinomen, zerebralen Abszessen.
  Ödem innerhalb einer Läsion: bei Infarkten, Kontusionen, Enzephalitiden.
  Generalisierte Ödeme: diffuse Schwellung mit Verkleinerung des Ventrikelsystems und des Subarachnoidalraumes sowie Verstreichen der Hirnfurchen, stark verengtes/nicht abgrenzbares Ventrikelsystem, fehlende Differenzierung zwischen Marklager und Hirnrinde, globale Dichteminderung, fehlende Abgrenzung der basalen Zisternen. Bei Schädel-Hirn-Traumen, Enzephalitiden, zentraler Venenthrombose usw.

Mittelgesicht-CT

Technik

- Lagerung: Rückenlage (axiale Schnitte), Rückenlage mit max. rekliniertem und fixiertem Kopf (koronare Schnitte).
- Topogramm: lateral 256 mm.
- Gantry-Kippung: parallel zur Orbitaoberkante (axiale Schnitte) bzw. senkrecht zur Orbitaachse (koronare Schnitte).
- Schnittebene: axial/koronar.
- Scan-Strecke: Orbitadach bis Alveolarkamm (axiale Schnitte), Nasenspitze bis Hinterwand der Keilbeinhöhle (koronare Schnitte).
- Algorithmus: standard.
- Schichtdicke: 2–5 mm, kontinuierlich.
- Fensterung: Weichteilfenster 350/50, Knochenfenster 1600/400.
- Atemlage: normale Atmung.
- KM: nur zur Tumordiagnostik.
- Tips und Tricks: Bei Frakturen zur 3D-Rekonstruktion Spiral-CT.

11

Röntgenanatomie: ☞ Kap. 2 Untersuchungsmethoden.

Knochendensitometrie

Prinzip: Schwächung einer Photonenstrahlung (Kernstrahlung bei SPA, DPA; Röntgenstrahlung bei DXA, QCT). Ein „Schwächungsbild" dient nach geeigneter Kalibrierung zur Ermittlung des Knochenmineralgehaltes. Spongiöser Knochen hat im Vergleich zum kortikalen eine 8fach höhere Stoffwechselrate und ist deshalb besonders zur Bestimmung geeignet. Die LWS hat einen besonders großen Anteil spongiösen Knochens.

Probleme der Absorptiometrie: Exakte Flächenbestimmung des Knochens. Überlagernde Strukturen wie Aortenkalk, Spondylophyten, Sklerosen usw. führen zu falschen Kalziummeßwerten (SPA, DPA, DXA).

Die QCT soll unten aufgrund ihrer methodischen Vorteile und ihrer hohen Empfindlichkeit näher beschrieben werden.

Knochendensitometrie

Methode	Strahlen-quelle	Meßort	Dosis	Prä-zision	Ge-nauig-keit	Emp-find-lich-keit	Zeit-auf-wand	Anmerkungen
Single-Photon-Absorp-tions-messung **(SPA)**	Mono-energetische Photonen-strahlung mit ^{125}J. Meßort im Wasserbad	Distaler Radius, Kal-kaneus, gesamt	2–3 mR	1–2 %	5 %	2 x	10–20 min	Positionierungs-schwierigkeiten, Meßfehler
Dual-Photon-Absorpt-ions-messung **(DPA)**	^{153}Gado-linium-Quelle mit 2-gipf-ligem Ener-giespektrum	LWS, prox. Femur, gesamt	5 mR	2–4 %	4–10 %	2 x	20–40 min	Es sollten nur Patienten < 65 LJ. untersucht werden wegen der Interferenz mit Osteophyten und Gefäß-sklerosen
Dual-X-Ray-Ab-sorptio-metrie **(DXA)**	Röntgenröhre als Energie-quelle mit 2gipfligem Energie-spektrum	LWS, prox. Femur, gesamt	1–3 mR	1–2 %	3–5 %	2 x	5 min	Synonym: DRA, Dexa, QDR
Quantita-tive CT **(Q-CT)**	Röntgenröhre als Energie-quelle, Be-rechnung von mineralselek-tiven Dichte-Bildern. Schwächungs-werte als Kombination von rotem, gelbem Knochenmark u. trabekulä-rem Knochen	LWS, trabe-kulär	100–300 mR	1–2 %	5–10 %	3–4 x	10 min	Unterscheidung zwischen trabe-kulärem und kor-tikalem Knochen. Single-Energy-Q-CT: Messung eines höheren Fettanteils ⇨ Mineralgehalt scheinbar nied-riger. Dual-Energy-Q-CT: höhere Strahlen-belastung, aber noch größere Genauigkeit

Q-CT (Osteo-CT)

Technik

- Lagerung: Rückenlage. Zu untersuchende LWS über Referenzkörper (Bezugsphantom aus wasser- und knochenäquivalentem Anteil) lagern. Beine mit Kniestütze hochlagern.
- Topogramm: lateral, 256 mm.
- Gantry-Kippung: entsprechend der vertebralen Mitten.
- Scan-Strecke: L1–3 (Th12-L5).
- Algorithmus: standard.
- Schichtdicke: 2 mm, mittvertebrale Einzel-Schichten.
- Fensterung: 350/50.
- Atemlage: Aufnahme in Exspiration und Atemstillstand.
- Tips und Tricks: Auswertung erfolgt mit standardisiertem ROI und automatischem Kontur-findungsprogramm in Single- oder Dual-Energy-Technik. (z. B. Software-Programm der Fa. Siemens).

Normalbefund: Q-CT

Gemessen wurden die Mitten der Wirbelkörper LWK1–3 in Single- sowie Dual-Energy-Technik. Im einzelnen ergaben sich folgende Werte (Ergebnis für Dual-Energy-Technik in Klammern): LWK1 ...(...), LWK2 ... (...), LWK3 ...(...).
Im Gesamtmittel errechneten sich ... ± ... mg/ml Kalziumhydroxylapatitäquivalent (Fett korrigiert in Dual-Energy-Technik ... ± ... mg/ml). Die gemessenen Mittelwerte entsprechen den mittleren Altersnormwerten für M/F.
Beurteilung: Keine Osteoporose

Knochenanomalien

Skoliose

Ursachen: funktionell (Beckenschiefstand, Schmerzskoliose) oder strukturell (80 % idiopathisch, neuromuskulär, angeboren, andere). M:F=1:3. Formen:
1. Einbogig, C-förmig.
2. Doppelbogig, S-förmig.
3. Dreibogig, Tripleskoliose.

Röntgendiagnostik

- Wirbelsäulen-Ganzaufnahme im Stehen in 2 Ebenen.
- a.-p.-Aufnahme in Rückenlage.
- a.-p.-Aufnahme mit max. Beugung nach rechts und links (Bending): zur Beurteilung der flexiblen und strukturellen Komponente der Skoliose.
- (Eine Aufnahme soll den Beckenkamm zur Bestimmung der Skelettreife abbilden).

Befunde

- *Rotation:* Stellung der Wirbelkörper zueinander.
- *Torsion:* Formveränderungen der WK (partielle Keilwirbel, Halbwirbel, Blockwirbel).
- *Neutralwirbel:* Wirbelkörper mit stärkster Neigung gegen die Horizontale, am wenigsten keilförmig.
- *Scheitelwirbel:* der am stärksten keilförmig deformierte WK.

11

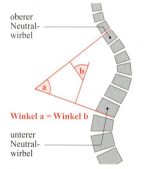

oberer Neutral-wirbel

Winkel a = Winkel b

unterer Neutral-wirbel

Einteilung der skoliotischen Krümmung nach Cobb	
< 40°:	Leichte Skoliose.
40°-60°:	Mittlere Skoliose.
60°-80°:	Schwere Skoliose.
> 80°:	Sehr schwere Skoliose.

Bestimmung des Skoliosewinkels nach Cobb.

Bestimmung der Wirbelrotation

1. *Dornfortsatzmethode nach Cobb*

   Einteilung der WK in 6 gleich breite Teile. Normalerweise erscheint der Dornfortsatz in der Mitte. Ein Auswandern des Dornfortsatzes in Richtung der Konkavität der Krümmung zeigt den Schweregrad der Rotation.

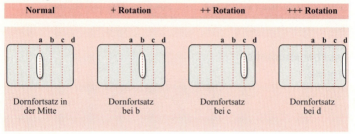

Bestimmung der Wirbelrotation nach Cobb.

2. *Bogenwurzelmethode nach Nash u. Moe*

   Einteilung der WK in 6 gleich breite Teile. Die Bogenwurzeln sind normalerweise in den jeweils äußeren Teilen abgebildet. Ein Auswandern der Bogenwurzeln zeigt die Rotation an.

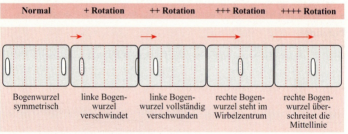

Bestimmung der Wirbelrotation nach Moe.

Beurteilung der Wachstumspotenz

- *Darmbeinapophyse* (Risser-Apophyse): unvollständige Skelettreife mit Wachstum nach medial oder unvollständiger Fusion. Abgeschlossene Skelettreife mit Verschmelzung der Risser-Apophyse mit dem Darmbein.
- *Wirbelkörperapophyse*: unvollständige Skelettreife mit Ausbildung der ringförmigen Wirbelkörperapophyse oder unvollständiger Fusion. Abgeschlossene Skelettreife mit Verschmelzung der Ringapophyse mit dem WK (M: 16. LJ, F: 19. LJ).

Wirbelkörperfehlbildungen

Blockwirbel

Verschmelzung von 2 oder mehreren WK, komplett oder inkomplett. Am häufigsten HWK2/3.

- *Rö:* Bei vollständiger Verschmelzung kein Zwischenwirbelraum abgrenzbar. WK-Durchmesser verkleinert. Vorderseite des Blockwirbels konkav geformt. Verschmelzung der Wirbelbögen.

Wirbelkörperdefekte

Dorsale, ventrale, seitliche Halbwirbel mit konsekutiver Fehlhaltung wie Skoliose oder Kyphose.

Spaltbildungen

I. Isolierte Dornfortsatzspalte

Meist bei S1 oder L5. Häufig Zufallsbefund als Spina bifida occulta oder Meningozele.

- *Rö:* vertikal oder schräg verlaufende, 1–2 mm breite Aufhellungslinie am dorsalen Wirbelbogen.

II. Laterale Bogenspalte

1. Spondylose

Ursachen: angeboren, häufiger traumatisch durch frische Fraktur oder Ermüdungsfraktur. Defekt der Pars interarticularis (Spaltbildung zwischen oberem und unterem Gelenkfortsatz). Am häufigsten L5 und L4.

- *Rö:* Schrägaufnahmen: Aufhellungslinie zwischen den Gelenkfortsätzen (Hundefigur mit Halsband).

2. Spondylolisthesis

Ventralgleiten des oberen Wirbelkörpers bei bds. Spondylose.

- *Rö:* Vorwärtsgleiten des Wirbelkörpers auf dem darunter liegenden Nachbarwirbel. Dornfortsatzzeichen: Verschiebung der Dornfortsätze oberhalb der Höhe des Gleitens.

3. Pseudospondylolisthesis

Degenerativ bedingte Segmentlockerung ohne Spaltbildung mit Ventralgleiten.

- *Rö:* Vorwärtsgleiten des gesamten Wirbels einschließlich der Dornfortsätze nach vorn. Dornfortsatzzeichen: Verschiebung der Dornfortsätze unterhalb der Höhe des Gleitens.

11

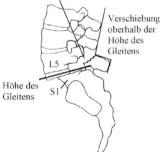

Defekt der Pars interarticularis

Verschiebung oberhalb der Höhe des Gleitens

L5

Höhe des Gleitens S1

Spondylolisthesis

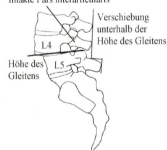

Intakte Pars interarticularis

Verschiebung unterhalb der Höhe des Gleitens

L4

Höhe des Gleitens L5

Pseudospondylolisthesis

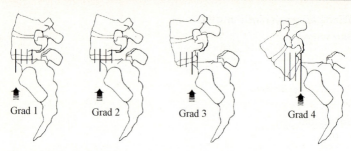

Grad 1   Grad 2   Grad 3   Grad 4

Schweregrade der Spondylolisthesis

Anomalien des Atlasbogens

Dorsale Spaltbildung bei 4 % der Bevölkerung. Symptomlos.
- *Rö:* vollständiges Fehlen des Bogens oder Spaltbildung in der Mittellinie.

Os odontoideum

Selbständiger, hypoplastischer Dens bei fehlender Verschmelzung des Dens mit dem Körper des Axis.
- *Rö:* rundliches Os odontoideum in Projektion auf den Dens oder etwas höher und weiter vorn. Ossiculum terminale Bergmann: persistierender Knochenkern an der Densspitze. DD: Densfrakturen.

Übergangswirbel

- **Sakralisation:** Verschmelzen des 5. LWK mit dem Sakrum, 4 freie LWK.
- **Lumbalisation:** erster Sakralwirbel ist vom Sakrum getrennt, 6 freie Segmente im Lumbalbereich.

Kongenitale Hüftluxation/-dysplasie

M:F: = 1:6. 40 % doppelseitig, bei einseitiger Luxation meist links. Inzidenz: 1,5:1000 Neugeborene.
Klinik: Abduktionshemmung, Außenrotation, relative Oberschenkelverkürzung, Gesäßfaltenasymmetrie, Ortolani-Zeichen, Watschelgang.
Komplikationen: Verzögerte Ossifikation des Hüftkopfes, Ausbildung einer Sekundärpfanne, Coxa valga antetorta, Femurkopfnekrose, erneute Luxation, verfrühter Schluß der Wachstumsfuge, Infektionen. Spätkomplikation: Koxarthrose.
1. *Hüftdysplasie:* Hüftpfanne flach und steil mit Unterentwicklung des Pfannenerkers und abnormer Weite des Hüftgelenks ohne Dislokation des Hüftkopfes.
2. *Hüftluxation:* Dislokation des Hüftkopfes aus der dysplastischen Pfanne.
3. *Hüftsubluxation:* Teildislokation des Hüftkopfes aus der Pfanne.
- *Rö:* ab dem 3. Lebensmonat als Kontrolle des Therapieverlaufes.
  Aufnahme nach Müller (Rippstein I):
  Standardaufnahme bei Fragen nach Hüftdysplasie. Patient in Rückenlage. Beide Knie 90° flektiert (Unterschenkel hängen über Tischkante herunter).
  Aufnahme nach Dunn (Rippstein II, Antetorsionsaufnahme):
  Bestimmung der Antetorsion. Rückenlage. Hüftgelenke 90° flektiert, Oberschenkel 20° abduziert, Knie flektiert. Lagerung auf Beinhaltegerät.

Röntgenologische Meßlinien

1. *Hilgenreiner-Linie:* waagrechte Verbindungslinie durch die Y-Fuge beider Hüftgelenke. Dient zur Ermittlung des Femurhochstands: Senkrechte von der Hilgenreiner-Linie zum proximalsten Punkt des Schenkelhalses sollte bds. gleich lang sein. „Pfannenferne": Entfernung des Schnittpunktes beider Linien vom Pfannengrund, sollte ebenfalls gleich lang sein. Ausmessung des Pfannendachwinkels.

2. *Acetabulum-Index:* Winkel zwischen Tangente des Pfannendachs und Hilgenreiner-Linie. > 30°: V.a. Dysplasie.

3. *Perkins-Ombrédanne-Linie:* Senkrechte vom äußersten Rand des verknöcherten Pfannenknorpels (Spina iliaca anterior inferior) zur Hilgenreiner-Linie. Weist auf Subluxationen oder Luxationen der Hüfte hin. Die Linien bilden 4 Quadranten. Im inneren unteren Quadranten liegt normalerweise die verknöcherte Femurkopfepiphyse.

4. *Shenton-Ménard-Linie:* bogenförmige Linie von der Schenkelhalsinnenseite zum Foramen obturatum. Bei Subluxation oder Luxation irregulärer Verlauf und Unterbrechung.

5. *Centrum-Erker-Winkel (CE-Winkel):* Winkel zwischen der Lotlinie einer Verbindungslinie der Mitten beider Femurköpfe und einer Tangente von der Femurkopfmitte zum oberen äußeren Acetabulumrand. Zeigt Entwicklung des Acetabulums und Beziehung zum Femurkopf an. 5.–8. LJ: > 19°.

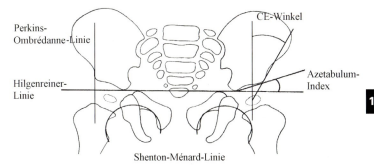

Röntgenologische Meßlinien

Sonographie der Säuglingshüfte bei kongenitaler Hüftdysplasie

Technik

- 7,5-MHz-Linearschallkopf. Seitliche Lagerung. Systematische Abtasttechnik.
- Unterrand des Os ilium und Labrum acetabulare müssen dargestellt sein. Ossifikationskern der Femurkopfepiphyse sollte bis spätestens zum 9. Lebensmonat sichtbar sein.
- Anwendung: von Geburt bis zum 12. Lebensmonat.

Sonographische Hüfttypen

Typ	Beschreibung	α-Winkel	β-Winkel
1	Reife Hüfte		
1a	Enges knorpeliges Pfannendach	> 60°	< 55°
1b	Weites knorpeliges Pfannendach	> 60°	> 55°
2	Unzureichendes knöchernes Acetabulum.		
2a	< 3 Monate	50–59°	> 55°
2b	> 3 Monate, echte Verknöcherungsverzögerung	50–59°	> 55°
2c	Zentriert aber unstabil, „kritische Hüfte"	43–49°	70–77°
2d	Zentriert, subluxiert	43–49°	> 77°
3	Dezentriert, luxiert	< 43°	> 77°
4	Schwere Dysplasie mit invertiertem Labrum	< 43°	> 77°

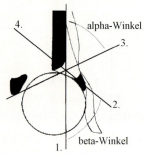

1. Umschlagsfalte
2. Ausstellungslinie
3. Pfannendach
4. Knöcherner Erker

α-Winkel: koronarer Schnitt. Knochenwinkel zwischen dem geraden lateralen Rand des Os ilium und dem knöchernen Rand des Acetabulums. Einteilung in sonographische Hüfttypen.

β-Winkel: koronarer Schnitt. Knorpelwinkel zwischen geradem lateralen Rand des Os ilium und knorpeligem Acetabulum. Sonographische Unterteilung in Subtypen.

Schematische Darstellung der Hüfte in der Sonographie

CT

- Beurteilung der Antetorsion, der Zentrierung in der Pfanne und der Hüftkopfüberdachung.
- Anwendung: nach Ossifikation der Femurkopfepiphyse.

Epiphysiolysis capitis femoris

Femurkopf rutscht allmählich nach hinten unten medial gegenüber dem Schenkelhals ab. M:F = 2:1. M = 12–16. LJ. F: 10–14. LJ. 50 % d.F. bds. Komplikationen: Hüftkopfnekrose.

- *Rö:* a.-p. und Lauenstein
  Unscharfe und verbreiterte Wachstumsfuge. Relativer Höhenverlust der Epiphyse. Abrutschen der Epiphyse in der Lauenstein-Aufnahme am besten zu sehen.

Tibia vara congenita (Morbus Blount)

Avaskuläre Nekrose der medialen Metaphyse und Epiphyse der Tibia, wodurch es zum Genu varum kommt.
Infantiler Typ: < 10 LJ., meist zwischen 1. und 3¹/₂ LJ. Meist bds.
Adoleszentertyp: zwischen 8. und 15. LJ. Seltener, weniger ausgeprägt.

- *Rö:* Absenkung der medialen Tibiametaphyse. Varusdeformierung der Tibia. Frühzeitiger Schluß der medialen Wachstumsfuge (konventionelle Tomographie). Einteilung in 6 Stadien nach Langeskjöld.

Kongenitaler Klumpfuß

Angeborene Deformierung. 0,1 % der Neugeborenen, M:F = 2:1, 50 % bds. 4 Komponenten:

1. *Spitzfuß.*
2. *Varusstellung der Ferse.*
3. *Adduktion und Varusdeformierung des Vorfußes.*
4. *Talonavikularsubluxation.*

● *Rö:* dorsoplantare Aufnahme: Varusstellung des Rückfußes. Adduktions- und Varusstellung des Vorfußes. Talokalkaneuswinkel < 20°. Talus-Metatarsale-I-Winkel > 15°. Parallel verlaufende Metatarsalia.
Seitaufnahme: Equinovarus-Stellung der Ferse. Seitlicher Talokalkaneuswinkel < 35°. Talokalkaneale Subluxation.

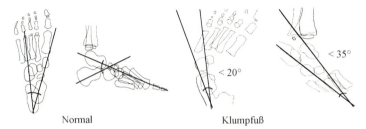

Normal   Klumpfuß

Talokalkaneuswinkel, a.-p. und seitlich

Madelung-Deformierung

Erbliche Entwicklungsanomalie mit Wachstumsstörung der distalen Radiusepiphyse. F:M = 4:1. Meist bds.

● *Rö:*
Radius: karpale Gelenkflächen nach ulnar und plantar gekippt. Doppelkurvatur medial und dorsal. Vorzeitiger Schluß des medialen Anteils der Epiphyse mit dreieckig geformter distaler Epiphyse. Verkürzung gegenüber der Ulna.
Ulna: gesteigerte Knochenlänge, dorsale Subluxation.
Veränderungen an den Handwurzelknochen: keilförmige Deformierung mit Mondbein als Spitze, das zwischen Radius und Ulna liegt. Auseinanderweichen von distalem Radius und distaler Ulna.

Traumatologie

Frakturtypen

| Meißel-fraktur | Quer-fraktur | Schräg-fraktur | Längs-fraktur | Y-förmige Fraktur | Stauchungs-fraktur | Trümmer-fraktur |

Verschiedene Frakturtypen

11

Fragmentdislokation: richtet sich nach dem distalen Frakturfragment.

- *Achsenknick (Dislocatio ad axim):* valgus, varus, Antekurvation, Retrokurvation.
- *Seitverschiebung (Dislocatio ad latus):* Verschiebung nach medial, lateral, ventral, dorsal, um z. B. ½-Schaft- bzw. Kortikalisbreite.
- *Längsverschiebung (Dislocatio ad longitudinem):* mit Verkürzung (cum contractione), mit Verlängerung (cum distractione). Angaben in Zentimeter.
- *Rotationsfehler (Dislocatio ad peripheriam):* Innen-, Außenrotation. Angabe in Grad.

Allgemeine Frakturzeichen im Röntgenbild	**Begleitphänomene**
• Aufhellungslinie.	• Weichteilschwellungen.
• Stufe in der Kortikalis.	• Gelenkerguß.
• Unterbrechung der Spongiosabälkchen.	• Intrakapsulärerer Fett-Flüssigkeits-Spiegel.
• Scharf begrenzte oder gezackte Knochenfragmente.	• Verlagerung oder Auslöschung von Fettstreifen.
• Spongiosaverdichtungen bei Einstauchung.	• Gedoppelte Kortikalislinie.

Fraktursonderformen

- *Ermüdungsfraktur:* entsteht im gesunden Knochen bei abnormer Belastung, z. B. sog. Marschfraktur des Os metatarsale II/III.
- *Fissur:* längliche, in der Knochenachse verlaufende Frakturspalten ohne vollständige Kontinuitätsunterbrechung.
- *Pathologische Fraktur:* im erkrankten Knochen (Tumor, Metastase, metabolische Knochenerkrankung), wodurch die Stabilität des Knochens verringert ist.

DD: Frakturen

- Gefäßkanäle, meist mit Randsklerose.
- Aufhellungslinien durch Projektionseffekte.
- Epiphysenfugen.
- Persistierende Apophysen, akzessorische Knochen.

Frakturheilung

1. **Primäre Frakturheilung:** knöcherne Durchbauung der Fraktur ohne Ausbildung von Ersatzknochen oder Kallus, durch Osteosynthese möglich.
- *Rö:* Frakturspalt wird unschärfer, regelrechte Knochenstruktur im Frakturbereich, keine Kallusbildung.
2. **Sekundäre Frakturheilung:** Überbrückung des Bruchspaltes durch Kallus.
- *Rö:* Resorption im Frakturgebiet. Verdichtung des Frakturspaltes. Periostale Verkalkungen. Zunehmende Durchbauung.

Gestörte Frakturheilung

1. **Pseudarthrose**
Keine knöcherne Durchbauung 16–18 Wochen nach Fraktur. Ursachen: Knochennekrose, Mangeldurchblutung, mangelnde Ruhigstellung.
- Hypertrophe Pseudarthrose: überschießende Knochenreaktion, aufgetriebene Frakturenden, Sklerose, keine Nekrose!
- Atrophe Pseudarthrose: fehlende knöcherne Reaktion, sich verjüngende Frakturenden. Knöcherne Defekte.
- Knochennekrosen: Verdichtungen. Lyse.
- *Rö:* allgemeine Zeichen: abgerundete Ecken, Glättung, Sklerosierung, Lücke zwischen den Fragmenten, freie Beweglichkeit.

2. **Sudeck-Atrophie (Reflexdystrophie)**
   Vaskulär/neurologische Ursache. Rö-Zeichen nach 2–8 Wochen nach beginnender Klinik.
   Autonome, motorische, sensible Störungen.
3. *Rö:* Weichteilschwellung. Fleckige Osteoporose. Rarefizierung der subchondralen Spongiosa mit
   Vergröberung. Häufig distale Extremitäten.
4. **Immobilisationsosteoporose**
   Durch Ruhigstellung oder Schonung Abnahme der Knochendichte mit vermehrter Strahlen-
   transparenz, Kortikalisverschmälerung und Atrophie der Knochenbälkchen.

Heilungsdauer verschiedener Knochenbrüche

Durchschnittliche Angaben der Heilungsdauer beim Erwachsenen in Wochen (aus Hußmann, J.
Memorix spezial, Chirurgie, Chapman & Hall; nach Schlosser, 1968).

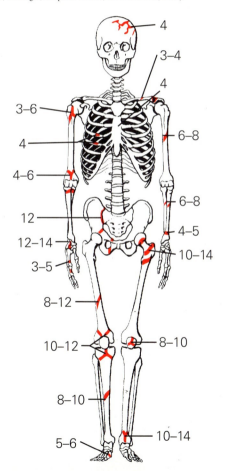

11

Osteosynthetische Versorgung

1. Schraubenosteosynthese

- *Selbstschneidende Schrauben:* werden nach Vorbohren direkt in den Knochen eingedreht, nicht im kortikalen Knochen oder als Zugschrauben zu verwenden.
- *Nichtgewindeschneidende Schrauben:* werden nach Vorbohren und Schneiden eines Gewindes in der Kortikalis verwendet (Ausnahme: sehr dünne Kortikalis).
- *Kortikalisschrauben:* durchgehendes Gewinde, nicht selbstschneidend. Bohrung eines Gleitloches und eines Gewindeloches auf der Gegenseite. ∅ der Schraubengewinde 4,5/3,5/2,7/2,0/1,5 mm.
- *Spongiosaschrauben:* ohne durchgehendes Gewinde als Zugschraube, mit durchgehendem Gewinde zur Fixation von Platten in Meta- und Epiphyse. Schneiden ihr Gewinde in der Regel selbst. Gewinde > ∅ des Schraubenschaftes. ∅ des Schraubengewindes 6,5/4,0 mm.
- *Malleolarschraube:* Spongiosaschraube. ∅ des Schraubengewindes 4,5 mm. Spezielle Schraubenspitze.

2. Plattenosteosynthese

- *Kompressionsplatte:* zur Kompression von stabilen Frakturen. Runde Löcher.
- *Dynamische Kompressionsplatte (DCP):* Kompression durch exzentrisches Einsetzen der Schrauben an den Enden der Fraktur. Ovale Löcher.
- *Neutralisationsplatte:* schützt Fraktur vor Biegungs-, Rotations- und axialen Kräften.
- *Verschraubung der Platten:* 5–7 Kortikalisschrauben zur Verankerung der Platten im Knochen.
- *Winkelplatte:* 130°-Winkel für intratrochantäre/subtrochantäre Frakturen. *Kondylenplatte:* 95°-Winkel. *T-Platte:* zur Abstützung des proximalen Humerus, des Tibiaplateaus oder der distalen Tibia. *L-Platte:* laterales Tibiaplateau. Ovale Löcher.
- *Dynamische Hüftschraube (DHS):* eine am proximalen Femur befestigte Platte wird durch eine durch die obere Lasche der Platte gleitende Schraube im Hüftkopf zentriert. Wird bei proximalen Femurfrakturen verwendet.

3. Marknagelosteosynthese

Intramedulläre Schienung, vor allem für Frakturen langer Röhrenknochen der unteren Extremität (Femur, Tibia, nicht bei Kindern). *Dynamische Verriegelung* durch Querbolzen am frakturnahen Ende: gute Rotationsstabilität, axiale Teilkompression durch Teilbelastung. *Statische Verriegelung* durch Querbolzen an beiden Enden: bessere Kontrolle der Rotation und Länge, keine Fehlbelastung. Formen: Ender-Nagelung (Femur), Bündelnagel (O-Arm), Rush-pin-Nagel, Gamma-Nagel (OS-Hals), Verriegelungsnagel (OS, US).

4. Zuggurtung

Drahtschlinge durch Sehnenansätze oder Sehnenansätze und Knochen, z. B. Drahtzuggurtung bei Querfrakturen der Patella oder am Olekranon. Ermöglicht belastungsinduzierte Bewegungen.

5. Fixateur externe

Äußerer Festhalter mit 2- oder 3-dimensionalen Verstrebungen in Abhängigkeit von der Fraktur. Mit/ohne interfragmentärer Kompression. Zur Stabilisierung von Extremitäten-/Beckenfrakturen bei schwierigen Weichteilverhältnissen oder Osteotomien.

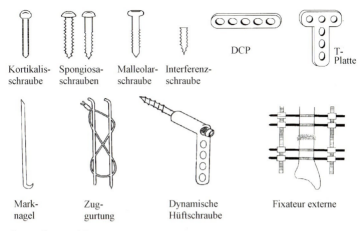

Kortikalis- Spongiosa- Malleolar- Interferenz-
schraube schrauben schraube schraube

DCP

T-Platte

Mark- Zug- Dynamische Fixateur externe
nagel gurtung Hüftschraube

Osteosynthesematerial

Materiallockerungszeichen im Röntgenbild bei Osteosynthesen
- Aufhellungen (Resorption) entlang des Osteosynthesematerials.
- Persistierende Frakturlinie, Kallusbildung.
- Dislokation der Implantate.

11

Kindliche Frakturen

	Epiphysenlösung		Epiphysenfraktur		
Salter	I	II	III	IV	V
Aitken	0 (I)	I	II	III	
Definition	Bruchlinie durch verkalkte Matrix der Epiphysenfuge, Wachstumsbereich wird nicht berührt, einfache Epiphysenlösung	Teillösung der Epiphysenfuge mit metaphysärer Fraktur	Teillösung der Epiphysenfuge und epiphysäre Fraktur	Epiphysäre metaphysäre Fraktur	Kompressionsfraktur durch die Wachstumsfuge mit Einstauchung
Abbildung					

Grünholzfraktur

Typische kindliche Fraktur. Meist lange Röhrenknochen mit Erhaltung des Periosts und dadurch geringer Dislokation.

- *Rö:* fehlende Abgrenzung eines Frakturspaltes. Knickbildung in der Kompakta und den Spongiosabälkchen.

Durchschnittliche Konsolidierungszeit kindlicher Frakturen in Wochen

	bis 5. LJ	5.-10. LJ	> 10. LJ
Klavikula	1	2	2–3
Humerus – proximal stabil	1	1–3	2–3
– proximal instabil	1	2–3	3
– Schaftmitte	2	3–4	4–6
– suprakondylär	1–2	2–3	3–4
– Condylus radialis	3	3–4	4
– Condylus ulnaris Y-Fraktur	2–3	3	3–4
Epicondylus ulnaris (+ Ellbogenluxation)	2–3	2–3	3
Proximales Radiusende	1	1–2	2
Olekranon	1	2–3	3–4
Radiusköpfchen u. Ellenbogenluxation	–	3	3
Vorderarmschaft inkl. Grünholzfraktur	3	4	4–6
Distaler Radius und Vorderarm	2	3–4	4–5
Epiphysenlösung distaler Radius	2	2–3	3–4
Handwurzel	–	4–6	6–12
Mittelhand, subkapital und basal	–	2	2–3
– Schaft	–	3–4	4–6
Finger, subkapital und Basis	1–2	2	2–3
– Schaft	2–3	3–4	4–8
Femur – Schenkelhals	–	4–6	6–12
– subtrochantär	3–4	4–5	4–6
– Schaft	1–3	4–5	4–6
– Kondylen	2–3	3–4	4
Tibia und Unterschenkel – Eminentia	–	3–4	4–6
– proximale Metaphyse	2–3	3–4	4
– Schaft	2–3	3–5	4–6
supramalleolär und Gelenk (OSG)	2–3	3–4	4–5
Fußwurzel und Kalkaneus	–	4–8	6–12
Mittelfußbasis und subkapital	2–3	3	3–4
Zehen	1	1–2	2–4
Fibulotalarer Bandapparat – Ausriß knöchern	–	2–3	3

Nach: von Laer, L.: Frakturen und Luxationen im Wachstumsalter, Thieme, Stuttgart, 1991

Auftreten der Knochenkerne der Handwurzelknochen, der Epiphysen der Phalangen und der distalen Unterarmknochen

Knochenkern	Alter (Mittelwert)
Os capitatum	3. Monat
Os hamatum	4. Monat
Distale Radiusepiphyse	12. Monat
Epiphysen d. Ossa metacarpalia II–IV	24. Monat
Epiphysen d. Phalangen I–IV	30. Monat
Os-metacarpale-I-Epiphyse	35. Monat
Os triquetrum	36. Monat
Os lunatum	48. Monat
Os trapezium	5 Jahre
Os trapezoideum	5 Jahre
Os naviculare	5 Jahre
Distale Ulnaepiphyse	6 Jahre
Os pisiforme	10 Jahre

Wirbelsäulenfrakturen

Am häufigsten HWK5, 6, 7/BWK12/LWK1, 2 betroffen.

- *Rö:* Verschiebung von Wirbeln. Abstandsvergrößerung zwischen den Dornfortsätzen oder der Lamina. Klaffende Facettengelenke. Verbreiterter Spinalkanal. Unterbrechung der hinteren Wirbelkörperlinie. Einteilung in:

1. Stabile Wirbelsäulenfrakturen

- Bandstrukturen intakt.
- Isolierte Wirbelkörperfraktur bei intakter Hinterkante.
- Isolierte Bogenfrakturen.
- Isolierte Frakturen der Quer-/Dornfortsätze.

2. Instabile Wirbelsäulenfrakturen

- Wirbelkörperfrakturen unter Einschluß der Hinterkante.
- Komplexe Bogenfrakturen.
- Frakturen im Bereich der Gelenkfortsätze.

Verletzungen der HWS

Jefferson-Fraktur

Kompressionsverletzung, *instabil*. Bds. symmetrische Brüche der vorderen und hinteren Atlasbögen, Zerreißung des Lig. transversum atlantis.

- *Rö:* Densaufnahme mit geöffnetem Mund: Seitverschiebung der Massae laterales des Atlas gegenüber denen des Axis (Lateraldistanzierung). Seitliche Aufnahme: Konturunterbrechung.
- *CT:* meist symmetrische Konturunterbrechung des vorderen und hinteren Atlasbogens mit/ohne Dislokation.

Densfrakturen

10 % der Halswirbelfrakturen. Flexionsverletzung.

Typ I:	Schrägfraktur des oberen Densanteils, *stabil* (am seltensten).
Typ II:	Querfraktur durch die Densbasis, *instabil* (am häufigsten).
Typ III:	Fraktur durch die Densbasis und den Axiskörper, *stabil.*

- *Rö:* Densaufnahme a.-p. bei geöffnetem Mund, Seitaufnahme, spiralige Tomographie.
- *CT:* Querverlaufende Frakturen nur in Dünnschichttechnik erkennbar. Schrägverlaufende und dislozierte Frakturen gut darstellbar.

11

Erhängungsfraktur (hangman's fracture)

Extensionsverletzung, *instabil*. Doppelseitige Bogenfraktur des Axis.
- *Rö:* Seitaufnahme bester Nachweis. Anteriore Subluxation von C2 gegenüber C3, Abriß der anterioren/inferioren Kante von C2 (Ruptur des Lig. longitudinale anterius).
- *CT:* gut darstellbar durch senkrecht zur CT-Ebene verlaufende Frakturlinien.

Berstungsfrakturen C3–C7

Kompressionsverletzungen, *stabil/instabil*. Trümmerfraktur mit Dorsalverschiebung des hinteren Fragmentes mit/ohne Zerreißung des hinteren Bänderkomplexes.
- *Rö:* seitl. Aufnahme, seitl. Tomographie, a.-p.-Aufnahme (Aufhellungslinie im WK).
- *CT:* Verschiebung der hinteren WK-Anteile am besten erkennbar. Beurteilung der Verlegung des Spinalkanals.

Tränentropfenfraktur (teardrop fracture)

Extensions-/Flexionsverletzung, *instabil*. Schwerste und instabilste Verletzung der HWS. Abriß der Vorderunterkante des WK (Teardrop-Fragment), Dorsalverschiebung des WK in den Spinalkanal hinein mit Riß des Lig. longitudinale anterius und des Lig. longitudinale posterius, zusätzlich können noch Dornfortsätze und Wirbelbögen frakturiert und Wirbelgelenke gesprengt sein.
- *Rö:* Seitaufnahme, seitliche Tomographie.
- *CT:* zeigt Dislokationen der Fragmentteile und Verlegung des Spinalkanals.
Hyperextensionstränentropfenverletzung: meist in Höhe C2/C3, *stabil*.

Schaufelarbeiterfraktur

Flexionsverletzung, *stabil*. Schräg- oder Vertikalfraktur der Dornfortsätze von C6/ C7.
- *Rö:* seitliche Aufnahme mit Abriß des Dornfortsatzes; a.-p.-Aufnahme: Doppelkontur des Dornfortsatzes.

Kompressionsfraktur

Durch Flexions- oder Kompressionsverletzungen entstehen Teil- oder Kompressionsfrakturen, *stabil*. Einstauchung des WK teils keilförmig.
- *Rö:* Seitaufnahme.

Facettengelenkblockade

Rotationsverletzung, *stabil/instabil*. Einseitige/beidseitige Sprengung der Facettengelenke, vordere Luxation des betroffenen WK. Bei Zerreißung des hinteren Bänderkomplexes Verletzung des Spinalkanals.
- *Rö:* seitliche Aufnahme: Luxation/Subluxation, Rotation und subluxierte Facettengelenke; a.-p. Aufnahme: fehlende Darstellung der Facettengelenke, Rotation des Dornfortsatzes.

Jefferson-Fraktur   Dens-Frakturen   Teardrop-   Hangman`s
                   Typ I   Typ II   Typ III   Fraktur   Fraktur

Frakturen der HWS

Verletzungen der BWS und LWS

Fraktur der WK, Wirbelbögen, Quer-, Dorn- und Gelenkfortsätze.

3-Säulen-Einteilung nach Denis

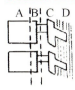

3-Säulen-Einteilung

A) Vordere Säule: vordere 2/3 des WK und der Bandscheibe, Lig. longitudinale anterius.
B) Mittlere Säule: hinteres Drittel des WK und der Bandscheibe, Lig. longitudinale posterius.
C) Hintere Säule: hinterer Bänderkomplex (Lig. supraspinosum und infraspinosum), Kapsel der Intervertebralgelenke, Lig. flavum, hinterer Anteil des Wirbelbogens.
D) 1-Säulen-Brüche stabil, 3-Säulen-Brüche instabil.

Kompressionsfraktur

Flexionsverletzung. Kompression der vorderen Säule. Mittlere und hintere Säule bleiben intakt.
- *Rö:* a.-p.: Höhenabnahme des WK, Vorwölbung der seitlichen WK-Kortikalis. Seitliche Aufnahme: Höhenabnahme des vorderen WK, Höhe des hinteren WK bleibt erhalten (Keilwirbel).
- *CT:* meist nicht nötig. Unregelmäßigkeiten der Deckplatten mit/ohne ventraler Dislokation. Spinalkanal und Bogenwurzeln intakt. DD: Gefäßkanäle im Wirbelkörper (Mercedes-Stern).

Berstungsfrakturen

Axiale Kompression mit/ohne Rotation und Flexion. Vordere und mittlere Säule betroffen.
- *Rö:* a.-p.: Vergrößerung des Abstands der beiden Bogenwurzeln zueinander, Höhenminderung des WK, Verbreiterung des a.-p. und sagittalen Durchmessers. Seitliche Aufnahme: Fraktur des hinteren WK mit Höhenminderung, teils Trümmerfraktur mit Verlegung des Spinalkanals
- *CT:* Darstellung der Fragmentierung des WK, die den Spinalkanal einengen kann. Nachweis von Bogenfrakturen, Dislokation der Facettengelenke oder traumatischem Diskusprolaps.

Chance-Fraktur

Distraktionsverletzung der LWS. „Sicherheitsgurtfraktur". Horizontale Fraktur mit Beteiligung aller 3 Säulen (am Dornfortsatz beginnend, durch Bogenwurzel und Wirbelkörper verlaufend). Selten.
- *Rö:* am besten in Seitaufnahme erkennbar. Querverlaufende Fraktur ohne Fehlstellung (Bänder sind erhalten). Bei Kompression des vorderen WK keilförmige Deformierung.
- *CT:* Fraktur parallel zur Schichtebene, nur in dünnen Schichten zu erfassen.

11

Luxationsfrakturen

1. **Flexions-Distraktions-Verletzung**
   Mittlere und hintere Säule zerrissen, Abriß der gesamten Bandscheibe, Luxation/Subluxation des oberen WK gegenüber dem unteren.

● *Rö:* Seitaufnahme: keilförmige Deformierung des vorderen WK, Kyphosierung der Wirbelsäule, Distraktion der Dornfortsätze.

● *CT:* Beurteilung der Hinterkante des Spinalkanals, Distraktion der Facettengelenke, Fraktur des Bogens und der Gelenkfortsätze, ggf. 2-/3D-Rekos anfertigen.

2. **Abscherverletzungen**
   Alle 3 Säulen einschließlich des vorderen Längsbandes sind betroffen.

● *Rö:* Ventral-/Dorsalverschiebung der WK gegeneinander, WK selbst intakt, Fraktur der Facettengelenke und Dornfortsätze, Riß der Lamina.

● *CT:* Beurteilung der Facettengelenke, der Wirbelbögen und des Spinalkanals.

Verletzungen des Schultergürtels

Luxation des Sternoklavikulargelenks

Meist Luxation des medialen Klavikularendes über die 1. Rippe nach ventral oder kranial.

● *Rö:* d.-v. Aufnahme mit 30° nach lateral von der Medianebene gekipptem Zentralstrahl oder DL.

Klavikulafraktur

Meist Sturz auf ausgestreckten Arm. Mittleres Drittel am häufigsten betroffen.

● *Rö:* Klavikula/Schulter mit Klavikula in 2 Ebenen.

Akromioklavikulargelenkverletzung

Sturz auf ausgestreckten Arm oder seitlicher Schlag auf die Schulter. AC-Gelenkspalt normalerweise 0,3–0,8 cm weit. Entfernung Klavikula-Korakoid normalerweise 1,0–1,3 cm.

Tossy I:	Überdehnung der Ligg. acromio- und coracoclaviculare.
Tossy II:	Ruptur des Lig. acromioclaviculare, Dehnung des Lig. coracoclaviculare, AC-Gelenk 1,0–1,5 cm, korakoklavikulare Distanz < 2,2 cm.
Tossy III:	Ruptur beider Ligg., AC-Gelenk > 1,5 cm, korakoklavikuläre Distanz > 2,2 cm.

● *Rö:* Panorama-Aufnahme beider Schultern mit je 5 kp an den Armen (kein aktives Halten, sondern mit Schlingen befestigte Gewichte). Herabsinken der Skapula und oberen Extremität auf der betroffenen Seite.

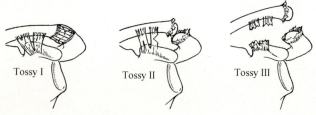

Tossy I   Tossy II   Tossy III

Akromioklavikulargelenkverletzungen

Skapulafrakturen

Direktes Trauma bei Verkehrsunfall oder Sturz.
- *Rö:* a.-p., seitlich.
- *CT:* bei Trümmerfrakturen Darstellung der Dislokation der einzelnen Fragmente.

Schultergelenkluxation

1. **Vordere Luxation:** 95 % aller Luxationen.
- *Rö:* a.-p.-Aufnahme: Humeruskopf liegt unter dem Unterrand des Glenoids. Komplikationen: Impressionsfraktur des Humeruskopfes, ***Hill-Sachs-Läsion*** = Eindellung an der hinteren Lateralseite des Humeruskopfes (a.-p.-Aufnahme, leicht innenrotiert). ***Bankart-Läsion*** = Impressionsfraktur am vorderen Rand der unteren Pfannenhälfte (a.-p.-Aufnahme in Neutralstellung).
2. **Hintere Luxation:** ca. 5 % aller Luxationen.
- *Rö:* Kann in a.-p.-Stellung leicht übersehen werden, deshalb a.-p.-Aufnahme mit 40° zur verletzten Seite gedrehtem Oberkörper. Überlappung von Humeruskopf und Pfanne. Auch axilläre Aufnahme (wegen eingeschränkter Armabduktion häufig unmöglich) oder transthorakale Aufnahme. Komplikationen: Kompressionsfraktur (Einstauchungslinie) der Vorderinnenfläche des Humeruskopfes (a.-p.-Aufnahme mit leicht außenrotiertem Arm).
- *CT:* bei rezidivierenden Schulterluxationen: Arthro-CT.
  Beurteilung der knöchernen Verletzungen (Hill-Sachs-Läsion, Bankart-Läsion, Fraktur des Tuberculum majus/minus), Kapselläsionen (Kapselablösung, vergrößertes Gelenkvolumen, erweiterte Gelenkkapsel). Prädisponierende Faktoren: kleine, steile Gelenkpfanne, die den Humeruskopf nur wenig umschließt.

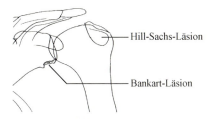

Bankart-Läsion, Hill-Sachs-Läsion

Rotatorenmanschettenruptur

Die Rotatorenmanschette besteht aus den Mm. subscapularis, supraspinatus, infraspinatus und dem M. teres minor. Sie bedecken den Humeruskopf und setzen am Collum anatomicum sowie am Tuberculum minus und majus an. Risse finden sich meist im M. supraspinatus. Degenerativen Veränderungen > 30. LJ.
Impingement-Syndrom: degenerative Veränderungen der Rotatorenmanschette mit Einklemmung der Rotatorenmanschette zwischen Akromion und Humeruskopf (Einengung des subakromialen Raumes durch Osteophyten, Schultereckgelenkarthrose und Hochstand des Humeruskopfes).
- *Rö:* Zeichen der chronischen Rotatorenmanschettenruptur: akromiohumeraler Spalt < 6 mm. Erosionen an der Unterfläche des Akromions (durch Höhertreten des Humeruskopfes). Abflachung des Tuberculum majus (durch fehlende Zugbelastung).
- *Arthrographie:* KM füllt die Bursa subacromialis und die Bursa subdeltoidea.
- *Sono:* Verschmälerung der Rotatorenmanschette, Kalibersprung oder fehlende Darstellung.

Humerusfrakturen

Proximale Humerusfrakturen	Humerusschaft-frakturen	Distale Humerusfrakturen
1. Fraktur im Collum anatomicum 2. Fraktur des Tuberculum majus: häufig kombiniert mit subkapitaler Fraktur 3. Subkapitale Humerusfraktur: in Höhe des Collum chirurgicum, mit Einstauchungen (günstig) und/oder Luxationen, Abduktion/Adduktion, (ungünstig)	Quer-, Schräg-, Spiralbrüche, Trümmerfrakturen insg. selten. Komplikation: Schädigung des N. radialis	1. **Extraartikulär** ● Suprakondyläre Extensionsfraktur (a): bei Kindern häufiger ● Suprakondyläre Flexionsfraktur (b): selten 2. **Intraartikulär** ● Abriß des Epicondylus humeri medialis (a) ● Abriß des Epicondylus humeri lateralis (b) ● Y-Fraktur (c)
Proximale Humerusfraktur 		Extraartikuläre Fraktur Intraartikuläre Frakturen

Epicondylus medialis extrakapsulär, Epicondylus lateralis extraartikulär!

Prinzip der AO-Klassifikation der Frakturen der langen Röhrenknochen

1. *Frakturtypen des diaphysären Segments*
   Typ: „einfach" (Typ A), „Keilfraktur" (Typ B), „komplexe Fraktur" (Typ C).
2. *Frakturtypen der proximalen und distalen Segmente*
   „extraartikulär" (Typ A), „partiell artikulär" (Typ B), „ vollständig artikulär" (Typ C).
   Ausnahme: Humerus proximal, Femur proximal, Malleolen.

Kodierung der Diagnose

(aus: Hußmann, J., Memorix Spezial Chirurgie, VCH edition medizin edition medizin, 1993, [nach Müller M.E., Allgöwer M., Schneider, R., Willenegger, H., Manual der Osteosynthese, Springer Verlag, 1992]).

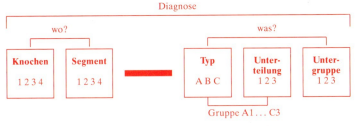

z. B. 32–B 2.1 subtrochantäre Keilfraktur der Femurdiaphyse mit Biegungskeil

3	2	–	B	2	.1
Femur	Diaphyse		Keil-fraktur	Biegungs-keil	sub-trochanter

Lokalisation (wo?)	**Knochen**	**Segment des Knochens**
	(1....) Humerus	(....1) proximal
	(2....) Radius/Ulna	(....2) Diaphyse
	(3....) Femur	(....3) distal
	(4....) Tibia/Fibula	(....4) Malleolen
Morphologie (was?)	**Typ** A, B, C	
	Unterteilung 1, 2, 3	
	Untergruppe .1, .2, .3	

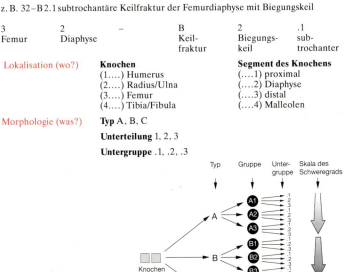

(aus Müller M.E., Allgöwer M., Schneider, R., Willenegger, H., Manual der Osteosynthese, Springer Verlag, 1992).

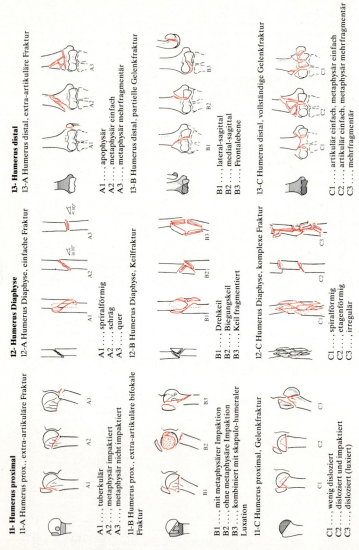

11- Humerus proximal
11-A Humerus prox., extra-artikuläre Fraktur

A1 .... tuberkulär
A2 .... metaphysär impaktiert
A3 .... metaphysär nicht impaktiert

11-B Humerus prox., extra-artikuläre bifokale Fraktur

B1 .... mit metaphysärer Impaktion
B2 .... ohne metaphysäre Impaktion
B3 .... kombiniert mit skapulo-humeraler Luxation

11-C Humerus proximal, Gelenkfraktur

C1 .... wenig disloziert
C2 .... disloziert und impaktiert
C3 .... disloziert (luxiert)

12- Humerus Diaphyse
12-A Humerus Diaphyse, einfache Fraktur

A1 .... spiralförmig
A2 .... schräg
A3 .... quer

12-B Humerus Diaphyse, Keilfraktur

B1 .... Drehkeil
B2 .... Biegungskeil
B3 .... Keil fragmentiert

12-C Humerus Diaphyse, komplexe Fraktur

C1 .... spiralförmig
C2 .... etagenförmig
C3 .... irregulär

13- Humerus distal
13-A Humerus distal, extra-artikuläre Fraktur

A1 .... apophysär
A2 .... metaphysär einfach
A3 .... metaphysär mehrfragmentär

13-B Humerus distal, partielle Gelenkfraktur

B1 .... lateral-sagittal
B2 .... medial-sagittal
B3 .... Frontalebene

13-C Humerus distal, vollständige Gelenkfraktur

C1 .... artikulär einfach, metaphysär einfach
C2 .... artikulär einfach, metaphysär mehrfragmentär
C3 .... mehrfragmentär

(aus Müller M.E., Allgöwer M., Schneider, R., Willenegger, H., Manual der Osteosynthese, Springer Verlag, 1992).

23- Radius/Ulna distal

23-A Radius/Ulna distal, extraartikuläre Fraktur

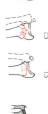

A1 .... der Ulna, Radius intakt
A2 .... des Radius, einfach und impaktiert
A3 .... des Radius, mehrfragmentär

23-B Radius/Ulna distal, part. Gelenkfrakt. des Radius

B1 .... Sagittalebene
B2 .... dorsale Kante (Barton)
B3 .... palmare Kante (reversed Barton, Goyrand-Smith II)

23-C Radius/Ulna distal, vollst. Gelenkfraktur Radius

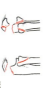

C1 .... artikulär einfach, metaphysär einfach
C2 .... artikulär einfach, metaphysär mehrfragmentär
C3 .... mehrfragmentär

22- Radius/Ulna Diaphyse

22-A Radius/Ulna Diaphyse, einfache Fraktur

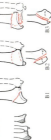

A1 .... der Ulna, Radiusschaft intakt
A2 .... des Radius, Ulnaschaft intakt
A3 .... beider Knochen

22-B Radius/Ulna Diaphyse, Keilfraktur

B1 .... der Ulna, Radiusschaft intakt
B2 .... des Radius, Ulnaschaft intakt
B3 .... eines Knochens, kombiniert mit einer Fraktur des anderen

22-C Radius/Ulna Diaphyse, komplexe Fraktur

C1 .... der Ulna, einfach des Radius
C2 .... des Radius, einfach der Ulna
C3 .... beider Knochen

21- Radius/Ulna proximal

21-A Radius/Ulna proximal, extraartikuläre Fraktur

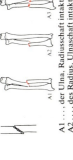

A1 .... der Ulna, Radius intakt
A2 .... des Radius, Ulna intakt
A3 .... beider Knochen

21-B Radius/Ulna prox., Gelenkfraktur eines Knochens

B1 .... artikuläre Fraktur der Ulna, Radius intakt
B2 .... artikuläre Fraktur des Radius, Ulna intakt
B3 .... extra-artikulär des anderen

21-C Radius/Ulna prox., Gelenkfraktur beider Knochen

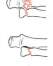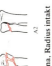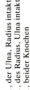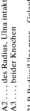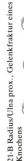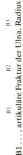

C1 .... einfach
C2 .... ein Knochen einfach, der andere mehrfragmentär
C3 .... mehrfragmentär

11

(aus Müller M.E., Allgöwer M., Schneider, R., Willenegger, H., Manual der Osteosynthese, Springer Verlag, 1992).

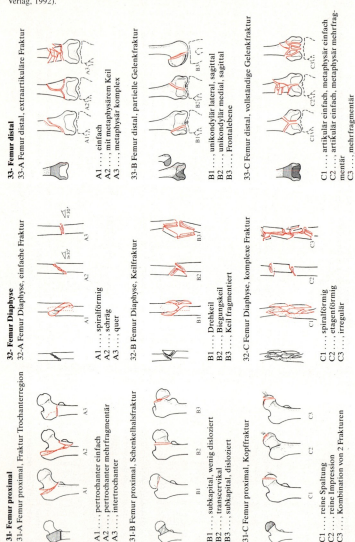

31- Femur proximal
31-A Femur proximal, Fraktur Trochanterregion

A1 .... pertrochanter einfach
A2 .... pertrochanter mehrfragmentär
A3 .... intertrochanter

31-B Femur proximal, Schenkelhalsfraktur

B1 .... subkapital, wenig disloziert
B2 .... transcervikal
B3 .... subkapital, disloziert

31-C Femur proximal, Kopffraktur

C1 .... reine Spaltung
C2 .... reine Impression
C3 .... Kombination von 2 Frakturen

32- Femur Diaphyse
32-A Femur Diaphyse, einfache Fraktur

A1 .... spiralförmig
A2 .... schräg
A3 .... quer

32-B Femur Diaphyse, Keilfraktur

B1 .... Drehkeil
B2 .... Biegungskeil
B3 .... Keil fragmentiert

32-C Femur Diaphyse, komplexe Fraktur

C1 .... spiralförmig
C2 .... etagenförmig
C3 .... irregulär

33- Femur distal
33-A Femur distal, extraartikuläre Fraktur

A1 .... einfach
A2 .... mit metaphysärem Keil
A3 .... metaphysär komplex

33-B Femur distal, partielle Gelenkfraktur

B1 .... unikondylär lateral, sagittal
B2 .... unikondylär medial, sagittal
B3 .... Frontalebene

33-C Femur distal, vollständige Gelenkfraktur

C1 .... artikulär einfach, metaphysär einfach
C2 .... artikulär einfach, metaphysär mehrfragmentär
C3 .... mehrfragmentär

(aus Müller M.E., Allgöwer M., Schneider, R., Willenegger, H., Manual der Osteosynthese, Springer Verlag, 1992).

44- Tibia/Fibula, Malleolen
44-A Malleolen, laterale infrasyndesmale Läsion
A1 .... isoliert
A2 .... mit Fraktur des Malleolus medialis
A3 .... mit posteromedialer Fraktur

44-B Malleolen, transsyndesmale Fibulafraktur
B1 .... isoliert
B2 .... mit Zusatzläsion medial
B3 .... mit Zusatzläsion medial und Volkmann (posterolaterales Kantenfragment)

44-C Malleolen, laterale suprasyndesmale Läsion
C1 .... diaphysäre Fibulafraktur, einfach
C2 .... diaphysäre Fibulafraktur, mehrfragmentär
C3 .... proximale Fibula

43- Tibia/Fibula, Tibia distal
43-A Tibia distal, extraartikuläre Fraktur
A1 .... metaphysär einfach
A2 .... mit metaphysärem Keil
A3 .... metaphysär komplex

43-B Tibia distal, partielle Gelenkfraktur
B1 .... reine Spaltung
B2 .... Impression mit Spaltung
B3 .... mehrfragmentär mit Impression

43-C Tibia distal, vollständige Gelenkfraktur
C1 .... artikulär einfach, metaphysär einfach
C2 .... artikulär einfach, metaphysär mehrfragmentär
C3 .... mehrfragmentär

11

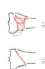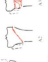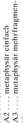

42- Tibia/Fibula, Tibia Diaphyse
42-A Tibia Diaphyse, einfache Fraktur
A1 .... spiralförmig
A2 .... schräg
A3 .... quer

42-B Tibia Diaphyse, Keilfraktur
B1 .... Drehkeil
B2 .... Biegungskeil
B3 .... Keil fragmentiert

42-C Tibia Diaphyse, komplexe Fraktur
C1 .... spiralförmig
C2 .... etagenförmig
C3 .... irregulär

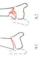

41- Tibia/Fibula, Tibia proximal
41-A Tibia proximal, extraartikuläre Fraktur
A1 .... Ausriss
A2 .... metaphysär einfach
A3 .... metaphysär mehrfragmentär

41-B Tibia proximal, partielle Gelenkfraktur
B1 .... reine Spaltung
B2 .... reine Impression
B3 .... Impression mit Spaltung

41-C Tibia proximal, vollständige Gelenkfraktur
C1 .... artikulär einfach, metaphysär einfach
C2 .... artikulär einfach, metaphysär mehrfragmentär
C3 .... mehrfragmentär

(aus Müller M.E., Allgöwer M., Schneider, R., Willenegger, H., Manual der Osteosynthese, Springer Verlag, 1992),

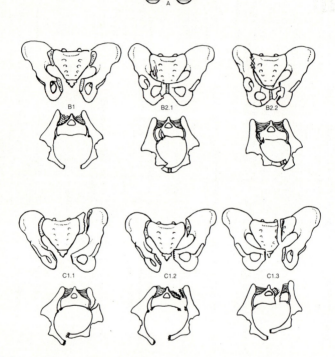

Typ A Stabile, minimal dislozierte Fraktur.

Typ A1 Keine Beckenringfraktur. Abriß der Spina iliaca anterior superior/inferior oder des Tuber ischiadicum.

Typ A2 Beckenschaufelfraktur ohne Einbezug des Beckenrings.

Typ A3 Querfraktur des Sakrums oder Steißbeins ohne Beteiligung des Beckenrings mit oder ohne Dislokation.

Typ B Rotationinstabilität bei erhaltener vertikaler Stabilität.

Typ B1 Sog. „Open-book"-Verletzung (Symphysensprengung).

Typ B2 Laterale Kompressionsverletzung mit Innenrotationsfehlstellung.

Typ C Beckenringfraktur mit Rotationsinstabilität und vertikaler Verschiebung.

Typ C1.1 Fraktur des Os ilium.

Typ C1.2 Sakroiliakale Zerreißung.

Typ C1.3 Sakrumfraktur.

(aus Müller M.E., Allgöwer M., Schneider, R., Willenegger, H., Manual der Osteosynthese, Springer Verlag, 1992)

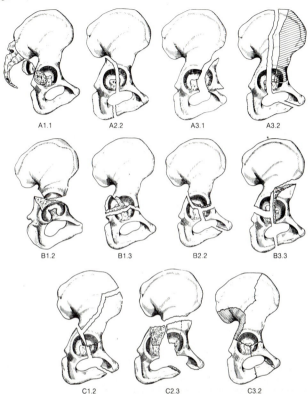

| A1.1 | A2.2 | A3.1 | A3.2 |

| B1.2 | B1.3 | B2.2 | B3.3 |

11

| C1.2 | C2.3 | C3.2 |

Typ A   Beteiligung von nur einem Pfeiler des Acetabulums, während der 2. Pfeiler intakt ist.
Typ A1   Frakturen des hinteren Pfannenrandes mit Varianten.
Typ A2   Frakturen des hinteren Pfeilers mit Varianten.
Typ A3   Frakturen des vorderen Pfannenrandes und des vorderen Pfeilers.

Typ B   Querverlaufende Fraktur, wobei mindestens ein Teil des Pfannendaches intakt und in Verbindung mit dem Os ilium bleiben muß.
Typ B1   Querfraktur durch die Gelenkpfanne mit oder ohne Fraktur des hinteren Pfannenrandes.
Typ B2   T-förmige Fraktur mit Varianten.
Typ B3   Frakturen des vorderen Pfeilers oder Pfannenrandes, verbunden mit hinterem „hemitransversalem" Bruch.

Typ C   Frakturen beider Pfeiler. Alle gelenkbildenden Fragmente einschließlich des Pfannendachs sind von Os ilium getrennt.
Typ C1   Fraktur des vorderen Pfeilers mit Verlauf bis zur Crista iliaca.
Typ C2   Fraktur des vorderen Pfeilers mit Verlauf bis in die vordere Begrenzung des Os ilium.
Typ C3   Querfraktur mit Ausdehnung bis in das sakroiliakale Gelenk.

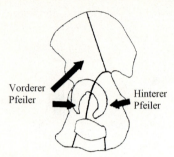

Vorderer/hinterer Pfeiler des Acetabulums

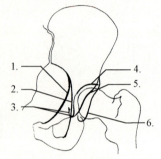

1. Linea iliopectina
2. Linea ilioischiadica
3. Köhler-Tränenfigur
4. Pfannendach
5. Vordere Pfannenrand
6. Hinterer Pfannenrand

Radiologische Linien der Beckenknochenbegrenzung

Ellenbogenluxation

- Luxation von Radius und Ulna (80–90 %): meist nach proximal hinten, auch nach vorn, medial oder lateral, oder als Kombination.
- Luxation des Radiusköpfchens: nach ventral, dorsal oder radial, selten.
- Radiusköpfchenluxation mit proximaler Ulnafraktur = Monteggia-Luxationsfraktur.
- Luxation der Ulna allein: nach vorn oder nach hinten.
- Radiusköpfchensubluxation beim Kind: Chassaignac-Syndrom. Ausgelöst durch plötzliches Ziehen an Hand oder Unterarm des Kindes. Betroffener Arm ist schmerzhaft im Ellenbogen- und Handgelenk. Pronationshaltung. Diagnose durch Anamnese und Klinik, kein Rö.

Unterarm-Luxationsfrakturen

- *Monteggia-Fraktur:* Fraktur der proximalen Ulna und Radiusköpfchenluxation.
- *Galeazzi-Fraktur:* Fraktur des distalen Radius und Ulnaluxation.

Distale Radiusfraktur

- *Colles-Fraktur:* Fraktur in loco typico, Extensionsfraktur. Abkippung des Fragmentes nach dorsal.
- *Smith-Fraktur:* Flexionsfraktur. Abkippung des Fragmentes nach volar.
- Zusatzverletzungen: Abriß des Processus styloideus, Os-naviculare-Fraktur.

Os-naviculare-Fraktur

Kahnbeinfraktur = Fraktur des Os scaphoideum. Häufigste Fraktur der Handwurzel. Proximales Drittel (ca. 20 %), mittleres Drittel (60–80 %), distales Drittel (5–10 %). Komplikationen: Pseudarthrose, Kahnbeinnekrose, Instabilität des karpalen Gelenks.

- *Rö:* Handgelenk in 2 Ebenen, Navikulare-Serie, evtl. Tomographie. Ggf. Kontrolle nach 2 Wochen, wenn Frakturspalt nicht sicher abgrenzbar ist.

Luxationen der Handwurzelknochen

Rotationssubluxation des Scaphoids (Os naviculare)

Durch Verletzung der interossären Ligamente zwischen Os lunatum, Os naviculare und Os capitatum.

- *Rö:* Spalt zwischen Kahnbein und Mondbein > 2 mm. Verkürzung des Kahnbeins. Ringzeichen in Projektion auf den distalen Pol des Kahnbeins.

Perilunäre Luxation

2–3mal häufiger als Lunatumluxation.

- *Rö:* Seitaufnahme: Längsachse des Os capitatum gegen Längsachse von distalem Radius und Mondbein verschoben. Mondbein behält Gelenkverbindung zum Radius, evtl. Verkippung.

Lunatumluxation

- *Rö:* Seitaufnahme. Längsachse des Mondbeins gegenüber der Längsachse des Radius gedreht: Os capitatum bleibt stehen: Mondbein ist um 180° gedreht.

11

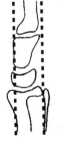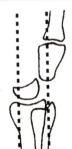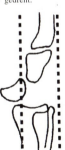

Normalbefund   Lunatumluxation   perilunäre Luxation

Handgelenkinstabilität

- **DISI:** *dorsal intercalated segment instability.* Handgelenkinstabilität bei Dorsalflexion, bedingt durch knöcherne oder ligamentäre Unterbrechung radial am Handgelenk. Ursache: meist Kahnbeinfraktur mit/ohne Pseudarthrose oder skapholunäre ligamentäre Dissoziation.
- **PISI:** *palmar intercalated segment instability.* Handgelenkinstabilität bei Palmarflexion. Ursache: ligamentäre Unterbrechung oder Sprengung des Triquetrum-Hamatum-Gelenks.

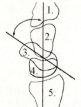

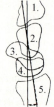

A) Skapholunärer Winkel: 30–60°
B) Capitatum-Lunatum-Winkel: 0–30°
1. 3. Mittelhandknochen
2. Os capitatum
3. Os scaphoideum
4. Os lunatum
5. Radius

Skapholunärer Winkel   Capitatum-Lunatum-
                              Winkel

Skapholunärer und Capitatum-lunatum-Winkel, Normalbefund

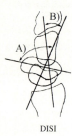

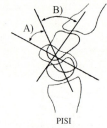

A) Skapholunärer Winkel:
   DISI > 60°, PISI < 30°
B) Capitatum-Lunatum-Winkel:
   DISI > 30°, PISI > 30

DISI: Dorsalkippung des Mondbeins.
Palmarkippung des Kahnbeins.

PISI: Palmarkippung des Mondbeins.
Dorsalkippung des Kahnbeins.

DISI   PISI

Bennett-Fraktur: intraartikuläre Schrägfraktur der Basis von Metacarpale I mit Luxation im Daumensattelgelenk mit Dislokation nach dorsal und radial.
Rolando-Fraktur: intraartikuläre Y- oder T-Fraktur an der Basis der Mittelhandknochen.
Winterstein-Fraktur: extraartikuläre basisnahe Schrägfraktur von Metacarpale I.
Boxerfraktur: Fraktur im distalen Drittel der Mittelhandknochen mit Palmarabknickung des distalen Fragmentes, am häufigsten am Kleinfinger.

Hüftgelenkluxationen

- **Hintere Luxation:** Hüftkopf lateral oder oberhalb der Hüftpfanne. Femur innenrotiert, adduziert. Am häufigsten.
- **Vordere Luxation:** Hüftkopf in Projektion auf Obturator-, Schambein- oder Darmbeinregion. Femur abduziert, außenrotiert.
- **Zentrale Luxation:** Hüftkopf dringt in Richtung kleines Becken ein. Fraktur des Acetabulums. Ggf. Abklärung mit CT.

Patellaluxationen
- Laterale und mediale Luxation.
- Rotationsluxation: Drehung 90° um die eigene Längsachse.
- Horizontale Luxation: Drehung 90° um die eigene Querachse bei Quadrizepssehnenausriß.

Patellafrakturen
Längs-, Quer-, Trümmerfrakturen mit/ohne Dislokation. DD: Patella bipartita/tripartita/multipartita (akzessorische Ossifikation immer im oberen äußeren Patellaquadranten. Bei Zusammenfügen der „Fragmente" keine normale Patella).

Pilon-tibiale-Fraktur
Intraartikuläre Stauungsfraktur der distalen Tibia, meist Trümmerfraktur. AO-Klassifikation: 43-C.

Weber-Klassifikation der Sprunggelenkfrakturen
- *Weber A:* Fibulafraktur distal der intakten Syndesmose, Fraktur des Innenknöchels oder intakte Fibula und Ausriß des Außenbandes. AO-Klassifikation: 44-A.
- *Weber B:* Fibulafraktur in Höhe der Syndesmose, die intakt bleibt oder partiell reißt, Abriß des Innenknöchels oder Innenbandabriß. AO-Klassifikation: 44-B.
- *Weber C:* Fibulafraktur proximal der Syndesmose, Ruptur der Syndesmose und der Membrana interossea, Innenknöchelfraktur oder Innenbandriß. AO-Klassifikation: 44-C.
- *Maisonneuve-Fraktur:* hohe Weber-C-Fraktur. AO-Klassifikation: 44-C3.

Kalkaneusfrakturen
Frakturen des Tuber calcanei, des Processus anterior und posterior, Abrißfrakturen am Achillessehnenansatz und/oder Fraktur des Sustentaculum tali.

Einteilung nach Vidal
I: Ohne Beteiligung des USG.
II: Trümmerbruch mit Beteiligung des USG, ohne Dislokation.
III: Zerstörung des USG.

11

- *Rö:* Tuber-Gelenk-Winkel normal 20–40°. Bei Kompression der oberen Fläche geringer, aufgehoben oder negativ.
- *CT:* Beurteilung der Dislokation und der talokalkanearen Gelenkfläche.

Talusfrakturen
Vertikal- oder Trümmerfrakturen mit/ohne Beteiligung des Sprunggelenks und mit/ohne begleitende Luxation im unteren/oberen Sprunggelenk.

Einteilung nach Marti und Weber	
Typ I:	Fraktur im Kopf/distalen Halsbereich, keine Nekrosegefahr.
Typ II:	Undislozierte Körper-/Halsfraktur, selten Nekrosen.
Typ III:	Dislozierte Körper-/proximale Halsfraktur, häufig Nekrosen.
Typ IV:	Halsfraktur mit Luxation des Talus aus der Malleolengabel, immer Nekrosen.

Talusluxationen
- *Luxation im OSG:* zwischen Talus und Tibia/Fibula = eingelenkig.
- *Subtalare Luxation im USG:* zwischen Talus und Kalkaneus/Os naviculare = zweigelenkig. Talus bleibt in Malleolengabel, Dislokation der subtalaren Anteile des Fußes (Kalkaneus, Os naviculare). Mediale Luxation am häufigsten. Seitliche Luxation, immer in Kombination mit Frakturen, ca. 20 %. Vordere und hintere Luxation, selten.
- *Totale Talusluxation:* im OSG und USG = dreigelenkig.

Jones-Fraktur: Abrißfraktur der Basis des 5. Mittelfußknochens.

Fußwurzelluxationen

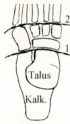

1. *Chopart-Linie:* zwischen Talus und Kalkaneus und dem Os naviculare und Os cuboideum.
2. *Lisfranc-Linie:* zwischen Os cuboideum, den Ossa cuneiformia und den Ossa metatarsalia.

Lisfranc-Luxation = Tarsometatarsale Luxation: häufigste Luxation des Fußes. Kombiniert mit Basisfraktur des 2. Mittelfußknochens. Gleichsinnig (Luxation aller Mittelfußknochen nach lateral), divergent (Luxation des 1. Mittelfußknochens nach medial, Luxation der übrigen Mittelfußknochen nach lateral).

Chopart- und Lisfranc-Linien

Gesichtsschädelfrakturen

Nasenbeinfraktur: DD Sutura frontonasalis.

Unterkieferfrakturen: Fraktur des Gelenkfortsatzes, des Kieferwinkels, des horizontalen Unterkieferastes, des Alveolarfortsatzes mit/ohne Kiefergelenkluxationen.
● *Rö:* Übersichtsaufnahme mit Frakturnachweis und Darstellung der Dislokation.
● *CT:* präoperativ, ggf. 3-D-Darstellung.

Jochbein-/Bogenfrakturen: Fraktur des Jochbogens, der Sutura frontozygomatica, des unteren lateralen Orbitarandes, der Verbindung zum Oberkiefer, mit/ohne Dislokation.
● *Rö:* om-Aufnahme, Jochbogen-Aufnahme.
● *CT:* Nachweis kleiner Fragmente.

Mittelgesichtsfrakturen

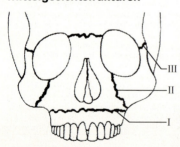

Einteilung nach LeFort

Einteilung nach LeFort
I: Querfraktur durch den Oberkiefer oberhalb der Zahnreihe mit Abriß des Alveolarfortsatzes.
II: Pyramidale Absprengung durch die laterale Kieferhöhlenwand, durch die Orbitaränder bis zur Nasenwurzel, nach dorsokaudal durch die Fossa pterygopalatina und den Processus pterygoideus.
III: Trennt Mittelgesicht vom Schädel. LeFort II mit bds. Sprengung der Sutura frontozygomatica, Eröffnung der Ethmoidalzellen.

● *Rö:* of-, om-Aufnahme. Mittelgesichts-CT.

Orbitafrakturen

Blow-out-Fraktur: Impressionsfraktur des Orbitabodens und der medialen Wand.

- *Rö:* om-/of-Aufnahme, konventionelle Tomographie. Konturunterbrechung und Absenkung des Orbitabodens. Lufteinschlüsse in der Orbita. Verschattung mit Flüssigkeitsspiegel im Sinus maxillaris, Weichteilprolaps in den Sinus maxillaris.
- *CT:* bei V.a. intrakranielle Beteiligung.

Fremdkörper der Orbita

Perforierende Augenverletzungen mit Eindringen von Fremdkörpern.

- *Rö:* Orbitaübersichtsaufnahme zeigt schattengebende Fremdkörper (DD: Filmfehler).
- *CT:* Nachweis auch nichtschattengebender Fremdkörper, bei schweren Orbitatraumen, bei V.a. auf intrakranielle Mitbeteiligung.

Frakturen der Nasennebenhöhlen

Frakturen der Stirnhöhle: selten.

- *Rö:* of-Aufnahme, Seitaufnahme. Teilweise/komplette Verschattung mit/ohne Spiegelbildung.
- *CT:* Darstellung der Stirnhöhlenhinterwand, Ausschluß von intrakranieller Luft.

Frakturen der Kieferhöhle

- *Rö:* om/of-Aufnahme. Teilweise/komplette Verschattung mit/ohne Spiegelbildung.
- *CT:* bei komplexen Mittelgesichtsfrakturen.

Frakturen der Siebbeinzellen/Keilbeinhöhle

- *Rö:* Verschattungen, Flüssigkeitsspiegel als indirekte Hinweiszeichen.
- *CT:* meist im Rahmen komplexer Mittelgesichtsverletzungen/Schädelbasisfrakturen.

Felsenbeinfraktur (Schläfenbeinfraktur)

11

1. **Längsfraktur**
   5mal häufiger als Querfraktur. Berstungsbruch durch Seitendruck. Verläuft von der Schläfenbeinschuppe oder dem Warzenfortsatz durch die Paukenhöhle und entlang der Vorderkante der Felsenbeinpyramide. Durchsetzt das Dach der Paukenhöhle und die hintere obere knöcherne Gehörgangswand mit Trommelfellzerreißung. Blutung und/oder Liquorfluß aus dem Gehörgang. Schalleitungsschwerhörigkeit. 20 % Fazialisparese.

- *Rö: Schüller-Aufnahme:* Aufhellungslinie im Bereich der Schläfenbeinschuppe, die in die Pyramide einstrahlt. Verschattung des Mittelohrs (Hämatotympanon).
- *CT:* Methode der Wahl. Schichtdicke 2/3 mm, hochauflösend. Darstellung des Frakturverlaufs und der -ausdehnung. Verschattung (Blut) in den Mastoidzellen. Hämatotympanon.

2. **Querfraktur**
   Seltener als Längsbruch. Durch Durck von der Stirn oder vom Hinterhaupt. Fraktur verläuft quer durch die Felsenbeinpyramide und das Labyrinth (translabyrinthärer Bruch, äußerer Querbruch) oder durch den inneren Gehörgang (innerer Querbruch) und durch das Mittelohr im Bereich der medialen Paukenhöhlenwand (Promontorium). Trommelfell nicht zerrissen. Labyrinthausfall. 50 % Fazialisparese.

- *Rö: Stenvers-Aufnahme:* Fraktur als Aufhellungslinie. Verschattung des Mittelohrs (Hämatotympanon).
- *CT:* Beurteilung von Ausmaß und Verlauf der Fraktur, die von der Fossa jugularis zur oberen Pyramidenkante verläuft. Darstellung von Gehörknöchelchenluxationen.

Schädelfrakturen

Keine strenge Korrelation zwischen Schädelfrakturen und intrakraniellen Verletzungen. Konventionelle Röntgenaufnahme der CT überlegen.

- *Rö:* Schädel in 2 Ebenen, halbaxiale Aufnahme (okzipitale Frakturen).
  Lineare Frakturen: gradlinige, scharf begrenzte Aufhellungslinie.
  Stückfraktur: mehrere Fragmente mit/ohne Dislokation.
  Impressionsfraktur: Fragmente nach intrakranial verlagert.
  Nahtsprengung: bei Kindern, Jugendlichen, Naht > 2 mm mit plötzlicher Änderung der Nahtweite.
  DD: meningealen Gefäßfurchen (nicht so scharf begrenzt, sich verjüngender Verlauf, typische Lokalisation, Randsklerose), akzessorische Schädelnähte.
- *CT:* bei V.a. intrakranielle Verletzungen. Bei Impressionsfrakturen, Frakturen der Orbita oder der Schädelbasis: HR-CT.

Schädel-Hirn-Traumen

- **Komplikationen:** intrakranielle Abszesse, subdurale Empyeme, eitrige Meningitis.
- **Spätfolgen:** umschriebene Substanzdefekte (hypodens, liquoräquivalent), Hirnnarben (kleine umschriebene Areale verminderter Dichte, die kein KM einlagern), posttraumatische Zysten (rundliche, scharf begrenzte Läsionen mit liquorähnlicher Dichte), regionale Hirnatrophie (umschriebene Erweiterung der benachbarten Liquorräume), posttraumatischer Hydrozephalus (Verklebung des SAB-Raumes nach Blutungen und dadurch bedingte Liquorabflußstörung, erweiterte Ventrikel bei normalem/verschmälertem äußeren Liquorraum).
- **Z.n. chirurgischen Eingriffen:** Trepanationsdefekt, intrazerebrale Substanzdefekte, Granulationsgewebe (teilweise mit ringförmiger KM-Einlagerung), Metallclips, Ödem, epidurale/subdurale/intrazerebrale Hämatome, Infarkte, Pneumatozelen, subdurale Empyeme, Abszesse, subdurale Hygrome.

Schädel-Hirn-Traumen

Erkrankungen	Ätiologie	Lokalisation	Form	Dichte, nativ	KM	Besonderheiten
Epidurales Hämatom	Blutung zwischen Schädelkalotte und Dura aus meningealen arteriellen Ästen	Meist temporoparietal, selten infratentoriell	Bikonvexe RF zwischen Kalotte und Hirnoberfläche, Begrenzung zur Hirnoberfläche glatt	Frisch: hyperdens. Subakut: hyper-/isodens. Chronisch: hypodens	Bei isodensem Hämatom Anreichung in den Randbezirken	Zeichen der RF: Mittellinienverlagerung. Kompression der äußeren und inneren Liquorräume
Subdurales Hämatom	Blutung aus Brückenvenen, den Pacchionii-Granulationen oder venösen Sinus. Akutes subdurales Hämatom/ chronisch subdurales Hämatom (4 Typen)	Ausbreitung im Subduralraum	Sichelförmig über größeren Anteilen einer Hemisphäre zwischen Kalotte und Hirnoberfläche, wellige Innenkontur	Akut: hyperdens. Chronisch hypo-/iso-/hyperdens, teils mit Spiegelbildung	Bei isodensen Hämatomen Abgrenzung zum Hirngewebe	DD: epidurales Hämatom. RF-Zeichen: Blut im Interhemisphärenspalt, meist ausgeprägtes ipsilaterales Hirnödem. Subdurales Hygrom (Erguß) = sichelförmige RF mit liquoräquivalenten Dichtewerten, meist frontotemporal
Hirn-kontusionen	Umschriebene traumatische Gewebsläsionen mit Einblutungen, Ödem, Nekrosen. Frühestens 3–5 h nach Trauma sichtbar, teilweise erst Stunden bis Tage danach	Alle Lokalisationen möglich, auch Hirnstamm, Balken, basale Stammganglien, direkt oder gegenüber der Gewalteinwirkung (Coup/Contrecoup)	Irreguläre, punktförmige bis ausgedehnte Läsionen	Frisch: hyperdens. Subakut: hyper-/isodens. Chronisch: hypodens	Nur bei isodensen Hämatomen zur Abgrenzung notwendig	Komplikationen: traumatische SAB (hyperdense Sulci und Zisternen), Ventrikeleinbruchsblutungen, generalisiertes Hirnödem, RF-Zeichen. Häufig Kombination mit subduralen/epiduralen Hämatomen

11

Schädel-Hirn-Traumen (Fortsetzung)

			Frisch / Chronisch		
Traumatische Subarachnoidalblutung (SAB)	Akute Blutung in den SAB-Raum, traumatisch (oder durch Blutung aus rupturierten Aneurysmen oder Angiomen)	Hyperdense Zonen im SAB-Raum (=äußerer Liquorraum), besonders in den basalen, interhemisphärischen, insulären Zisternen. Blut entlang der Falx cerebri (DD: Verkalkungen)	Frisch: hyperdens. Chronisch: hypodens	s.o.	Meist mit Kontusionen verbunden. Normales CT schließt SAB nicht aus (zerebrale Volumenvermehrung bei Ödem löscht hyperdense Zonen wieder aus)
Traumatische Ventrikelblutung	Einriß der Ventrikelwand oder ventrikelnahe Kontusionsblutungen, die in die Ventrikel einbrechen	Im Liegen Blutansammlung in den Hinterhörnern, meist in den Seitenventrikeln, ipsilateral	Frisch: hyper-/isodens, bei Sedimentation Spiegelbildung	–	Resorption nach max. 10 Tagen
Traumatischer Hirninfarkt	Selten. Verletzung der Hirngefäße oder der Karotis	Entsprechend dem Versorgungsgebiet der Arterien	Keilförmig	Akut: hypodens/isodens	Akut: kein KM, später KM zur Demarkierung
Schußverletzungen	Offene Hirnverletzung mit Eröffnung der Dura. Geschoß, Knochensplitter und Luft intrakraniell	Entsprechend dem Ein-/Austritt des Geschosses	Schußkanal bandförmig	Geschoß, Knochen hyperdens. Blutung hyperdenses Band	–
Lufteinschlüsse	Luft im SAB-Raum oder Ventrikelsystem, häufig bei Schädelbasisfrakturen	In Rückenlage frontal im Ventrikelsystem oder SAB-Raum	Bei Ventilmechanismus raumfordernd	Hypodens (-1000 HE)	–	Liquorfisteln, Liquorrhoe

Gedeckte Traumen   **Offene Traumen**

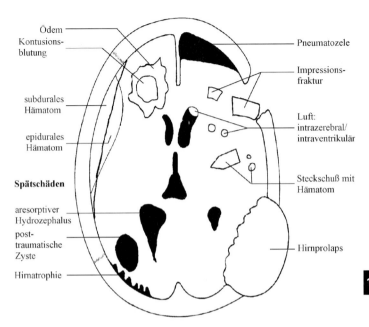

Ödem
Kontusions-
blutung

subdurales
Hämatom

epidurales
Hämatom

Spätschäden

aresorptiver
Hydrozephalus
post-
traumatische
Zyste

Hirnatrophie

Pneumatozele

Impressions-
fraktur

Luft:
intrazerebral/
intraventrikulär

Steckschuß mit
Hämatom

Hirnprolaps

11

Schädel-Hirn-Traumen im CT

Neuroradiologische Differentialdiagnosen im CT anhand von Dichtewerten

Dichte	Normal	Pathologisch Intraventrikulär	Pathologisch Intrazerebral	Pathologisch Extrazerebral	Pathologisch Multipel	
Hyperdens > 100 HE	Verkalkungen: in Plexus chorioideus, der Glandula pinealis, in der Dura, in den Basalganglien	Meningeome, Plexuspapillome, a.v. Mißbildungen	Gliome, Ependymome, Pinealome, a.v. Mißbildungen, Granulome, alte Blutung	Meningeome, Dermoide, Epidermoide, Kraniopharyngeome, Aneurysmen, Chordome, Membran eines chronisch subduralen Hämatoms	Ventrikelnah: kongenitale Toxoplasmose, Zytomegalie, tuberöse Hirnsklerose	Symmetrisch: M. Fahr, Hypoparathyreoidismus
36–100 HE				Akute Hämatome, Gliome (20%), Metastasen, Pinealome, Sarkome	Kolloidzyste, große Aneurysmen, a.v. Mißbildungen, Meningeome, akute subdurale und epidurale Hämatome	
Isodens 26–44 HE	Hirngewebe, graue und weiße Substanz		Infiltrativ wachsendes Gliom, Metastasen, frische Infarkte, in Resorption begriffene Hämatome	Akustikusneurinom, Hypophysenadenome, Meningeome, subakute subdurale Hämatome		
Hypodens 26–10 HE			Gliome, Metastasen, Kraniopharyngeome, Infarkte, in Resorption begriffene Hämatome, infektiöse Läsionen, Leukodystrophie	In Resorption begriffene Hämatome, epidurale Abszesse		
10–0 HE	Liquor		Zystische Tumoranteile (Gliome, Hämangioblastome), parasitäre Zysten, alte Infarkte, porenzephalische Zysten	Arachnoidale Zysten, porenzephalische Zysten, Hygrome, fokale Atrophie		
< 0 HE			Lipome, Dermoide, Epidermoide	Dermoide, Epidermoide		
Gemischte Dichtewerte			Blutung in Tumoren, Zysten innerhalb von Tumoren, Gliome, Oligodendrogliome			

Nach: Radü E.W. et al., Computertomographie des Kopfes, Thieme Verlag, 1994.

Knochenerkrankungen

Infektionen des Knochens

Entstehung: hämatogene Streuung, Fortleitung aus benachbarten infizierten Arealen oder direktes Eindringen (z.B. offene Frakturen, Punktionen). Erreger: Streptokokken, Staphylokokken, Proteus, Pseudomonas, Tuberkelbakterien. Lokalisation: lange Röhrenknochen, WK, Becken. Bei Kindern: Metaphyse, bei Erwachsenen: Schaft langer Röhrenknochen bevorzugt.

Akute Osteomyelitis

Initial Röntgenbild häufig normal. Frühveränderungen nach 3–10 Tagen, Knochendestruktionen nach 7–14 Tage sichtbar, Bildung von Sequestern nach 5–6 Wochen.

- *Rö:* Frühzeichen: Weichteilverdickung, Grenzlinie zwischen Knochen und Weichteilen verstrichen. Später: Entkalkung der Spongiosa, Periostverkalkungen, Sequester (abgestorbener Knochen, umschriebene Verdichtung in destruierenden Arealen, häufig erst in Tomographie sichtbar), periostale Knochenneubildungen.
  DD: maligne destruierende Erkrankungen.

Chronische Osteomyelitis

- *Rö:* Periostale Knochenneubildung nimmt zu. Irreguläre Sklerose und Strukturvergröberung. Sequester, Fistelbildung.

Plasmazellosteomyelitis

Hämatogene Osteomyelitis mit wenig virulenten Erregern. Häufig bei Kindern.

- *Rö:* rundliche oder bandförmige Osteolysen, meist metaphysär. Randsklerose. Selten Sequester. Schallförmige Periostverkalkungen.

Brodie-Abszeß

Subakute, umschriebene Osteomyelitis. Meist bei Kindern. Erreger: Staphylococcus aureus. Lokalisation: Metaphyse von Tibia oder Femur.

- *Rö:* rundliche, ovale Aufhellungen, meist glatt begrenzt mit zartem Sklerosesaum. Sequester selten. Fistelgänge möglich.

11

Chronisch sklerosierende Osteomyelitis Garré

Selten. Meist vor dem 25. LJ. Lokalisation: am häufigsten Mandibula.

- *Rö:* dichte Sklerosierung mit Volumenzunahme des Knochens. DD: Osteom, Osteoidosteom.

Tuberkulöse Osteomyelitis

Hämatogene Streuung aus einem Primärherd. Lokalisation: WS, meta- und epiphysäre Röhrenknochen. Bei Kindern: Metaphyse der langen Röhrenknochen, bei Erwachsenen: häufig Gelenke. Manifestation meist später und weniger stark ausgeprägt als bei der nicht tuberkulösen Osteomyelitis.

- *Rö:* inhomogene Demineralisation. Osteolysen. Sklerosen. Sequester. Periostverkalkungen. Runde, ovale Destruktionsherde mit glatter Begrenzung mit geringer bzw. ohne Sklerosierung in gruppenförmiger Anordnung. Kortikalis nicht durchbrochen.
  Spina ventosa: spindelförmige Auftreibung der kurzen Röhrenknochen von Hand und Fuß mit zystischen Läsionen. Destruktion der Spongiosa und Kortikalis. Periostverkalkungen. Weichteilschwellungen.

Infektiöse Arthritis

I. **Bakterielle Arthritis**

Meist nur geringe arthritische Veränderungen. Erreger: Streptokokken, Staphylokokken.

- *Rö:* Frühzeichen: Gelenkerguß, Weichteilschwellung, periartikuläre Osteoporose.
  Spätzeichen: Gelenkspaltverschmälerung mit Zerstörung des Gelenkknorpels an beiden Gelenkflächen. Erosionen.

II. **Tuberkulöse Arthritis**

Monoartikulär. Lokalisation: große Gelenke, Knie > Hüfte > Handwurzel > Schultergelenk.

- *Rö:* periartikuläre Osteoporose. Periphere Arrosionen. Allmähliche Gelenkspaltverschmälerung.
  Keilförmige Nekrosen zu beiden Seiten des Gelenks. Später vollständige Gelenkzerstörung mit
  sklerotischen Veränderungen der benachbarten Knochen.
  Knie: verbreiterter Gelenkspalt (früh). Usuren. Höckerige Gelenkoberfläche. Gelenkspalt-
  verschmälerung. Destruktionen. Sklerosen. Subluxation.
  Hüfte: Osteoporose. Destruktion von Femurkopf und -hals. Perforation des Pfannenbodens.

Infektionen der Wirbelsäule

I. **Bakterielle Spondylitis und Spondylodiszitis**

Infektion und Destruktion von WK und Zwischenwirbelraum mit Bandscheibe. Erreger: Staphylokokken, E. coli, u.a. Schneller Verlauf innerhalb von wenigen Monaten. Lokalisation: LWS
(L1/L2), meist nur 1 Segment befallen.

II. **Tuberkulöse Spondylitis**

Hämatogene Streuung aus einem Primärherd. Langsamer Verlauf. Lokalisation: BWS > LWS.
Meist mehrere Segmente betroffen. Ausgeprägte Weichteilabszesse (kalte Abszesse), Kavernenbildung.

- *Gemeinsame Röntgenzeichen:* zunächst unscharfe Begrenzung der Grund- und Deckplatten.
  Verschmälerung des Bandscheibenraumes (Frühzeichen nach 1–3 Wochen). Retrolisthesis (nach
  dorsal verschobener kranialer Wirbel). Dann Destruktion der Grund- und Deckplatten (zuerst
  ventral). Bandscheibenzerstörung. Paraspinale RF (Abszesse, besonders ausgeprägt bei Tbc).
  WK-Osteolysen (Tbc). Reaktive Sklerose als Reparaturvorgang (10–12 Wochen). WK-Verbiegung
  mit Keilwirbel- und Gibbusbildung. Reparative Osteophyten. Blockwirbel im Endstadium.
- *Tomographie:* seitliche Schichtung mit den angrenzenden 2–3 Segmenten ober- und unterhalb zur
  Differenzierung von bakterieller/tuberkulöser Infektion.
- *CT:* Darstellung von Knochendestruktionen, Weichteilmassen im Bandscheibenraum mit Ver-
  legung des Spinalkanals. Tbc: Verkalkungen und Abszesse mit randständigem KM-Enhancement.

Weichteilinfektionen

Entzündung durch gasbildende Bakterien in den Weichteilen, besonders häufig bei Diabetikern (Fuß)
oder nach Punktion. Häufig kombiniert mit Knocheninfektionen.

- *Rö:* Schwellung, Ödem, Gasansammlung als strahlentransparente Bläschen oder Streifen
  erkennbar.

Zirkulatorisch bedingte Knochenerkrankungen

Knocheninfarkt

Klinisch stumm. Singulär oder multipel. Zirkulationsbedingte Ischämie führt zur Osteonekrose.
Lokalisation: meta-/epiphysär an Femur, Tibia, Humerus.

- *Rö:* zunächst Strukturaufhellung mit Rarefizierung der Spongiosa sowie Randsklerosen. Später zentrale, grobsträhnige, ring-, trauben- oder kettenförmige Verdichtungen durch Knochenneubildung.
  DD: Chondrom, nicht ossifizierendes Knochenfibrom.

Idiopathische Hüftkopfnekrose

Aseptische, nicht traumatische zirkulationsbedingte Nekrose. M:F = 4:1. 30.–60. LJ. In 50–70 % d.F. Befall bds. Ursachen: unklar, Alkohol, Kortison, Stoffwechselstörungen, Gefäßerkrankungen.

- *Rö: Frühzeichen:* Sklerose am Kopf-/Hals-Übergang. Periostverdickungen am Hals. Ermüdungsbruch mit Sichelzeichen (Lauenstein-Aufnahme: Aufhellungslinie parallel zur Gelenkoberfläche des Femurkopfes).
  Spätzeichen: bandförmige Sklerose in Kopfmitte. Subchondrale Verkalkungen. Femurkopfeinbrüche. Frakturen. Zystische Aufhellungen. Sequester.
  Komplikationen: Gelenkknorpelnekrose = Chondrolyse. Spätfolge: Koxarthrose.
- *Frühdiagnose:* MRT, Szinti.
- *CT:* bessere räumliche Einordnung des Nekrosebezirks. Nachweis von Frakturen.

Aseptische Knochennekrosen

Spontan auftretende Osteonekrosen bzw. Osteochondrosen in umschriebenen Partien am wachsenden Skelett. Ursachen: lokale Durchblutungsstörung, konstitutionelle Faktoren. Lokalisation: Epiphysen, Apophysen, Fuß- und Handwurzelknochen, lange Röhrenknochen.

M. Perthes (M. Legg-Calvé-Perthes)

Ischämische Nekrose des Hüftkopfes. 3.–10. LJ, Altersgipfel 5.–6. LJ. M:F = 4:1. Doppelseitiger Befall 10–20 % d.F.

- *Rö: Frühzeichen:* Gelenkspaltverbreiterung. Inaktivitätsosteoporose. Entrundeter, abgeflachter, unscharf konturierter Femurkopf mit subchondraler marginaler Fraktur (Lauenstein-Aufnahme).
  Spätzeichen: diffuse Femurkopfverdichtung. Fehlform des Femurkopfes (Walzen-/ Pilzform). Femurkopffragmentation. Metaphysendefekte. Femurhalsverkürzung und -verbreiterung. Coxa vara mit Trochanterhochstand.

M. Kienböck (Lunatummalazie)

Aseptische Knochennekrose des Mondbeins. Ursachen: unklar, chronische Traumen, Gefäßanomalien. M:F = 1:4. 20.–30. LJ.

- *Rö: Frühzeichen:* Verdichtung des Mondbeins. Fleckige Aufhellungen.
  Spätzeichen: Fragmentation, Nekrose. Arthrotische Veränderungen mit radiokarpaler Arthrose und Absinken der Handwurzel.

M. Köhler I

Aseptische Knochennekrose des Os naviculare pedis. 2.–10. LJ, Altersgipfel ca. 6. LJ. M:F = 2:1. In 30 % d.F. doppelseitig.

- *Rö: Frühzeichen:* Inaktivitätsosteoporose. Umschriebene Verdichtungen.
  Spätzeichen: Größenabnahme mit scheibenförmiger Verschmälerung. Sklerosierung. Fragmentation. Reparaturstadium.

11

M. Köhler II

Aseptische Knochennekrose der Metatarsaleköpfchen II (III, IV). 12.–18. LJ. M:F = 4:1.
- *Rö: Frühzeichen:* häufig negativ. Aufhellungen und Verdichtungen nebeneinander.
  Spätzeichen: kelchförmige Deformierung des Metartasaleköpfchens. Arthrose.

M. Sinding-Larsen-Johansson

Fragmentierung des unteren Patellapols durch sekundäres Ossifikationszentrum. Verkalkung im Lig. patellae. Weichteilschwellung. Ursache: idiopathisch, posttraumatisch. Jugendliche.
- *Rö:* Seitaufnahme.

M. Osgood-Schlatter

Abriß der Tuberositas tibiae und Fragmentation der Tibiaapophyse. Weichteilschwellung. Begünstigt durch Traumen oder Überbelastung. 12.–18. LJ, M:F=10:1.
- *Rö:* Seitaufnahme. Unregelmäßige Kontur der Apophyse.

M. Scheuermann (Adoleszentenkyphose)

Wachstumsstörung an Grund- und Deckplatten der BWS (Th4–Th12) und LWS. Häufigste Wirbelsäulenerkrankung im Jugendalter. Ursache: unklar.
- *Rö: Frühzeichen:* geringe keilförmige Deformierung von mindestens 3 Wirbelkörpern. Ventral betonte Diskushöhenabnahme. Unregelmäßig, aber scharf konturierte Abschlußkanten.
  Spätzeichen: Keilwirbel (mindesten 3–4 WK mit mindestens 15°-Gibbuswinkel). Ventral betonte Diskushöhenabnahme. Irregulär verdichtete Abschlußplatten. *Schmorl- Knorpelknötchen* (intraspongiöse Hernien) mit Randverdichtungen. *Edgren-Vaino-Zeichen* (gegenüber den Schmorl-Knötchen liegende, „kompensatorische" Ausbuchtung der Abschlußplatte). Ermüdungsbruch des Dornfortsatzes.
  DD: Schmorl-Knötchen: Chordareste.

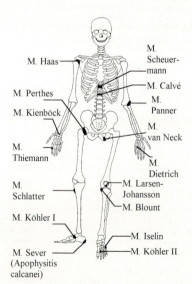

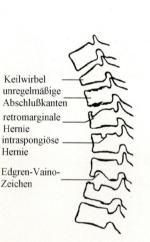

Keilwirbel
unregelmäßige
Abschlußkanten

retromarginale
Hernie
intraspongiöse
Hernie

Edgren-Vaino-
Zeichen

M. Scheuermann

Aseptische Knochennekrosen

Osteochondrosis dissecans

Segmental ischämische Knochennekrose im Gelenkbereich. Jugendliche und junge Erwachsene.
M > F. Lokalisation:
Kniegelenk (Condylus tibialis femoris, am häufigsten Außenfläche des Femurinnenkondylus).
Oberes Sprunggelenk (medialer hinterer Rand der Talusrolle).
Hüftgelenk (Scheitel des Femurkopfes).
Ellenbogengelenk (Capitulum humeri).
- *Rö: Frühzeichen:* negativ, Gelenkerguß.
  Spätzeichen: rundliches, sklerosiertes Knochenfragment an der Gelenkoberfläche (*Maus*),
  umgeben von einem Aufhellungssaum (*Mausbett*). Später Ablösung/Herauslösung des Dissekats
  (Maus), *freier Gelenkkörper.*

Metabolische und generalisierte Knochenerkrankungen

Osteoporose

Reduktion der Dichte und Anzahl der Knochenbälkchen sowie ihrer Vernetzungen. Lokalisation:
Achsenskelett, proximaler Humerus, Schenkelhals, Hüfte, Rippen. Ursachen:
1. **Kongenital:** Osteogenesis imperfecta, Turner-Syndrom, Klinefelter-Syndrom, Homozystinurie,
   Anämien (Sichelzellenanämie, Thalassämie) u.a.
2. **Idiopathisch** (bei Frauen beginnt die Abnahme der Knochendichte früher und schreitet schneller
   voran). Juvenile Osteoporose: < 20. LJ. Erwachsenen-Osteoporose: 20.–40. LJ. Postmenopausale
   Osteoporose: > 50. LJ. Senile Osteoporose: > 60. LJ.
3. **Mangelzustände:** Skorbut, Fehlernährung, Anorexia nervosa, Eiweißmangel/Alkoholismus,
   Leberkrankheiten.
4. **Endokrin:** Hyperthyreose, Hyperparathyreoidismus, Cushing-Syndrom, Diabetes mellitus,
   Östrogenmangel, Schwangerschaft.
5. **Neoplastisch:** Plasmozytom, Leukämie/malignes Lymphom, Metastasen.
6. **Medikamentös:** Heparin (15 000–30 000 E > 6 Monate), Kortison, Methotrexat, Vitamin A.
7. **Immobilisation** (generalisiert).
8. **Verschiedene:** renale Osteodystrophie, Kollagenerkrankungen, rheumatoide Arthritis, Strahlentherapie.
9. **Umschriebene Osteoporose:** Immobilisation (Gips), Sudeck-Syndrom, transiente regionale
   Osteoporose (Hüftosteoporose, regional wandernde Osteoporose).
- *Rö:* Transparenzminderung des Knochens. Abnahme der Dichte und Anzahl der Trabekel
  (querverlaufende Spongiosatrabekel reduziert, gleichzeitige Verdichtung der längsverlaufenden
  Trabekel ⟿ strähniges Bild).
  Verschmälerung der Kortikalis. Gelenknahe Abnahme der Knochendichte. Verzögerte Fraktur-
  heilung mit geringer Kallusbildung.
  Wirbelsäule: Transparenzminderung. Prominenz der Abschlußkanten. Betonte Rahmenstruktur.
  Kompressionsbedingte Deformierung der WK mit Protrusion der Bandscheibe (bikonkave WK,
  Fischwirbel, verminderte Höhe der WK, WK-Einbrüche).
  Schädel: Verdünnung der Tabula interna und externa. Prominente Schädelnähte. Feinfleckige
  Dichteminderung. Verdünnung der Sella.
  Becken: strähnige Spongiosastruktur. Druck- und Zuglinien verdickt.
  Schenkelhals: Zug- und Drucktrabekel zunächst akzentuiert, dann Abnahme der Zugtrabekel von
  medial nach lateral.
  Komplikationen: Kompressionsfrakturen der WS, komplette Frakturen der Extremitäten (Rippen,
  Hüfte, Handgelenk).
- Methoden zur Quantifizierung der Knochendichte: ☞ Knochendensitometrie, Kap. Knochen,
  Technik.

11

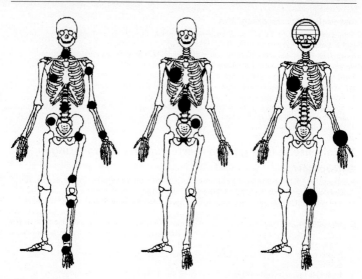

Prädilektionsstellen der
Osteoporose

Prädilektionsstellen der
Osteomalazie

Prädilektionsstellen der Rachitis

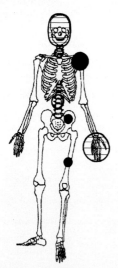

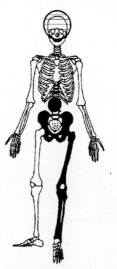

Prädilektionsstellen des HPT

Prädilektionsstellen des M. Paget

Osteomalazie und Rachitis

Ausbleibende Mineralisation (Verkalkung) der Knochenmatrix bei Vitamin-D- und Kalziummangel. Ursachen: ernährungsbedingt, Absorptionsstörungen, Nierenerkrankungen u.a. Rachitis: Säuglinge und Kleinkinder. Osteomalazie: Erwachsene nach Abschluß des Knochenwachstums.

- *Rö:* Transparenzminderung durch fehlende Mineralisation der Matrix. Verwaschene Darstellung der trabekulären Strukturen (Mattglasphänomen). Verdünnung und Aufblätterung der Kompakta mit unscharfer Abgrenzung. Knochendeformierung wie Keilwirbelbildung oder Protrusio acetabuli.
  Looser-Umbauzonen: kortikale Ermüdungsfrakturen. Aufhellungslinien senkrecht zur Knochenachse mit nur geringer Kallusbildung.
  Rachitis: Biegungsdeformierung der langen Röhrenknochen (Femur, Tibia). Verbreiterung der Wachstumsfuge. Becherung und Verbreiterung der Metaphyse (proximaler Humerus, distales Ende von Radius und Ulna, distaler Femur), ausgefranste Kortikalis.

Hyperparathyreoidismus (HPT)

1. *Primärer HPT:* Überfunktion der Nebenschilddrüse. Meist Adenom (Skelettveränderungen = Osteodystrophia fibrosa generalisata Recklinghausen).
2. *Sekundärer HPT:* reflektorische Hyperplasie der Nebenschilddrüsen durch Hypokalzämie bzw. Hyperphosphatämie. Durch chronische Nephropathie ausgelöster sekundärer HPT bedingt renale Osteopathie.
3. *Tertiärer HPT:* Ausbildung einer Hyperkalzämie bei Patienten mit sekundärem HPT durch ein Mißverhältnis zwischen PTH-Sekretion und Bedarf (z. B. nach Nierentransplantation).

- *Rö: Frühzeichen* (insbesondere am Handgelenk): subperiostale Resorptionen. Verdünnung oder Unterbrechung der Grenzlamellen, insbesondere an der Radialseite von Zeige- und Mittelfinger. Gelenknahe kleine Erosionen.
  Spätzeichen: Verschmälerung und Aufblätterung der Kortikalis. Osteolysen der Akren. Generalisierte Transparenzminderung mit netzartiger Struktur. Gelenkspalterweiterungen durch Resorptionen, insbesondere am Akromioklavikulargelenk durch Resorption des Schlüsselbeins und an den ISG. Weichteilverkalkungen.
  Looser-Umbauzonen: kleine Ermüdungsfrakturen senkrecht zur Knochenachse.
  Schädel: Abnahme der Knochendichte. Granuläre Zeichnung (Pfeffer- und Salz-Schädel).
  Wirbelsäule: strähnige Entkalkung, sog. Sandwich-Wirbelkörper (renale Osteopathie). Spontanfrakturen.
  Braune Tumoren: Riesenzellgranulome. Zystenartige Aufhellungsareale unterschiedlicher Größe, insbesondere meta-/diaphysär an den langen Röhrenknochen. Beim primären HPT häufiger. Primärer HPT: häufig Bild der Osteomalazie.
  DD: initial Osteoporose. Bei braunen Tumoren Plasmozytom, Knochentumoren, Metastasen.

M. Paget (Ostitis deformans Paget=Osteodystrophia deformans)

Lokalisierte mono- oder polyostotisch auftretende Osteopathie mit übermäßigem Knochenumbau, wodurch mechanisch minderwertiger Knochen entsteht. Krankheitsbeginn > 40. LJ, Inzidenz im Alter zunehmend. M:F = 2:1. Ursache: wahrscheinlich Slow-Virus-Infektion. Maligne Entartung zum sekundären osteogenen Sarkom (Paget-Sarkom) möglich.

11

> **Stadien des M. Paget:**
> I: Aktives osteolytisches Stadium, Osteolysen und Destruktionen durch erhöhte Osteoklastentätigkeit.
> II: Intermediärstadium mit Überwiegen der Osteoblastentätigkeit. Kompaktaverbreiterung und typische Dickenzunahme der Knochen mit welliger Kontur.
> III: Sklerose mit Volumenvermehrung des Knochens und Deformierung sowie strähniger Struktur.

Beginn meist an einem Gelenkende der langen Röhrenknochen mit Fortschreiten zum anderen Ende, wobei alle 3 Stadien nebeneinander vorkommen können.

- *Rö:* Folgende Knochen am stärksten betroffen: Becken, Femur, Schädel, Tibia, WK, Schlüssel-bein, Humerus, Rippen (Fibula extrem selten). Kortikalisverbreiterung und Vergrößerung des befallenen Knochens. Vergröbertes Trabekelmuster der Spongiosa.

  Schädel: Verdickung der Tabula externa und interna (= beide Platten des Schädeldaches), Verbreiterung der Diploe (= Spongiosa), mangelnde Abgrenzbarkeit von Tabula und Diploe. Unregelmäßige Sklerosebezirke („Watteschädel"). Im lytischen Stadium rundliche Aufhellungen (Osteoporosis circumscripta). Verdickung der Schädelbasis (Felsenbeine) und der Nasenneben-höhlen.

  Wirbelsäule: Vergrößerung von Wirbelkörper und Wirbelbogen. Verdickte Kortikalis, grobe Trabekelzeichnung (Rahmenwirbel). Gerade Vorderkante der WK (Kastenform, Frakturen).

  Becken: Kortikalisverdickung, besonders am Beckeneingang. Vergrößerung von Scham- und Sitzbein, grobe Trabekelzeichnung. Komplikation: Protrusio acetabuli.

  Röhrenknochen: Deformierung der langen Röhrenknochen, insbesondere des Femurs *(Hirtenstab)* und der Tibia *(Säbelscheidentibia).* Volumenzunahme und wellige Begrenzung. Häufig lytische und sklerotische Veränderungen nebeneinander. Pathologische Frakturen, Pseudofrakturen.

  Komplikationen: pathologische Frakturen (komplett/inkomplett), Spinalkanalverlegung, sarko-matöse Entartung: osteolytische Knochenzerstörung, Durchbrechung der Kortikalis, Weichteil-RF.

  DD: Wirbelkörperhämangiom, Sandwich-Wirbel beim sekundären HPT, malignes Lymphom, ausgedehnte osteoplastische Metastasen, sog. „jugendlicher M. Paget".

Fibröse Dysplasie (M. Jaffé-Lichtenstein-Uehlinger)

Knochenentwicklungsstörung unbekannter Ätiologie, wobei es zum Ersatz spongiösen Knochens durch Bindegewebe, des Knochenmarks und der Kortikalis durch Faserknochen kommt. Monostotisch oder oligostotisch (häufig eine Körperhälfte betroffen). Manifestation 1.–3. LJZ, M<F.

- *Rö:* Röntgenbild abhängig vom Verhältnis Knochen zu Bindegewebe in der Läsion. Strahlen-transparente, milchglasartige Läsionen durch Ausdünnung der Kortikalis und teilweisen Verlust der Trabekelmuster der Spongiosa oder wabig-zystische Areale. Sklerosesäume neben unverän-derten Arealen. Spontanfrakturen, Looser-Umbauzonen.

  Röhrenknochen (bes. Femur, Tibia, Humerus, Fibula, Radius): expansive Läsionen an beliebiger Stelle, verbreiterte Knochen, Deformierungen (z. B. Hirtenstab-Femur). Blasig-zystische Areale in der Spongiosa, die von einem Sklerosesaum umgeben sind. Keine periostalen Knochenneubil-dungen. Milchglasartiges Aussehen. Pseudarthrosen.

  Schädel: Vorwölbung der Tabula externa. Tabula interna intakt. Sklerose und Verdickung des Knochens (Schädelbasis), auch Kombination von Verdichtungen und Aufhellungen. Sklerose der Nasennebenhöhlen.

  Becken: blasig-zystische Aufhellungen, seltener Sklerose.

  Rippen: polyzyklisch begrenzte expansive Läsionen, milchglasartig oder blasig-zystisch.

  DD: meist eindeutig. Primäre Knochentumoren wie lytisches Osteosarkom oder Ewing-Sarkom (monostotische Form), M. Paget, chronische Osteomyelitis, Meningeom (Schädel).

Histiocytosis X

Wucherung der histiozytären Zellen des RES, unklare Ätiologie. Krankheitsbilder:
1. *Abt-Letterer-Siwe* (maligne): Knochenveränderungen selten.
2. *Hand-Schüller-Christian* (chronisch): Knochenveränderungen häufig. Scharf begrenzte oder konfluierende Defekte der Schädelkalotte (Lückenschädel).
3. *Eosinophiles Granulom* (benigne): Knochenveränderungen typisch. Kinder, Jugendliche, junge Erwachsene.

Lokalisation: Becken, Schädel, Thorax (Rippen), Wirbelsäule, lange Röhrenknochen.

● *Rö:* solitäre oder multiple Osteolysen in jedem Teil des Knochens. Anfangs klein, scharf/unscharf begrenzt, später landkartenartiges Aussehen. Periostale Verkalkungen bzw. Knochenneubildungen. Zusammensinken der WK.

Osteopetrosis (Marmorknochenkrankheit)

Generalisierte Sklerosierung des Skeletts durch Osteoklasteninsuffizienz und mangelnde Resorption des verkalkten Gewebes. Formen:
1. *Osteopetrosis congenita:* autosomal-rezessiv vererbt, frühe Manifestation, schwere Form.
2. *Osteopetrosis tarda:* autosomal-dominant vererbt, spätere Manifestation, milde Form.

● *Rö:* Zunahme der Knochendichte. Sklerose des Markraums (Knochen im Knochen). Ringförmige Sklerosen, Spontanfrakturen.

Anämien

Kongenitale hämolytische Anämien (Thalassämie, Sichelzellenanämie), seltener erworbene Anämien führen zur Hyperplasie des erythropoetischen Knochenmarks und zur Verdrängung der übrigen Knochensubstanz.

● *Rö:* Verbreiterung der Diploe, Ausdünnung der Tabula externa (Bürstenschädel). Verdünnte Kortikalis. Netzförmige Spongiosa der Röhrenknochen. Osteoporose.

Sichelzellenanämie: Knocheninfarkte, insbesondere an den kurzen Röhrenknochen (Hände und Füße), Femurkopfnekrosen in bis zu 60 % d.F. Osteomyelitiden. Kortikalisaufblätterung, periostale Knochenneubildung. „Knochen im Knochen". Flache, tassenförmige Vertiefung der Wirbelkörper (lokale Ischämie). Erhöhte Strahlentransparenz, grobe Trabekelstruktur.

Thalassämie: verdünnte Kortikalis, akzentuierte Trabekelzeichnung. Verdichtete, kolbenförmige Metaphysen. Generalisierte zystische Porose der platten Knochen. Knollige Auftreibung im vorderen Bereich der Rippen. Hyperplasie der Gesichtsschädelknochen mit verminderter Pneumatisation der NNH.

Hämophilie

Gelenkveränderungen durch rezidivierende extraartikuläre Blutungen mit Knorpel- und Knochenabbau. Lokalisation: am häufigsten Knie-, Ellenbogen-, Sprunggelenke, seltener Hüftgelenk.

● *Rö:* Gelenkspalterweiterung und erhöhte Weichteildichte durch hämorrhagischen Gelenkerguß. Erosionen und Usuren. Zystische Aufhellung im subchondralen Knochen durch intraossäre Hämatome. Inaktivitätsosteoporose, sekundäre Arthrose. Erweiterung der Fossa intercondylaris im Knie.

11

Entzündliche Gelenkerkrankungen

Allgemeine Röntgenzeichen der Arthritiden

Arthrose	Rheumatoide Arthritis	Gicht	Neuropath. Gelenk (Charcot-Gelenk)	Infektiöse Arthritis
Umschriebene Gelenkspaltverschmälerung	Konzentrische (gleichmäßige) Gelenkspaltverschmälerung	Gelenkspalt teilweise erhalten	Initial Gelenkspaltverschmälerung, später Erweiterung	Resultierende Gelenkspaltverschmälerung
Subchondrale Sklerose	Schwund der subchondralen Grenzlamelle (Lupe!), fehlende/geringe subchondrale Sklerose		Unregelmäßige, dichte subchondrale Sklerose	
Geröllzysten (subchondrale Aufhellungszonen)	Subchondrale Osteolysen, periartikuläre Pseudozysten	Rundliche Osteolysen mit Sklerosesaum	Osteolysen	
Marginale Osteophyten	Fehlende Osteophyten	Periostverkalkungen (Gichtstachel)	Artikuläre/periartikuläre Knochenneubildungen	
	Periartikuläre Osteoporose	Keine Osteoporose	Selten Osteoporose	Periartikuläre Osteoporose
Gelenkflächenbegradigung/-verbreiterung	Marginale und zentrale Erosionen, Usuren, Destruktionen, Mutilationen	Scharf begrenzte Erosionen mit überhängenden Knochenrändern, becherförmige Mutilationen	Knochenfragmentation der gelenkbildenden Anteile mit Gelenkzerstörung	Gelenkraumzerstörung, Erosionen
Gelenkdeformierung, Fehlstellungen. Ankylose	Fehlstellung (Luxationen, Subluxationen). Ankylose		Gelenkinstabilität, Fehlstellungen	
	Spindelförmige Weichteilschwellungen	Weichteilverkalkungen (Gichttophi)	Gelenkerguß	Weichteilschwellung, Gelenkerguß

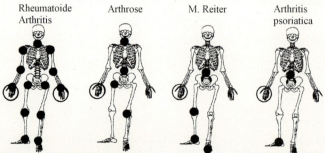

     Rheumatoide   Arthrose   M. Reiter   Arthritis
     Arthritis   psoriatica

Prädilektionsstellen verschiedener Arthritiden

Befallsmuster verschiedener Arthritiden an der Hand

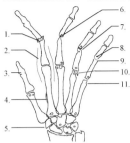

Rheumatoide Arthritis der Hand

1. Luxation
2. Weichteilschwellung
3. Ankylose
4. Periostreaktion
5. Verkürzung der Mittelhandknochen
6. Mutilation
7. Subluxation
8. Zysten
9. Grenzlamellenschwund,
   Gelenkspaltverschmälerung
10. Dissektion, Desstruktion
11. Usuren

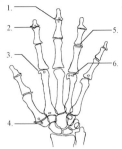

Arthrose der Hand

1. Heberden-Arthrose
2. Gelenkspaltverschmälerung
3. Bouchard-Arthrose
4. Rhiz-Arthrose
5. Subchondrale Sklerose
6. Geröllzysten

11

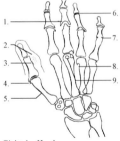

Gicht der Hand

1. Becherförmige Mutilation
2. Weichteilschwellung mit/ohne Verkalkung
   (Tophus)
3. Gichtstachel
4. Marginale Osteophyten
5. Subchondrale Knochenverdichtung
6. Gelenkspaltverschmälerung
7. Ankylose
8. Erosion mit Überhängendem Knochenrand
9. Lochdefekt >5mm

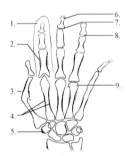

Psoriasis der Hand

1. Wurstfinger (Weichteilschwellung)
2. Periostitis
3. Ankylose und Fehlstellung
4. Lamellenartige Periostreaktion
5. Ossifikation von Kapseln und Bändern
6. Nagelkranzerosionen (Morgenstern)
7. Gelenkspaltverschmälerung
8. Resorption mit Gelenkspalterweiterung
9. Erosion

Befallsmuster verschiedener Arthritiden an der Wirbelsäule

(nach Greenspan, A., Skelettradiologie, VCH edition medizin, 1993)

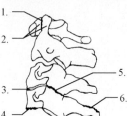

1. Erosionen der Dens-Vorderfläche
2. Atlantoaxiale Subluxation
3. Bandscheibenzerstörung
4. WK-Erosionen
5. Erosionen und Ankylose der kleinen Wirbelgelenke
6. Erosionen der Dornfortsätze

Rheumatoide Arthritis

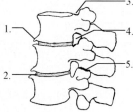

1. Osteophyten
2. Höhenminderung des Bandscheibenraums
3. Spinalkanalstenosen
4. Einengung der Foramina intervertebralia
5. Gelenkspaltverschmälerung und Sklerose der Facettengelenke

Arthrose

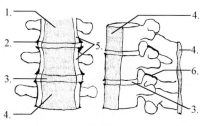

1. Rechteckform der WK
2. Schmale Syndesmophyten
3. Erhaltener Bandscheibenraum
4. Verknöcherung der paravertebralen Bänder
5. Bambusstab-WS
6. Ankylose der Facettengelenke

M. Bechterew

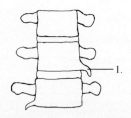

1. Einzelne breitbasige Syndesmophyten
2. Paravertebrale Ossifikationen

Psoriasis und M. Reiter

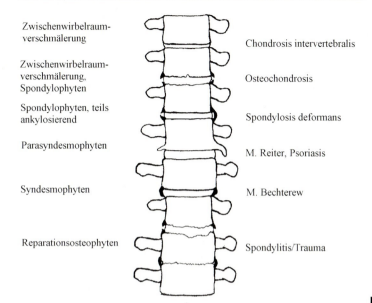

Zwischenwirbelraum-
verschmälerung

Chondrosis intervertebralis

Zwischenwirbelraum-
verschmälerung,
Spondylophyten

Osteochondrosis

Spondylophyten, teils
ankylosierend

Spondylosis deformans

Parasyndesmophyten

M. Reiter, Psoriasis

Syndesmophyten

M. Bechterew

Reparationsosteophyten

Spondylitis/Trauma

Röntgenologische Differentialdiagnose der Vertebralosteophyten

Röntgenologische Direktzeichen der Arthritis

- *Signalzyste:* kugelige Osteolyse, erstes arthritisches Direktzeichen.
- *Begleitzyste:* kugelige Osteolyse, tritt mit anderen Direktzeichen gemeinsam auf.
- *Erosion:* kleiner, oft marginaler Konturdefekt.
- *Destruktion:* ausgedehnte Zerstörung.
- *Mutilation:* stärkste Verstümmelung an den gelenktragenden Knochen.
- *Finalstadium:* Mutilation und Ankylose.

Pannus: zellreiches fibrovaskuläres Resorptionsgewebe, das sich im Gelenkspalt ausbreitet, den Gelenkknorpel überzieht, in ihn eindringt und so den subchondralen Knochen erreicht.

11

Arthritis

Typ	Klinik	Lokalisation	Röntgen	Sonstiges
Rheumatoide Arthritis (RA) = Chronische Polyarthritis (CP)	F:M = 3:1, familiäre Häufung. Altersgipfel 4. LJZ. 60 % HLA-DR 4-Antigen. Positive Rheumaserologie	Hand/Handgelenk	*d.-v. und Seitaufnahme:* Befall der Fingergrundgelenke und der PIP. Erosionen zuerst an der Radialseite der Metacarpusköpfe. Marginale, seltener zentrale Erosionen. Periartikuläre Osteoporose. Weichteilschwellung lateral des Processus styloideus ulnae, Usuren des Processus styloideus ulnae (DD: Arthrose). Gelenkdeformitäten: Subluxation mit Ulnardeviation, Knopfloch-/Schwanenhalsdeformierung	Befall: polyartikulär, kleine Gelenke. Große Gelenke erst im späteren Krankheitsverlauf. Bilateralsymmetrischer Befall an den Extremitäten. 1/3 d.F. atypischer Verlauf.
		Fuß/Sprunggelenk	*d.-v. und Seitaufnahme:* Befall der Metatarsophalangealgelenke von lateral nach medial (DD: Gicht). Früherosionen: Metatarsuskopf V. Mutilationen der kleinen Knochen des Fußes. Periartikuläre fleckige Entkalkung. Fehlstellung der Zehen und Senkung der Quer- und Längsgewölbe. Beteiligung des USG. Kalkaneuserosionen an der Hinteroberfläche	*Caplan-Syndrom:* RA mit Lungenfibrose. *Felty-Syndrom:* RA mit AK-Mangel, Splenomegalie, LK-Vergrößerung. *Sjörgen-Syndrom:* Arthritis und versiegende Sekretion der Tränen- und Speicheldrüsen, meist bei Frauen.
		Hüfte	*a.-p. und Lauenstein-Aufnahme:* Konzentrische (gleichmäßige) Gelenkspaltverschmälerung, geringfügige marginale Osteophyten. Geringe subchondrale Sklerose. Zentrale, exzentrische oder randständige Osteolysen. *Frühzeichen:* arthritische Begleitzyste im Azetabulum, zarte Femurkopferosionen, partieller Schwund der subchondralen Grenzlamelle am Femurkopf *Spätzeichen:* Protrusio acetabuli	
		Knie	*a.-p. und Seitaufnahme:* Zunächst marginale Erosionen am Tibiaplateau. Konzentrische Gelenkspaltverschmälerung	
		HWS	*Aufnahme in 2 Ebenen, Funktionsaufnahmen:* Ventrale Atlasluxation, Denserosionen. Knöcherne Ankylose der Wirbelbogengelenke (Tomographie), Spondylodiszitis mit Blockwirbelbildung	
Juvenile rheumatoide Arthritis	Seronegativ/-positiv. Heterogene Gruppe (5 Untertypen).	HWS	*Aufnahme in 2 Ebenen:* Befall des Achsenskeletts schon im frühen Krankheitsstadium. Ventrale Atlasdislokation. Arthritische Veränderungen an den	Krankheitsbeginn teilweise schon im 1. LJ.

< 16 LJ. Meist akute Formen. Prognose insgesamt besser als bei Erwachsener-RA		Gelenke der okzipitoatlantoaxialen Region, an den subaxialen Wirbelbogengelenken. Denserosionen. Vermehrt knöcherne Ankylosen der Wirbelbogengelenk	Minimalprogramm bei Kindern mit chronischer Arthritis: Hände bds. d.-v., Knie bds. in 2 Ebenen. OSG bds. a.-p., seitl. HWS in Anteflexion, Beckenübersicht
	Hände	*d.-v. und Seitaufnahme:* Weichteilschwellungen. Lamelläre Periostreaktionen. Periostale Knochenneubildungen mit Schaftverdickung. Erosionen, Mutilationen. Fehlstellungen, auch an Gelenken ohne Erosionen. Wachstums-/Reifungsstörungen	
	Knie	*Aufnahme in 2 Ebenen:* Morgensternform der distalen Femurepiphyse und der Patella (gezackte Außenform) als Ausdruck der Wachstumsstörungen. Ankylosen (femuropatellar, tibiofibular)	
M. Bechterew = Spondylitis ankylosans			
M:F = 3:1. Seronegativ. 95 % HLA-B27 positiv	ISG	*p.-a.-Aufnahme, ggf. Schichtaufnahmen:* 99 %iger ISG-Befall, bilateral symmetrisch. 10 % d.F. unilateral. *Frühzeichen:* Lyse, Sklerose, Ankylose nebeneinander („buntes Bild")	Fakultative Mitbeteiligung innerer Organe
	WS	*a.-p. und Seitaufnahme:* Vordere Wirbelkörperkante destruiert (Tonnenwirbel). Bandscheibenverkalkungen. Osteoporose. Hyperkyphose. Verkalkung und Verknöcherung des hinteren Längsbandes. Befall der Kostotransversalgelenke und Kostovertebralgelenke *Syndesmophyten:* pathologische Knochenneubildung, die auf das vordere Längsband übergreift und zur „Bambusstabwirbelsäule" führt. *Anderson-Läsion:* diskovertebrale Läsion der BWS und LWS. *Romanus-Läsion:* sog. Spondylitis anterior, Spongiosaverdichtung der vorderen Wirbelkörperkanten	
	Schulter und Hüfte	*Beckenübersicht, Schulter in 2 Ebenen:* Asymmetrische Oligo- oder Polyarthritis	
Reiter-Syndrom			
Trias: bakterielle Urethritis, Konjunktivitis, Arthritis. Bis zu 80 % d.F. HLA-B27 positiv. M:F = 20:1. 20.–40. LJ. Rheumaserologie negativ	Fuß	*a.-p. und Seitaufnahme:* *Frühzeichen:* starke Weichteilschwellung, zarte Periostlamelle (hauptsächlich in kleinen Fußknochen). Osteoporose *Spätzeichen:* Destruktionen, Fehlstellung der Zehen, Mutilationen, besonders an den Metatarsophalangealgelenken Kalkaneuserosionen (oberhalb der Ansatzstelle der Achillessehne, am plantaren Fersenbein, vor dem Ansatz der Plantaraponeurose)	Asymmetrischer Befall der unteren Gliedmaße: am häufigsten Fußgelenke, Fersenbein, seltener WS, ISG betroffen

11

Arthritis (Fortsetzung)

Arthritis psoriatica	Seronegative Polyarthritis. In 10 % d.F. bei Psoriasis	**ISG** — *p.-a.-Aufnahme:* „Buntes Bild" (Lysen, Sklerosen, Ankylosen nebeneinander). Häufiger einseitiger, asymmetrischer Befall (DD: M. Bechterew)
		WS — *a.-p. und Seitaufnahme:* Parasyndesmophyten (knöcherner Kontakt nur mit 1 Wirbel, DD: M. Bechterew)
		Knie — *a.-p. und Seitaufnahme:* Gelenkspaltverschmälerung. Periostale Knochenneubildung. Osteoporose. Keine Erosionen
		Hand — *d.-v. und Seitaufnahme:* **Transversaltyp:** Befall der DIP. **Axialtyp:** Befall der MCP, PIP, DIP eines Strahls. Beide Typen können nebeneinander vorkommen. Weichteilschwellung (Wurstfinger). Osteolysen der Nagelkranzfortsätze. Metaphysäre und diaphysäre Periostreaktionen (Lamellen, Appositionen usw.). Gelenknahe Entkalkung selten. Erosionen, Mutilationen. Ankylose. Gelenkfehlstellungen mit bevorzugtem Befall der DIP
		Fuß — *a.-p. und Seitaufnahme:* Beteiligung der DIP, einschließlich des Großzeheninterphalangealgelenks. Erosionen der Nagelkranzfortsätze. Kalkaneuserosionen (kranial des Ansatzes der Achillessehne, am plantaren Fersenbein, vor der Ansatzstelle der Plantaraponeurose)
		WS — *a.-p. und Seitaufnahme:* Parasyndesmophyten
		ISG — *d.-v.-Aufnahme:* „Buntes Bild, bilateraler asymmetrischer Befall
Arthritis bei Erkrankung des Gastrointestinaltraktes	Seronegativ. M. Crohn (20 % d.F.), Colitis ulcerosa (10 % d. F., bis zu 70 % HLA-B27 pos.), M. Whipple	**ISG** — *p.-a.-Aufnahme:* „Buntes Bild", bilateraler symmetrischer Befall

Arthritiden bei Kollagenosen

Typ	Klinik	Lokalisation	Röntgen	Sonstiges
Systemischer Lupus erythematodes = SLE (=LED)	F:M = 8:1. Jüngeres Alter. Hautveränderungen, Organmanifestationen	Hand	*d.-v. und Seitaufnahme:* Gelenknahe Entkalkung. Periartikuläre Weichteilschwellungen. Schwere Gelenkfehlstellung der Hände ohne erosive Konturveränderungen. Sklerose und Akroosteolyse der Endglieder. Weichteilverkalkungen. Aseptische Knochennekrosen (Ossa lunatum/triquetrum)	Bds. symmetrischer Befall der kleinen Gelenke der Hand, Weichteilschwellungen
		Lange Röhrenknochen	*a.-p. und Seitaufnahme:* Aseptische Knochennekrosen, Knocheninfarkte (am häufigsten am Femurkopf)	Auch Knie-, Sprung- und Schultergelenk
Sklerodermie	Frauen, 3.–5. LJZ. Hautveränderungen, Organmanifestationen	Hand	*d.-v. und Seitaufnahme:* Akroosteolysen (Rattenbißdefekte, volar beginnend). Diffuse Osteoporose. Weichteilverkalkungen (am häufigsten an den Fingerspitzen stippchenartige Verkalkungen). Rheumatoide Destruktionen, vor allem an den Interphalangealgelenken; reaktionslose Osteolysen	Calcinosis interstitialis localisata
Polymyositis/ Dermatomyositis	Entzündliche Systemerkrankung der Skelettmuskulatur/mit Hautbeteiligung. F:M = 2:1	Hand	*d.-v. und Seitaufnahme:* Strähnige, „gelenkbezogene" Osteoporose. Weichteilverkalkungen (streifige oder rundliche Anordnung), Erosion und Destruktionen der DIP	Calcinosis interstitialis localisata
		Extremitäten	*a.-p. und Seitaufnahme:* Weichteilverkalkungen. Diffuse oder periartikuläre Osteoporose.	
Sharp-Syndrom = Mixed connective tissue disease (MCTD)	Überlappungssystematik aus LED, Sklerodermie, Polymyositis, rheumatoider Arthritis. ANA positiv	Hand	*d.-v. und Seitaufnahme:* Erosionen, Gelenkspaltverschmälerungen, Fehlstellungen an den PIP und Fingergrundgelenken, am Radiokarpalgelenk und den Handwurzelknochen (aber: Fehlstellung ohne erosive Veränderungen). Verkalkungen. Akroosteolysen	

11

Metabolisch bedingte Arthropathien: ☞ Knochenerkrankungen

Gicht

Primäre Gicht: hereditärer Enzymdefekt. M:F=10:1. *Sekundäre Gicht:* übermäßiger Nukleo-
proteinabbau bzw. verminderte renale Harnsäureausscheidung.
Beide Formen haben ein identisches röntgenologisches Erscheinungsbild. Nebeneinander von osteo-
destruktiven und osteoproliferativen Gelenkveränderungen. Bevorzugter Befall: untere Extremitäten
und körperferne Gelenke.
Transversaltyp: DIP-Prädominanz.
Axialtyp: DIP-PIP-MCP-Befall.

Lokalisation	Röntgenzeichen
Fuß	Großzehengrundgelenk (50 % d.F., Erstbefall „Testgelenk"). Gelenknahe zystische Osteolysen >5 mm (Lochdefekte). Tophusstachel. Überhängende Knochenränder. Becherförmige Mutilationen. Erosionen. Gelenk- spaltverschmälerung. Ankylose. Marginale Osteophyten. Subchondrale Knochen- verdichtungen. Weichteiltophi (röntgendichter als Erguß). Wurstzehen
Knie	Arthrosezeichen: Osteophyten, Begradigung der Gelenkkonturen, Gelenkspalt- verschmälerung. Knochen-/Weichteiltophi
Hüfte	Bild der Koxarthrose
ISG	„Buntes Bild", bilateraler, asymmetrischer Befall
Hand	Zeichen der chronischen Polyarthritis ohne subchondrale Demineralisation. Gelenknahe zystische Osteolysen >5 mm (Lochdefekte). Tophusstachel. Überhängende Knochenränder. Becherförmige Mutilationen. Erosionen. Gelenk- spaltverschmälerung. Ankylose. Marginale Osteophyten. Subchondrale Knochen- verdichtungen. Weichteiltophi (röntgendichter als Erguß). Wurstfinger (gesamter Finger)
Ellenbogen	Selten betroffen. Osteophytenbildung. Gelenkspaltverschmälerung. Subchondrale zystische Osteolysen. Dichte Weichteilschwellung am Olekranon (Bursitis). Kalkschatten
Schulter	Selten befallen. Erosionen am kranialen Humeruskopf. Weichteiltophi. Erweiterung des AC-Gelenks

Pseudogicht (Pyrophosphat-Arthropathie)

Kalkablagerungen mit punkt- oder linearförmigen Verkalkungen in Knorpel, Gelenkkapseln und
paraartikulärem Gewebe. Später Arthrose mit ähnlichem Bild wie neurogene Arthropathie.

Arthrosis deformans

Lokalisation	Röntgenzeichen	Technik
Hand	*Heberden-Arthrose:* DIP. Heberden-Knoten (periartikuläre, zystische Weichteilverdickung laterodorsal). *Bouchard-Arthrose:* PIP. Bouchard-Knoten. *Rhizarthrose:* Karpometakarpalgelenk des Daumens (am häufigsten betroffen). Trapezium-Navikulare-/ Pisiforme-Triquetrum-Arthrose.	d.-v. und d.-v. Aufnahme in Halbsupination
Schulter	Marginale Osteophyten am Humeruskopf. Randosteophyten. Subchondrale Sklerose. Geröllzysten. Gelenkspaltverschmälerung. Humeruskopfhochstand. Degenerative Schädigung der Rotatorenmanschette. Pseudogelenkbildung zwischen Humeruskopf und Akromion. Arthrose des Sternoklavikulargelenks und des Akromioklavikulargelenks. *Periarthrosis humeroscapularis (PHS):* Tendinitis mit Verkalkung, periostale Verkalkungen der Bänderansätze. degenerative Zysten an der Basis des Tuberculum majus, Substanzdefekt an der Oberseite des Tuberculum majus	Aufnahme in 2 Ebenen
Hüfte	*Frühzeichen:* Randosteophyten an der Fovea centralis, exzentrische Gelenkspaltverschmälerung, Azetabulumsklerose, Plaquezeichen (Knochenappositionen an der Vorderseite des Femurhalses) *Spätzeichen:* Pfannenbodenverdoppelung, subfovealer Osteophyt, periostale Knochenapposition am unteren Rand des Femurhalses, Pseudofrakturlinie des Schenkelhalses (durch Pfannenrandwülste vorgetäuscht)	a.-p. und Lauenstein- (I und II) Aufnahme
Knie	Mediale Anteile des humerotibialen Gelenks und das patellofemorale Gelenk am häufigsten betroffen. Varus-Deformierung des Knies (O-Bein). Meist mediale Gelenkspaltverschmälerung. Subchondrale Sklerose, Geröllzysten, marginale Osteophyten. Auszichung der Eminentiae intercondylares. Weichteilverkalkungen (Menisken). Auszichung am oberen und unteren Patellarand. Allgemeine Arthrosezeichen	Kniegelenk in 2 Ebenen, Tangentialaufnahme der Patella
WS	*Chondrose:* Bandscheibendegeneration ohne Reaktion der angrenzenden Knochen. Höhenabnahme des Zwischenwirbelraumes. Vakuumphänomen, Diskusverkalkung. Segmentale Steilhaltung unterhalb. Verschiebung nach dorsal oberhalb (Retrolisthesis). *Osteochondrose:* Chondrose und zusätzlich subchondrale, bandförmige Sklerose der Abschlußkanten. Unregelmäßige Kontur der Abschlußkanten. Kleine Einbrüche, Geröllzysten. Marginale Randzacken *Unkovertebralarthrose:* Processus uncinatus (seitlich, hinten), C3.-7. Einengung der Foramina intervertebralia. *Baastrup-Syndrom:* Aneinanderreiben der HWS-/LWS-Dornfortsätze. *Spondylosis deformans:* vordere und seitliche Osteophyten (Spondylophyten), Zwischenwirbelraum normal hoch (Frühstadium). *Spondylarthrose = Arthrosis deformans der Wirbelbogengelenke:* Gelenkspaltverschmälerung, marginale Osteophyten. Einengung des Spinalkanals *Diffuse idiopathische Skelletthyperostose (DISH-Syndrom) = M. Forestier:* flächenhafte Überbrückung der Bandscheibenräume durch Osteophyten an den Vorder- und Seitenkanten der Wirbelkörper. Bandscheibenräume relativ gut erhalten. Hyperostose an den Ansatzstellen von Sehnen von Bändern	WS in 2 Ebenen und Schrägaufnahmen der HWS und LWS

11

Knochentumoren

Histologische Klassifikation von Knochentumoren und tumor-ähnlichen Läsionen nach ihrem Ursprungsgewebe (nach WHO)

Ursprungsgewebe	Benigne	Maligne
Knochenbildend	Osteom Osteoidosteom Osteoblastom	Osteosarkom und Varianten Paraossales Osteosarkom und Varianten Malignes Osteoblastom
Knorpelbildend	Chondrom[1] Osteochondrom (kartilaginäre Exostose) Chondroblastom (Codman-Tumor) Chondromyxoidfibrom	Chondrosarkom (primär, sekundär) Juxtakortikales mesenchymales Chondrosarkom Klarzellchondrosarkom
Faser- und fibro-histiozytäres Gewebe	Benignes fibröses Histiozytom Desmoplasmatisches Fibrom[1]	Fibrosarkom Malignes fibröses Histiozytom
Gefäßgewebe	Hämangiom Glomustumor Lymphangiom	Angiosarkom Hämangioperizytom Lymphangiosarkom
Knochenmark		Plasmozytom Malignes Lymphom Leukämie
Nervengewebe, Chordagewebe	Neurinom (Schwannom) Neurofibrom	Malignes Schwannom Chordom
Fettgewebe	Lipom	Liposarkom
Unbekannt	Riesenzelltumor[1]	Maligner Riesenzelltumor Ewing-Sarkom Adamantinom
Tumorähnliche Läsionen	Juvenile Knochenzyste Aneurysmatische Knochenzyste Intraossäres Ganglion Fibröser Kortikalisdefekt/nicht ossifizierendes Fibrom Eosinophiles Granulom Fibröse Dysplasie	
Verschiedene		Knochenmetastasen

[1] Semimaligne Tumoren (lokal aggressiv und/oder selten metastasierend).

TNM-Klassifikation der Knochentumoren

Tis	Carcinoma in situ.
T1	Kortikalis nicht überschritten.
T2	Kortikalis überschritten.
NX	Regionäre Lymphknoten können nicht beurteilt werden.
N0	Keine regionären Lymphknotenmetastasen.
N1	Regionäre Lymphknotenmetastasen.
M0	Kein Anhalt für Fernmetastasen.
M1	Fernmetastasen.
MX	Das Vorliegen von Fernmetastasen kann nicht beurteilt werden.
G1	Gut differenziert.
G2	Mäßig differenziert.
G3	Schlecht differenziert.
G4	Undifferenziert.

Auswertung von Bildmerkmalen im Röntgenbild

- *Lokalisation:* Prädilektionsstellen.
- *Morphologie:* Destruktionsmuster, Wachstumsgeschwindigkeit, Periostreaktion, Weichteilveränderungen, Lodwick-Schema.
- *Patientenalter.*
- *Malignitätszeichen:* Spiculae (paraossale, vertikal oder radial zur Knochenachse stehende Verkalkungen), Codman-Dreieck (dreieckförmige Periostverdickung mit Verkalkung), Periostreaktionen (zwiebelschalenartige, lamelläre Verkalkungen), mottenfraßähnliche Osteolysen.

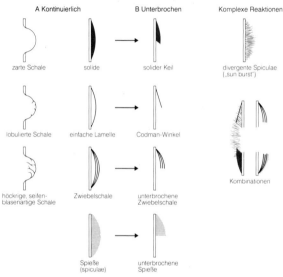

Verschiedene Periostreaktionen, nach: Freyschmidt, J., Ostertag, H. Knochentumoren, Springer-Verlag 1988

11

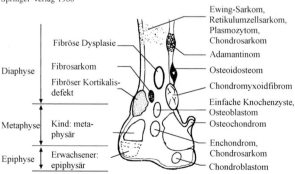

Entstehungsorte der primären Neoplasien des Knochens

Altersmanifestation der Knochentumoren

Lebensjahrzehnt	1.	2.	3.	4.	5.	6.	7.
Juvenile Knochenzyste	X	X					
Aneurysmatische Knochenzyste	x	X	x	(x)			
Ewing-Sarkom	x	X	x				
Chondromyxoidfibrom	x	X	x				
Eosinophiles Granulom	X	X	(x)				
Fibröse Dysplasie	x	x	x	x			
Nicht ossifizierendes Fibrom	X	X	(x)				
Osteoblastom	x	X	x				
Osteoidosteom	x	X	x	(x)			
Osteochondrome (Exostosen)		X	(x)				
Chondroblastom	(x)	X	x	(x)			
Riesenzelltumor		x	X	x	x		
Adamantinom der langen Röhrenknochen		x	x	x	x		
Paraossales (juxtakortikales) Osteosarkom		(x)	X	X	x		
Osteosarkom	(x)	X	x	(x)	(x)	(x)	(x)
Chondrom (Enchondrom)	(x)	x	X	X	x	(x)	
Malignes fibröses Histiozytom (MFH)	(x)	x	x	x	x	x	x
Fibrosarkom	(x)	x	x	x	x	x	x
Hämangiom		x	x	x	X	x	x
Osteom		x	x	X	X		
Chondrosarkom	(x)	x	x	x	x	X	x
Retikulosarkom (primäres Non-Hodgkin-Lymphom des Knochens)		x	x	x	X	X	X
Chordom			(x)	x	X	X	x
Metastasen				x	x	x	x
Plasmozytom				(x)	x	X	X

X sehr häufig, x häufig, (x) selten.

Wachstumsgeschwindigkeit von Knochengeschwülsten im Röntgenbild

Wachstumsgeschwindigkeit	Destruktionstyp nach Lodwick	Periostale Reaktionen
Langsam oder relativ langsam	Geographisch IA – IC	Solide
Intermediär	Geographische, kombinierte mit mottenfraßartiger und/oder permeativer Destruktion (Grad II)	Schalenförmig (höckerig/seifenblasenartig, lobuliert, zart)
Schnell	Mottenfraßartig und/oder permeative Destruktion (Grad III)	Lamellär, zwiebelschalenartig, unterbrochen, spikulaartig oder fehlend

Lokalisation von Knochentumoren

Epiphyse	Metaphyse	Meta-/Diaphyse	Diaphyse
Chondroblastom Riesenzelltumor	Fibröse Dysplasie Lipom Juxtakortikales Osteosarkom Aneurysm. Knochenzyste Osteosarkom Paraossales Sarkom Nicht ossif. Fibrom Chondrom Osteochondrom (Exostose) Chondrosarkom Retikulosarkom	Chondromyxoidfibrom Solitäre Knochenzyste Fibrosarkom Malignes fibröses Histiozytom Maligne Lymphome	Osteoidosteom Chondrom Ewing-Sarkom Adamantinom

Wachstumsgeschwindigkeit von Knochentumoren nach Lodwick

Röntgenmuster	IA	IB	IC	II	III
Destruktionsmuster	Immer geographisch	Immer geographisch	Immer geographisch	Immer geographisch, kombiniert mit mottenfraßartigen und/oder permeativen Destruktionen	Mottenfraßartig und/oder permeativ ohne geographische Komponente
Begrenzung	1. Regulär 2. Lobuliert 3. Multizentrisch (aber immer scharf)	1. Regulär 2. Lobuliert 3. Multizentrisch 4. Höckerigriffartig/unscharf	1. Regulär 2. Lobuliert 3. Multizentrisch 4. Riffartig/unscharf/zerfetzt (nicht mit mottenfraßartiger oder permeativer Destruktion zu verwechseln)		
Kompaktapenetration	Nicht oder partiell	Nicht oder partiell	Immer vollständige Penetration	Definitionsgemäß total	Definitionsgemäß total
Sklerosesaum	Immer	Möglich	Möglich	Möglich, aber ungewöhnlich	Möglich, aber ungewöhnlich
Schalenartige Ausbeulung der Kompakta (Pseudokompakta, Neokortikalis)	Möglich, aber nur 1 cm oder weniger	>1 cm und/oder kein Sklerosesaum	Möglich	Möglich, aber ungewöhnlich	Möglich, aber ungewöhnlich

Nach: Freyschmidt, J., Ostertag, H. Knochentumoren, Springer-Verlag 1988

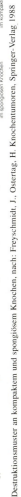

Destruktionsmuster an kompaktem und spongiösem Knochen. nach: Freyschmidt, J., Ostertag, H. Knochentumoren, Springer-Verlag 1988

11

1. Normalbefund
2. Expansives, die
    Kortikalis ausdün-
    nendes Wachstum
3. Kortikalisdefekt mit
    asymmetrischer
    Tumorausdehnung
4. Infiltrativ-permeati-
    ves Wachstum

Ausbreitungsmuster von Knochentumoren im CT
(in Anlehnung an Lodwick-Schema)

Diagnostische Methoden

- *Nativröntgen.*
- *Sonographie:* Weichteiltumoren, Metastasensuche.
- *CT:* Beurteilung der ossären Struktur mit ihren Grenzflächen (Innen- und Außenkontur der Kortikalis), Darstellung des Markraumes, Nachweis von Verkalkungen, Weichteilinfiltrationen, Differenzierung in vaskulär/avaskulär, fetthaltig/zystisch/solide.
- *Angio:* nur bei spezieller Fragestellung, Beurteilung der Gefäßmorphologie und des Vaskularisationsgrades.
- *MRT:* Beurteilung der Tumorausbreitung, insbesondere die Tumordarstellung in Weichteilen und intramedullär, präoperative Abklärung.
- *Szintigraphie:* Früherkennung, Differenzierung zwischen osteolytischen/osteoplastischen Metastasen, geringe Spezifität.

Klinisch-radiologische Merkmale bei Knochentumoren und tumorähnlichen Läsionen

Tumor	Klinik	Lokalisation	Nativröntgenbild	CT	Destruktionsgrad nach Lodwick	DD/Sonstiges
Osteom	4.–5. LJZ, M > F. Symptomlos. Gutartig	Kalotte, Stirnhöhle, Siebbeinzellen, lange und kurze Röhrenknochen	Rundliche, ovale oder lobulierte, scharf berandete Verdichtung, klassisch in den NNH *Paraossal:* der Kompakta direkt aufsitzende, dichte, rundl. oder ovale, teils langstreckige Verdichtung *Medullär* (= Kompaktainseln): in der Spongiosa liegende, runde bis ovale kleine Verdichtung, teilweise mit feinen wurzelähnlichen Ausläufern	Homogene, scharf begrenzte Knochenstruktur	IA	Reaktive Hyperostosen bei Meningeomen, osteoplastische Metastasen
Osteoidosteom	10.–35. LJ, M:F = 2:1. Nächtlicher Schmerz, der gut auf Acetylsalizylsäure anspricht	Lange Röhrenknochen, insbesondere Femur und Tibia. In jedem Abschnitt des Knochens möglich	Rundliche bis ovale Aufhellung (Nidus), wenige Millimeter bis 15 mm groß. Oft zentrale Kalkablagerung und Randsklerose. Bei kortikalem, subkortikalem Sitz in den langen Röhrenknochen häufig starke periostale Knochenneubildung	Nidus als Aufhellungsfigur in verdichtetem Knochen/Periost. Nach KM-Gabe Anreicherung des Nidus	IA	Ermüdungsfraktur, Brodie-Abszeß, Kompaktainseln, Osteoblastom
Osteoblastom	10.–35. LJ, M:F = 2:1. Symptomlos oder bei Schmerzen nur mäßiges Ansprechen auf Acetylsalizylsäure. Gutartig	WS (25 %), Femur, Tibia, Schädel, seltener Humerus, Sakrum, Hand- und Fußskelett	Ähnlich wie Osteoidosteom. Nidus aber > 1,5 cm ⌀. Bei medullärer oder kortikaler Lage kann Umgebungssklerose fehlen. Bei stärkerer Ossifikation des Nidus gekammertes oder multizentrisches Bild. Gelegentlich expansives Wachstums des Tumors mit Ausbruch in die Weichteile	Beurteilung der Nidusgröße und der Weichteilkomponente	IA-IC	Knochenabszeß, Osteosarkom
Chondroblastom (=Codman-Tumor)	2. LJZ, M > F. Schmerzen, die sich ins benachbarte	Epiphysen der langen Röhrenknochen (Humerus, Tibia).	Rundliche oder ovale Osteolyse, meist scharf begrenzt, teilweise lobuliert. Häufig sklerotischer	Nachweis von Verkalkungen.	IA-IB	*Epiphysär:* subchondrale synoviale Zyste, intraossäres Gangliom

11

Klinisch-radiologische Merkmale bei Knochentumoren und tumorähnlichen Läsionen (Fortsetzung)

					Epimetaphysär:
Gelenk projizieren. Gutartig	Femur). Meist exzentrisch. Auch epimetaphysär mit Durchwandern der Wachstumszone	Randsaum. Oft im Tumorinneren Verkalkungen und Trabekulierungen. Bei metaphysärem Sitz häufig starke periostale Knochenneubildung			Riesenzelltumor, aneurysmatische Knochenzyste, Chondrom, Chondrosarkom
Chondromyxoidfibrom 5.-25. LJ. M:F = 2:1. Häufig lange Schmerzanamnese. Gutartig	Untere Extremität (insbesondere proximale Tibia, distaler Femur), metaphysennahe Diaphyse. Exzentrisch gelegen	Exzentrische Aufhellung, teilweise mit großen Trabekeln und sklerotischen bogigen Rändern. Destruktionen der angrenzenden Kortikalis. Paraossale Ausbreitung möglich	Beurteilung/Nachweis von Kompaktazerstörung und angrenzender paraossaler Tumoranteile sowie feiner endotumoraler Matrixverkalkungen	IA-IC	Aneurysmatische Knochenzyste, Riesenzelltumor, osteolytisches Sarkom
Osteochondrom (kartilaginäre Exostose) 2. LJZ. M:F = 2:1. Zufallsbefund oder symptomatisch. Häufigste gutartige Knochenveränderung. Wachstum hört auf, wenn die nächstgelegene Epiphysenfuge sich schließt	Bevorzugt in der Metaphyse langer Röhrenknochen, (insbesondere distaler Femur, proximaler Humerus und Tibia)	Gestielt oder breitbasig aufsitzend. Kortikalis des befallenen Knochens und des Osteochondroms nicht unterbrochen, umgehen von Knorpelkappe (nicht sichtbar). Dichte Verkalkungen im Stiel	Knorpelkappe im CT meist nicht sichtbar. Markraum geht kontinuierlich in die Exostose über	IA-IB	I.d.R. keine DD-Schwierigkeiten, selten periostale Chondrome, paraossale Osteosarkome, periostales Osteosarkom
Multiple kartilaginäre Exostosen 2. LJZ. M > F, autosomal-dominante Störung unterschiedlicher Penetranz. 5-10 % d.F. maligne Entartung in Chondrosarkome	Metaphysen, Skapula, Knie, Knöchel. Häufig medialer Skapularand als Erstmanifestation	Gleiche röntgenologische Symptomatik wie solitäre Exostosen	DD: sekundäres Chondrosarkom (Knorpelkappe > 3 cm, unregelmäßige, von der Tumorbasis entfernt gelegene Kalzifikationen)	IA-IB	
Enchondrom (Chondrom) 15.-40. LJ , M = F. Symptomlos oder pathologische Fraktur. Gutartig	Kurze Röhrenknochen der Hand, (Phalangen > Metakarpalia), Femur, Fußskelett	Scharf begrenzte, meist völlig strahlentransparente runde oder spindelige Aufhellung mit Sklerosesaum. Exzentrische/konzentrische Knochenauftreibungen. In den langen Röhrenknochen häufig Verkalkungen	Beurteilung der exakten Lokalisation im Knochen	IA-IB	Idiopathische Knochenzyste, Knocheninfarkt, Riesenzelltumor *Enchondromatose (M. Ollier):*

			(kalzifizierende Enchondrome). Wellige Konturierung der enostalen Kompaktaseite (Scalloping-Phänomen)			Kinder/Jugendl., meist eine Körperhälfte betroffen. Multiple Enchondrome und Knochendeformierungen. Maligne Entartung in Chondrosarkome möglich.
Hämangiom	5. LJZ, M:F = 1:2. Meist Zufallsbefund. Gutartig	WK (LWS), seltener Bogenwurzel, Wirbelbogen, Dornfortsatz, auch Schädel, Kiefer und übriges Skelett	***WK:*** verdichtete vertikale Spongiosabälkchen, wellige Kontur der Kortikalis, unveränderte WK-Form ***Röhrenknochen:*** scharf begrenzte Osteolysen häufig mit sklerotischem, teils bizarrem Randsaum, meist wabige Binnenstruktur. ***Schädel:*** sonnenstrahlartige Periostreaktionen	Scharf berandete Osteolyseherde mit sklerotischem girlandenförmigen Randsaum. ***WK:*** verdichtete punktförmige Strukturen innerhalb eines hypodensen Markraumes. KM-Anreicherung nach ausreichender protrahierter Gabe.	IA-IB	M. Paget, eosinophiles Granulom, Plasmozytom, Metastasen.
Riesenzelltumor (Osteoklastom)	90 % > 20. LJ, M:F = 2:3. Lokale Schmerzen. Gutartig, aber auch Metastasierung und selten maligne Entartung	Epiphysen der langen Röhrenknochen (ca. 50 % in der Kniegelenkregion). Exzentrische Lage	Runde oder ovale, meist exzentrische Aufhellung der Epiphyse. Aufblähungen, pseudomultilokulärer Aspekt. Wenig Randsklerose und periostale Reaktion. Aggressive Form: unscharfe Begrenzung, Kortikalisdestruktion	Keine Sklerose. Beurteilung der paraossalen Ausdehnung und Kortikaliszerstörung. Dichte: 20–70 HE. Nach KM Enhancement. Keine Matrixossifikationen.	IA-IC	Aneurysmatische Knochenzyste, Chondroblastom, braune Tumoren.
Nicht ossifizierendes Fibrom (fibröser metaphysärer Defekt,	75 % < 20. LJ. M > F. Symptomatisch. Gutartig	Überwiegend Metaphysen der langen Röhrenknochen	Runde, ovale oder traubenförmige kortikale oder subkortikale Aufhellungen in der Metaphyse. Oft begrenzt durch schmale sklerotische Zone. Aufblähung der verdünnten Kortikalis möglich.		IA-IB	

11

Klinisch-radiologische Merkmale bei Knochentumoren und tumorähnlichen Läsionen (Fortsetzung)

fibröser Kortikalisdefekt)

	Klinik/Alter	Lokalisation	Röntgenbild/Form	CT/Zusatzbefund	Stadium	Differentialdiagnose
Fibröse Dysplasie (Jaffé-Lichtenstein-Uehlinger)	Monoostotisch/ polyostotische Form, 2.–4. LJZ (polyostotische Form früher), M < F. Symptomlos, Ermüdungsfraktur, aggressive Formen mit Schmerzen	Lange Röhrenknochen diametaphysär (Femur > Tibia). Schädel (Gesichtsschädel > Kalotte), Rippen, Becken	*Monoostotische Form:* Röntgenbild abhängig vom Verhältnis von Knochen zu Bindegewebe in der Läsion. Wabig-zystische Muster bis dichte, sklerotische Anteile. Meist scharf begrenzt, dichter Sklerosesaum. Größe 2–7 cm. *Polyostotische Form:* Läsionen größer, Knochen deutlich aufgetrieben, Randkonturen unschärfer	Solides Gewebe mit zarten Verknöcherungen. Abgrenzung der Tumorgröße, bes. im Gesichtsschädelbereich	IA-IB/IIB, selten IC	Meist eindeutig (insbesondere bei polyostotischer Form), lytisches Osteosarkom, Ewing-Sarkom
Juvenile (einfache) Knochenzyste	1.–2. LJZ, M:F = 2:1. Symptomlos, Spontanfrakturen. Gutartig	Metadiaphysär in den langen Röhrenknochen (proximaler Humerus, proximaler Femur), aber auch in allen anderen Röhrenknochen	Scharf begrenzte Aufhellung, grobe Trabekel. Häufig Aufblähung des Knochens. Bei Knochenlängenwachstum diaphysär gerichtete Wanderung der Zyste. Spontanfrakturen		IA-IB	Aneurysmatische Knochenzyste, Riesenzelltumoren, nicht ossifizierendes Knochenfibrom
Aneurysmatische Knochenzyste	5.–20. LJ, M = F. Unspezifische Symptomatik. Gutartig	Metaphyse der langen Röhrenknochen, besonders untere Extremitäten. Exzentrische Lage	Meist scharf begrenzte, relativ große Aufhellung, teilweise mit Sklerosesaum. Exzentrisch gelegen. Häufig grobe Trabekel, starke Aufblähung des Knochens. Bei schnellem Wachstum unscharfe Begrenzung (maligner Aspekt)	Große Osteolyse mit eierschalenartiger Periostverknöcherung. Teilweise Spiegelbildung. Dichte: 60–70 HE. Nachweis der intakten Kortikalis	IA-IB, selten IC	Riesenzelltumor, juvenile Knochenzyste, bei schnellem Wachstum Osteosarkom
Eosinophiles Granulom (Histiocytosis X)	5.–10. LJ, M:F = 2:1. Im Knochen symptomlos oder Schmerzen, Klinik ansonsten abhängig von der Grundkrankheit	Mono-/polyostotisch. Schädelkalotte, Femur, WS, Becken, Rippen	Polymorphes Bild von scharf begrenzten geographischen Läsionen bis zu mottenfraßartigen Destruktionen mit Kompaktazerstörung und Weichteilinfiltration	Beurteilung/Nachweis der Knochendestruktion, Kortikalisläsionen, paraossalen Gewebeanteilen	I-III	Ewing-Sarkom, Osteosarkom, akute hämatogene Osteomyelitis

Osteosarkom	10.–25. LJ, M >F: Symptome uncharakteristisch. Häufigster bösartiger Knochentumor	Metaphysen der langen Röhrenknochen (ca. 90 %), davon Kniegelenkregion ca. 55 %	Mischformen von Knochendestruktion und Knochenneubildung meist mit Überwiegen eines Anteils. Häufig grobe Spiculae, Codman-Dreiecke, lamelläre periostale Knochenschalen	Verbreiterung und Destruktion der Kortikalis. Paraossale Ausbreitung. Infiltration des Knochenmarks (Maskierung des Fettgewebes). Nach KM-Gabe Anreicherung und Abgrenzung von Weichteilgewebe. Paraossale Matrixossifikationen typisch	IC-III	Meist eindeutig. Fibrosarkom, Riesenzelltumoren
Paraossales (juxtakortikales) Osteosarkom	25.–40. LJ, M < F. Symptomatik unspezifisch. Seltener als medulläre Osteosarkome. Meist niedriggradig maligne, aber auch aggressive Formen	Metaphysen der langen Röhrenknochen (Rückfläche des distalen Femurs)	1. Dichter dem Knochen aufsitzender Tumorschatten, teilweise dünne Aufhellungszone als Trennlinie. Kontur meist lappig, scharf. Keine Spiculae oder Codmann-Dreiecke 2. Grob gefiederte juxtakortikale Ausläufer 3. Exostosenähnliches Bild (selten)	Abschätzung der Weichteilkomponente. Beurteilung der Kortikalisoberfläche und des Markraumes	IC-III	Myositis ossificans, Weichteilosteosarkom, paraossales Liposarkom, Osteochondrom
Chondrosarkom	2.–6. LJZ. Erkrankungsgipfel 6. LJZ, M > F. Schmerzen, Spontanfrakturen. Zweithäufigster bösartiger Knochentumor	Metaphysen von Femur, Tibia, Humerus, Becken und Rippen	1. Zentrales Chondrosarkom: zentral im Markraum wachsende Veränderung mit muschelförmiger Verbreiterung der medullären Kortikalis. Ringförmige, popcornartige oder kommaförmige Verkalkungen im Markhöhlenraum. Keine/geringe periostale Knochenneubildung 2. Exzentrisches Chondrosarkom: exostosenähnliche Appositionen	Dichte, unregelmäßige Verkalkungen in Ring- und Bogenform innerhalb des Tumors. Tumordichte > 50 HE. Nekrosebezirke bei hochmalignen Verlaufsformen, Destruktionen, Erosionen, Darstellung der Weichteilkomponente	IA-III	Enchondrom, bei exzentrischem Wachstum kartilaginäre Exostosen (keine durchgehende Kortikalis), juxtakortikales Osteosarkom

11

Klinisch-radiologische Merkmale bei Knochentumoren und tumorähnlichen Läsionen (Fortsetzung)

mit irregulärer Kontur, häufig mit Ausläufern. Unregelmäßige, strukturlose Kalkablagerungen
3. Subperiostales Chondrosarkom: flache, wenig dichte Appositionen. Häufig dichte Spiculae, am Rand Codman-Dreiecke (selten)

Ewing-Sarkom	5.–25. LJ (90 %), M > F. Klinische Symptome vielfältig, Allgemeinsymptome können fehlen. Dritthäufigster bösartiger Knochentumor	Diaphysen von Femur, Tibia, Fibula, Humerus, Becken, Rippen	Große Variabilität im Röntgenbild. *Röhrenknochen:* zusammenhängende Osteolysen mit mottenfraßähnlicher Begrenzung oder zahlreiche, nicht zusammenhängende mottenfraßartige Osteolysen. Destruktion der Kortikalis und Spongiosa. Feine Spiculae, Codman-Dreiecke, lamelläre oder zwiebelschalenartige Periostreaktionen. Häufig großer Weichteilanteil. *Platte Knochen:* Osteolyse und/oder Osteosklerosen, mottenfraßartig begrenzt. Keine/begrenzte periostale Knochenneubildung	Darstellung der paraossalen Tumoranteile (nach KM gute Abgrenzung). Markinfiltration (Fettmaskierung)	II–III	Osteomyelitis, eosinophiles Granulom
Retikulosarkom (malignes Non-Hodgkin-Lymphom des Knochens)	2.–7. LJZ, am häufigsten 5.–7. LJZ. M:F = 2:1. Lokaler Schmerz. Etwa 3 % aller malignen Knochentumoren	Femur > Becken > Humerus > WS	Permeative oder mottenfraßartige Knochendestruktion oder rein osteolytisch mit/ohne Periostreaktion (lamellär, spikulaartig) *Röhrenknochen:* überwiegend metaphysär	Unscharfe Osteolysen, reaktive Sklerose. Nachweis der Knochendestruktion und Weichteilkomponente	II–III	Ewing-Sarkom (jüngere Patienten), aggressive Osteomyelitis, M. Paget

				Solidär / Generalisiert		
Plasmozytom (Myelom, M. Kahler)	50–70. LJ, M:F = 2:1. Klinik abhängig von der Destruktion des Knochens, Schmerzen, Frakturen. Unter Einbeziehung des Plasmozytoms in die Knochentumoren häufigster Knochentumor	Bildungsstellen des roten Knochenmarks: WK. Rippen, Schädel, Becken, proximaler Femur und Humerus, Klavikula, Skapula.	Unterschiedliche Erscheinungsformen (allein/kombiniert): 1. Osteoporoseähnliches Bild, hauptsächlich in der WS. Herabsetzung der Knochendichte und Hervortreten der Trabekelzeichnung. 2. Multiple runde, scharf begrenzte, osteolytische Herde, wie ausgestanzt, mit bogig-welliger Innenkontur der Kortikalis. Schädel, lange Röhrenknochen. 3. Diffuse Destruktionen. Unscharfe osteolytische Herde (DD: Metastasen). Becken, Kreuzbein. 4. Expansive, teils trabekuläre Läsionen. Rippen, lange Röhrenknochen, Becken. 5. Begleitende Weichteilschwellung. 6. Läsionen mit Skleroserand, periostalen Spiculae (DD: Osteosarkom)	*Solidär:* aufgetriebene Kortikalis ohne sichtbare Periostreaktion, pathologische Frakturen, extraossäre Weichteilkomponente. *Generalisiert:* multiple, teils punktförmige Osteolysen. Seltener Osteosklerosen, Markbefall (Fettmaskierung). Extraossäre Weichteilkomponente	Ib-III	Metastasen, Osteoporose, Riesenzelltumor, MFH, Osteosarkom
Fibrosarkom/malignes fibröses Histiozytom (MFH)	Histologisch und radiologisch sehr ähnliches Bild beider Tumoren. 2.–7. LJZ, M > F. Lokaler Schmerz, Schwellung	Meta-/Diaphysen der langen Röhrenknochen (60% Kniegelenkregion), Schädel, Becken	Zentrale, exzentrische osteolytische Destruktionen. Keine/geringe reaktive Sklerose. Meist keine Periostreaktionen. Weichteilkomponente häufig	Unscharf begrenzte Defekte. Große intraossäre Ausdehnung mit meist großem Weichteilanteil. Regressive Verkalkungen	Ib-III	Riesenzelltumor, Knochenmetastasen, Osteosarkom

11

Skelettmetastasen: häufige radiologische Muster

Lunge	• Bronchialkarzinom: osteolytisch. • Karzinoid: osteoplastisch. • Mamma: osteolytisch oder gemischt.
Urogenitaltrakt	• Hypernephrom: osteolytisch, expansiv. • Wilms-Tumor: osteolytisch. • Harnblase: osteolytisch, manchmal sklerosierend. • Prostata: osteoplastisch. • Cervix uteri: osteolytisch oder gemischt. • Uterus: osteolytisch. • Ovarien: osteolytisch. • Hoden: osteolytisch, manchmal sklerosierend.
Schilddrüse	• osteolytisch, expansiv.
Gastrointestinaltrakt	• Magen: osteoplastisch oder gemischt. • Kolon: osteolytisch, manchmal osteoplastisch. • Rektum: osteolytisch.
Nebenniere	• Phäochromozytom: osteolytisch, expansiv. • NNR-Karzinom: osteolytisch.
Haut	• Malignes Melanom: osteolytisch, expansiv. • Plattenepithelkarzinom: osteolytisch.

Kindesmißhandlung (Battered-child-Syndrom)

Frakturen

Typischerweise multipel, asymmetrisch, in unterschiedlichen Heilungsstadien. Schaftfrakturen am häufigsten. Metaphysenfrakturen: charakteristisch. Ursachen: Zug- oder Drehbelastung der Gliedmaßen.

• *Rö:* verlaufende Aufhellungen und unregelmäßige Kontur der Metaphysen mit zarten Ecken- und Kantenfrakturen. Später breite becherförmige Kontur der Metaphysen. Exzessive Kallusbildung, da keine Ruhigstellung der Frakturen erfolgt.

Rippenfrakturen: Frakturen der hinteren Rippenanteile sprechen für eine Kindesmißhandlung (wenn schwere Traumen, Knochendysplasien, Stoffwechselstörungen etc. ausgeschlossen sind).

Ebenfalls häufiger zu sehen: Skapulafrakturen, Frakturen der kleinen Knochen von Hand, Fuß, WS-Frakturen.

Subperiostale Blutungen: Kortikalisverbreiterung.

Schädelfrakturen: am häufigsten in der Parietalregion. Charakteristisch sind multiple, komplexe Frakturen, Impressionsfrakturen, > 5 mm klaffende Frakturen, wachsende Frakturen, okzipitale Impressionsfraktur (praktisch beweisend).

Intrakranielle Verletzungen

Herbeigeführt durch direkte Gewalteinwirkung oder heftiges Schütteln.
• *Subduralhämatom* (am häufigsten): meist im Interhemisphärenspalt.
• *Subarachnoidalblutung.*
• *Epidurales Hämatom* (ungewöhnlich).
• *Ventrikeleinbruchsblutung:* meist kombiniert mit schweren intrakraniellen Verletzungen.
• *Hirnödem:* fokal, multifokal, generalisiert.
• *Contusio cerebri.*
• *Posttraumatischer Hydrozephalus.*
• *Hirnatrophie:* lokal/diffus, abhängig von der Lokalisation der Verletzung.

Innere Organe

Meist bei Kindern, die schon krabbeln oder laufen können. Gewalteinwirkung durch direkten Schlag oder schnelle Abbremsung nach Schleudern des Kindes.

- *Leberruptur.*
- *Magen-/Dünndarmruptur.*
- *Traumatische Pankreaspseudozyste.*
- *Ruptur von Milz und Nieren.*

Wichtige Differentialdiagnosen von Knochenerkrankungen

Generalisierte Osteopenie
• Osteoporose: senile Osteoporose, Inaktivitätsosteoporose, Eiweißmangel, Anämie, rheumatische Erkrankungen, Medikamente (Heparin, Kortison). • Osteomalazie: Vitamin-D-Mangel, Malabsorption, renal, medikamentös (Antikonvulsiva). • Hyperparathyreoidismus. • Diffus infiltrierende Knochenerkrankung: multiples Myelom, Leukämie.

Regionale Osteopenie
• Immobilisation. • Sudeck-Atrophie. • Entzündlich: rheumatoide Arthritis, Osteomyelitis, Tbc.

Generalisierte diffuse Osteosklerose
• Myeloproliferativ: Osteomyelosklerose. • Metabolisch: renale Osteodystrophie. • Vergiftung: Fluorose. • Neoplastisch: osteoplastische Metastasen, multiples Myelom, maligne Lymphome. • Andere: M. Paget, Osteopetrose, Sichelzellanämie.

Solitäre oder multiple sklerosierende Knochenveränderungen
• Entwicklungsbedingt. • Kompaktainsel. • Fibröse Dysplasie. • Neoplastisch: Metastasen (Prostata, Mammakarzinom), multiples Myelom, malignes Lymphom, benigne Knochentumoren (Enchondrome, Osteochondrom, Osteoidosteom, Osteoblastom, Enchondromatose, multiple Exostosen), maligne Knochentumoren (Chondrosarkom, Osteosarkom, Ewing-Sarkom). • Abheilende oder ausgeheilte Knochenveränderungen: z. B. osteolytische Metastasen nach Strahlen-/Chemotherapie usw.. • Infektiös: chronische/abgeheilte Osteomyelitis, sklerosierende Osteomyelitis Garré, Brodie-Abszeß. • Traumatisch, Kallusbildung, Streßfrakturen. • Vaskulär: Knocheninfarkt. • Andere: M. Paget, tuberöse Sklerose.

Solitäre sklerotische Knochenläsionen mit zentraler Aufhellung
• Neoplastisch: Osteoidosteom, Osteoblastom. • Infektös: Brodie-Abszeß.

Vergrößertes Trabekelmuster
• M. Paget. • Osteoporose. • Osteomalazie. • Hämoglobinämien: Thalassämie. • Hämangiom (Wirbelkörper). • M. Gaucher.

11

Überschießende Kallusbildung

- Neuropathische Arthropathie.
- Renale Osteodystrophie.
- Plasmozytom.
- Steroidbehandlung, Cushing-Syndrom.
- Vorsätzliche Verletzungen, Kindesmißhandlungen.
- Lähmungszustände.

Periostreaktionen

I. Solide Periostreaktionen (schmal ≤ 1 mm, dick > 2 mm; gerade, elliptisch, wellig)
- Entzündlich: akute/chronische Osteomyelitis, juvenile Arthritis, Psoriasis, M. Reiter, Tbc, Syphilis.
- Vaskulär: arterielle und venöse Durchblutungsstörungen (symmetrisch, untere Extremitäten), Knocheninfarkte.
- Stoffwechsel: renale Osteodystrophie, Vitaminmangelerkrankungen (Rachitis, Skorbut in Heilung).
- Neoplastisch: benigne Knochentumoren (Osteoidosteom, andere gutartige Tumoren, Histiocytosis X, eosinophiles Granulom), maligne Knochentumoren (Osteosarkom, Ewing-Sarkom, andere Sarkome, Leukämie, Metastasen).
- Toxisch: Fluor.
- Andere: M. Paget, Marmorknochenerkrankung, Frakturen.

II. Unterbrochene Periostreaktionen
- Lamelläre (zwiebelschalenartig): akute Osteomyelitis, Ewing-Sarkom, Osteosarkom, Retikulosarkom, Leukämie.
- Radiär, strahlig (= Spiculae): Osteosarkom, Ewing-Sarkom, Chondrosarkom, Metastasen, Hämangiom, Sichelzellanämie (Bürstenschädel), Thalassämie.
- Codman-Dreieck: maligne Knochentumoren (Osteosarkom, Ewing-Sarkom), akute Osteomyelitis, Frakturen.
- Periostitis an Sehnen- und Bandinsertionen: degenerativ, entzündlich, posttraumatisch.

Strahlentransparente Knochenläsionen

I. Mit scharfer Abgrenzung, Sklerose, keine Knochenauftreibung:
- Arthrotische Veränderungen: gelenknahe Zysten.
- Infektiös: Brodie-Abszeß.
- Benigne Knochentumoren: einfache Knochenzyste, Enchondrom, intraossäres Ganglion, fibröse Dysplasie.

II. Mit scharfer Abgrenzung, keine Randsklerose, keine Knochenauftreibung:
- Metastasen: insbesondere Mamma-, Bronchial-, Nieren-, Schilddrüsenkarzinom.
- Plasmozytom.
- Benigne Knochentumoren: Enchondrom, Chondroblastom, eosinophiles Granulom. Hyperparathyreoidismus: braune Tumoren.

III. Mit guter Abgrenzung, exzentrische Auftreibung:
- Riesenzelltumor, aneurysmatische Knochenzyste, Enchondrom, nicht ossifizierendes Fibrom, Chondromyxoidfibrom.

IV. Mit starker Auftreibung des Knochens:
- Maligne Knochentumoren: Metastasen, Plasmozytom, Chondrosarkom, Retikulosarkom, Fibrosarkom.
- Benigne Knochentumoren: aneurysmatische Knochenzyste, Riesenzelltumor, Enchondrom, fibröse Dysplasie.
- Andere: hämophiler Pseudotumor, braune Tumoren bei Hyperparathyreoidismus.

V. Mit unscharfer Abgrenzung, ohne periostale Reaktion, nicht expansiv:
- Metastasen, multiples Myelom, Hämangiom.

VI. Mit unscharfer Abgrenzung, ohne periostale Reaktion, expansiv:
- Chondrosarkom, Riesenzelltumor, Metastasen.

VII. Mit unscharfer Abgrenzung und periostaler Reaktion:
- Osteomyelitis, Ewing-Sarkom, Osteosarkom.

Kombinierte osteoblastische und osteolytische Läsionen

- Mit Sequester: Osteomyelitis (Ewing-Sarkom).
- Ohne Sequester: Osteomyelitis, Tbc, Ewing-Sarkom, Metastasen, Osteosarkom.

Gelenknahe strahlentransparente Knochenläsionen

- Arthrosen/Arthritiden: Arthrose, rheumatoide Arthritis, Gicht, Hämophilie.
- Neoplastisch: Metastasen, Plasmozytom, aneurysmatische Knochenzysten, Riesenzelltumor, Chondroblastom.
- Andere: posttraumatisch, Osteonekrose, Tbc.

Subchondrale zystische Gebilde

- Intraossäres Ganglion: runde bis ovale Osteolyse mit teilweise schmalem sklerosierten Randsaum. Epiphysär/metaphysär, solitär/multipel. $\varnothing$ mehrere mm bis mehrere cm. Keine Verbindung zum Gelenkspalt, kein Kallusschatten, keine laminäre Periostreaktion. Lokalisation: Röhrenknochen, selten Carpalia, Tarsalia, gerne OSG, Knie-, Hüft- und Schultergelenk.
- Benignes Chondroblastom.
- Osteoblastom.

Mottenfraßmuster des Knochens

- Infektiös: Osteomyelitis.
- Neoplastisch: Metastasen, Plasmozytom, malignes Lymphom, Leukämie, Ewing-Sarkom, Retikulumzelltumor, Osteosarkom, Chondrosarkom, Fibrosarkom, Histiocytosis X.

Rippenusuren: Unterkante

- Vaskulär: Koarktation der Aorta, Subklaviaverschluß, pulmonale Oligämie, Obstruktion der V. cava superior, pulmonale arteriovenöse Malformation, Fallot-Tetralogie.
- Neurogen: interkostales Neurinom, Neurofibromatose, Lähmungen.
- Andere: Hyperparathyreoidismus, Thalassämie.

Rippenusuren: Oberkante

- Rheumatoid: Kollagenosen, rheumatoide Arthritis, SLE, Sklerodermie, Sjögren-Syndrom.
- Metabolisch: HPT.
- Andere: restriktive Lungenerkrankung, Neurofibromatose, Osteogenesis imperfecta.

Nagelkranzresorptionen

- Sklerodermie, M. Raynaud, Psoriasisarthropathie, Neuropathie (Diabetes mellitus usw.), traumatisch, HPT, thermische Verletzungen (Verbrennungen, Erfrierungen).

Kalzifikationen der Fingerspitzen

- Sklerodermie, Raynaud-Syndrom, SLE, Dermatomyositis, HPT.

Weichteilverkalkungen/-verknöcherungen

- Kalkschatten: keine regelmäßige Struktur.
- Verknöcherungen: zarte Knochenbälkchen, dünne Kortikalis. Je kleiner das Fragment, desto schwieriger die DD.
- Intraartikulär: degenerative Gelenkerkrankungen, Frakturen (Ausriß eines Fragmentes), Osteochondrosis dissecans (Gelenkmaus), Gelenkchondromatose (multiple kleine Verknöcherungen in der Gelenkkapsel), neurogene Arthropathie, Verkalkungen in Tumoren, Gelenktuberkulose.
- Gelenkknorpel-/Meniskusverkalkungen: Arthrose, posttraumatisch, HPT, renale Osteodystrophie, Gicht.
- Periartikuläre Verkalkungen/Verknöcherungen: multipel (HPT, renale Osteodystrophie, RA, Kollagenosen, Raynaud-Syndrom, Gicht, Calcinosis interstitialis universalis), lokalisiert (posttraumatisch, Z.n. Tbc, Teutschländer-Syndrom = Lipokalzinogranulomatose und Hydroxylapatitablagerungen).
- Verkalkungen/Verknöcherungen im Binde- und Muskelgewebe: generalisiert (Parasiten: Echinokokkose, Zystizerkose u.a.), idiopathische Calcinosis universalis, selten Kollagenosen); lokalisiert (degenerativ, posttraumatisch, Fluorose, Neoplasie).
- Subkutane Verkalkungen/Verknöcherungen: Fettnekrosen nach Injektionen oder Traumata, Gefäßverkalkungen, Phlebolithen, Dermatomyositis.

11

Verbreiterung des Gelenkspalts

- Erguß (am häufigsten).
- Knorpelhypertrophie (Akromegalie).
- Interponiertes fibröses Gewebe (späte Arthritis/Psoriasis der DIP).
- Knochenresorption (z. B. neuropathische Erkrankungen).

Verschmälerung des Gelenkspalts

- Knorpeldestruktionen (bei vielen Arthritiden).

Das folgende Kapitel soll eine allgemeine Einführung in die Angiographie sein. Spezielle Techniken, wie z. B. die selektive Darstellung der supraaortalen Gefäße oder interventionelle Maßnahmen, sollen dem erfahrenen Untersucher vorbehalten sein. Sie werden ggf. nur erwähnt. Die folgenden Angaben beziehen sich auf die i.a. DSA, Angaben für konventionelle Aufnahmetechnik und i.v. DSA stehen in Klammern. Die KM-Mengen gelten für normgewichtige (70 kg schwere) Erwachsene. Befunde und Krankheitsbilder werden nur beschrieben, soweit sie nicht schon in anderen Kapiteln beschrieben worden sind.

I. Arterielles Gefäßsystem

Allgemeine aufnahmetechnische Leitlinien

- Aufnahmespannung: 70–80 kV.
- Brennfleck $\leq$ 1,2.
- Fokus-Film-Abstand $\geq$ 70 cm.
- Film-Folien-System: $\geq$ 400.
- Expositionszeit: $\leq$ 150 ms (DSA $\leq$ 300 ms).
- Streustrahlenraster: r 8–12.
- Bildfrequenz: 2 Bilder/s, für jeweilige Gefäßregion variabel.
- Aufnahmedauer: abhängig von der Fragestellung, so kurz wie möglich.
- Strahlenschutz: Bleigummiabdeckung der an das diagnostische Feld angrenzenden Körperteile.
- DSA: Dichteausgleichsblenden, Filter.
- Bildmerkmale: wichtige Bilddetails 1–2 mm, im Hochkontrast 0,3 mm.
- Übersichtsdarstelllung, Abbildungen von Besonderheiten der Gefäßregion.

Angiographie der thorakalen Aorta und ihrer Äste

Übersichtsangiographie des Aortenbogens und der supraaortalen Äste

Technik

- Zugang: transfemoral (transaxial/-brachial, links), 18-G-Punktionskanüle, ggf. 5-F-Schleuse.
- Katheter: 5-F-(4-F-)Pigtail, 110 cm lang. 0,035-in-Führungsdraht, 150–180 cm lang.
- Katheterposition: Aorta ascendens, 2 cm distal der Klappe.
- KM: je 25 ml (konventionell 60 ml)/35–40 ml für die intrakranielle Darstellung.
- Flow: 15–18 mm/s (konventionell 30 ml/s) mit Druckspritze.
- Bildfrequenz: 2–4/s.
- Aufnahmen:
  1. Serie: *Aortenbogen*. 25° LAO, ausreichend lange Serien.
  2. Serie: *A. carotis*. 25–40° LAO mit max. nach rechts gewendetem Kopf, höher eingestellt als 1. Aufnahme.
  3. Serie: *A. carotis*. 25–40° RAO mit max. nach links gewendetem Kopf.
  4. Serie: *intrakraniell*. 30° nach kraniokaudal gekippt (Felsenbeinoberkante und Orbitadach sollen übereinander projiziert werden: „T-Gabel" zwischen A. carotis interna, A. cerebri anterior und A. cerebri media wird hierdurch oberhalb überlagerungsfrei abgebildet).
- Tips und Tricks: bei V.a. Aneurysma oder traumatische Aortenruptur Zentrierung 10 cm tiefer einstellen zur besseren Darstellung des Abgangs des Aortenbogens. Aufnahmen 25–40° LAO, a.-p. und nach Befund. KM: 30–50 ml.

12

Röntgenanatomie

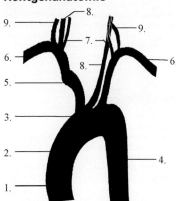

1. Bulbus aortae
2. Aorta ascendens
3. Arcus aortae (Aortenbogen)
4. Aorta descendens
5. Truncus brachiocephalicus
6. A. subclavia
7. A. vertebralis
8. A. carotis communis
9. Truncus thyreocervicalis

Aortenbogen

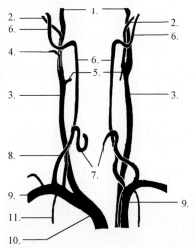

1. A. carotis interna
2. A. carotis externa
3. A. carotis communis
4. A. facialis
5. A. thyreoidea superior
6. A. vertebralis
7. A. thyreoidea inferior
8. Truncus thyreocervicalis
9. A. subclavia
10. Truncus brachiocephalicus
11. A. mammaria interna

Halsgefäße a.-p.

Röntgenanatomie

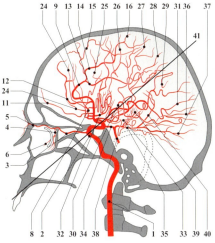

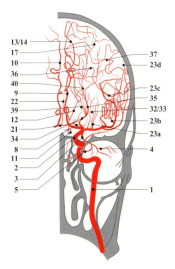

A. carotis interna, seitlich und sagittal

1	A. carotis interna
2	Karotissiphon
3	A. ophthalmica
4	A. supratrochlearis
5	A. dorsalis nasi
6	Plexus chorioideus
7	A. cerebri anterior
8	A. cerebri ant. pars praecommunicalis
9	A. cerebri ant. pars postcommunicalis
10	A. sulcus cinguli
11	A. frontobasalis
12	A. frontopolaris
13	A. pericallosa
14	A. calloso-marginalis
15	A. frontalis interna med.
16	A. frontalis interna post.
17	A. frontalis posterior (A. parietalis interna)
18	Aa. perforantes Aa. lenticulostriatae mediales
19	Aa. centrales breves
20	A. centralis longa Aa. striae anteriores et mediales A. recurrens, Heubner-Aterie (Ramus comminicans ant.)
21	A. communicans anterior
22	A. cerebri anterior media = A. mediana corporis callosi, A. corporis callosi superior
23	A. cerebri media
23a	Pars sphenoidalis
23b	Pars insularis
23c	Pars opercularis
23d	Pars terminalis
24	A. orbitofrontalis (A. frontobasalis lateralis, A. frontalis inferior lateralis)
25	A. praecentralis Aa. operculares frontales, A. praerolandica)
26	A. centralis (Aa. operculares parietales, A. rolandica)
27	A. parietalis anterior (Aa. operculares parietales)
28	A. parietalis posterior
29	A. gyri angularis
30	A. temporalis anterior und A. temporalis media
31	A. temporalis posterior
32	Aa. stritae (Aa. perforantes, Aa. thalamo-striatae, Aa. thalamolenticulares, Aa. striolenticulares)
33	A. chorioidea anterior
34	A. communicans posterior (Ramus communicans posterior)
35	A. cerebri posterior
36	A. occipitalis interna
37	A. temporooccipitalis
38	A. basilaris
39	A. chorioidea posterior medialis A. chorioidea posterior lateralis
40	A. corporis callosi dorsalis
41	Siphon-Inzisivum-Linie

12

Röntgenanatomie

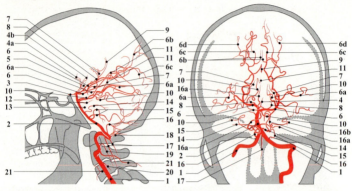

1	A. vertebralis	6c	Ramus occipitalis	16	A. cerebellaris inferior post.
2	A. basilaris		internus (calcarinus)	16a	Ramus vermi cerebelli (caud.)
3	A. communicans post.	6d	Ramus occipito-temporalis	16b	Ramus tonsillo-hemisphaericus
4	Aa. thalamicae	7	A. chorioidea posterior lat.	17	Aa. spinales posteriores
4a	Rami anteriores	8	A. chorioidea posterior med.	18	A. meningea occipitalis
4b	Rami posteriores	9	A. corporis callosi dorsalis		(ramus meningeus)
5	Aa. mesencephalicae (pedun-	10	A. cerebellaris superior	19	A. spinalis anterior
	cularis) et pontis centrales	11	A. vermis cerebelli (dorsalis)	20	Aa. spinales (rami spinales)
	(gestrichelt) (Substantia	12	A. circumferens longa	21	Aa. musculares
	perforata posterior)		(rami at pontem)		(rami musculares)
6	A. cerebri posterior	13	A. circumferens brevis		
6a	Ramus temporalis et		(rami at pontem)		
	temporo-occipitalis	14	A. labyrinthi		
6b	Ramus parieto-occipitalis	15	A. cerebellaris inferior ant.		

Vertebrobasilärer Stromkreislauf, seitlich und a.-p.

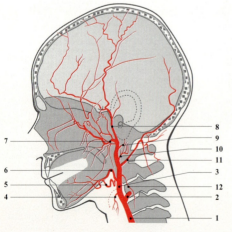

1	A. carotis communis
2	A. carotis interna
3	A. carotis externa
4	A. thyreoidea superior
5	A. lingualis
6	A. facialis
7	A. maxillaris
8	A. temporalis superficialis
9	A. auricularis posterior
10	A. pharyngea
11	A. occipitalis
12	A. sternocleidomastoidea

A. carotis externa, seitlich

Röntgenanatomie

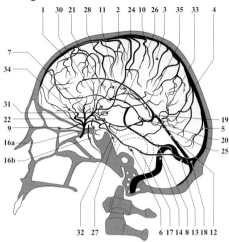

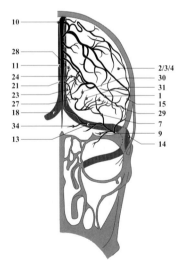

Intrakranielle Hirnvenen, seitlich und a.-p.

Vv. cerebri ascendentes

1   Vv. frontales
2   Vv. praecentrales
    (V. Trolard)
3   Vv. parietales
    (Vv. frontoparietales)
4   Vv. occipitales
5   Vv. cerebri posteriores
6   V. petrosa (Dandy)

Vv. cerebri descendentes

7   Vv. cerebri mediae
    Vv. fossae Sylvii)
8   Vv. temporooccipitales
    (V. Labbé)
9   V. ophthalmica
10 Sinus sagittalis superior
11 Sinus sagittalis inferior
12 Sinus rectus
13 Sinus transversus
14 Sinus sigmoideus
15 Sinus sphenoparietalis
16a Sinus cavernosus
16b Sinus paracavernosus
17 Sinus petrosus
18 Confluens sinuum
    (Herophili)
19 Confluens sinuum
    falcotentorii
20 Confluens venosum Galeni
21 Angulus venosus Monroi
22 Confluens venosum
    basilaris
23 V. septi pellucidi
24 V. thalamostriata
25 V. cerebri magna
    (V. Galeni)
26 V. cerebri interna
27 V. basalis (Rosenthal)
28 V. septalis posterior
29 Vv. insulares
30 V. hippocampi
31 Vv. lenticulostriatae
32 V. pontis
33 V. occipitalis interna
34 Vv. orbitales et gyri
    olfactorii
35 V. corporis callosi dorsalis

12

Röntgenanatomie

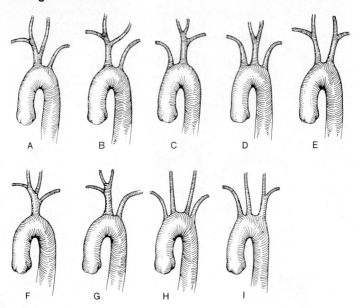

Variationen des Ursprungs der Aortenbogengefäße, aus Kadir, S., Angiographie-Normalbefund und Varianten.

A) Gemeinsamer Ursprung von A. carotis communis sinistra und Truncus brachiocephalicus (ca. 15 %).
B) Die A. carotis communis sinistra entspringt aus dem mittleren bis oberen Bereich des Truncus brachiocephalicus (ca. 7 %).
C) Gemeinsamer Truncus für die Aa. carotides communes, aus dem auch die A. subclavia sinistra abgeht.
D) Gemeinsamer Truncus für die Aa. carotides communes.
E) Links- und rechtsseitiger Truncus brachiocephalicus.
F) Aus dem einzigen Aortenbogengefäß (Truncus brachiocephalicus) entspringen A. carotis communis sinistra und A. subclavia sinistra.
G) Aus dem gemeinsamen Truncus für die Aa. carotides communes geht die rechte A. subclavia ab bzw. die A. carotis communis sinistra entspringt aus der rechten A. carotis communis.
H) Unabhängiger Abgang aller Gefäße, d.h. Fehlen des Truncus brachiocephalicus.
I) Truncus brachiocephalicus sinister.

Indikationen: Die Darstellung des Aortenbogens ist durch die Schnittbildverfahren weitgehend eingeschränkt. Arteriosklerose des Aortenbogens sowie Aortenaneurysmen und -dissektionen lassen sich mit der CT und ggf. mit dem transösophagealen Ultraschall erfassen. Die Übersichtsangiographie des Aortenbogens wird nur bei unklaren Befunden, wie z. B. bei fraglicher Blutung bei traumatischer Dissektion, eingesetzt. Für die Beurteilung von Stenosen der A. carotis interna oder der intrakraniellen Gefäße wird meist die selektive (durch den Neuroradiologen durchgeführte) Gefäßdarstellung angestrebt bzw. die Doppler-Sonographie der hirnversorgenden Halsgefäße und die transkranielle Doppler-Sonographie durchgeführt.

Normalbefund: Angiographie des Aortenbogens

In Lokalanästhesie transfemorales Einführen eines 5-F-Pigtail-Katheters in Seldinger-Technik bis in die proximale Aorta ascendens. Nach KM-Gabe von 25 ml nichtionischem, jodhaltigem KM mit einer Injektionsgeschwindigkeit von 16 ml/s wurden in DSA-Technik Serienangiogramme angefertigt.

Der Aortenbogen ist regelrecht konfiguriert mit normal weitem Lumen, ist glattwandig und zeigt eine homogene Füllung. Die supraaortalen Gefäße und ihre Äste zeigen einen regelrechten Abgang und Verlauf. Auch hier sind die Wandkonturen glatt, das Lumen normal weit ohne Füllungsdefekt. Regelrechte venöse Phase. Komplikationsloser Untersuchungsverlauf.

Beurteilung: Regelrechte Darstellung des Aortenbogens und der supraaortalen Gefäße.

Befunde

Aorta: ☞ Kap. 3 Thorax und Mediastinum.

AVK der supraaortalen Gefäße

Manifestation der AVK: Karotisgabel > Abgang der A. cerebri media > Abgang der A. vertebralis > A. carotis interna im Siphonabschnitt > A. subclavia > Aa. cerebri anterior und posterior > A. carotis communis und A. basilaris.

Beurteilung der Stenosegrade: Die genaue Einschätzung der Stenosierung kann im Angiogramm aufgrund der zweidimensionalen Darstellung schwierig sein. Die Doppler-Sonographie bzw. die FKDS können eine exakte Beurteilung herbeiführen.

1. Nichtstenosierende Plaques, keine Stenosierung.
2. Geringgradig: Stenosierungsgrad ≤ 50 % Lumeneinengung.
3. Mittelgradig: Stenosierungsgrad 50–80 % Lumeneinengung.
4. Hochgradig: Stenosierungsgrad ≥ 80 % Lumeneinengung, subtotaler Verschluß.
5. Kompletter Verschluß.

Stadieneinteilung

I	Asymptomatische Stenose oder Verschluß.
II a	TIA (*t*ransitorische *i*schämische *A*ttacke), innerhalb von 24 h voll reversible neurologische Ausfälle.
II b	PRIND (*p*rolongiert *r*eversibles *i*schämisch-*n*eurologisches *D*efizit). Neurologische Ausfallserscheinung innerhalb von max. 3 Wochen rückgängig.
III	Ischämischer Insult ohne Bewußtseinsverlust.
IV	Persistierende neurologische Defizite, z. B. mit Bewußtseinsstörungen.

12

Subclavian-steal-Syndrom

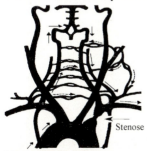

Durch meist arteriosklerotisch bedingte, hochgradige Stenosen oder den Verschluß der proximalen A. subclavia (vorwiegend linksseitig) vor der A. vertebralis kommt es zu einer Strömungsumkehr in der ipsilateralen A. vertebralis. Die Stenose ist meist kurzstreckig. Die Versorgung der betroffenen Extremität erfolgt über einen Kollateralkreislauf über die kontralaterale A. vertebralis mit Flußumkehr in der ipsilateralen A. vertebralis in die A. subclavia distal der Obstruktion. Hierbei kann es durch Minderperfusion in der A. basilaris zu vertebrobasilären Ausfällen oder zu Durchblutungsstörungen des Armes und der Hand der betroffenen Seite, insbesondere bei muskulärer Anstrengung, kommen.

Stenose

Subclavian-steal-Syndrom

Arterielle Dissektion

Blutung in die Wand der Karotis, seltener der Vertebralis mit Dissektion und Lumeneinengung. Pathogenese unklar, selten nach schweren Traumen.
- *Angio:* konisch sich verengendes KM-Band. Nach Pseudookklusionen Entwicklung von distalen Stenosen, langstreckigen Lumeneinengungen oder Pseudoaneurysmen.

Angiographie der oberen Extremität

Technik

- Zugang: transfemoral oder für Handangio transbrachial; 18-G-Punktionskanüle, ggf. 5-F-Schleuse.
- Katheter: 5-F-Pigtail-Katheter, 110 cm lang. 0,035-in-Führungsdraht mit weicher gebogener Spitze, 180 cm lang oder für Handangiographie 22-G-Verweilkanüle transbrachial.
- Katheterposition: A. subclavia distal des Abgangs der A. vertebralis bzw. je nach Fragestellung weiter distal in A. brachialis.
- KM: 8–10 ml nichtionisches KM, 300 mg Jod/ml.
- Flow: Handinjektion.
- Bildfrequenz: 4 Bilder/s.
- Aufnahmen: Einstellung nach Fragestellung (Atemstillstand in Exspiration) oder Handangio:
  1. Serie: *Unterarm supiniert.*
  2. Serie: *Unterarm proniert.*
- Tips und Tricks: zunächst Anfertigung einer Aortenbogenübersicht, anschließend selektive Gefäßdarstellung.
  Pharmakoangio bei verminderter Perfusion bei spastischen Gefäßverengungen der Hand: Vasodilatanzien (z. B. 1 ml Priscol auf 20 ml NaCl (0.9 %) verdünnt), Injektion kurz vor Ablauf der DSA-Maske.

Röntgenanatomie

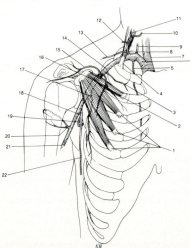

1. M. pectoralis minor
2. R. pectoralis der A. thoracoacromialis
3. A. thoracica superior
4. M. scalenus
5. A. mammaria interna
6. A. subclavia dextra
7. A. carotis communis dextra
8. Truncus thyreocervicalis
9. A. vertebralis
10. A. thyreoidea inferior
11. A. cervicalis ascendens
12. A. cervicalis superficialis
13. A. suprascapularis
14. A. axillaris
15. R. acromialis der A. thoracoacromialis
16. A. thoracoacromialis
17. A. thoracica lateralis
18. A. subscapularis
19. A. circumflexa scapulae
20. A. circumflexa humeri
21. A. brachialis
22. A. thoracodorsalis

Schemazeichnung der normalen arteriellen Gefäßanatomie der proximalen oberen Extremität, aus Kadir, S., Angiographie-Normalbefund und Varianten, VCH edition medizin.

Röntgen-anatomie

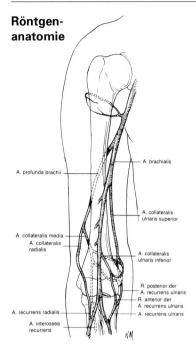

A. profunda brachii

A. brachialis

A. collateralis ulnaris superior

A. collateralis media
A. collateralis radialis

A. collateralis ulnaris inferior

R. posterior der
A. recurrens ulnaris
R. anterior der
A. recurrens ulnaris
A. recurrens ulnaris

A. recurrens radialis

A. interossea recurrens

Schemazeichnung der typischen arteriellen Gefäßanatomie des Oberarmes, aus Kadir, S., Angiographie-Normalbefund und Varianten, VCH edition medizin.

12

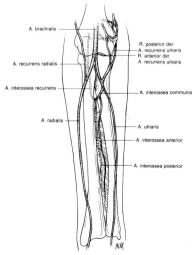

A. brachialis

R. posterior der
A. recurrens ulnaris
R. anterior der
A. recurrens ulnaris

A. recurrens radialis

A. interossea recurrens

A. interossea communis

A. radialis

A. ulnaris

A. interossea anterior

A. interossea posterior

Schemazeichnung der typischen arteriellen Gefäßanatomie des Unterarmes, aus Kadir, S., Angiographie-Normalbefund und Varianten, VCH edition medizin.

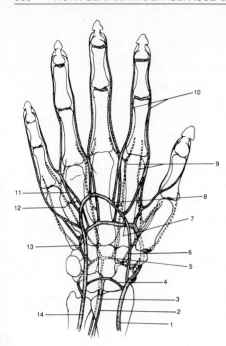

1. A. radialis
2. A. interossea anterior
3. A. interossea posterior
4. R. carpeus palmaris
5. R. carpeus dorsalis bildet das
   Rete carpi dorsale
6. R. palmaris superficialis der
   A. radialis
7. Arcus palmaris profundus
8. Arcus palmaris superficialis
9. Aa. metacarpeae dorsales
10. Aa. digitales palmares propriae
11. Aa. digitales palmares communes
12. A. metacarpea palmaris
13. R. palmaris profundus der
    A. ulnaris
14. A. ulnaris

Schemazeichnung der typischen arteriellen Gefäßanatomie der Hand. Gefäßvarianten des Arcus palmaris superficialis, aus Kadir, S., Angiographie-Normalbefund und Varianten, VCH edition medizin.

Indikationen: akute Ischämie bei Embolie, akutes Trauma, Raynaud-Syndrom, andere akrale Durchblutungsstörungen, Aneurysmen, a.v. Malformationen, Tumoren des Skelett-/Muskelsystems, Interventionen.

Normalbefund: Angiographie der oberen Extremität

In Lokalanästhesie transfemorale Punktion und Einführung eines 5-F-Pigtail-Katheters in Seldinger-Technik in die A. subclavia (oder Punktion der A. brachialis mit einer Verweilkanüle). Manuelle Injektion von 10 ml nichtionischem, jodhaltigem KM und Anfertigung von Serienangiogrammen.

Die A. subclavia, die A. axillaris, die A. brachialis sowie die A. radialis und die A. ulnaris mit ihren Verzweigungen im Bereich der Hand kommen normalkalibrig und glattwandig zur Darstellung. Kein Anhalt für Gefäßabbrüche oder spastische Veränderungen.

Beurteilung: Regelrechte Darstellung des Gefäßsystems der oberen Extremität.

Befunde

Raynaud-Syndrom

Primär: durch Kälte oder emotionalen Reiz ausgelöste Vasospasmen mit Ischämie der Finger. Symmetrisch. Besonders junge Frauen. Periphere Pulse tastbar, kein Ruheschmerz, keine ischämischen Hautveränderungen.

Sekundär: eher asymmetrisch auftretend. Ursachen: nicht infektionsbedingte Angiitiden, neurologische Krankheitsbilder, Medikamente (Betablocker, ergotaminhaltige Medikamente, Zytostatika), paraneoplastisch, Kälte-/Vibrationstraumen, Sudeck-Dystrophie u.a.
● *Angio:* Strömungsverzögerung. Gestreckter Gefäßverlauf. Gefäßkontrastierung nur unmittelbar distal der Hohlhandbögen (nur im Unterarm).

Arteriosklerose

Gefäßschlängelungen, Ektasien, Stenosen, Kalkeinlagerungen.

Akute Verschlüsse

Am häufigsten embolisch bedingt, seltener durch Kompression und nachfolgende Thrombose.
● *Angio:* abrupter konkaver KM-Abbruch.

Chronische Verschlüsse

Arteriosklerotische Wandveränderungen führen zu allmählich entstehenden Stenosen, an der oberen Extremität wesentlich seltener als an der unteren.
● *Angio:* Darstellung der stenotischen Veränderungen und der Kollateralen.

12

Thoracic-outlet-Syndrom

Neurovaskulärer Symptomenkomplex durch Einengung des Gefäß-Nerven-Bündels mit arterieller Minderdurchblutung (Gefäßstenosen/-verschlüsse), venöser Abflußbehinderung (Paget v. Schroetter-Syndrom) und neurologische Ausfälle (Parästhesien, Dysästhesien).
3 Engstellen: 1. A. subclavia zwischen M. scalenus medius und M. scalenus anterior (Scalenuslücke), 2. subklavikulär, ventral der 1. Rippe sowie 3. A. axillaris unterhalb des M. pectoralis minor im Ansatzbereich am Processus coracoideus. Symptome abhängig von der Körperhaltung (erhobener, reklinierter Arm).
● *Angio:* transfemoraler Zugang. Katheterposition in proximaler A. subclavia. Aufnahmen zunächst in Neutral- , anschließend in Provokationsstellung.

Thrombangiitis obliterans = M. Winiwarter-Buerger

Segmentale multilokuläre Angiitis der kleinen und mittleren Arterien und Venen der Extremitäten (distal von Ellenbogen/Knie) mit sekundärer Thrombosierung des Lumens. Meist junge Männer mit starkem Nikotinkonsum.
● *Angio:* Tonuserhöhung der zentralen und peripheren Strombahn. Fadenförmig zulaufende Gefäßverschlüsse. Geringe korkenzieherartig geschlängelte Kollateralgefäße. Verschlüsse im Bereich der Digitalarterien.

Malignome

Malignome der oberen Extremität, insbesondere Weichteilsarkome und Knochentumoren, werden gelegentlich präoperativ angiographisch untersucht.
● *Angio:* Darstellung des den Tumor versorgenden Gefäßes und des venösen Abflusses. Darstellung der pathologischen Tumorgefäße (korkenzieherartige Gefäße, a.v. Kurzschlüsse, KM-Lakunen), Verlagerung und Ummauerung großer Arterien.

Pulmonalisangiographie

Technik

- Vorbereitung: Röntgenthorax, aktuelles EKG, ggf. Lungenszintigraphie. Während der Untersuchung EKG-Monitoring, ggf. EKG-Triggerung, Blutdrucküberwachung.
- Zugang: V. femoralis/V. mediana cubiti. Punktion mit großlumiger Verweilkanüle.
- Katheter: 5-/4-F-Pigtail-Katheter, Länge 110/65 cm. 0,035-in-J-Führungsdraht.
- Katheterposition: V. cava inferior/superior kurz vor rechtem Vorhof.
- KM: 35–40 ml nichtionisches KM, 300 mg Jod/ml. Beginn der KM-Injektion während der letzten Maske.
- Flow: Druckspritze 15–20 ml/s.
- Strahlengang: sagittal.
- Bildfrequenz: 4 Bilder/s.
- Aufnahmen: unter DL Lunge einstellen und einblenden, Atemstillstand in Inspiration.
  1. Serie: *Truncus pulmonalis* und zentrale Pulmonalarterien bds.
  2. Serie: *linke A. pulmonalis*. Patient um ca. 20–30° mit Schaumstoffkeil rechts anheben.
  3. Serie: *rechte A. pulmonalis*. Patient um ca. 20–30° mit Schaumstoffkeil links anheben. Venöse Phase abwarten!
- *Selektive Darstellung des Truncus pulmonalis:* 20 ml nichtionisches KM, 300 mg Jod/ml, Flow: 10 ml/s. *Cave:* Rhythmusstörungen, Ablösung embolischen Materials durch den Katheter.
- Tips und Tricks: periphere/venöse DSA: 50 ml nichtionisches KM, 350–370 mg Jod/ml. Flow: 14–18 ml/s bei 16-G-Kanüle oder 18–22 ml/s bei 14-G-Kanüle. *Cave* bei Patienten mit Linksschenkelblock (Gefahr eines zusätzlichen Rechtsschenkelblocks durch Kathetermanipulationen), Patienten mit fortgeschrittener pulmonal-arterieller Hypertonie (Rechtsherzdekompensation durch akute KM-Volumenbelastung).

Röntgenanatomie

- *Truncus pulmonalis:* 2,2–3,5 cm weit.
- *A. pulmonalis dextra:* 2,0–2,3 cm weit.
- *A. pulmonalis sinistra:* 1,8–2,1 cm weit.
- *Vv. pulmonales:* 1,4–1,6 cm weit.

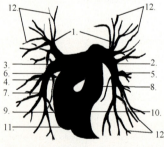

A. pulmonalis, arterielle Phase

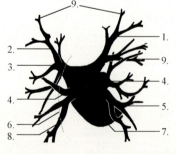

A. pulmonalis, venöse Phase

Arterielle Phase

1. R. apicalis	7. Pars basalis
2. A. pulmonalis sinistra	8. Truncus pulmonalis
3. A. pulmonalis dextra	9. Rechter Vorhof
4. V. cava superior	10. Rechter Ventrikel
5. R. lingularis	11. V. cava inferior
6. R. lobi medii	12. Segmentarterien

Venöse Phase

1. R. apicoposterior	6. Kontur des rechten Vorhofes
2. R. apicalis	7. Linker Vorhof
3. V. pulmonalis superior	8. V. basalis inferior
4. V. pulmonalis inferior	9. Segmentvenen
5. V. basalis communis	

Indikationen: akute Lungenembolie, pulmonalarterielle Hypertonie (durch rezidivierende Lungenembolien), a.v. Fistel und Aneurysmen, Gefäßanomalien, Tumorinfiltration.

Normalbefund: Pulmonalisangiographie

In Lokalanästhesie Einführung eines Pigtail-Katheters in Seldinger-Technik über die V. mediana cubiti bis in die V. cava superior. Insgesamt wurden ca. 10 ml eines nichtionischen jodhaltigen KM mittels Druckspritze injiziert und Serienangiogramme in DSA-Technik durchgeführt.

Hierbei kommt der Truncus pulmonalis mit normaler Aufzweigung zur Darstellung. Die Ober-, Mittel- und Unterlappengefäße beider Lungen stellen sich normalkalibrig, mit normalem Verlauf und vollständig glattwandig dar. In der Kapillarphase findet sich ein homogenes Perfusionsmuster ohne umschriebene Minderperfusionen. Der venöse Abfluß in den linken Vorhof ist zeitgerecht bei ungehindertem KM-Abstrom. Die Venen haben ebenfalls einen regelrechten Verlauf und Durchmesser sowie glatte Wandkonturen.

Beurteilung: Regelrechte Darstellung der Lungengefäße in der Pulmonalisangiographie.

Befunde

Lungenarterienembolie

Verschluß der Lungenarterie durch Embolie oder durch akute lokale Thrombose. In 90 % d.F. kommen die Thromben aus dem Einzugsbereich der V. cava inferior. Lokalisation: rechte Lunge, Unterfelder (rechter Unterlappen). ⮫ auch Kap. 3 Thorax und Mediastinum.

- *Angio:* sicherste Nachweismethode, präoperativ oder zur lokalen Lyse.
  Füllungsdefekt oder kompletter Abbruch der KM-Säule. *Indirekte Zeichen:* umschriebene Transparenzsteigerung (funktionelle periphere Gefäßrarefizierung), verlängerte arterielle Phase (periphere Widerstandserhöhung), Gefäßerweiterung vor dem Verschluß.
  Chronisch rezidivierende Lungenembolien: plumpe zentrale und periphere Gefäßabbrüche, teilweise inkomplett mit Kaliberreduktion der Gefäße, septenförmige KM-Aussparung, Wandkonturunregelmäßigkeiten, unregelmäßige KM-Parenchymaussparungen.

Übersichtsangiographie der Aorta abdominalis

12

Technik

- Zugang: transfemoral/transaxial; 18-G-Punktionskanüle.
- Katheter: 5-/4-F-Pigtail-Katheter, 60–80 cm lang. 0,035-in-J-Führungsdraht.
- Katheterposition: Th10–12.
- KM: 20–25 ml (konventionell 40 ml) nichtionisches KM, 300 mg Jod/ml, Injektionsbeginn nach Ende der Maske.
- Flow: Druckspritze 10–15 ml/s (konventionell 20 ml/s).
- Strahlengang: a.-p. und seitlich.
- Bildfrequenz: 2 Bilder/s.
- Aufnahmen: Atemstillstand in Exspiration. Rückenlage. Bildoberrand 1 cm kranial der Katheterspitze.
  1. Serie: a.-p.
  2. Serie: seitlich.

Röntgenanatomie

Laterale Äste

- *Aa. phrenicae inferiores:* paarig, Abgang oberhalb des Truncus coeliacus, ventral.
- *Aa. suprarenales mediae:* paarig, Abgang in Höhe der A. mesenterica superior, lateral.
- *Aa. renales:* Abgang in Höhe von L2, unmittelbar unterhalb der A. mesenterica superior, lateral.
- *Aa. ovaricae/testiculares:* Abgang in Höhe L2-L3 infrarenal, anterolateral.

Dorsale Äste

- *Aa. lumbales:* meist 4 Paare, arterielle Versorgung des Spinalkanals, wichtige Kollateralen bei Verschluß der distalen Aorta und der Iliakalarterien.
- *A. sacralis media:* Abgang direkt proximal der Bifurkation, inkonstant. Verlauf ventral der unteren LWS bis zum Steißbein.

Ventrale Äste

- *Truncus coeliacus:* Abgang in Höhe Th12; 1–4 cm langer Gefäßstamm. Aufteilung in 3 Hauptäste: A. lienalis, A. hepatica communis, A. gastrica sinistra.
- *A. mesenterica superior:* Abgang ca. 1 cm distal des Truncus coeliacus in Höhe von L1.
- *A. mesenterica inferior:* Abgang in Höhe von L3, ca. 3 cm oberhalb der Bifurkation links lateroventral aus der Aorta. Verlauf nach links, ca. 3–6 cm lang, anschließend Aufteilung in ihre Äste.

Bifurkation: ca. in Höhe L4 Aufteilung in rechte und linke A. iliaca communis.

Aorta abdominalis: zwischen Hiatus aorticus in Höhe Th12 bis zur Aortenbifurkation in Höhe von L4/L5, Verlauf links medial.

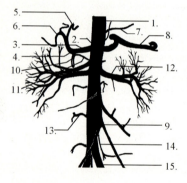

Aorta abdominalis und ihre Äste a.-p.

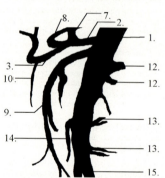

Aorta abdominalis seitlich

1. Aorta abdominalis
2. Truncus coeliacus
3. A. hepatica communis
4. A. hepatica propria
5. A. hepatica sinistra
6. A. hepatica dextra
7. A. gastrica sinistra
8. A. lienalis

9. A. mesenterica superior
10. A. gastroduodenalis
11. A. gastroepiploica dextra
12. A. renalis
13. A. lumbalis
14. A. mesenterica inferior
15. A. iliaca communis

Indikationen: Aneurysmen, Stenosen, Thrombosen, a.v. Fisteln, Dissektionen, traumatische Verletzungen, Gefäßmißbildungen und Komplikationen nach Prothesenimplantation, sofern diese Fragestellungen nicht mit Schnittbildverfahren, wie Sonographie, FKDS, CT oder MRT, abgeklärt werden können.

Normalbefund: Übersichtsangiographie der Aorta abdominalis

In Lokalanästhesie transfemorales Einführen eines Pigtail-Katheters in Seldinger-Technik in die Aorta abdominalis in Höhe von Th11. Es wurden nach KM-Injektion von insgesamt 50 ml KM mit einem Flow von 12 ml/s Serienangiogramme in DSA-Technik angefertigt.

Die Aorta abdominalis zeigt sich im a.-p. und seitlichen Strahlengang mit ihren Abgängen regelrecht konfiguriert mit normal weitem Lumen und homogener Füllung. Die Aufteilung in die lateralen, ventralen und dorsalen Äste ist regelrecht. Alle Gefäße zeigen eine glatte Wandkontur ohne Nachweis eines Füllungsdefektes. Komplikationsloser Untersuchungsablauf.

Beurteilung: Regelrechte Darstellung der abdominellen Aorta und ihrer Äste im Angiogramm.

Befunde

☞ Kap. 9 Retroperitoneum, Kap. 5 Leber, Milz, Kap. 7 Pankreas und Kap. 12 Gefäße, viszerale Arterien.

Angiographie der Nieren

Technik

Übersichtsangiographie und selektive Darstellung

- Zugang: transfemoral, 18-G-Punktionskanüle, ggf. 5-F-Schleuse.
- Katheter: *1. Übersichtsangiographie:* 5-F-Pigtail-Katheter, 60 cm lang. 0,035-in-J-Draht.
  2. selektive Darstellung: Haken-/Kobra- oder Sidewinder-Katheter, 60–100 cm lang. 0,035-in-J-Draht mit beweglicher Seele.
- Katheterposition: *1. Übersichtsangiographie:* leicht kranial von L2.
  2. selektive Darstellung: im proximalen Teil der Nierenarterie. Vorschieben des Katheters ca. in Höhe von L1, Abstemmen in der Aorta abdominalis zur besseren Katheterkonfiguration. Katheter seitlich wenden. Langsam unter kurzen Vor- und Rückbewegungen bis ca. L3 zurückziehen. Einhaken des Katheters in den Nierenarterienabgang: kleiner Sprung nach lateral und dorsal des Katheters. Vorsichtiges Vor- oder Rückschieben des Katheters zur Positionierung (nicht zu weit nach distal vorschieben, um proximal gelegene Stenosen nicht zu übersehen). Probeinjektion von einigen Millilitern KM per Hand zur Lagekontrolle.
- KM: *1. Übersicht:* 25 ml (konventionell 40 ml) nichtionisches KM, 300–350 mg Jod/ml.
  2. selektive Darstellung: 5–10 ml (konventionell 15 ml) nichtionisches KM, 300–350 mg Jod/ml.
- Flow: *1. Übersicht:* 12–16 ml/s (konventionell 15–20 ml/s).
  2. selektive Darstellung: manuell (konventionell ggf. mit Druckspritze bis 6 ml/s).
- Strahlengang: a.-p., LAO, RAO.
- Bildfrequenz: *1. Übersicht:* 2 Bilder/s (konventionell z. B.: arterielle Phase 3 x 2 Bilder/s, venöse Phase 4 x 1 Bild/s).
  2. selektive Darstellung: 2 Bilder/s (konventionell z. B.: arterielle Phase 4 x 2 Bilder/s, venöse Phase 6 x 1 Bild/s).
- Aufnahmen: Atemstillstand in Exspiration, Rückenlage.
  1. Serie: *Übersicht* beider Nieren a.-p.
  2. + 3. Serie: *selektiv rechte/linke Niere a.-p.*
  4. + 5 Serie: *selektiv rechte Niere* ca. 30° LAO, *selektiv linke Niere* ca. 30° RAO.
- Tips und Tricks: bei multiplen Nierenarterien KM-Menge und Injektionsgeschwindigkeit an Gefäßkaliber anpassen (z. B. 5–10 ml, Flow: 2–4 ml/s).
  Immer Übersichtsangiographie und selektive Darstellung nacheinander durchführen (Vermeidung von Fehldiagnosen durch Artefakte oder durch vom Katheter ausgelöste Spasmen).
  Katheter bei Übersichtsangiographie nicht zu hoch plazieren (Überlagerung durch Anfärben des Truncus coeliacus oder der A. mesenterica superior).

12

Pharmakoangiographie der Nieren

- Indikation: Tumorgefäßdarstellung.
- Noradrenalin (Epinephrin) *1:1000*: 1 Amp. = 1 ml = 1 mg auf 10 ml NaCl (0.9 %) verdünnen; davon wieder 1 ml auf 10 ml NaCl (0.9 %) verdünnen = 0,1 mg in 10 ml; davon 1 ml auf 10 ml NaCl (0.9 %) verdünnen = 0,01 mg = 10 µg in 10 ml. ⇨ 3–12 µg langsam durch den Katheter i.a. injizieren.
- Unmittelbar anschließend KM-Serie mit langer Bildserie anfertigen.

Angiographie von Transplantatnieren

Technik

- Zugang: kontralaterale A. femoralis (ipsilaterale A. femoralis), 16-G-Punktionskanüle.
- Katheter: 5-F-Kobra- oder Sidewinder-Katheter. 0,035-in-J-Draht.
- Katheterposition: A. iliaca communis oder proximale A. iliaca interna der Transplantatseite (Cross-over-Manöver ⇨ Kap. 2 Untersuchungsmethoden, Angiographie).
- KM: 5–10 ml nichtionisches KM, 300 mg Jod/ml.
- Flow: manuelle Injektion, 4–5 ml/s.
- Strahlengang: a.-p., Schrägposition.
- Bildfrequenz: 2 Bilder/s.
- Aufnahmen: Atemstillstand in Exspiration, Rückenlage.
  1. Serie: **a.-p.**
  2. Serie: **Schrägaufnahmen** (fast laterale Einstellung).
- Tips und Tricks: zur Vermeidung von Darmartefakten Prämedikation mit 1 Amp. Buscopan/ Glucagon i.v.

Röntgenanatomie

- *Abgang der Nierenarterien:* L1-L2 (Th12-L2), direkt unterhalb der A. mesenterica superior lateral oder ventrolateral, bei älteren Patienten eher weiter kaudal.
- *Aufteilung der Nierenarterien:* kurz vor dem Hilus Teilung in eine anteriore und posteriore Gefäßgruppe.
- *Multiple Nierenarterien:* 32 % d.F. einseitig, 12 % d.F. bds., 2–4 Nierenarterien.
- *Akzessorische Nierenarterien:* überzählige Gefäße, Eintritt separat am Hilus. Kleiner als Nierengefäße, Abgang meist aus infrarenaler Aorta, 10 % d.F.
- *Aberrierende Nierenarterien:* Eintritt in die Niere außerhalb des Hilus, Abgang meist aus Aorta (zieht dann meistens zum unteren Pol) oder Abgang aus Nierenarterien (zieht dann meistens zum oberen Pol).
- *Intrarenale Äste:*
  5 vaskuläre Segmente: apikales, oberes, mittleres, posteriores und unteres Segment.
  Verzweigungsmuster: Aufteilung in Segmentarterien, aus denen die Aa. lobares hervorgehen. Diese teilen sich in 2 oder 3 Aa. interlobulares, die zwischen den Nierenpyramiden verlaufen. Am Übergang von Nierenmark und Nierenrinde teilen sie sich in die Aa. arcuatae auf.
- *Gefäßkaliber:* Nierenarterie 5–10 mm, Bauchaorta 2–4 cm.
- *Parenchymphase* nach ca. 2 s, *venöse Phase* nach ca. 3–5 s.

Indikationen: Abklärung unklarer RF im Rahmen der Tumordiagnostik, Abklärung des renovaskulären Hypertonus (fibromuskuläre Dysplasie, Arteriosklerose, Arteriitiden, a.v. Fisteln), Abklärung von Gefäßverletzungen, interventionelle Maßnahmen (PTA), bei Z.n. Nierentransplantation Abklärung vaskulärer Komplikationen und chronischer Abstoßungsreaktionen.

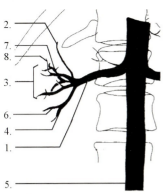

1. A. renalis
2. Obere Segmentarterie
3. Mittelsegmentarterie
4. Untere Segmentarterie
5. Aorta abdominalis
6. Aa. segmentales
   (R. posterior)
7. Aa. interlobares
8. Aa. arcuatae

A. renalis

Normalbefund: Nierenangiographie

In Lokalanästhesie transfemorale Punktion und Einführung eines 5-F-Pigtail-Katheters in Seldinger-Technik in die Aorta in Höhe von L1 und danach selektive Sondierung der Nierenarterienabgänge. Anschließend nach KM-Injektion von insgesamt 50 ml nichtionischem jodhaltigem KM Anfertigung von Serienangiogrammen.
In der Abdomenleeraufnahme finden sich keine Auffälligkeiten. Nach KM-Injektion stellen sich die Bauchaorta und die Nierenhauptarterien in regelrechter Weite und glatt berandet dar. Regelrechte Aufteilung in die Segmentarterien, die ebenfalls normal weit sind und glatte Wandkonturen zeigen. Die kapilläre, parenchymatöse und venöse Phase ist jeweils auf beiden Seiten zeitgerecht und unauffällig. Die Nieren sind bds. orthotop gelegen und von regelrechter Form, Größe und Begrenzung.
Beurteilung: Unauffällige Darstellung des Nierengefäßsystems und der Niere.

12

Befunde

Hypertonieabklärung

1–2 % aller Hypertonien sind renovaskulär bedingt. Ursachen:

1. *Arteriosklerose:* (60 % d.F.) M > F, höheres Alter. Stenose meist proximal in der Nierenarterie, häufig mit arteriosklerotischem Plaque der Aortenwand. 1/3 d.F. bds. Nierenarterienstenosen. Lokalisation: Nierenarterienhauptstamm > 90 %.
2. *Fibromuskläre Stenosen:* (30 %), F > M, jüngeres Alter. Meist mittlere und distale Nierenarterie betroffen, selten Befall der ganzen Nierenarterie einschließlich des proximalen Anteils. 2/3 der Patienten mit bilateralem Befall. Bei einseitigem Befall rechte Nierenarterie bevorzugt. Bei etwa 4 % der Patienten findet sich eine Dissektion der Nierenarterie.
● *Angio:* hämodynamische Wirksamkeit bei Lumeneinengung von >70 % bzw. bei einem ∅ der Nierenarterie < 1,5 mm. Poststenotische Dilatation. Nachweis von Kollateralzirkulation (Lumbalarterien, Nierenkapsel-, Nebennieren-, pelvine und periurethrale Gefäße). Nierenverkleinerung < 2 cm gegenüber der gesunden Seite.

Nierenarterienaneurysmen

Meist Zufallsbefund, Ursachen: Arteriosklerose, fibromuskuläre Dysplasie, Traumen, kongenital, Kollagenosen, Panarteriitis nodosa. Meist im Nierenarterienstamm gelegen, seltener intrarenal (Panarteriitis nodosa). ☞ auch Kap. 8 Niere.

Verschlüsse der Nierenarterie

Ursache: lokale Thrombose, Embolie, Trauma.
- *Angio:* Füllungsdefekte und/oder Abbruch der Gefäßfüllung im Bereich der Haupt-, Segment- oder Interlobararterien. In der Parenchymphase hypodenser keilförmiger Infarktbezirk. Im chronischen Stadium narbige Einziehung der Nierenaußenkontur in der Parenchymphase.

Nierentraumen

Diagnostik meist durch Schnittbildverfahren. ☞ auch Kap. 8 Niere.
- *Angio:* Verschluß der Nierenarterie, Nachweis von Dissektionen, a.v. Fisteln, Aneurysmen, sub-kapsulären Hämatomen (Abhebung der Kapselarterie). KM-Austritt bei Verletzung der Gefäße (extravasales Depot, bleibt bei verlängerter Serie bestehen).

Bösartige Tumoren der Nieren

> **Allgemeine Angiographiezeichen von malignen Tumoren**
> - Hypervaskularisation.
> - Unregelmäßig verlaufende, korkenzieherartig gewundene, sich kaum verjüngende Gefäße.
> - Kaliberunregelmäßigkeiten.
> - Neugebildete, sog. „Tumorgefäße" mit ungeordneter Architektur, aneurysmatischer Dilatation, abruptem Ende und Entleerung in KM-Lakunen.
> - A.v. Shunts mit vorzeitiger Füllung der Venen.

Nierenzellkarzinom

☞ auch Kap. 8 Niere. Etwa 75 % hypervaskularisiert durch pathologische Gefäße.
- *Angio: pathologische Gefäße:* irregulärer Verlauf, korkenzieherartig gewunden, aneurysmatische Dilatation, abruptes Ende, KM-Lakunen. Erweiterung der Nierenhauptarterie, Kapselarterie und Nebennierenarterie. *Parasitäre Blutversorgung:* Versorgung des Tumors zusätzlich aus Lumbal-, Interkostal-, Zwerchfellarterien, der A. coeliaca oder Mesenterialarterien. *Parenchymphase:* Blutungen, Nekrosen, zystische Veränderungen mit gefäßfreien, nicht KM-anreichernden Arealen, insgesamt inhomogene Anfärbung des Tumors mit KM-Seen, a.v. Shunts und unscharfer Begrenzung. 40 % d.F. Halo-Zeichen. Überschreitung der Nierengrenze mit Verlagerung der Kapselarterie. A.v. Shunts mit Zeichen der „frühen Vene". *Venöse Phase:* Venenverschluß, Tumorthrombus im Nierenvenenstamm bzw. in der V. cava inferior, Ausbildung venöser Kollateralen.
Gefäßarme Tumoren: Gefäßverlagerung, KM-Aussparungen, unscharfe Begrenzung. *Diagnostische Hilfe:* Pharmakoangiographie (keine Konstriktion der Tumorgefäße durch Vasokonstriktoren ⇨ isolierte Tumoranfärbung).
Hypervaskularisierte Metastasen in den regionalen LK.

Wilms-Tumor

☞ auch Kap. 8 Niere. Meist hypervaskularisierte Tumoren.
- *Angio:* erweiterte, geschlängelte und unregelmäßige pathologische Gefäße. Kleine Aneurysmen, Lakunen, selten a.v. Shunts. Große Tumoren mit Verlagerung der Aorta, der Leber- und Milzarterie. Parasitäre Gefäßversorgung.

Transplantatniere

☞ auch Kap. 8 Niere.

Akute Abstoßung: Aa. interlobulares mit multiplen Stenosen, Verschlüssen, Kalibersprüngen. Aa. arcuatae stellen sich nicht dar (interstitielles Ödem). Kortikale Perfusion stark vermindert/aufgehoben. KM-Transitzeit verlängert. Engstellung und Streckung der intrarenalen Gefäße.

Chronische Abstoßung: Kaliberreduktion der intrarenalen Gefäße (durch Intimaverdickung). Gefäßrarefizierung, Aneurysmabildung. Inhomogene Parenchymanfärbung. Arterielle KM-Transitzeit normal/verlängert. Infarktnarbe mit Einziehung der Außenkontur der Niere.

Nierenarterienstenose: Stenosen unterschiedlichen Ausmaßes im Anastomosenbereich oder kurz danach. Exakte Freiprojektion durch Schrägprojektionen erforderlich. Anatomie: End-zu-End-Anastomose mit A. iliaca interna oder End-zu-Seit-Anastomose mit A. iliaca externa.

Venöse Thrombose: Zeichen der akuten Abstoßung. Verlängerte Transitzeit. Organvergrößerung, verminderte Rindenperfusion, arterielle Spasmen. Ggf. Nierenvenendarstellung erforderlich.

Angiographie der viszeralen Arterien
Selektive Sondierungen

Angiographie des Truncus coeliacus

Technik

- Zugang: transfemoral, 18-G-Punktionskanüle, ggf. 5-F-Schleuse.
- Katheter: 5-F-Katheter (Kobra-II- oder hakenförmiger Katheter), 65 cm lang, in schwierigen Fällen Sidewinder-I-Katheter, 100 cm lang. 0,035-in-J-Führungsdraht mit beweglicher Seele, 145 cm lang.
- Katheterposition: bei Verwendung eines Sidewinder-Katheters Katheterkonfiguration in Aorta ascendens, kontralateraler Iliakalarterie oder in linker A. subclavia herstellen (☞ Kap. 2 Untersuchungsmethoden, Angiographie, Kathetermanöver). Katheter etwa in Höhe Th 11 nach ventral drehen und langsam nach unten ziehen, bis der Katheter in den Truncus coeliacus einhakt. Ggf. Ostium mit leicht rotierenden Auf- und Abbewegungen in Abgangshöhe (Th12-L1) hin und her bewegen.
- KM: 25 ml nichtionisches KM, 300 mg Jod/ml (konventionell 40–60 ml, 350–370 mg Jod/ml).
- Flow: Druckspritze bis 4–6 ml/s, (konventionell 6–10 ml/s).
- Strahlengang: a.-p.
- Bildfrequenz: 2 Bilder/s (konventionell z. B. 5 x 1 Bild/s, 5 x ¹/₂ Bild/s).
- Aufnahmen: Atemstillstand in Exspiration, a.-p. Serienangiogramme.
- Tips und Tricks: falls sich der Truncus coeliacus nicht sondieren läßt, zunächst Übersichtsaortographie oder Angiographie der A. mesenterica superior (Darstellung der portalen Phase). Sidewinder-Katheter nach der Angiographie mit der Spitze unter Kranial- und Lateralverschiebung aus dem Truncuslumen unter DL herausziehen. Katheterspitze beim Zurückziehen nach kranial ausrichten.

12

Normalbefund: Angiographie des Truncus coeliacus

Nach transfemoraler Punktion in Lokalanästhesie und Sondierung des Truncus coeliacus mit einem 5-F-Katheter in Seldinger-Technik und einer KM-Injektion von 25 ml nichtionischem jodhaltigem KM mit einem Flow von 5 ml/s wurden Serienangiogramme in DSA-Technik durchgeführt. Es findet sich ein typischer Abgang des Truncus coeliacus aus der Aorta abdominalis mit regelrechter Aufteilung in die A. lienalis, A. hepatica communis und A. gastrica sinistra. Alle Gefäße sind normal weit, von regelrechtem Verlauf und haben glatte Wandkonturen ohne Anhalt für KM-Aussparungen oder Verlagerungen. Die Parenchymphase zeigt eine unauffällige Organdarstellung. Die venöse Phase ist zeitgerecht mit regelrechter Kontrastierung der Milzvene und der V. portae. Komplikationsloser Untersuchungsablauf.
Beurteilung: Regelrechte Darstellung des Truncus coeliacus und seiner Äste in der Zöliakographie.

Angiographie der A. mesenterica superior

Technik

- Zugang: transfemoral, 18-G-Punktionskanüle, ggf. 5-F-Schleuse.
- Katheter: 5-F-Katheter (Kobra-II- oder hakenförmiger Katheter), 65 cm lang, ggf. Sidewinder-I-Katheter, 100 cm lang. 0,035-in-J-Führungsdraht mit beweglicher Seele, 145 cm lang.
- Katheterposition: Bei Verwendung eines Sidewinder-Katheters Katheterkonfiguration in der Aorta ascendens, der kontralateralen Iliakalarterie oder in der linken A. subclavia herstellen (☞ Kap. 2 Untersuchungsmethoden, Angiographie, Kathetermanöver).
  Abgang der A. mesenterica superior ca. 0,5–2 cm unterhalb des Truncus coeliacus ventral in Höhe der oberen Hälfte von L1. Katheter etwa in Höhe von Th12 nach ventral drehen und langsam nach unten ziehen, bis sich der Katheter in das Ostium der A. mesenterica superior einhakt. Ggf. Katheter mit leicht rotierenden Auf- und Abbewegungen hin und her bewegen.
- KM: 20–30 ml nichtionisches KM, 300 mg Jod/ml (konventionell 50–60 ml, 350–370 mg Jod/ml).
- Flow: 4–6 ml/s (konventionell 6–10 ml/s).
- Strahlengang: a.-p.
- Bildfrequenz: 2 Bilder/s (konventionell z. B. 5 x 1 Bild/s, 5 x ½ Bild/s).
- Aufnahmen: Atemstillstand in Exspiration, a.-p. Serienangiogramme. Evtl. zur Freiprojektion des Abgangs der A. mesenterica superior linke Seite um 20–30° anheben, venöse Phase abwarten.
- Tips und Tricks: Zur besseren Gefäßdarstellung insbesondere der portalvenösen Phase Vasodilatatoren i.a. injizieren: z. B. Priscol (Tolazolin) 1 ml = 1 Amp. = 25 mg langsam i.a. und direkt anschließend KM-Serie mit leicht erhöhter KM-Menge und -Flußrate.
  Falls sich die A. mesenterica superior nicht sondieren läßt, zunächst Übersichtsaortographie. Sidewinder-Katheter nach Angiographie unter Kranial- und Lateralverschiebung aus dem Mesentericalumen herausziehen, zurückziehen mit nach oben gerichteter Katheterspitze.

Normalbefund: Angiographie der A. mesenterica superior

Nach transfemoraler Punktion in Lokalanästhesie und Einführen eines 5-F-Katheters in die A. mesenterica superior in Seldinger-Technik und KM-Injektion von 30 ml nichtionischem, jodhaltigem KM mit einem Flow von 6 ml/s wurden Serienangiogramme in DSA-Technik angefertigt. Regelrechter Abgang der A. mesenterica superior in Höhe von L1 aus der Aorta abdominalis mit regelrechter Aufzweigung und Kontrastierung der Dünn- und Dickdarmgefäße. Alle Gefäße sind normal weit, von regelrechtem Verlauf und glatten Wandkonturen. Kein Anhalt für KM-Austritte. Es findet sich eine zeitgerechte Parenchymphase mit gleichmäßiger Darmwandanfärbung. Auch die venöse Phase ist zeitgerecht mit regelrechter Füllung der V. mesenterica superior und der V. portae. Komplikationsloser Untersuchungsablauf.
Beurteilung: Regelrechte Darstellung der A. mesenterica superior und ihrer Äste in der Mesenterikoportographie.

Angiographie der A. mesenterica inferior

Technik

- Zugang: transfemoral, 18-G-Punktionskanüle, ggf. 5-F-Schleuse.
- Katheter: 5-F-Katheter (hakenförmiger Katheter mit enger Krümmung oder Kobra-Katheter), 65 cm lang. 0,035-in-J-Führungsdraht mit beweglicher Seele, 145 cm lang.
- Katheterposition: Abgang der A. mesenterica inferior in Höhe von L3-L3/L4 ventral und danach nach kaudal links ziehend. Katheter etwa in Höhe L2 nach ventral drehen und langsam nach unten ziehen, bis er in das Ostium der A. mesenterica inferior einhakt. Ggf. mit leicht rotierenden Auf- und Abbewegungen in Abgangshöhe hin und her bewegen.
- KM: 8–10 ml nichtionisches KM, 300 mg Jod/ml (konventionell 10–15 ml, 350–370 mg Jod/ml).
- Flow: 2–3 ml/s (konventionell 3–5 ml/s), Druckspritze oder manuell.
- Strahlengang: a.-p.
- Bildfrequenz: 2 Bilder/s (konventionell z. B. 4 x 1 Bild/s, 5 x ½ Bild/s).
- Aufnahmen: Atemstillstand in Exspiration, a.-p. Serienangiogramme.

Superselektive Sondierungen
Angiographie der A. lienalis

Technik

- Zugang: transfemoral, 18-G-Punktionskanüle, ggf. 5-F-Schleuse.
- Katheter: 5-F-Katheter (Kobra- oder Sidewinder-3-Katheter), 65–100 cm lang. 0,035-in-J-Führungsdraht mit weicher Spitze.
- Katheterposition: Abgang der A. lienalis meist links aus dem Truncus coeliacus, distal der A. gastrica sinistra.
  Nach Sondierung des Truncus coeliacus (☞ oben) läuft der Führungsdraht meist beim weiteren Vorschieben automatisch in die A. lienalis.
  Falls der Katheter/Führungsdraht in die A. hepatica läuft, Katheter in die A. hepatica nachführen, Draht entfernen, Katheter unter leichter Linksdrehung der Spitze zurückziehen, dabei einige Milliliter KM spritzen. Nach Einhaken des Katheters in das Ostium der A. lienalis weichen J-Führungsdraht mit 3 mm Endkrümmung in die A. lienalis vorschieben und über diesen den Katheter vorführen. Katheter 4–5 cm weit in die A. lienalis legen für die Splenoportographie (vermeidet Rückfluß in die A. hepatica).
- KM: 30–40 ml nichtionisches KM, 300 mg Jod/ml (konventionell 50–70 ml, 350–370 mg Jod/ml).
- Flow: 4–6 ml/s (konventionell 6–10 ml/s) mit Druckspritze.
- Strahlengang: a.-p.
- Bildfrequenz: 2 Bilder/s (konventionell z. B. für Splenoportographie 10 x 1 Bild/s, 10 x ½ Bild/s).
- Aufnahmen: Atemstillstand in Exspiration, a.-p., Serienangiogramme. Portale Phase abwarten.

Angiographie der A. hepatica communis

Technik

- Zugang: transfemoral, 18-G-Punktionskanüle, ggf. 5-F-Schleuse.
- Katheter: 5-F-Katheter (hakenförmig oder Kobra- oder langschenkeliger Sidewinder-Katheter), 65–100 cm lang. 0,035-in-J-Führungsdraht mit weicher Spitze, 3 mm Krümmung, 145 cm lang.
- Katheterposition: Abgang der A. hepatica communis rechts aus dem Truncus coeliacus.
  Nach Sondierung des Truncus coeliacus weichen Führungsdraht nach rechts in die A. hepatica vorschieben und hierüber Katheter einfädeln, evtl. leichtes Zurückziehen des Drahtes und gleichzeitiges Vorschieben des Katheters. Ggf. langschenkeligen Sidewinder-Katheter benutzen.
- KM: 25–35 ml nichtionisches KM, 300 mg Jod/ml (konventionell 30–40 ml, 350–370 mg Jod/ml).
- Flow: Druckspritze, 5–6 ml/s, (konventionell 6–8 ml/s).
- Strahlengang: a.-p.
- Bildfrequenz: 2 Bilder/s (konventionell z. B. 3 x 2 Bilder/s, 15 x 1 Bild/s).
- Aufnahmen: Atemstillstand in Exspiration, a.-p. Serienangiogramme.

12

Leber-Angio-CT: ☞ Kap. 5 Leber.
Röntgenanatomie

- *Truncus coeliacus:* Abgang in Höhe Th12; 5–10 mm Weite.
- *A. mesenterica superior:* Abgang in Höhe L1; 5–10 mm Weite.
- *A. mesenterica inferior:* Abgang in Höhe L3; 4–6 mm Weite.
- *A. lienalis:* Abgang meist links aus Truncus coeliacus, 5–10 mm Weite.
- *Riolan-Anastomose:* Anastomose zwischen mittlerer und linker A. colica, inkonstant.
- *Bühler-Anastomose:* ventrale Anastomose zwischen Truncus coeliacus und A. mesenterica superior, selten.
- *Barkow-Anastomose:* Anastomose zwischen Gefäßen des großen Netzes und gastroepiploischen Gefäßen.

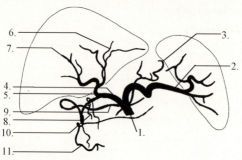

1. Truncus coeliacus
2. A. lienalis
3. A. gastrica sinistra
4. A. hepatica communis
5. A. hepatica propria
6. A. hepatica sinstra
7. A. hepatica dextra
8. A. gastroduodenalis
9. A. gastroepiploica dextra
10. A. pancreatico-duodenalis superior
11. A. pancreatico-duodenalis inferior

Zöliakographie, arterielle Phase

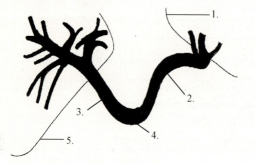

1. Milzschatten
2. V. lienalis
3. V. portae hepatis
4. Konfluenz
5. Leberschatten

Zöliakographie, splenoportale Phase

Normale Anatomie und Varianten des Truncus coeliacus

Typ	Häufigkeit
Klassische Anatomie: 3 Äste: A. gastrica sinistra, A. hepatica communis, A. lienalis	65–75 %
Echte Trifurkation	25 %
4 Äste: die oben genannten plus R. pancreaticus dorsalis oder A. colica media	5–10 %
2 Äste: • A. hepatica communis und A. lienalis • A. gastrica sinistra und A. lienalis • A. gastrica sinistra und A. hepatica communis	2 % 3 % < 1 %
Separater Ursprung aller Äste	< 1 %
Truncus coeliacomesenterialis	< 1 %
Verschiedene: • A. hepatica communis entspringt aus A. mesenterica superior • A. hepatica communis entspringt aus Aorta • A. lienalis entspringt aus A. mesenterica superior	2,5 % 2 % < 1 %

Aus Kadir, S., Angiographie-Normalbefund und Varianten, VCH edition medizin

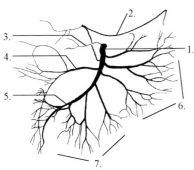
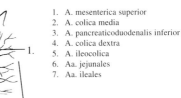

1. A. mesenterica superior
2. A. colica media
3. A. pancreaticoduodenalis inferior
4. A. colica dextra
5. A. ileocolica
6. Aa. jejunales
7. Aa. ileales

A. mesenterica superior, arterielle Phase

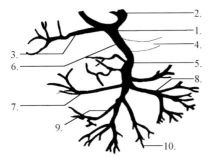

1. V. portae hepatis
2. R. sinister V. portae hepatis
3. R. dexter V. portae hepatis
4. V. lienalis
5. V. mesenterica superior
6. Konfluenz
7. V. colica dextra
8. Vv. jejunales
9. V. ileocolica
10. Vv. ileales

A. mesenterica superior, venöse Phase

12

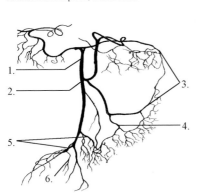

1. A. mesenterica inferior
2. A. colica sinistra
3. Anastomose A. colica media –
   A. colica sinistra
4. A. colica sinistra, R. inferior
   (Anastomose mit Aa. sigmoideae)
5. Aa. sigmoideae
6. A. rectalis superior

A. mesenterica inferior

Normale Anatomie und Varianten der Leberarterien

Typ	Häufigkeit
Alle Aa. hepaticae gehen vom Truncus coeliacus ab	ca. 75 %
Ersatz einzelner Leberarterien durch aberrierende Gefäße: ● Ein Gefäß betroffen ● Zwei oder mehr Gefäße betroffen	41 % 31 % 10 %
A. hepatica communis: ● Klassische Aufteilung: alle Äste gehen von der A. hepatica communis ab ● Die A. hepatica communis geht von der A. mesenterica superior ab ● Frühe Aufteilung der A. hepatica communis ● Die A. hepatica communis entspringt aus der Aorta ● Die A. hepatica communis entspringt aus der A. gastrica sinistra	55 % 2,5 % ca. 2 % 2 % < 1 %
Aberrierende A. hepatica dextra: ● Ersatz durch andere Gefäße ● Akzessorisch ● Akzessorische A. hepatica dextra aus der A. gastroduodenalis ● Akzessorische A. hepatica dextra aus der A. mesenterica superior ● Ersatzgefäß aus der A. mesenterica superior ● Ersatzgefäß aus der Aorta	24–26 % 17–18 % 7–8 % 2 % 4–6 % 10–12 % < 2 %
Aberrierende A. hepatica sinistra: ● Ersatz durch andere Gefäße ● Akzessorisch ● Ersatzgefäß aus der A. gastrica sinistra ● Ersatzgefäß aus der A. mesenterica superior ● Akzessorische A. gastrica sinistra aus der A. hepatica sinistra ● Akzessorische A. hepatica aus der A. gastrica sinistra	23–25 % 15–18 % 7–8 % 11–12 % 2,5 % 7 % 11–12 %
Gemeinsamer Truncus für A. gastrica sinistra und A. hepatica sinistra aus der Aorta:	1–2 %
A. hepatica media: ● Aus der A. hepatica sinistra abgehend ● Aus der A. hepatica dextra abgehend ● Aus A. hepatica propria, A. gastroduodenalis, A. gastrica dextra oder Truncus coeliacus abgehend	45 % 45 % ca. 10 %

Aus Kadir, S., Angiographie-Normalbefund und Varianten, VCH edition medizin

Anatomische Varianten der Leberarterien mit Ursprung aus der A. mesenterica superior

Typ	Häufigkeit
1. Gesamthäufigkeit des Ursprungs von Leberarterienästen aus der A. mesenterica superior	18–20 %
2. Ursprung der A. hepatica dextra aus der A. mesenterica superior ● Ersatz der A. hepatica dextra ● Akzessorische A. hepatica dextra	14–18 % 10–12 % 4–6 %
3. A. hepatica communis aus der A. mesenterica superior	2,5 %

Aus Kadir, S., Angiographie-Normalbefund und Varianten, VCH edition medizin

Normale Anatomie und Varianten der Pankreasarterien

Typ	Häufigkeit
Pankreatikoduodenale Arkade:	
• 2 Arkaden	80 %
• 3 Arkaden	15 %
• 4 Arkaden	5 %
R. pancreaticus dorsalis:	
• Aus der A. lienalis	40 %
• Aus dem Truncus coeliacus	22 %
• Aus der A. hepatica communis	20 %
• Aus der A. mesenterica superior oder der Aorta	14 %
• Gibt A. colica media, A. colica media accessoria oder Jejunumäste ab	4 %
R. pancreaticus transversus:	
• Aus dem R. pancreaticus dorsalis	75 %
• Aus der vorderen pankreatikoduodenalen Arkade	10 %
• Aus der A. mesenterica superior	10 %

Aus Kadir, S., Angiographie-Normalbefund und Varianten, VCH edition medizin

Indikationen: Klärung der Gefäßanatomie vor Leber- oder Pankreasoperationen; Resektabilitäts- und Dignitätsbeurteilung von RF im Leber- und Pankreasbereich; Abklärung sonographisch und computertomographisch unklarer Leberbefunde; Beurteilung der Shuntfähigkeit oder -durchgängigkeit bei portaler Hypertension, Abklärung intestinaler Blutungsquellen; Abklärung pathologischer Gefäßprozesse (Stenosen, Aneurysmen, Embolien, Infarkte, Traumen); Erfassung endokriner Pankreastumoren (Pankreasarteriographie).

Befunde: ☞ auch Kap. 5 Leber und Milz.

Portale Hypertension

Pfortaderdruck > 12 mm Hg. ☞ auch Kap. 5 Leber und Milz und Kap. 4 Abdomen und Gastrointestinaltrakt (FKDS).

• *Angio:* Lokalisation des Strömungshindernisses. Dilatation prästenotischer oder präobstruktiver Venen. Hepatofugale Kollateralen. Beurteilung der intrahepatischen/ intralienalen Vaskularisation. Veränderung der Leber-/Milzgröße. Nachweis von a.v. und arterioportalen Fisteln.

12

Ursachen der portalen Hypertension

Prähepatisch			Intrahepatisch (> 75 % d.F.)			Posthepatisch
Pfortaderthrombose	Milzvenenthrombose	Mesenterialvenenthrombose	Präsinusidal	Sinusidal	Postsinusidal	Ursachen: Budd-Chiari-Syndrom (Lebervenenverschluß bei Thrombose, Tumorkompression oder angeboren)
Ursachen: blande Thrombose, neonatale Sepsis, Tumor, Lymphome, Pankreaszysten, Peritonitis usw.			Ursachen: Bilharziose, myeloproliferative Erkrankung, Lebermetastasen	Ursachen: Leberzirrhose	Ursachen: Lebervenenverschluß durch Leberparenchymschäden (z. B. durch Immunsuppressiva)	Konstriktive Perikarditis

Kollateralkreisläufe

- V. coronaria ventriculi und Vv. oesophageales zur V. azygos (Ösophagusvarizen).
- Vv. paraumbilicales und V. epigastrica inferior bzw. V. epigastrica superficialis zur V. iliaca externa oder Vv. thoracicae internae (Caput medusae).
- V. rectalis superior und Plexus venosus rectalis zur V. pudenda interna und V. iliaca interna.
- Weitere Verbindungen: Vv. lumbales, V. testicularis, V. renalis, V. suprarenalis u.a.

Diffuse Parenchymerkrankungen der Leber

Chronische Hepatitis, Leberzirrhose, kongenitale Leberfibrose u.a. parenchymatöse Erkrankungen zeigen ein relativ unspezifisches angiographisches Bild. Die Angiographie wird primär nicht zur Diagnostik eingesetzt, sondern zur Feststellung hämodynamischer Folgezustände (portale Hypertonie, Arterialisation) oder zur Op.-Vorbereitung angewandt.

- *Angio:* Störung des intrahepatischen Gefäßmusters (Parallelverläufe/Rarefizierung der intrahepatischen Portalvenen). Rarefizierung, Schlängelung, Abbrüche, Kaliberschwankungen der Gefäße. Erweiterung zentraler Arterien. Intrahepatische a.v. und arterioportale Fisteln. Inhomogenität des Parenchyms. Nachweis von Kollateralzirkulationen.

Angiographische Befunde bei Lebertumoren

Tumor	Gefäßneu-bildungen	KM-Lakunen	Tumor-anfärbung	Zuführende Arterie	a.v. Shunt	Venen
Hämangiom	–	> 30 s	–	Normal, Verlauf peripher	Selten	–
Fokal noduläre Hyperplasie (FNH)	+	–	+	Erweitert, Verlauf zentral (kl. Tumoren)/ peripher (gr. Tumoren)	Selten	Verlagert
Adenome	+	–	+	Erweitert, Verlauf peripher	–	Verlagert
Regeneratknoten	–		Selten	Normal, Verlauf zentral	(+)	Verlagert
Hepatozelluläres Karzinom	+	+	+	Erweitert, Verlauf peripher/diffus	+	Teils infiltriert
Cholangiozelluläres Karzinom	+	–	Meistens	Normal/ erweitert, Gefäß verschlossen oder ummauert	–	Verschlossen oder ummauert
Hypervaskularisierte Metastasen	+	+	+	Normal/ erweitert, verlagert	(+)	Verlagert, ummauert, verschlossen
Hypovaskularisierte Metastasen	+	–	– (teilweise ringförmig)	Normal, verlagert	–	Verlagert, ummauert, verschlossen

Nach Freeny, P. et al. Angiography of hepatic neoplasma, Seminars in Radiology, 18 (2), 1983

Leberzysten

Uni-/multilokulär bogenförmig ausgespannte, randnah zusammengedrängte Gefäße über gefäßfreien Arealen. Fehlende Parenchymkontrastierung in diesen Arealen, teils mit glatt begrenztem Randsaum.

Ligamentum-arcuatum-Syndrom (Truncus-coeliacus-Syndrom)

Einschnürung des Truncus coeliacus am Abgang durch die mediale Verbindung der Zwerchfell-schenkel. Konkave, kraniale Einschnürung unmittelbar am Abgang des Truncus coeliacus: Zunahme der Stenose in Exspiration, Abnahme/normale Weite in max. Inspiration. Unspezifische abdominelle Symptomatik.

Nichtokklusive Mesenterialischämie

Vasokonstriktion des mesenterialen Gefäßsystems infolge akuter Kreislaufdepression, besonders bei älteren Patienten oder nach chirurgischen Eingriffen.

- *Angio:* zunächst Übersichtsangiographie der Aorta abdominalis, dann selektive Mesenterikographie. Vasokonstriktion der A. mesenterica superior und der großen Seitenäste, Gefäßspasmen der Seitenäste. Irreguläres Gefäßlumen kleinerer Gefäßäste durch multiple Spasmen, Gefäßver-schlüsse. Geringe/fehlende venöse Anfärbung. Reflux von KM in die Aorta abdominalis.
- *Interventionelle Therapie:* Papaverin, i.a. über Katheter 30–60 mg über 60–90 s, dann Infusion über 12–24 h, 0,5–1 mg/min i.a.

Mesenterialvenenthrombose

Ursachen: Pankreatitis, Tumor, Trauma, Z. n. Bestrahlung usw. Kann akut zur mesenterialen Ischämie und zu Darminfarkten führen. Meist Ausbildung von Kollateralen. Auch Pfortaderhochdruck mit Ausbildung von mesenterialen Varizen möglich.

- *Angio:* venöse Füllungsdefekte in der Spätphase. Arterielle Spasmen im betroffenen Segment der Leber.
- *Weitere Diagnostik:* Sonographie, FKDS, CT.

Embolie der A. mesenterica superior

Emboliequelle meistens aus dem Herzen, seltener wandständige Thromben, arteriosklerotisches Material usw. Lokalisation: am häufigsten distal der Gefäßabgänge.

- *Angio:* Übersichtsangiographie der Aorta abdominalis in 2 Ebenen, danach ggf. selektive Mesenteriko-/Zöliakographie. Füllungsdefekte, konvexbogige plötzliche Gefäßabbrüche, proxi-maler Seitenastverschluß. Bei älteren Prozessen verschmälerte irreguläre Gefäße.

12

Gastrointestinale Blutung

Obere gastrointestinale Blutung	Untere gastrointestinale Blutung
Proximal des Treitz-Bandes (= Ösophagus bis Ende Duodenum)	Distal des Treitz-Bandes (= Jejunum bis Anus)
90 % d.F.	10 % d.F., davon 70 % im Kolon, 30 % im Dünndarm
Ursachen: 50 % Ulzerationen, 30 % Erosionen, 10 % Varizen, 5 % Mallory-Weiss-Syndrom, 5 % Karzinome	*Ursachen:* bis 70 % Divertikulitis (rechte Kolonhälfte!), seltener Koliken, Tumoren, Angiodysplasien, Mesenterialvarizen, Traumen
Angio: Zöliakographie, Angiographie der A. mesenterica sinistra (Magen, distaler Ösopha-gus), Angiographie der A. gastroduodenalis (Pylorus, Duodenum)	*Angio:* Angiographie der A. mesenterica supe-rior (Dünndarm, Colon ascendens bis Mitte Colon transversum), Angiographie der A. mesenterica inferior (linksseitiges Colon trans-versum, Colon descendens, Sigma, Rektum), Angiographie der A. iliaca interna (Rektum)

Zunächst endoskopische Klärung mit möglichst genauer Höhenangabe der Blutung. Indikation zur Angiographie bei endoskopisch nicht zu klärenden oder nicht zu therapierenden Blutungen. Direkter Blutungsnachweis nur bei anhaltender Blutung mit einem Blutungsvolumen > 1,2 ml/min.

● *Angio:* Blattfilmangiographie ist der DSA wegen höherer Auflösung und bei geringer Compliance der Patienten vorzuziehen. Aufnahmedauer > 25 s (DD: KM-Extravasat/langsames venöses Auswaschen).

KM-Extravasat, das bis in die venöse Phase persistiert, kann wie eine Vene aussehen. Teilweise Fortbewegung des Extravasates durch die Darmperistaltik unter DL zu beobachten. Hyperämie/Hypervaskularisation ist in der Parenchymphase deutlicher Mukosaanfärbung. Aufweitung der Arterien in der frühen Phase. Arterielle Aneurysmen, a.v. Malformationen. Tumoren nur selten als direkter Hinweis.

Angiodysplasien: meist geringgradig, chronisch intermittierende Blutungen, häufig bei älteren Patienten. Umschriebene angiomatöse Veränderungen, teils multipel, vorwiegend im Zökalpolbereich. Hohe, sehr dichte Darstellung der ileokolischen Venen. Persistenz bis in die späte venöse Phase. Nachweis eines/mehrerer Gefäßknäuel.

Angiographie der distalen Aorta, des Beckens und der Beine

Konventionelle Becken-, Beinangiographie

Die Blattfilmangiographie mit Verschiebetechnik ist der i.a. und der i.v. DSA überlegen (bessere Auflösung, geringere KM-Menge, weniger Artefakte).

Technik

● Zugang: transfemoral, Punktion auf der Seite mit den geringeren Beschwerden und den besser tastbaren Pulsen. 16-/18-G-Punktionskanüle.
● Katheter: 5-F-Pigtail-Katheter, 65–90 cm lang. 0,035-in-J-Führungsdraht mit beweglicher Seele, 150 cm lang; alternativ beschichteter, leicht gleitender Draht, z.B. Terumo-Draht.
● Katheterposition: ca. 2 cm proximal der Aortenbifurkation, ca. in Höhe L4.
● KM: 80 ml nichtionisches KM, 350–370 mg Jod/ml.
● Flow: zunächst Probeinjektion von ca. 8 ml KM zur Beurteilung der Flußgeschwindigkeit. 12 ml/s (Patienten mit AVK und normalem Herzminutenvolumen, Vorlauf 2–6 s), Druckspritze. Ansonsten in Abhängigkeit des Herzminutenvolumens und des Grades der AVK 8–14 ml/s.
● Strahlengang: a.-p.
● Bildfrequenz: Verschiebetischangiographie (☞ Kap. 2 Untersuchungsmethoden, Angiographie). Viertischplattenverschiebungen = 5 Aufnahmen mit jeweils 2 x 1 Bild/s (10 Bilder).
● Aufnahmen: zunächst Leeraufnahme zur Beurteilung der Belichtung und der Einstellungsparameter. Beine leicht innenrotiert mit übereinandergelagerten Füßen, mit Klebeband fixiert. Atemstillstand in Exspiration für die Beckenetage.
● Tips und Tricks: sollten nicht alle Gefäßetagen dargestellt sein, anschließend in DSA-Technik diese Etagen ohne Verschiebetisch ggf. seitengetrennt darstellen: 25 ml KM, Flow 12–16 ml/s, Druckspritze.
Druckspritze vor Serienbeginn entsprechend der Tischverschiebung positionieren!

Beinangiographie mittels Feinnadelpunktion in DSA-Technik

Technik

● Zugang: transfemoral, auf der Seite der Symptomatik. Punktion nicht zu weit distal zur vollständigen Darstellung einer Beinarterie. 1er (20-G-), 2er (21-G-) Kanüle, Länge 40–70 mm. Pulsierende Blutsäule im Verlängerungsschlauch zeigt richtigen Sitz der Punktionsnadel an.
● KM: 10–15 ml nichtionisches KM, 300–370 mg Jod/ml, ggf. 1:1/1:2 verdünnen.
Proximales Femur: Injektionsbeginn nach Ablauf der Maske. *Knie:* Injektionsbeginn mit Beginn der Maske. *Unterschenkel:* Injektionsbeginn ca. 2 s vor Beginn der Maske.
● Flow: Handinjektion, 2,5–5 ml/s.
● Strahlengang: a.-p.
● Bildfrequenz: 2 Bilder/s
● Aufnahmen: Bein leicht innenrotiert, schrittweise Darstellung der jeweiligen Gefäßetage.

Angiographie der kontralateralen Aa. iliaca communis/externa/interna

Technik

- Zugang: transfemoral, kontralateral.
- Katheter: 5-F-Katheter, bei stumpfwinkliger Aortenbifurkation: Kobra-C1/-C3-Katheter; bei spitzwinkliger Aortenbifurkation: Sidewinder-2-Katheter; 65–90 cm lang. 0,035-in-J-Führungsdraht, 3 mm Radius, 150 cm lang.
- Katheterposition: Cross-over-Manöver ☞ Kap.2 Untersuchungsmethoden, Angiographie.
  1. A. iliaca communis/externa: nach Cross-over-Manöver Vorschieben des Katheters in die A. iliaca communis bzw. Draht/Katheter weiter in die A. iliaca externa vorschieben.
  2. A. iliaca interna: Katheter aus der A. iliaca externa mit nach medial und posterior zeigender Spitze langsam zurückziehen und in den Abgang der A. iliaca interna einhängen.
- KM: 10–15 ml nichtionisches KM, 300–370 mg Jod/ml (konventionell: 15–30 ml).
- Flow: 2,5–7 ml/s (je nach Katheterposition und Fragestellung).
- Strahlengang: a.-p.
- Bildfrequenz: 2 Bilder/s.
- Aufnahmen: Atemstillstand in Exspiration. Schrittweise Darstellung der entsprechenden Gefäßregionen.
- Tips und Tricks: Anheben der kontralateralen Beckenseite zur Sondierung des posterolateralen Abgangs der A. iliaca interna.

Indikationen: Beurteilung der Beckenstrombahn bei Aneurysma der Aorta abdominalis, Arteriosklerose, Embolie, Thrombembolie. Beurteilung der arteriellen Ausstrombahn der Beine bei Arteriosklerose, plötzlichem Gefäßverschluß. Beurteilung von Gefäßprothesen, Z.n. PTA. Gefäßmalformationen, a.v. Fisteln. Selten Abklärung von Tumoren im Beckenbereich und in der unteren Extremität (präoperative Planung, ggf. Embolisation).

Normalbefund: Becken-Bein-Angiographie

In Lokalanästhesie transfemorale Punktion und Einführung eines 5-F-Pigtail-Katheters in Seldinger-Technik in die distale Bauchaorta. Nach Injektion von 80 ml jodhaltigem KM mit einem Flow von 12 ml/s mit maschineller Druckinjektion wurden Serienangiogramme mit Tischplattenverschiebung angefertigt.

Unauffällige Abdomenübersichtsaufnahme. Nach KM-Injektion regelrechter Verlauf und normale Weite der Bauchaorta und der Bifurkation. Die Aa. iliacae communes, interna und externa sind normal weit und glattwandig ohne KM-Aussparung. Die Aa. femorales communes teilen sich regelrecht in 3 Oberschenkelarterien auf: Die jeweilige A. profunda femoris, A. circumflexa femoris und A. femoralis superficialis stellen sich regelrecht dar. Die A. poplitea teilt sich ebenfalls regelrecht in die 3 Unterschenkel-arterien auf, die normalkalibrig und glattwandig bis zur Malleolengabel bzw. bis zum Fußrücken verfolgbar sind. Komplikationsloser Untersuchungsablauf.

Beurteilung: Regelrechte Darstellung des Gefäßsystems im Becken-Bein-Bereich.

12

Röntgenanatomie

● *Aortenbifurkation:* in Höhe L4/L5.
● *Gefäßdurchmesser:* Bauchaorta 2–4 cm, A. femoralis superficialis 0,7–1,5 cm, A. poplitea 0,6–1 cm.

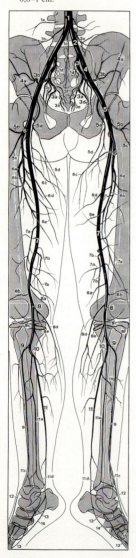

1   **Aorta abdominalis intrarenalis**
    (Aorta abdominalis)
1a A. lumbalis III
1b A. lumbalis IV
1c A. sacralis mediana
    (Aorta caudalis)
1d Aa. sacrales laterales

2   **A. iliaca communis (sinistra et dextra)**
2a A. iliolumbalis mit A. lumbalis V

3   **A. iliaca interna (sinistra et dextra)**
3a A. obturatoria
3b A. glutaea superior
3c A. glutaea inferior
3d A. pudenda interna mit A. vesicalis superior
3e A. uterina (endet in zahlreicher Verästelung und gibt auch als Seitenast die **A. vaginalis** ab)
3f A. rectalis media

4   **A. iliaca externa (sinistra et dextra)**
4a A. circumflexa ilium profunda

5   **A. femoralis (sinistra et dextra)**
5a A. circumflexa femoris medialis
5b A. circumflexa femoris lateralis
5c Ramus descendens, A. circumflexa femoris lateralis
5d A. saphena

6   **A. profunda femoris (sinistra et dextra)**
6a Ramus descendens, A. profunda femoris (versorgt oberflächliche Muskeln)

6b Ramus ascendens, A. profunda femoris (versorgt tiefer liegende Muskeln)
6c A. perforans I (dorsal)
6d A. perforans II
6e A. perforans III

7   **A. femoralis superficialis**
7a R. muscularis A. femoralis superficialis (präformierte Kollateralverbindungen)
7b A. genus descendens

8   **A. poplitea**
8a A. genus superior medialis
8b A. genus superior lateralis
8c A. genus media
8d Aa. surales
8e A. genus inferior medialis
8f A. genus inferior lateralis

9   **A. tibialis anterior**
10 Truncus tibialis posterior

11 **A. tibialis posterior**
11a A. fibularis (peronea)
11b R. circumflexus fibulae
11c R. perforans
11d R. communicans

12 **A. dorsalis pedis**
13 **A. plantaris medialis (tibialis)**
14 **A. plantaris lateralis (fibularis)**
15 Arcus plantaris (anastomosiert mit A. dorsalis pedis)

Schematische Darstellung der Becken-, Bein- und Fußgefäße (aus Topographischer Atlas zur Angiographie, Byk Gulden, Konstanz 1980).

Befunde

Arterielle Verschlußkrankheit (AVK)

Hauptmanifestation der AVK sind die Becken-Bein-Arterien. Typ-Einteilung: *Aortentyp* (Schmerzen im Gesäß, Hüfte, Oberschenkelmuskulatur, Schwäche der Beine, Impotenz), *Beckentyp* (ein- oder doppelseitige Schmerzen im Gesäß, Hüfte, Oberschenkelmuskulatur, Schwäche der Beine, Impotenz), *Oberschenkeltyp* (Claudicatio intermittens der Waden), *Unterschenkeltyp* (Claudicatio intermittens der Füße, Parästhesien). Prädilektionsstellen: Teilungs- und Abgangsstellen der Arterien A. poplitea, A. femoralis superficialis im Adduktorenkanal, A. tibialis posterior.

Stadieneinteilung nach Fontaine	
I	Keine Klinik, Zufallsbefund.
IIa	Gehstrecke > 100 m.
IIb	Gehstrecke < 100 m.
III	Ruheschmerz.
IV	Gangrän.

- *Angio:* Verkalkungen (Mediaverkalkungen: homogen, Intimaverkalkungen: grobschollig, punktförmig). Wandunregelmäßigkeiten, Wandplaques. Lumeneinengungen, Stenosen (chronische Verschlüsse: unregelmäßig, konisch zulaufendes Ende; akut-embolische Verschlüsse: Kuppelzeichen = Thrombus).
  Leriche-Syndrom: infrarenaler Aortenverschluß, häufig mit Ausbildung eines Kollateralkreislaufes über Lumbalarterien zur A. glutaea superior und A. iliolumbalis retrograd zur A. iliaca interna oder über die A. mesenterica superior und inferior (Riolan-Anastomose) zu den Aa. rectales media und inferior, retrograd in die A. iliaca interna oder
  über die A. thoracica interna zu den Aa. epigastricae superior und inferior, retrograd in die A. iliaca externa.

Erektile Impotenz

Neben psychischen Ursachen kann eine ungenügende arterielle Zufuhr oder ein gesteigerter venöser Blutabstrom Ursache sein. Auf der arteriellen Seite sind hierfür meist die Arteriosklerose, seltener Gefäßmalformationen verantwortlich.

Penile Blutversorgung: A. pudenda interna aus der A. iliaca interna (meist mit gemeinsamem Abgang der A. glutaea inferior), Übergang in die A. penis, Aufteilung in die A. dorsalis penis (Versorgung von Haut und Glans penis) und in die A. profunda penis (Versorgung des Corpus cavernosum). 15 % nur unilaterale Versorgung, 15 % akzessorische A. pudenda interna.

- *Angio:* zunächst Beckenübersichtsangiographie (Ausschluß von a.v. Malformationen). Darstellung des Abgangs der A. iliaca interna bds. überlagerungsfrei. Dann selektive Sondierung des Abgangs der A. iliaca interna: Aufnahmen 30–40° ipsilateral angehoben, 60 ml nichtionisches KM; Flow 3,5 ml/s; Bildfrequenz 1 Bild/s; Aufnahmeserie > 15 s.
  Befunde: Wandunregelmäßigkeiten. Kaliberschwankungen. Hintereinandergeschaltete Stenosen. Gefäßanomalien, Malformationen.
- *Therapie:* PTA der A. iliaca communis, seltener der A. iliaca interna bei Arteriosklerose.
  SKAT-Therapie (Papaverin-Phentolamin-Lösung): Injektion in die Corpora cavernosa, wodurch eine Erektion durch Vergrößerung des arteriellen Gefäßdurchmessers und damit größerer Bluteinstrom bewirkt wird.

12

Aneurysmen

☞ auch Kap. 5 Thorax und Mediastinum und Kap. 9 Retroperitoneum und Peritonealhöhle.

1. *Aneurysma verum:* Erweiterung aller 3 Wandschichten, sack- oder spindelförmige Aufweitung.
2. *Aneurysma spurium (oder falsum):* durch Leck in der Arterienwand paravasales Hämatom mit Hämatommembran, nach Punktion, Op.
3. *Aneurysma dissecans:* durch Einriß Abheben der Intimaschicht nach distal mit Wühlblutung
   ⇨ Doppellumen.
4. *Anastomosenaneurysma:* aneurysmatische Aufweitung proximal/distal einer Anastomose nach Bypass- und Prothesen-Op. (Aneurysma falsum).

● *Angio: Aneurysma der Bauchaorta:* Übersichtsangiographie in 2 Ebenen, inkl. Darstellung der Nierenarterien und der Beckenetage mit bds. jeweils um 30–40° angehobener Position. Katheterposition: in Höhe von L1; Flow: 6–10 ml/s; vorsichtige Katheterisierung des Aorten-aneurysmas! Wandverkalkung, sackförmige Aufweitung der Aorta. Kontrastiertes Lumen gleicht nicht dem tatsächlichen ∅ des Aneurysmas! (Darstellung mit Sono/CT). Verschluß der A. mesenterica inferior (80 % d.F. bei infrarenalem Aortenaneurysma).
  Beckenarterienaneurysma: meist A. iliaca communis, insgesamt selten isoliert.
  Aneurysma der Beinarterien: selten, meist A. femoralis communis, seltener im Bereich des Knies (50 % d.F. beidseitig), häufiger falsche Aneurysmen nach Punktion, Trauma, Op.

Gefäßprothesen

Dacron- oder Gore-Tex-Prothesen. Angiographische Kontrolle bei Verschlechterung der AVK oder bei V.a. auf Embolisation.

● *Aortoiliakale Y-Prothese:* bei Aortenaneurysma, distaler Aortenstenose, Leriche-Syndrom.
● *Aortofemoraler Bypass:* bei Iliakalarterienverschluß.
● *Femoropoplitealer Bypass:* bei Verschluß der A. femoralis superficialis.
● *Femorotibialer Bypass:* bei Verschluß der A. poplitea.
● *Femorofemoraler Bypass:* extraanatomisch; bei einseitigem Verschluß der A. iliaca. Komplika-tion: femorales Steal-Phänomen, Iliakalarterienstenose.
● *Axillofemoraler Bypass:* extraanatomisch; bei Patienten mit erhöhtem Op.-Risiko. Komplikatio-nen: Steal-Phänomen, Stenosen, Thrombose der A. axillaris. Darstellung: *i.v. DSA* (gleichzeitige Darstellung von Spender-/Empfängergefäß, ggf. Kollateralen), **Direktpunktion** (Feinnadelpunk-tion am besten im unteren Bereich der Rippen, Arm abduziert, antegrade Punktion, dünne Kanüle. Darstellung des distales Bypass, der distalen Anastomose), **Direktangiographie der A. subclavia/ A. axillaris** (Punktion der kontralateralen A. femoralis/A. axillaris, Sidewinder-2-Katheter, Prothesensondierung mit Kobra-1-Katheter).

Entrapment-Syndrom

Kompressionssyndrom der A. poplitea. Ursachen: atypischer Gefäßverlauf, aberranter Ursprung des medialen Kopfes des M. gastrocnemius oder M. popliteus mit Verlagerung der medialen A. poplitea. M:F = 8:1. Klinik: Claudicatio intermittens des Unterschenkels, Pulsabschwächung/-verlust, insbesondere bei Dorsalflexion des Fußes.

● *Angio:* spindelförmige Stenosierung der A. poplitea. Medial-, seltener Lateralverlagerung des Gefäßes.

Hämodialyseshunts

Technik
- Patientenlagerung: Rückenlage, Arm abduziert (Armhalterung oder Patient liegt auf einer Trage parallel zum Angiographietisch).
- Zugang: A. brachialis ipsilateral, medial und kranial der Ellenbeuge, Punktionsrichtung nach distal.
  20-/22-G-Kanüle.
- KM: 4–6 ml nichtionisches KM, 300 mg Jod/ml (venöser Abstrom: 10–15 ml).
- Flow: 2–3 ml/s manuell (venöser Abstrom: 5–6 ml/s).
- Strahlengang: a.-p.
- Bildfrequenz: 3–4 Bilder/s.
- Aufnahmen: DSA-Technik.
  1. Serie: **Unterarm supiniert.** Bildoberrand in Höhe der Kanülenspitze. Venöse Phase abwarten.
  2. Serie: **Unterarm proniert** (schräg). Bildoberrand in Höhe der Spitze der Kanüle. Venöse Phase abwarten.
  3. Serie: **Oberarm.** Unterarm supiniert, Bildunterrand in Höhe der Spitze der Kanüle.
  4. Serie: **Oberarm.** Venöser Abstrom bis zur V. cava superior (Ausschluß zentralvenöser Stenosen).
- Tips und Tricks: Direktpunktion des Dialyseshunts (über liegende Hämodialysenadel oder Zweitpunktion) am venösen, seltener am arteriellen Schenkel. Anlegen einer Blutdruckmanschette am Oberarm mit Kompression über den systolischen Druck. Darstellung der arteriellen Phase. Dekompression der Blutdruckmanschette und Darstellung der venösen Phase.
- Nach der Untersuchung 10 min die Punktionsstelle abdrücken, Druckverband.

Röntgenanatomie

I. Körpereigene, innere a.v. Shunts

Kurzschlußverbindung zwischen subkutaner Vene und Arterie, was zu einer erheblichen Steigerung der Durchflußrate in der Arterie und damit auch in der anastomosierten Vene führt. Die erhöhte venöse Flußrate führt zur Dilatation und Wandverdickung der Vene, wodurch das Shuntgefäß mehrmals pro Woche mit großlumigen Nadeln und Flußraten von 200–300 ml/min punktiert werden kann. Bei der Erstanlage wird meist die nicht dominierende obere Extremität gewählt, soweit distal wie möglich.

12

- *Brescia-Cimino-(BC-)Fistel*

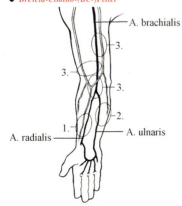

1. Distale Anastomose zwischen A. radialis und V. cephalica antebrachii (***Unterarmshunt***), Vene-End-zu-Arterie-Seit-Verfahren
2. Anastomose zwischen A. ulnaris und V. basilica antebrachii (***Unterarmshunt***)
3. Anastomose zwischen A. brachialis und V. cephalica/V. basilica (***Oberarmshunt***)

A. brachialis

3.

3.

3.

2.

1.

A. radialis

A. ulnaris

Möglichkeiten der a.v. Anastomosen am Unter-/ Oberarm

II. PTFE-Shunts

Ist eine Anlage eines körpereigenen Shunts wegen schwieriger Gefäßverhältnisse nicht möglich, kann eine Kunststoffprothese aus Polytetrafluorethylen (PTFE, Gore-Tex, Dacron) eingesetzt werden. ∅ ca. 6 mm.

1. *Unterarm-PTFE-Loop:* distale A. brachialis als zuführendes Gefäß (Prothese-End-zu-Arterie-Seit-Anastomose), U-förmige Prothesenschlaufe subkutan am Unterarm, Anastomose mit der V. basilica/V. brachialis.
2. *Oberarm-PTFE-Interponat:* distale A. brachialis als zuführendes Gefäß (Prothese-End-zu-Arterie-Seit-Anastomose), gradliniges PTFE-Interponat mit Anastomose zur V. basilica/V. cephalica/ V. brachialis/V. axillaris.
3. *Oberarm-PTFE-Loop:* Anastomose mit A. axillaris/V. axillaris.
4. *Oberschenkel-Shunt:* proximale A. femoralis superficialis als zuführendes Gefäß (Prothese-End-zu-Arterie-Seit-Anastomose), PTFE-Loop, V. saphena magna/V. femoralis.

III. Sonstige Shuntformen

Autologe V.-saphena-magna-Interponate, bovine A.-carotis-Interponate, Scribner-Shunt (extrakorporal).

Indikationen: venöse Abflußbehinderung im Bereich des Unterarms/der Hand (Ödem, Varicosis), distale Ischämie (Steal-Phänomen), RF im Shuntbereich, ungenügender Fluß bei der Hämodialyse (< 200–300 ml/min), ungenügender Blutrückstrom, rezidivierende Punktionsprobleme, Anstieg der Retentionswerte trotz ausreichender Dialysedauer, Kontrolle nach Gefäßinterventionen.

Normalbefund: Hämodialyseshunt
Nach Punktion der A. brachialis mit einer 22-G-Kanüle und manueller Injektion von insgesamt 30 ml nichtionischem jodhaltigen KM werden Serienangiogramme in DSA-Technik angefertigt.
Es zeigt sich eine antegrade regelrechte Kontrastierung der zuführenden Arterie, der Anastomose und des venösen Abstroms. Kein Anhalt für stenotische, aneurysmatische Gefäßveränderungen oder intraluminale KM-Aussparungen. Auch der zentral venöse Abfluß stellt sich unauffällig ohne Anhalt für Stenosierung dar. (Alternativ: Die Gefäßinterponate stellen sich normalkalibrig ohne Anhalt für Stenosierung, Knickbildung oder intraluminale KM-Aussparungen und normallumig dar).
Beurteilung: Regelrechte Darstellung des Hämodialyseshunts im Angiogramm.

Befunde

Stenosen/Verschlüsse

Ursachen meist Stenosen mit sekundärer Thrombose. *Frühthrombose:* Op.-technisch (Torsion der Vene, Nahtprobleme, Blutung, Ödem, unzureichende Heparinisierung). *Spätthrombosen:* punktionsbedingt. Prädilektionsstellen: venöse Anastomose (2/3 d.F.), Shunt, seltener zentral venöser Abfluß.
● *Angio:* Nachweis von Wandunregelmäßigkeiten, Stenosen, venösen Kollateralen.

Shuntaneurysmen

Echte Aneurysmen: Erweiterung des gesamten Gefäßes mit allen Gefäßwandschichten, Pulsation in allen Richtungen, fast ausschließlich nur bei körpereigenen Shuntformen. *Falsche Aneurysmen:* Komplikation der Gefäßnaht/Gefäßpunktion, kommt bei allen Shuntformen vor, häufig mit umschriebenen Stenosen kombiniert.
Aneurysmagröße: Zunahme des ∅ > 50 % oder ∅ der körpereigenen Shuntvene > 15 mm.

Steal-Phänomen

Verminderte arterielle Blutversorgung der dem Shunt nachfolgenden Extremität durch Umleitung des arteriellen Blutes aus der Shunthauptarterie in die Shuntvene, mit meist zusätzlichem Anzapfen anderer arterieller Stromgebiete.

- *Angio:* Radialis-BC-Fistel: retrograder Fluß von der A. ulnaris über den distalen Anteil der A. radialis in den Shunt, häufig zusätzliche Stenose/Verschlüsse der Digitalarterien oder weiter proximal gelegener Arterien.

II. Phlebographie

Armphlebographie

Aufnahmetechnik
BV-DL mit Zielaufnahmen oder digitale BV-Radiographie. Aufnahmespannung 55–60 kV. Film-Fokus-Abstand 1,0–1,5 m (Übertischanordnung). Film-Folien-System: Empfindlichkeitsklasse ≥ 400. Überlappende Bilddokumentation. Strahlenschutz: Gonadenkapsel/Beckenabdeckung.

Untersuchungstechnik
- Lagerung: Rückenlage, Arm ca. 30° abgewinkelt.
- Punktion: Butterfly-Kanüle grün oder 18-G-Verweilkanüle. Punktion nach Hautdesinfektion einer oberflächlichen Vene an der Hand oder am Handgelenk. Fixierung mittels Pflasterstreifen. Ggf. Anlegen einer Staubinde oberhalb der Punktionsstelle.
- KM: 50 ml nichtionisches KM, 300 mg Jod/ml. Zügige manuelle Injektion.
- Strahlengang: a.-p.
- Aufnahmen (den evtl. angelegten Stauschlauch vor Aufnahmebeginn öffnen, KM-Abfluß unter DL kontrollieren):
  1. Film: 35 x 30 cm, dreigeteilt:
  1. Bild: **Unterarm bis Ellenbogen,** Unterarm in Supination.
  2. Bild: **Unterarm bis Ellenbogen,** Unterarm in Pronation.
  3. Bild: **Oberarm.**
- *2. Film:* 24 x 30 cm, quer.
  4. Bild: *V. axillaris, V. subclavia bis zum rechten Vorhof* (hierbei ausatmen lassen).
- Nach Untersuchungsende über liegende Kanüle mit 50 ml (0.9 %)igem NaCl spülen.

Röntgenanatomie

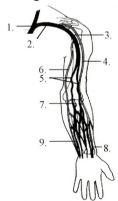

1. V. brachiocephalica
2. V. subclavia
3. V. axillaris
4. V. cephalica
5. Vv. brachiales
6. V. basilica
7. V. mediana cubiti
8. Vv. radiales
9. Vv. ulnares

12

Schemazeichnung der Venen der oberen Extremität

Indikationen: V.a. auf tiefe Armvenenthrombose; präoperative Abklärung des Schulter-Arm-Bereichs, der oberen Thoraxapertur und des Halses; differentialdiagnostische Abklärung unklarer Schwellungszustände des Armes.

Kontraindikationen: chronisches Lymphödem (bei Z.n. Ablatio mammae), Infektionen der Haut im Punktionsbereich.

Normalbefund: Armphlebographie

Nach Punktion einer oberflächlichen Handrückenvene und Injektion von 50 ml nichtionischem jodhaltigem KM Anfertigung von Zielaufnahmen unter DL.
Sämtliche Unter- und Oberarmvenen inkl. der V. axillaris, V. subclavia und V. cava superior stellen sich unauffällig dar mit glatten Wandkonturen und unbehindertem KM-Abfluß. Kein Hinweis auf frische Thrombose oder postthrombotische Veränderungen.
Beurteilung: unauffällige Darstellung in der Armphlebographie.

Befunde

Allgemeine Röntgenzeichen der tiefen Venenthrombose
* *Kuppelzeichen:* Thromboskopf.
* *Konturzeichen, Schienenphänomen:* Thrombus von KM umflossen.
* *Radiergummi-Phänomen:* Vene nur flau darstellbar.
* *Stalaktiten-Zeichen:* Thrombusschwanz.
* *Ausbildung von Kollateralkreisläufen.*
---

* *Akute Thrombose:* scharfe Konturen der Aussparungen, allenfalls spärliche Kollateralkreisläufe.
* *Postthrombotische Veränderungen:* Kollateralkreisläufe kräftig ausgeprägt mit varikösem, geschlängelten Verlauf. Unregelmäßige Wandkonturen und unregelmäßige Füllungsdefekte.
* *Partielle Rekanalisation:* unregelmäßige Gefäßkontur, wandständige Aussparung, meist persistierende Kollateralkreisläufe.

Paget-von-Schroetter-Syndrom

Akute Thrombose der V. axillaris oder V. subclavia. Ursachen: Überanstrengung, i.v. Injektionen/Katheter, Thoracic-outlet-Syndrom, Fixation, z. B. in Gips.
* *Phlebo:* Zeichen der Thrombose.

Kompression von außen

Durch raumfordernde Prozesse in der Umgebung, bei Z.n. Strahlentherapie, postop., nach Traumen können Verlagerungen und Stenosierungen auftreten.

Beinphlebographie

Aufnahmetechnik

Kipptischlagerung 30–50°. BV-DL oder digitale BV-Radiographie. Aufnahmespannung 70–80 kV. Fokus-Film-Abstand 1,0–1,5 m (Übertischanordnung). Film-Folien-System: Empfindlichkeitsklasse ≥ 400. Überlappende Bilddokumentation. Strahlenschutz: Hodenkapsel, ggf. Ovarienschutz.

Technik

- Lagerung: Rückenlage, 45°-Schräglage des Tisches. Der Patient steht mit dem nicht zu untersuchenden Bein auf einem kleinen Holzklotz auf der Trittfläche des Untersuchungstisches, so daß das zu untersuchende Bein frei herabhängt. Armhaltegriffe in richtiger Höhe anbringen.
- Punktion: Butterfly-Kanüle oder Verweilkanüle 18/21 G. Punktion einer oberflächlichen Fußrückenvene, möglichst weit distal am mittleren Fußrücken oder Vorfuß, am besten V. hallucis dorsalis. Punktion in 45°-Schräglage oder falls nötig am sitzenden Patient mit herunterhängendem Bein. Entlüftete oder mit NaCl (0.9%) durchgespülte Butterfly-Kanüle/Verweilkanüle mit Verlängerungsschlauch. Nach Punktion ausreichende Fixierung mit Pflaster. Anlegen eines Stauschlauches oberhalb des Knöchels (Verhinderung des KM-Abflusses in oberflächliche Venen).
- KM: 50 ml nichtionisches KM, 300 mg Jod/ml. Zügige manuelle Injektion unter rezidivierender DL-Kontrolle (cave: Paravasat, Abfluß in oberflächliches Venensystem).
- Strahlengang: a.-p.
- *1. Film:* 35 x 35 cm, dreigeteilt:
  1. Bild: **Unterschenkel max. innenrotiert.**
  2. Bild: **Unterschenkel max. außenrotiert.**
  3. Bild: **Knie mit distalem Oberschenkel,** Unterschenkel max. außenrotiert.
- *2. Film:* 35 x 30 cm, dreigeteilt:
  4. Bild: **Knie a.-p. mit distalem Oberschenkel.** Patienten pressen lassen.
  5. Bild: Röntgentisch in Horizontale fahren, Stauschlauch öffnen. Ggf. manuelle Kompression des Fußgewölbes oder des Unterschenkels (*cave:* Thrombose*). Proximaler Oberschenkel mit* **Leistenregion mit Einmündung der V. saphena magna.** Patienten pressen lassen.
  6. Bild: **Beckenvene bis zur Einmündung in die V. cava inferior.**
- Anschließend nochmalige DL der Venen, ggf. bei Befund Zusatzaufnahmen oder Darstellung der Insuffizienzpunkte bei Klappeninsuffizienz.
- Nach Untersuchungsende bei liegender Kanüle mit 50 ml 0,9%iger NaCl-Lsg. spülen.
- Tips und Tricks: sollte keine Vene punktierbar sein, Fuß in abhängiger Position in warmem Wasser baden. Bei ungenügender KM-Füllung der Venen manuelles Ausstreichen des KM aus dem Vorfuß, ggf. zusätzliche Injektion von 25–50 ml KM und Anlegen einer 2. Staubinde im Bereich des distalen Oberschenkels.

Röntgenanatomie

Tiefes Beinvenensystem

- *V. tibialis anterior:* meist gedoppelt, bei Innenrotation lateral.
- *V. tibialis posterior:* gedoppelt, medial.
- *V. fibularis:* meist einzeln, zwischen V. tibialis anterior und posterior.
- *V. poplitea, V. femoralis superficialis, V. femoralis communis, V. iliaca externa, V. iliaca communis, V. cava inferior.*

Oberflächliche Beinvenen

- *V. saphena magna:* meist einzeln. Verlauf vom medialen Knöchel bis zum medialen Femurkondylus. Mündung an der Vorderseite des Oberschenkels ca. 3 cm unterhalb des Leistenbandes in die V. femoralis communis. Zahlreiche Verbindungen zu anderen oberflächlichen und den tiefen Venen.
- *V. saphena parva:* Verlauf vom lateralen Knöchel über die Mitte des Wadenrückens. Mündung 3–7,5 cm oberhalb des Kniegelenkes in die V. poplitea.

12

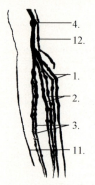 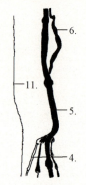 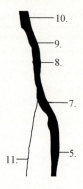

Linker Unterschenkel innenrotiert   Linker Oberschenkel außenrotiert   Beckenetage

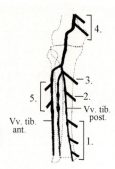

Beinvenen
1. Vv. tibiales anteriores
2. Vv. fibulares
3. Vv. tibiales posteriores
4. V. poplitea
5. V. femoralis superficialis
6. V. profunda femoris
7. V. femoralis communis
8. V. iliaca externa
9. V. iliaca communis
10. V. cava inferior
11. V. saphena magna
12. V. saphena parva

Perforansvenen
1. Cockett-Venen
2. Sherman-Vene
3. Boyd-Vene
4. Dodd-Venen
5. Laterale Perforansvenen

Perforansvenen des Beines

Perforansvenen des Beines

Verbindung zwischen dem tiefen und oberflächlichen Beinvenensystem. Venenklappen verhindern den Rückfluß von den tiefen zu den oberflächlichen Venen.

- *Cockett-Venen I, II, III:* 7, 8, 12 cm von der Fußsohle entfernt. Verbindung am distalen Unterschenkel zwischen V. saphena magna und V. tibialis posterior.
- *Sherman-Vene:* medial in der Mitte des Unterschenkels zwischen Cockett- und Boyd-Vene.
- *Boyd-Vene:* ca. 5–8 cm distal des Kniegelenks medial. Verbindung zwischen V. tibialis posterior und V. saphena magna.
- *Dodd-Venen:* Venengruppe medial im distalen Oberschenkeldrittel. Verbindung zwischen V. saphena magna und V. femoralis superficialis.
- *Laterale Perforansvenen:* an der Außenseite. Verbindung zwischen V. saphena magna und V. tibialis anterior.
- *Gastroknemiusvene (May-Vene):* am M. gastrocnemius, in der Wadenmitte. Verbindung zwischen V. saphena parva und Gastroknemiusvene.
- *Soleus-Gruppe:* Muskelvenen.

Indikationen: Feststellung einer frischen tiefen Beinvenenthrombose; Lokalisation einer möglichen Emboliequelle bei Lungenembolie; Varicosis, insbesondere präop., vor Venenentnahme in der Bypass-Chirurgie; diagnostische Abklärung unklarer Beinschwellungen.

Kontraindikationen: chronisches Lymphödem, Entzündungen der Haut im Punktionsbereich.

Normalbefund: Beinphlebographie

Nach Punktion einer Fußrückenvene und Anlage eines Stauschlauches sowie Applikation von 50 ml nichtionischem jodhaltigem KM Anfertigung von Zielaufnahmen unter DL-Kontrolle. Sämtliche tiefen Unter- und Oberschenkelvenen inkl. der Beckenetage stellen sich unauffällig, glatt begrenzt und ohne KM-Aussparung mit ungehindertem KM-Abfluß dar. Kein Hinweis auf insuffizienten Klappenapparat oder insuffiziente Perforansvenen. Ebenfalls kein Hinweis auf eine frische Thrombose oder postthrombotische Veränderungen.
Beurteilung: Regelrechte Darstellung des tiefen Beinvenensystems mit intaktem Klappenapparat.

Befunde

Tiefe Beinvenenthrombose (TVT)

Thrombose der tiefen Beinvenen mit Gefahr der Lungenembolie oder Ausbildung eines postthrombotischen Syndroms. Lokalisation: 60 % untere Extremität, 30 % Beckenvenen. Thrombose der V. femoralis führt in 25 % d.F. zu einer aufsteigenden Beckenvenenthrombose. Beckenvenenthrombosen haben eine doppelt so große Emboliefrequenz wie Femoralvenenthrombosen.

● *Phlebo:* ☞ Armvenenthrombose, allgemeine Röntgenzeichen.
   Spontan-Palma: femorofemoraler Kollateralkreislauf bei einseitigem Verschluß der Beckenvene.

Varizen

Primär durch Klappeninsuffizienz der tiefen Venen oder sekundär beim postthrombotischen Syndrom, seltener bei Gefäßmißbildungen.

● *Phlebo:* Untersuchung mit aufgerichtetem Untersuchungstisch und Valsalva-Preßversuch mit Darstellung des Verhaltens der Klappen der Leitvenen, der Vv. perforantes und der Crosse der Saphena-Stammvenen. Bei retrogradem KM-Einstrom Dilatation, Schlängelung und Varicosis der Veneneinmündung/der gesamten Vene.

12

Stadieneinteilung der Mündungsinsuffizienz der V. saphena magna	
I	Proximales Oberschenkeldrittel, Insuffizienz der Crosse (Mündungsklappeninsuffizienz).
II	Proximale 2/3 des Oberschenkels, distaler Insuffizienzpunkt am Oberschenkel.
III	Bis proximales Unterschenkeldrittel, distaler Insuffizienzpunkt am Unterschenkel.
IV	Bis Malleolen bzw. Fußvenen, Insuffizienz der ganzen Vene.

Stadieneinteilung der Klappeninsuffizienz der V. saphena parva	
I	Mündungsklappeninsuffizienz.
II	Bis mittleres Unterschenkeldrittel, distaler Insuffizienzpunkt am Unterschenkel.
III	Insuffizienz der ganzen Vene.

Kavographie

I. Darstellung der Beckenvenen und V. cava inferior

Technik

- Lagerung: Rückenlage.
- Zugang: V. femoralis, Punktion 1 cm weiter medial als Arterienpuls, während Punktion Patienten kräftig pressen lassen, Seldinger-Kanüle.
- Katheter: 5-F-Pigtail-Katheter (oder gerader Katheter), 65 cm lang. 0,035-in-J-Führungsdraht, 125 cm lang.
- Katheterposition: V. iliaca communis bzw. V. cava inferior.
- KM: 50 ml nichtionisches KM, 370 mg Jod/ml.
- Flow: 10–15 ml/min, Druckspritze/manuelle Injektion, Delay 1 s.
- Strahlengang: a.-p., (seitlich).
- Bildfrequenz: 2 Bilder/s (DSA, konventionell), ggf. konventionelles DL-Gerät mit 1 Bild/s (Kassette 35 x 35 cm, dreigeteilt).
- Aufnahmen: Aufnahme in Atemstillstand oder mit Valsalva-Preß-Manöver, 5 x 2 Bilder/s.
- Tips und Tricks: zur besseren Kontrastierung doppelseitige Punktion und KM-Injektion über beide Vv. femorales. *Cave:* KM-Gabe über Katheter mit der Gefahr der Ablösung von thrombotischem/tumorösem Material. Nie gegen Widerstand Katheter einführen!

Röntgenanatomie

- *V. cava inferior:* 20–30 mm weit. Verlauf rechts der Aorta abdominalis.
- *Beckenvenen:* Vereinigung in Höhe von L5.

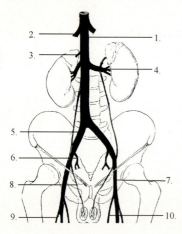

1. V. cava inferior
2. Vv. hepaticae
3. V. suprarenalis
4. V. renalis
5. V. iliaca communis
6. V. iliaca interna
7. V. femoralis communis
8. Plexus pampiniformis und V. testicularis
9. V. profunda femoris
10. V. saphena magna

Schematische Darstellung der Beckenvenen und V. cava inferior mit ihren Ästen

Indikationen: soweit nicht mit Sono/FKDS oder CT abklärbar: Thrombose; Kompression der V. cava inferior; unzureichende Darstellung der Beckenvenen bei Oberschenkelvenenthrombose. Präoperative Abklärung von retroperitonealen Tumoren mit V.a. Beteiligung der Nierenvenen oder der V. cava inferior.

Normalbefund: Kavographie der V. cava inferior

In Lokalanästhesie Punktion der V. femoralis in Seldinger-Technik sowie Einführung eines Katheters in die untere Hohlvene und Injektion von 50 ml jodhaltigem, nichtionischem KM sowie Anfertigung von Serienangiogrammen.
Die V. cava inferior stellt sich in normaler Lage und normal weit dar. Die Wandkonturen sind glatt, kein Anhalt für KM-Aussparungen. Der KM-Abstrom ist ungehindert.
Beurteilung: Regelrechte Darstellung der V. cava inferior und ihrer Äste.

Befunde: ☞ Kap. 9 Retroperitoneum.

II. Darstellung der V. cava superior

Technik

- Lagerung: Rückenlage, beide Arme 30° abgewinkelt.
- Zugang: V. cubitalis bds. 16-/18-G-Verweilkanüle.
- KM: 25 ml nichtionisches KM je Arm, 350–370 mg Jod/ml, Injektion über Y-Stück oder simultane Injektion von 2 Untersuchern.
- Flow: 10–15 ml/s, manuell oder Druckspritze (nur bei Punktion der Kubitalvene, nicht bei Handvenenpunktion!), Delay 2–6 s.
- Strahlengang: a.-p.
- Bildfrequenz: 1 Bild/s.
- Aufnahmen: DSA-Technik, Einblendung obere Thoraxapertur, Atemstillstand in Exspiration.

Röntgenanatomie

12

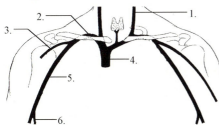

1. A. jugularis interna
2. V. subclavia
3. V. cephalica
4. V. cava superior
5. V. axillaris
6. V. basilica

Schematische Darstellung der V. cava superior und ihrer Äste

Indikationen: Sofern computertomographisch oder sonographisch eine Thrombose bzw. eine Verlagerung oder das Einwachsen eines Tumors in das Gefäßsystem nicht geklärt werden können.

Normalbefund: Kavographie der V. cava superior

Nach Punktion der Kubitalvenen und simultaner Injektion von insgesamt 50 ml nicht-ionischem jodhaltigen KM wurden Serienangiogramme in DSA-Technik durchgeführt.
Die V. cava superior und ihre zuführenden Äste stellen sich bis zur Einmündung in den rechten Vorhof regelrecht mit glatten Wandkonturen und normal weitem Lumen sowie ohne KM-Aussparungen dar. Der KM-Abstrom ist regelrecht.
Beurteilung: Regelrechte Darstellung der V. cava superior und ihrer Äste.

Befunde: ☞ Kap. 3 Thorax und Mediastinum.

Phlebographie der Nebennierenvenen und selektive Blutentnahme

Technik

- Zugang: V. femoralis, 18-G-Punktionskanüle.
- Katheter: **1. V. cava inferior:** 5-/6-F-Katheter mit gebogener Spitze, 65–100 cm lang.
  2. linke Nebennierenvene: 5-/6-F-Nebennierenkatheter (2fach rechtwinklig geformt), 100 cm lang.
  3. rechte Nebennierenvene: Sidewinder-Katheter, 100 cm lang.
  0,035-in-J-Führungsdraht (Teflon), 150 cm lang.
- Katheterposition: **linke Nebennierenvene:** Einführen in die linke V. renalis, distales Ende des Katheters zeigt nach kranial, langsames Zurückziehen, bis der Katheter in die linke Nebennierenvene einhakt.
  Rechte Nebennierenvene: Einführen des Katheters in die V. cava superior, langsames Zurückziehen, bis der Katheter ca. 2–4 cm kranial der rechten V. renalis in die rechte Nebennierenvene einhakt.
- KM: 2–3 ml vorsichtig manuell, **cave:** Überspritzen der Nebennierenvenen /Nebennieren.
- Flow: 1 ml/s.
- Strahlengang: a.-p.
- Bildfrequenz: 2 Bilder/s.
- Aufnahmen: KM-Gabe und Dokumentation möglichst erst nach Venenblutentnahme, da sonst falsche Hormonwerte erzielt werden können.
- Venenblutentnahme: 7 heparinisierte Blutröhrchen, Kühlung in Trockeneis. Blutröhrchen vorher beschriften. 6–10 ml Blutentnahme je Etage. 5 ml vor jeder Blutentnahme verwerfen.
  Abnahmetagen: V. cava superior, V. cava inferior suprarenal, V. cava inferior infrarenal, V. renalis links und rechts, Vv. suprarenales links und rechts.

Indikationen: Sofern CT und nuklearmedizinische Nebennierendiagnostik keine eindeutige Klärung ergeben haben: bei hormonaktiven Prozessen der Nebennieren, V.a. auf multiple Phäochromozytome bei negativem Nebennierenmarkszintigramm (hier ggf. mehrere Blutentnahmen).

Befunde: ☞ Kap. 10 Endokrine Organe, Nebennieren.

Retrograde Venographie der V. spermatica/V. ovarica

Technik

- Zugang: V. femoralis (kontralateral), 18-G-Punktionskanüle.
- Katheter: **links:** 5-F-Kobra-/Spermatica-Katheter, 100 cm lang.
  Rechts: 5-F-Kobra-/Sidewinder-1-Katheter, 100 cm lang.
  0,035-in-J-Führungsdraht mit beweglicher Seele, 150 cm lang.
- Katheterposition: **links:** Sondierung der V. renalis, Katheterspitze nach kaudal richten und langsam zurückziehen, bis der Katheter in die kaudal einmündende V. spermatica/ovarica einhakt.
  Rechts: Katheter in V. cava inferior einführen, langsames Zurückziehen des Katheters, bis dieser einige Zentimeter distal der Nierenvene in die venterolateral einmündende V. spermatica/ovarica einhakt.
- KM: 10–20 ml nichtionisches KM, 350 mg Jod/ml.
- Flow: 5 ml/s, manuell.
- Strahlengang: a.-p.
- Bildfrequenz: 2 Bilder/s.
- Aufnahmen: bis KM-Säule zum Stillstand kommt. Valsalva-Versuch ermöglicht Darstellung bis zum Hoden/Ovar. Überprüfung des Venenklappenapparates.
- Tips und Tricks: Sondierung der Venenabgänge unter Valsalva-Preßmanöver. Bei Kinderwunsch sollte der Hoden nicht KM-gefüllt darstellen werden. Aufnahmen auch am DL-Gerät mit halb-aufrechter Lage des Patienten möglich.

Röntgenanatomie

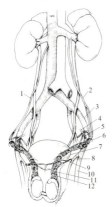

V. spermatica

1. V. spermatica interna dextra
2. V. spermatica interna sinistra
3. V. iliaca externa
4. V. epigastrica inferior
5. V. spermatica externa
6. Anulus inguinalis profundus
7. Anulus inguinalis superficialis
8. V. saphena magna
9. V. pudenda externa
10. V. femoralis
11. V. ductus deferentis
12. Plexus pampiniformis

- **V. spermatica interna = V. testicularis:** häufig anatomische Varianten wie gedoppelte Venenabschnitte, Querverbindungen, strickleiterartiger Verlauf, Kollateralen zu Nierengefäßen, V. lumbalis ascendens, V. iliaca, V. cava inferior.
- **Plexus pampiniformis:** gebildet durch die tiefen Venen des Hodens und des Nebenhodens, wird drainiert durch 3–4 Venen der V. spermatica interna, durch die V. spermatica externa und die Venen des Ductus deferens.

12

Varikozele: Erweiterung, Verlängerung oder varizenartige Schlängelung der V. spermatica und/oder des Plexus pampiniformis. 80–90 % d.F. einseitig, 16 % bilateral, 6 % isoliert rechtsseitig. Wird in bis zu 50 % bei Infertilität angetroffen.
- *Venographie:* Erweiterung der V. spermatica auf 4–12 mm. Geschlängelter, variköser Verlauf. Insuffizienter Venenklappenapparat.

Maldescensus

- *Venographie:* KM-Anreicherung des Plexus pampiniformis an der Stelle der Hodenretention.

Fehlende Anlage des Hodens

- *Venographie:* blindes Ende der V. spermatica.

Interventionen

Es folgt eine kurze zusammenfassende Einführung in die verschiedenen Techniken und Möglichkeiten der interventionellen Radiologie. Die interventionelle Radiologie ist mittlerweile eine hochspezialisierte und aufwendige Methode, die ein hohes Maß an Sachkenntnis und Erfahrung im Umgang mit dem sich ständig ändernden und sich weiter entwickelnden Instrumentarium erfordert.

Perkutane transluminale Angioplastie (PTA)

Ballon-Angioplastie: Ein nicht dilatierter Ballonkatheter wird in das betroffene Gefäßsegment eingebracht und auf den zuvor ausgemessenen Gefäßdurchmesser ausgedehnt. Hierdurch kommt es zur Erweiterung des Gefäßabschnittes infolge von Zerreißungen der inneren Gefäßanteile, wobei die Adventitia nicht verletzt wird. Die sich hieraus ergebenen Komplikationen der Methode sind überschießende Thrombozytenanlagerungen im geschädigten Gefäßbereich mit frühzeitigem erneuten Gefäßverschluß und Intimahyperplasie mit erneuter Stenose oder Verschluß.

Komplikationen

⇨ Komplikationen durch das KM oder Lokalanästhetikum.
⇨ Komplikationen der Punktionsstelle (Thrombose, Hämatom, Blutung, Dissektion, Embolie, a.v. Fistel usw.).
⇨ Dissektion im behandelten Gefäßabschnitt.
⇨ Verschluß des behandelten Gefäßabschnittes durch Thrombose oder Intima-Flap.
⇨ Embolie in die Peripherie (ggf. behandelbar durch lokale Fibrinolyse).
⇨ Gefäßverletzung mit evtl. Op.-Folge.
⇨ Neurologische Komplikationen.
⇨ Nieren-PTA: Organverlust mit Hämodialysefolge.

Allgemeine Voraussetzung und Maßnahmen

⇨ Intensive Aufklärung des Patienten mindestens 24 h vor geplantem Eingriff.
⇨ Indikationsklärung.
⇨ Abklärung der Nieren-/Schilddrüsenfunktion und sonstiger KI für KM-Gabe.
⇨ Blutgerinnung: Quick > 70 %, Thrombozyten > 80 000/mm^2.
⇨ Patient soll am Untersuchungstag nüchtern sein, ggf. für ausreichende Hydratation i.v. sorgen.
⇨ Thrombozytenaggregationshemmer: Beginn am Vorabend des Eingriffs, mindestens über 3–6 Monate (z. B. Acetylsalicylsäure 100 mg).
⇨ Absprache mit Gefäßchirurgen für den Fall einer gefäßchirurgischen Intervention.
⇨ Patienten-Monitoring: RR- und Pulskontrolle, ggf. O$_2$ und EKG-Kontrolle.
⇨ Angiographischer Vorbefund.

Allgemeine Durchführung der PTA

● Vor PTA stets angiographische Kontrolle des Ausgangsbefundes (Befundänderung, Dokumentation bei evtl. Komplikationen usw.).
● Einlegen einer Schleuse: zum Führungsdraht-, Katheter- und Ballonkatheter-Wechsel.
   Cave: Häufig passen Ballonkatheter einer bestimmten F-Größe nicht durch die Schleusen gleicher Größe. Sicherheitshalber Schleuse 1 F größer wählen.
● Passage der Stenose: vorsichtige Sondierung der Stenose mit dünnem Katheter über einen Führungsdraht unter KM-Injektion. Nach Passage Vorschieben des Führungsdrahtes deutlich über die Stenose hinaus. Entfernen des Katheters und Einführen des Ballonkatheters bis knapp distal der Stenose. Sollte sich die Stenose nicht mit dem Katheter sondieren lassen, vorsichtiges alleiniges Vorschieben des Führungsdrahtes mit Überprüfung des Gefäßes durch KM-Injektion über den Seitenarm der Schleuse.
● Führungsdraht bis Ende der Untersuchung distal der Stenose liegen lassen.

- Katheter und Führungsdraht nie gegen Widerstand vorschieben!
- Durchmesser des Ballonkatheters: nicht > als Gefäßdurchmesser. Beurteilung des Gefäßdurchmessers prästenotisch oder an der Gefäßgegenseite. *Cave:* Vergrößerungsfaktor auf Röntgenbild/Monitor beachten (ca. 10–30 %)! Beginn mit der jeweils kleineren Ballongröße.
- Länge des Ballonkatheters: nicht wesentlich länger als die zu behandelnde Gefäßregion.
- Ballon überprüfen: „im Trockenen" Ballon mit 10-ml-Spritze mit 10 ml NaCl (0,9 %) füllen und wieder entblocken.
- Initial 5000 I.E Heparin über Katheter geben.
- Dilatation des Ballonkatheters: langsam vorsichtig mit 10-ml-Spritze ca. 10 s lang. Dilatation wiederholen, max. 3mal, ggf. Ballonkatheter minimal zurückziehen. Spritzen mit geringerem Volumen zur Ballondilatation erzeugen einen höheren Überdruck und können den Ballon zum Platzen bringen!
- Bei Schmerzen des Patienten Dilatation beenden (leichter Druckschmerz normal).
- Erfolgreiche Dilatation: mindestens 80 % des Ballondurchmessers.
- Entblocken des Ballonkatheters: mit 10-ml-Spritze (schnelle Entblockung mit 20-ml-Spritze, Erzeugung eines größeren Unterdruckes).
- Anschließend angiographische Kontrolle zur Dokumentation der Dilatation.
- Entfernen des angiographischen Instrumentariums.
- 10 min Abdrücken der Punktionsstelle. Druckverband. Kontrolle der Pulse, Immobilisation und stationäre Beobachtung des Patienten.

PTA der Beckenarterien

Technik
- Zugang: ipsilaterale/kontralaterale A. femoralis retrograd. 16-G-Punktionskanüle, evtl. 7-F-Dilatator, 6-/7-F-Schleuse, 10 cm lang.
- Katheter: gerader Katheter/Kobra-Katheter, 6-F, 100 cm lang.
- Führungsdraht: 0,035-in-J-Draht mit beweglicher Seele, 145 cm lang.
- Ballonkatheter: in Abhängigkeit des ∅ und der Länge der Stenose, z. B. Ballon-∅: 6–10 mm, Ballonlänge 4 cm.

12

Indikationen
- AVK IIb, III, IV.
- Lumeneinengung > 75 %.
- Konzentrische, kurzstreckige Stenose günstiger zu dilatieren als exzentrische, langstreckige Stenose.
- Singuläre/multiple unilaterale/bilaterale Stenosen (ggf. Simultaneingriffe).
- Akuter/subakuter unilateraler Gefäßverschluß.

Kontraindikationen
- Chronische Beckenarterienverschlüsse.
- Läsionen der A. femoralis communis und des Punktionsbereiches.
- Keine klinische Gehstreckenbeeinträchtigung.
- KI gegen KM, Antikoagulanzien.

PTA der A. femoralis und A. poplitea

Technik
- Zugang: ipsilaterale A. femoralis mit antegrader Punktion (bei sehr proximaler Stenose auch kontralaterale, retrograde Punktion). 16-G-Punktionskanüle, evtl. 7-F-Dilatator, 6-F-Schleuse.
- Katheter: gerader 5-/6-F-Katheter, 100 cm lang.
- Führungsdraht: 0,035-in-J-Draht mit beweglicher Seele, 145 cm lang, ggf. auch Draht mit harter Spitze.
- Ballonkatheter: in Abhängigkeit des ∅ und der Länge der Stenose, z. B.:
  A. femoralis superficialis: 6–7 mm ∅.
  A. poplitea proximal: 5 mm ∅.
  A. poplitea distal: 4 mm ∅.

Indikationen
- AVK IIb, III, IV.
- Stenosen mit Lumeneinengung > 75 %.
- Akuter/subakuter Gefäßverschluß.
- Stenosen der A. femoralis superficialis bei Verschluß der A. femoralis profunda.
- Primärbehandlung der Einstrombahn (auch Gehstreckentraining!).

Kontraindikationen (relativ)
- Schlechte Ausflußbahn (Stenose der Unterschenkelarterie).
- Langstreckiger Verschluß > 8–10 cm Länge.
- Stenose von 2 Unterschenkelarterien mit der Gefahr des Extremitätenverlustes durch Embolie/ akuten Verschluß der verbleibenden Unterschenkelarterie.

PTA der infrapoplitealen Arterien

Technik
- Zugang: ipsilaterale A. femoralis, antegrade Punktion. 16-G-Punktionskanüle, evtl. 7-F-Dilatator, 6-F-Schleuse.
- Katheter: gerader 4-F-Katheter.
- Führungsdraht: hochflexible Führungsdrähte, z. B. 0,016–0,018-in-Draht.
- Ballonkatheter: in Abhängigkeit des ∅ und der Länge der Stenose, z. B. 3,5-5-F-Ballonkatheter.
  A. tibialis anterior proximal, Tractus tibiofibularis: 3,5 ± 0,5 mm.
  Unterschenkelarterien distal: 2,5 mm.
- Medikamente: Spasmusprophylaxe/-therapie: 10 mg Nifedipin (Adalat) sublingual, ggf. Nitroglyzerin (Nitrolingual) 100 µg i.a., 1 Amp.=5 ml =5 mg, 1 ml=1 mg = 100 µg. Vollheparinisierung für 48 h: 25 000 I.E/24 h Heparin, auf 50 ml NaCl (0.9 %) aufziehen, Perfusor auf Position 2. Ggf. Marcumarisierung für 2 Monate oder länger nach Intervention.

Indikationen: AVK III, IV. Isolierte Stenosen oder akute/subakute Verschlüsse einer Unterschenkelarterie bei ansonsten hämodynamisch unwirksamen Unterschenkelgefäßen (amputationsgefährdete Extremität).

PTA der Nierenarterien

Technik

- Vorbereitung: ☞ oben, Absetzen der Antihypertensiva 24 h vor PTA-Beginn, ggf. Umsetzung auf kurzwirksame, leicht steuerbare Antihypertensiva.
- Zugang: transfemoral, bei extrem steilem Abgang der Nierenarterien ggf. transaxillär oder transbrachial. 16-G-Punktionskanüle, evtl. 7-F-Dilatator, 6-/7-F-Schleuse, 10 cm (–25 cm) lang.
- Katheter: 6-F-Sidewinder-1-Katheter, 100 cm lang, 6-F-Kobra-Katheter, 65 cm lang.
- Führungsdraht: 0,035-in-J-Draht mit beweglicher Seele, ggf. weicher, gerader Draht, 125 cm lang.
- Ballonkatheter: in Abhängigkeit des ∅ und der Länge der Stenose, z. B. 5–6 mm ∅, 1,5–2 cm Länge. Dilatationsdauer 30 s.
- Medikamente: Spasmusprophylaxe/-therapie: 10 mg Nifedipin (Adalat®) sublingual, ggf. Nitroglyzerin (Nitrolingual) 100 µg i.a., 1 Amp.=5 ml =5 mg, 1 ml= 1 mg = 100 µg.

Indikationen

- Stenosen im Hauptstamm, Lumeneinengung > 70 %.
- Stenosen im Abgangsbereich bei KI gegen Gefäß-Op.
- Stenosen im Hilusbereich.
- Fibromuskuläre Dysplasie.

Kontraindikationen

- Reine Abgangsstenosen.
- Dissektion der Nierenarterien.
- Aortenaneurysma.
- Einschränkung der Nierenfunktion (szintigraphisch < 10 %, sonographisch Schrumpfnieren).

Lokale Fibrinolyse

In den meisten Fällen von Gefäßverschlüssen entwickeln sich diese auf dem Boden einer Arteriosklerose mit zunehmender Gefäßstenose, auf die sich terminal ein thrombotischer Pfropf aufsetzt. Dieser kann durch lokale Gabe von Fibrinolytika in Abhängigkeit des Alters des Thrombus aufgelöst werden. Anschließend empfiehlt es sich, die häufig zugrundeliegende Stenose zu behandeln.

12

Absolute Kontraindikation gegen eine lokale Fibrinolyse-Therapie	**Relative Kontraindikation**
- Hämorrhagische Diathese, pathologischer Gerinnungsstatus. - Akute innere Blutung. - Intrakranieller Tumor, zerebraler Insult und ZNS-Op. < 3–6 Monate. - Intraokuläre oder kardiochirurgische Eingriffe < 6 Wochen (< 6 Monate).	- Vorausgegangene Op. < 10–14 Tage, kürzlich vorausgegangenes Trauma oder Z.n. kardiopulmonaler Reanimation. - Schwere Hypertonie mit RR > 200/100 mmHg. - Kardiale Embolie, subakute bakterielle Endokarditis. - Schwangerschaft. - Schwere diabetische Retinopathie, Fundus hypertonicus IV. Grades. - Arterienpunktion < 10 d, Punktion der V. subclavia oder V. jugularis interna < 7 d.
Nebenwirkungen der Fibrinolytika	**Komplikationen der lokalen Lysetherapie**
- Blutungen: Mikrohämaturie, Blutung aus Stichkanälen; Hämatome und Sickerblutungen, intrazerebrale, retroperitoneale, gastrointestinale und intrahepatische Blutungen. - Unverträglichkeitsreaktionen (insbesondere Streptokinase). - Rethrombosierung. - Nierenversagen (Crush-Niere).	- Periphere Embolien, klinisch stumm/akut, Gefäßspasmen, Dissektionen

Lokale Fibrinolyse

Technik

- Zugang: *Becken:* retrograd in Cross-over-Technik mit Punktion der kontralateralen A. femoralis.
  Untere Extremitäten: antegrade Punktion der A. femoralis.
  Obere Extremitäten: je nach Höhe des Verschlusses A. femoralis oder A. axillaris/brachialis mit antegrader Punktion.
  18-G-Punktionskanüle, 5-F-Schleuse, die mit Hautnaht fixiert wird.
- Katheter: 4-/5-F- gerader Katheter oder bei Cross-over-Technik Sidewinder-/Kobra-Katheter, evtl. dann auf geraden Katheter wechseln. Endlochkatheter (kein ungewolltes Ablaufen des Fibrinolytikums über Seitlöcher in die Kollateralgefäße), 65/100 cm lang. 0,035-in-J-Führungsdraht mit beweglicher Seele (z. B. Terumo), 125 cm lang.
- Katheterposition: *diagnostisch:* Katheter direkt oberhalb des Thrombus plazieren.
  Therapeutisch: Katheter möglichst nah an den Thrombus heranschieben oder in den Verschlußanfang vorsichtig einführen und ggf. nachschieben.
- Dosierung der Fibrinolytika:
  Urokinase: Initial 5000 I.E. Heparin, dann 50 000–70 000 I.E./h Urokinase (alternativ 125 000 I.E. Urokinase initial, dann 125 000 I.E./h, spätestens nach 4 h auf 60 000 I.E./h reduzieren).
  rtPA: 10 mg in 50 ml NaCl (0.9 %), Perfusor auf 25 ml/h, 20 mg/2 h (oder alternativ 2,5 mg initial, dann 2,5 mg/h über Perfusor). Maximaldosis 20 mg!
  Streptokinase: 5000–10 000 I.E/h.
- Medikamentöse Zusatztherapie: **Heparin** 50 000 I.E. initial.
  Spülung der Schleuse: 5000 I.E./24 h Heparin auf 500 ml NaCl (0.9 %) aufziehen, Infusomat auf 22 ml.
  Vollheparinisierung: 25 000 I.E./24 h, Heparin auf 50 ml NaCl (0.9 %) aufziehen, Perfusor auf Position 2. PTT: 1,5 bis 3fache der Norm (60–80 s).
  Aspirin (Acetylsalicylsäure): 100 mg/Tag über 6 Monate mit Beginn der Therapie.
- Aufnahmen: **diagnostisch:** manuelle Injektion von einigen Millilitern KM, 2 Bilder/s (Darstellung des Verschlusses und seiner Länge und der distalen Gefäße soweit wie möglich).
  Therapeutisch: bei Bolusgabe kurzfristige Kontrolle, bei Infusionsgabe größere Zeitabstände.
- Nachsorge: Fixierung des Katheters und der Schleuse. Verband. Verlegung des Patienten auf Intensivstation mit Gerinnungskontrolle (PTT, Fibrinogen, Fibrinspaltprodukte) alle 4–6 h.
- Beendigung der lokalen Lyse: Gefäßrekanalisation, kein Erfolg nach 12–24 h nach Lysebeginn oder Auftreten systemischer Nebenwirkungen.

Ergebnisse der lokalen Lysetherapie

	Technisch	*Klinisch*
Becken/untere Extremität	55–80 %	≈ 70 %
Obere Extremität	50–80 %	≈ 50–80 %
Dialyseshunt	100 %	25–50 %
Arterieller Bypass	75–88 %	66–85 %

(nach Kaufmann, G. W. et al: Röntgenfibel, Springer Verlag).

Stents

Neben der PTA dienen auch Metallgitterendoprothesen (Stents) zur Rekanalisation und Dilatation von Gefäßstenosen. Diese werden durch unterschiedliche Kathetersysteme in die betreffende Gefäßregion eingebracht. Dort werden sie von einer Neointima ausgekleidet, was die Komplikation einer Intimahyperplasie mit Ausbildung einer Rezidivstenose beinhaltet. Derzeit gebräuchliche Stent-Typen:

- *Wall-Stent:* selbstexpandierend. Besteht aus tubulärem Drahtgeflecht. Anwendung: Gefäße, Gallenwege, Tracheobronchialsystem.
- *Palmaz-Stent:* ballonexpandierend. Besteht aus dünnwandigem Stahlrohr mit Längsschlitzen. Anwendung: Gefäße, Tracheobronchialsystem.
- *Strecker-Stent:* ballonexpandierend. Besteht aus Geflecht aus Tantaldraht. Anwendung: Gefäße, Gallenwege.

Indikationen: Restenosen nach PTA; PTA-resistente Stenosen (elastische Stenosen); Gefäß-dissektionen; Gefäßkompression von außen; Bildung von intrahepatischen Shunts zwischen Portal- und Lebervenen (TIPSS = transjugulärer intrahepatischer portosystemischer Shunt).

Cava-Filter

Zur Thromboseprophylaxe bei Patienten mit Lungenembolie kann in die V. cava inferior ein korb-förmiges Filterset aus einer Drahtkonstruktion (Cava-Filter) implantiert werden. Dies soll bei unge-hindertem Blutfluß Blutgerinnsel abfangen, die dann dort liegenbleiben oder sich auflösen. Die Filtersysteme werden über großlumige Einführungsbestecke perkutan über die V. femoralis, seltener über die V. jugularis interna in die V. cava inferior ca. 1 cm unterhalb der Mündung der Nierenvenen unter Heparinschutz eingebracht. Eine ca. 1wöchige Bettruhe bis zur festen Verankerung des Filter-systems, eine initiale Heparinisierung mit anschließender oraler Marcumartherapie sind zusätzlich notwendig.

Indikationen: Lungenembolie mit KI gegen Antikoagulanzientherapie, rezidivierende Lungen-embolie bei Antikoagulanzientherapie, prophylaktisch bei Patienten mit erhöhtem Lungenembolie-risiko (freiflottierender Thrombus, pulmonale Hypertonie usw.).

Komplikationen: Verschluß der V. cava inferior durch Filterverschluß, neue Emboliequelle durch Thrombogenität des Filters, kein vollständiger Emboschutz.

Gebräuchliche Typen: Günther-Filter, Fa. Cook; Greenfield-Filter oder Anthèor-Filter, beide Fa. Medi-tech.

Gefäßokklusions-/Embolisationstherapie

Auch therapeutische Gefäßokklusionen sind im Rahmen der interventionellen Radiologie möglich.

Indikationen: Verschlüsse von a.v.-Malformationen und Fisteln; nicht anderweitig therapierbare Blutungen (postop., traumatisch, benigne, meist entzündlich); Therapie von Tumorblutungen (prä-/intraoperativ, zur Reduktion des Tumorwachstums, Reduktion von tumorinduzierter Hormon-ausschüttung, Schmerztherapie); Varikozelen-Therapie.

Komplikationen: Organinfarzierung benachbarter Gefäßgebiete durch Reflux.

- Bronchialarterienblutung: Querschnitt, Aortenruptur, Ulzerationen von Bronchien, Trachea, Ösophagus.
- A.v. Malformationen der Lunge: paradoxe Embolien.
- Viszeralarterien: Organinfarzierung durch Fehlplazierung, Darmnekrosen.
- Milzarterien: Abszeßbildung, Organruptur, Blutung.
- Nierenarterien: Parenchym-/Organverlust, renale Hypertonie.

12

Häufig verwendetes Embolisationsmaterial

Embolisat	Material	Wirkmechanismus	Verschluß- ebene	Partikelgröße	Gefäßokklusion	Applikation	Indikation
Spiralen (GAW)	Metalldraht-Spiralen unterschiedl. Größe, z.T. mit anhaftenden Kunststofffäden	Mechanisch, lokale Thrombozyten- aggregation durch anhaftende Fäden	Zentral, peripher	Unterschiedl. Größen, 2–7 F. Ø entrollt: 1,7–5 mm. Länge: 30–50 mm.	Meist permanent	Applikationsset (spez. Katheter, Spiralen, Draht)	Blutungs- behandlung
Ablösbare Okklusions- ballons	Entfaltbare, ablösbare Ballons unterschiedl. Größe	Mechanisch. Verlegung des Gefäßlumens	Zentral, peripher	Unterschiedl. Größe, > 3–20 mm	Permanent	Koaxial-Katheter- system	Neuroradiologie, Lunge, selten bei Leberhämangiomen, Nierentraumen
Gelfoam	Gelatineschwamm mit unterschiedl. Partikel- größe, Auflösen in Flüssigkeit, z. B. KM	Mechanisch. Throm- bozytenaggregation	Zentral, peripher	Variabel, nach Bedarf zurechtschneiden in gewünschte Partikel- größe, Gelfoam-Pul- ver: 0,01–0,1 mm	Nicht dauerhaft, Rekanalisation in 2–30 d	Keine spez. Katheter erforder- lich. Einbringen über 1-ml-Spritzen	Blutungen bei gut- artigen Veränderun- gen fast aller Organe
Ivalon	Polyvinylalkohol-Par- tikel, in Schwamm- form oder geraspelt, kombiniert mit KM	Mechanisch	Zentral, peripher	Unterschiedl. Größe, 0,38–0,89 mm	Permanent	Keine spez. Katheter erforderlich	Organausschaltung, Gewebsnekrotisie- rung
Ethibloc	Okklusionsgel: Mais- Protein (Zein) in alkoholischer Lsg.	Gefäßausguß, mechanisch, Präzipi- tation des Gels im Blut	Zentral, peripher, bei Mischung mit Glukose auch kapillär	Flüssig	Permanent	Ballonkatheter, 1-ml-Spritzen	Organausschaltung, in Kombination mit GAW-Spiralen auch Teilembolisationen möglich, Che- moembolisation
Histoacryl, Bucrylat	Zyanoacrylate (Gewe- bekleber bei Kontakt mit Anionen). Meist in Mischung mit öhaltigem KM (Lipiodol)	Mechanisch, Poly- merisation (Polyme- risationsgeschwin- digkeit durch Lipiodol verzögert)	Zentral, peripher, kapillär	Flüssig	Mengenabhän- gig, teils reversi- bel	Vorinjektion von Glukose; Koaxial- Kathetersystem	Gefäßverschluß un- abhängig vom Ge- rinnungsstatus z. B. bei Massenblutun- gen im Bereich der Beckenarterie
Alkohol	Sklerosierungsalkohol	Endothelschädigung mit thromb. Verschluß	Zentral, peri- pher, kapillär	Flüssig	Mengenabhängig, teils reversibel	Ballonkatheter oder nur Selektivkatheter	Tumorembolisation
Sklerosie- rungsmittel	z. B. Varigloban, Aethoxysklerol	Endothelschädigung mit thromb. Verschluß	Zentral, peripher, kapillär	Flüssig	Mengenabhängig, teils reversibel	Retrogrades Injizie- ren in V. testicularis, teils mit Vorinjektion von Luft oder KM	Varikozelen

Sonographie/FKDS der Gefäße

Arterien der unteren Extremitäten

Untersuchungstechnik
- Schallkopf: 3,5–5-MHz-Linear-Schallkopf.
- Patient in Rückenlage, am besten nach 15minütiger Ruhepause.
- Je nach Fragestellung möglichst kontinuierliche Darstellung der Arterien im Seitenvergleich in Längsschnitten, ggf. auch in Querschnitten.
- Doppler-Spektrum und Farbbild im Längsschnitt:
  1. **Beckenetage:** häufig schwierig. Schallkopfkompression, um Darmgas, Darmschlingen und Fett zu verdrängen bzw. zu komprimieren. Ggf. schräge Darstellung durch die gefüllte Harnblase.
  2. **A. iliaca externa.**
  3. **Proximale A. femoralis superficialis:** mit dem Schallkopf nach medial wandern. Darstellung im Adduktorenkanal schwierig, ggf. Geräteeinstellung ändern.
  4. **A. femoralis profunda:** Hauptstamm über 2–4 cm darstellbar.
  5. **A. poplitea:** in Bauchlage oder in Rückenlage mit abduziertem, außenrotiertem und im Knie leicht gebeugtem Bein.
  6. **Trifurkation:** Darstellung schwierig, selten alle 3 Abgänge gleichzeitig darstellbar. Bauchlage oder Rückenlage mit abduziertem, außenrotiertem und im Knie leicht gebeugtem Bein.
  7. **A. tibialis anterior:** Untersuchung von ventral. Doppler-Spektrum distal knapp oberhalb des OSG ableiten.
  8. **A. tibialis posterior:** Untersuchung von dorsal. Doppler-Spektrum distal hinter dem Innenknöchel ableiten.
  9. **A. fibularis:** Untersuchung von dorsal.

Anatomie

- *A. iliaca:* $\varnothing$ ca. 8–10 mm, V_{max} ca. 100 cm/s, Doppler-Spektrum: Hochwiderstandsgefäß.
- *A. femoralis superficialis:* $\varnothing$ 5–7 mm, V_{max} ca. 100 cm/s, Doppler-Spektrum: Hochwiderstandsgefäß.
- *A. poplitea:* $\varnothing$ 4–6 mm, V_{max} ca. 50 cm/s, Doppler-Spektrum: Hochwiderstandsgefäß.

12

Arterien der oberen Extremitäten

Untersuchungstechnik
- Schallkopf: 5–7,5-MHz-Linear-Schallkopf.
- Patient in Rückenlage oder auch sitzend mit aufgelegtem Arm.
- Je nach Fragestellung möglichst kontinuierliche Darstellung im Seitenvergleich in Längsschnitten, ggf. auch in Querschnitten.
- Doppler-Spektrum und Farbbild:
  1. **A. axillaris:** Arm leicht abduziert, Darstellung von axillär oder ventral.
  2. **Distale A. brachialis:** Arm supiniert, Darstellung von medial.
  3. **Distale A. radialis:** Arm supiniert, Darstellung von volar.
  4. **Distale A. ulnaris:** Arm supiniert, Darstellung von volar.

Anatomie

- *A. axillaris/distale A. subclavia:* $\varnothing$ 6–8 mm, Doppler-Spektrum: Hochwiderstandsgefäß, Beurteilung von V_{max} im Seitenvergleich.
- *Unterarmarterien:* $\varnothing$ 2–3 mm, Doppler-Spektrum: Hochwiderstandsgefäß, Beurteilung von V_{max} im Seitenvergleich.

Beurteilung peripherer arterieller Gefäßstenosen bei AVK

Stenosegrad	FKDS/Doppler-Spektrum (infrastenotisch)	FKDS/Doppler-Spektrum (direkt poststenotisch)	Spektrum distal der Läsion	Spektrum proximal der Läsion
< 50 %	Erhöhung von V_{max} < 100 %	Keine Turbulenzen, ggf. Flußumkehr	Normal	Normal
50–75 %	Erhöhung von V_{max} > 100 %, geringe Reduktion der Pulsatilität	Flußumkehr, geringe Turbulenzen, Verkleinerung des spektralen Fensters	Normale oder gering reduzierte Pulsatilität	Normal
75–90 %	Erhöhung von V_{max} > 250 %, Aliasing, deutl. Reduktion der Pulsatilität	Turbulenzen, geschlossenes spektrales Fenster	Reduzierte systolische Anstiegsgeschwindigkeit, reduzierte Pulsatilität	Normal oder gering reduzierte Amplitude (Seitenvergleich)
> 90 %	Nahezu aufgehobene Pulsatilität (keine zyklischen Änderungen)	Deutliche Turbulenzen, geschlossenes spektrales Fenster	Abflachung des systolischen Gipfels, deutl. reduzierte Pulsatilität	Reduzierte Amplitude, Pulsatilität erhöht
Verschluß	Kein Flußsignal	Im distalen Anschlußgefäß geringer Fluß	Sehr flacher systolischer Gipfel	Niedrige Amplitude, erhöhte Pulsatilität , schmaler Komplex mit relativ hohem negativem Anteil

Nach Landwehr, P., in Wolf, K.J., Fobbe, F.: Farbkodierte Duplexsonographie, Thieme-Verlag.

Doppler-Druck-Quotienten im Vergleich mit den AVK-Stadien

Knöchelarteriendruck (bei Normotonikern)	Quotient	Beurteilung
100 mmHg	0,9–0,75	Leichte Ischämie (Stadium I-II)
90–60 mmHg	0,75–0,5	Mittelschwere Ischämie (Stadium II-III)
< 60 mmHg	< 0,5	Schwere Ischämie (Stadium III-IV)

Erläuterung: Normalerweise ist der systolische Knöchelarteriendruck in Ruhe gleich hoch oder höher als der Druck am Oberarm ⇨ Knöcheldruck:Oberarmdruck ≥ 1.

Entrapment-Syndrom

⇨ oben. Darstellung des atypischen medialen Verlaufs der A. poplitea, ggf. von Stenosen, Aneurysmen. Provokationstest: Bauchlage, Knie max. gestreckt, Fuß max. gegen Widerstand dorsalflektiert, bei Anspannung Reduktion/Aufheben des Flusses in der A. poplitea.

Arterielle Embolie

Subtotaler Verschluß: Embolus als echoarme Gefäßstruktur im Gefäßlumen, noch wandständige Flußsignale.
Kompletter Verschluß: keine Flußsignale distal des sich echoarm darstellenden Embolus.

Aneurysmen

Aneurysma verum: Darstellung der Gefäßerweiterung, Abgrenzung durchflossenes Lumen/thrombosierte Aneurysmaanteile.
Aneurysma spurium: Darstellung der Gefäßerweiterung mit Aneurysmahals sowie randständiger Thromben, Turbulenzen, ggf. Verlagerung benachbarter Strukturen.

A.v. Fistel

Ruheflußgeschwindigkeiten in der Fistel, die perivaskulär weitergeleitet werden (multiple kleine Farbechos perivaskulär), ggf. Weiterleitung von arteriellen Strömungssignalen in den Venen. *Messung des a.v.-Fistel-Volumens:* V_{max} proximal der Fistel minus V_{max} distal der Fistel.

Beinvenen

Untersuchungstechnik

- Schallkopf: 5-(3,5-)MHz-Linear-Schallkopf.
- Patient in flacher Rückenlage. Untersuchung der V. poplitea in Bauchlage mit leicht unterpolsterten Sprunggelenken.
- Je nach Fragestellung möglichst kontinuierliche Darstellung der Venen von proximal nach distal im Querschnitt (Längsschnitt nur ergänzend), ohne Kompression und mit Kompression durch den Schallkopf (normale Vene läßt sich vollständig komprimieren, Venenwände stellen sich dann als übereinanderliegende dünne Linien dar).
- Beide Beine im Seitenvergleich:
  1. V. femoralis: am proximalen Oberschenkel unterhalb des Leistenbandes beginnend. Darstellung im Querschnitt ohne/mit Kompression.
  2. Indirekte Beurteilung der Beckenvenen auf Durchgängigkeit: Schallkopf leicht nach kranial kippen (Doppler-Winkel < 90°!). Patienten tief einatmen lassen: Gefäßdurchmesser nimmt zu, venöser Blutfluß persistiert. Patienten pressen lassen (Valsalva-Manöver): Rückstrom des Blutes in die Venen des Oberschenkels. Beurteilung im Seitenvergleich.
  3. Beurteilung der Venen im weiteren Verlauf: Schallkopf nach distal zentimeterweise vorschieben ohne/mit Kompression, ggf. vorsichtige Kompression der Weichteile zur Erhöhung des venösen Flusses.
  4. Unterschenkelvenen: ebenfalls im Querschnitt zentimeterweise ohne/mit Kompression untersuchen (große Variabilität der Unterschenkelvenen, Validität der Untersuchung der Unterschenkelvenen fraglich!). Ggf. Untersuchung im Sitzen (bessere Füllung der Unterschenkelvenen).
  5. Darstellung der V. saphena magna. V.-saphena-parva-Darstellung meist nicht möglich.
  6. Beckenvenen: häufig keine ausreichende Beurteilbarkeit.

Armvenen

Untersuchungstechnik

- Schallkopf: 5-MHz-Linear-Schallkopf.
- Patient in flacher Rückenlage, Arm leicht abduziert, gestreckt, Unterarm supiniert. Untersuchung der Axilla mit eleviertem Arm.
- **Darstellung der V. jugularis interna (im Liegen kollabiert), der V. axillaris, der Oberarmvenen, der Unterarmvenen:** Untersuchung ohne/mit Kompression, bei tiefer Inspiration, mit Valsalva-Manöver (Blutfluß persistiert, ggf. Flußumkehr).

12

Thrombotische Veränderungen der Venen der Extremitäten

Normal	Vene vollständig komprimierbar. Dünne Venenwand. Seitengleiche Änderung der Blutbewegungssignale bei Inspiration, bei Valsalva-Manöver und nach distaler Weichteilkompression
Frische Thrombose (< 10 d)	Vene nicht komprimierbar. ∅ des Gefäßlumens doppelt so groß oder größer als das Lumen der Begleitarterie, evtl. teilweise blutumspült
Ältere Thrombose (> 10 d)	*Verschluß:* Vene nicht komprimierbar, ∅ des Gefäßlumens weniger als das 2fache des Lumens der Begleitarterie, kein Flußsignal *Partieller Verschluß:* teilweise komprimierbar, ∅ des Gefäßlumens weniger als das 2fache des Lumens der Begleitarterie, am Rand teilweise blutumspült
Postthrombotische Veränderungen	Venenwand verdickt. Turbulenter Fluß. Vene kurz- oder langstreckig verschlossen. Kollateralgefäße

Nach Fobbe, F. In: Wolf, K.J., Fobbe, F., Farbkodierte Duplexsonographie, Thieme Verlag.

Hämodialyseshunt

Untersuchungstechnik
- Schallkopf: 7,5-MHz-Linear-Schallkopf mit keilförmiger Wasservorlaufstrecke.
- Patient in Rückenlage oder sitzend mit aufgelegtem, leicht gebeugtem Arm.
- Darstellung im Quer- und Längsschnitt, ohne/mit dosierter Kompression zur Reduktion der perivaskulären Vibrationen (ausreichender Blutfluß muß erhalten bleiben):
  1. Zuführende Arterie: Farbbild und Doppler-Spektrum, je nach Fragestellung Darstellung bis zur Axilla.
  2. Anastomose: Farbbild.
  3. Shuntvenen (Punktionsstrecke): Darstellung möglichst ohne Kompression (Schallkopf mit mehreren Fingern abstützen), da sonst evtl. falsch-positive Befunde entstehen. Farbbild: Bestimmung des $\varnothing$ der Shuntvenen, Messung des Shuntflußvolumens (Berechnung aus der mittleren integralen Strömungsgeschwindigkeit über spezielle Geräte-Software).
  4. Abführende Vene: Farbbild, je nach Fragestellung bis zur Axilla darstellen.
  5. Nichtshuntversorgende Arterie am Unterarm: Farbbild und Doppler-Spektrum.
- *V.a. auf Steal-Phänomen:* Untersuchung ohne/mit max. manueller Kompression der Shuntvene.

Anatomie

☞ oben.
- *Zuführende Arterie:* monophasisches Spektrum, fast kontinuierlicher, wenig pulsativer Blutfluß. Im Laufe der Zeit Dilatation der Arterie.
- *Shuntvene:* deutliche Dilatation auf ca. 6–8 mm $\varnothing$, perivaskuläre Vibrationen.
- *Anastomose:* Turbulenzen.
- *Nachgeschaltete Vene:* Turbulenzen.
- *Nichtshuntversorgende Arterie:* bei Rückfluß in den Shunt (durch niedrigen Widerstand im Shunt) teilweise Aufhebung des bi-/triphasischen Doppler-Spektrums.
- *Shuntflußvolumen:* 500–1000 ml/min; für Hämodialyse notwendiger Blutfluß mindestens 200–300 ml/min.

Befunde

Stenosen

Morphologischer Nachweis: im Farbbild.
Funktioneller Nachweis: Reduktion des Shuntvolumens, Hochwiderstandsspektrum in der shunt-versorgenden Arterie bzw. in der anastomosennahen Vene. Antegrader Fluß im distal der Anastomose gelegenen arteriellen Abschnitt.
- *Stenosen der abführenden Venen:* zentraler Venenverlauf nicht einsehbar, Nachweis nur bis zur lateralen V. subclavia.
- *Shuntthrombosen:* frische Thrombose: fehlendes Flußsignal, fehlende Kompressibilität, echoarme RF. Zuführende Arterie mit pulsatilem Blutfluß. Bi-/triphasisches Doppler-Spektrum. Alte Thrombose: Nachweis von Kollateralen, ggf. Richtungsänderung im Verlauf. Thrombose nur noch als echoarmer Narbenstrang nachweisbar.

Aneurysmen

Gefäßerweiterung, Shuntvene > 15 mm oder Zunahme des $\varnothing$ > 50 %. Aufhebung des laminaren Blutflusses, Wirbelbildung, Turbulenzen.
Aneurysma falsum: exzentrische Lage, Nachweis eines Gefäßstils. Randständige Thromben, Verkalkungen mit dorsalem Schallschatten.
Aneurysma verum: konzentrische Lage.

Steal-Phänomen

Beurteilung der nichtshuntversorgenden Arterien und der Digitalarterien ohne/mit kompletter manueller Kompression der Shuntvene. Nachweis von Stenosen, Verschlüssen, ggf. erhöhtem Blutflußvolumen im Shunt.

Viszerale Arterien

Untersuchungstechnik: ☞ Kap. 4 Abdomen und Gastrointestinaltrakt und Kap. 5 Leber.

Stenosen der viszeralen Arterien

Stenosen meist kurzstreckig, zirkulär oder exzentrisch. Bei Diabetes mellitus diffuse Arteriosklerose.

- *B-Bild:* verkalkte Plaques mit dorsalem Schallschatten.
- *FKDS:* Dilatation der nachgeschalteten Gefäßabschnitte, ggf. perivaskuläre Vibrationsartefakte. Blutflußbeschleunigung (Winkelkorrektur bei bogigem Gefäßverlauf!).

  A. mesenterica superior/Truncus coeliacus (bei nüchternen Patienten):

  50 %ige Stenose: Blutfluß > 180 cm/s.

  > 75 %ige Stenose: Blutfluß > 280 cm/s, Turbulenzen, Vibrationen.

Intestinale Ischämie

- *B-Bild:* gesteigerte Peristaltik, Darmwandödem mit echoarmen Kokarden.
- *FKDS:* Nachweis von Verschlüssen der A. mesenterica superior (arterielle Thromben meist in den proximalen 4 cm des Gefäßes). Embolienachweis in den Endästen meist nicht möglich. Abklärung angiographisch.

Nichtokklusive Darmischämie

Hypo-/Atonie des Dünndarms, Kaliberreduktion der A. mesenterica superior, Abklärung angiographisch.

12

Mammographie

Technik

Die Mammographie wird in *Weichstrahltechnik* mit einer Aufnahmespannung zwischen *25 und 35 kV* mit Röntgenröhren mit Berylliumfenstern und Molybdänanoden durchgeführt.
- Brennfleck: 0,6 x 0,6 mm².
- Filter: 0,03 mm Molybdän.
- FFA: ≥ 60 cm.
- Weichstrahlraster.
- Belichtungsautomatik.
- Film-Folien-Kombinationen: feinkörnige, einseitig beschichtete Filme.
- Mittlere Parenchymdosis: < 3 mGy bei einer Aufnahme in 2 Ebenen.

Standardaufnahmen

- *Lagerung:* aufrechte Patientin.
- *Aufnahmen:* immer beide Mammae, kraniokaudaler und mediolateraler Strahlengang.

Zusatzaufnahmen

- *Tubuszielaufnahmen,* Vergrößerungsaufnahmen.
- *Axilläre (schräge) Aufnahmen.*

Praktische Hinweise

- Die Brust ist sorgfältig zu komprimieren (extrem wichtig: Homogenisierung der Brust, Fixierung und Positionierung)
- Thoraxwand sollte immer mit dargestellt werden (1 cm nicht dargestellte Brust = 280 mögliche Ca. bei einer Abbildung von 9 x 7 cm und einer durchschnittlichen Größe der Ca. von 0,25 cm).
- Günstigster Zeitpunkt für die Mammographie ist kurz nach der Menstruation, da dann das Parenchym am besten zu beurteilen ist.
- Bei großen Brüsten größeres Kassettenformat wählen.
- Bei sehr dichten oder dicken Brüsten ist Rhodium oder Wolfram als Anoden- und Filtermaterial mit etwas höheren bildwirksamen Energien (20–23 kV) sinnvoll, hierdurch Erhöhung des Bildkontrastes und Verringerung der Strahlenexposition.
- Auf Bewegungsunschärfe achten.

Röntgenanatomie

- *Drüsenläppchen* erscheinen als konfluierende Fleckschatten.
- *Fett* erscheint dunkel.
- Mit fortschreitender *Alterung* bilden sich die Drüsenläppchen zurück und werden durch Fett ersetzt (Involutionsmamma, leere Mamma).
- *Kutis:* 0,5–2 mm dick.
- *Subkutis:* heller Saum zwischen Kutis und Parenchym.
- *Cooper-Ligamente:* feine bindegewebige Stränge in der Subkutis.
- *Milchgänge* nur in fettreicher Mamma retromamillär erkennbar.
- *Arterien* sind nur bei Verkalkungen als „Doppelschiene" erkennbar.
- *Venen* werden als Streifenschatten in der fettreichen Mamma abgebildet.

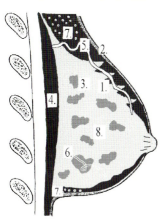

1. Cooper-Ligamente
2. Kutis und Subkutis mit
   Hautdrüsenausführungsgängen
3. Fettinseln
4. Retromammäre Fettschicht
5. Vene
6. Verkalkte Arterie
7. Hautporen
8. Drüsenparenchym

Anatomie der weiblichen Brust

Indikation

- Ab 30. LJ *Basismammographie* einmalig.
- Ab 40.–70. LJ *jährliche oder 2jährliche Kontrollen* (unterschiedliche Empfehlungen).
- Bei *Risikofaktoren* (therapiertes Mammakarzinom, positive Familienanamnese usw.) jährliche Kontrollen.
- Bei *verdächtigem Befund* (tastbarer Knoten, Haut- oder Mamillenveränderungen) sofort.
- Nutzen: Regelmäßige Mammographien reduzieren die Sterblichkeit des Mammakarzinoms um ca. 30 %.

Normalbefund: Mammographie

Inspektorisch und palpatorisch regelrechte Verhältnisse ohne Herdbefund. Normal entwickelte Mammae beidseits. Altersentsprechende Verteilung von Fett-, Binde- und Drüsengewebe. Kein Anhalt für tumorverdächtige Verschattungen oder malignitätsverdächtige Mikrokalzifikationen.
Beurteilung: Regelrechte Darstellung beider Mammae in der Mammographie.

13

Auswertung und Befundung

- Betrachtungskästen mit *großer Lichtdichte* wegen der hohen mittleren Schwärzung.
- *Lupenbetrachtung:* für Mikroverkalkungen, die bis 0,2 mm sichtbar sein sollen.
- *Bildqualität:* Belichtung, Bildschärfe, Einstellung prüfen. Ist die gesamte Brust abgebildet? Ggf. Zusatzaufnahmen.
- *Seitenvergleichende Betrachtung:* Symmetrie, Hautkontur, Verteilung des Parenchyms, Verkalkungen, Mikrokalk, Veränderungen gegenüber Voraufnahmen.
- *Horizontales und schräges Abdecken* zum Auffinden von asymmetrischen Schattendichten.
- *Beschreibung* von Herdbefunden sollte *analog zur Uhrzeit (1–12 Uhr)* und im *Abstand zur Mamille* in Zentimeter angegeben werden.
- Befundung unter Einbeziehung der *Klinik,* des *Palpationsbefundes.*
- Immer *Vergleich mit Voraufnahmen,* wenn vorhanden.

Galaktographie

Technik

Eventuell vor Untersuchungsbeginn sonographieren zur Detektion erweiterter Milchgänge.
Vor der Galaktographie ist routinemäßig ein Sekretabstrich zur zytologischen Untersuchung zu machen.

- *Lagerung:* liegende Patientin.
- Nach Desinfektion der Mamille drückt man einen kleinen Sekrettropfen aus, um den sezernierenden Milchgang zu identifizieren.
- Brustwarze mit 2 Fingern halten und hochziehen.
- Ggf. Dilatation des Milchgangs mit speziellem Dilatator.
- Einführen der *mit KM durchgespülten Kanüle* (z.B. Tränengangs- oder Lymphographiekanüle) mit aufgesetzter Spritze ca. 1 cm tief.
- Injektion von 0,2–2 ml wasserlöslichem jodhaltigem KM (z.B. Isovist) unter leichtem Druck und mit Fingerspitzengefühl (Gefahr der Ruptur!).
- Sofort im Anschluß Aufnahmen in 2 Ebenen.

Praktische Hinweise

- Sonde mit KM durchspülen, da sonst *Luft in die Milchgänge* injiziert wird.
- Sonde nicht zu tief einführen (ca. 1 cm), da Gefahr der *Perforation* bei abgewinkelten Milchgängen.
- Bei *Ductusperforation* oder *Kontrastmittelextravasat* können für kurze Zeit Schmerzen und ein Spannungsgefühl auftreten. Brust hochbinden und mit Alkoholumschlägen kühlen.

Röntgenanatomie

- ☞ Mammographie.
- *Milchgänge:* Breite < 3 mm. Zunächst eine kurze Strecke retromamillär sehr eng, dann Erweiterung.
- Retromamillärer Milchgang mit Aufteilung in Sinus, Ductus und Ductuli lactiferi bis Lobuli glandulae mammariae.

Indikation

- Bei *pathologischer Sekretion:*
  1. Außerhalb der Gravidität und Laktation und nicht in unmittelbarem zeitlichen Zusammenhang mit der Gestation.
  2. Einseitige seröse, milchige, pastenartige, bräunliche oder blutige Sekretion.
- Bei *pathologischer Sekretion* ist die Sondierung fast immer möglich, da die Gänge weit genug sind.
- *Keine Indikation* bei nur winzigem Tropfen bei starkem Exprimieren oder bei beidseitiger seröser oder milchiger Sekretion. Hier zunächst hormonelle Abklärung (Prolaktin).

Normalbefund: Galaktographie

Nach Sondierung des sezernierenden Milchgangs erfolgte die Injektion von 2 ml wasserlöslichem jodhaltigem KM. Die anschließend angefertigten Aufnahmen in 2 Ebenen zeigen einen regelrecht kontrastierten Milchgang mit unauffälliger Form, Lage und Weite. Regelrechte Aufteilung des Milchgangs ohne Gangabbruch, KM-Aussparungen oder Wandunregelmäßigkeiten.
Beurteilung: Regelrechte Darstellung des Gangsystems der untersuchten Brust.

Auswertung und Befundung

- ☞ Mammographie.
- Duktektasien, Kaliberschwankungen.
- Einzelne oder zahlreiche kleine zystische Erweiterungen (bei kleinzystischer Mastopathie).
- KM-Aussparungen mit glatter (gutartig) oder unscharfer (entartet) Wandkontur.
- Milchgangsabbrüche, Einengung und unregelmäßige Konturierung.
- Kompression von außen.

Mammasonographie

Technik

- Ultraschallgeräte mit hochauflösender Real-time-Technik.
- Schallfrequenzen: *5–13 MHz (7,5 MHz)*.
- *Eindringtiefe* bis 6 cm.
- *Linear-Scanner, Annular-array-Scanner,* ggf. mit Wasservorlaufstrecke.
- *Lagerung*: liegende Patientin, der Arm der zu untersuchenden Seite liegt abgewinkelt unter dem Kopf.
- *Quadrantenweise* oder radiär untersuchen, dann mit um 90° gekipptem Schallkopf inkl. der Retromamillarregion.

Praktische Hinweise

- Tastbefund direkt zuordnen.
- Unvollständige Bilddokumentation vermeiden, Retromamillarregion nicht vergessen.
- Auf Kompression achten.
- Eindringtiefe bei großen Brüsten teilweise nicht ausreichend.
- Altersatrophierte Brust bei hohem Fettanteil mit wenigen Reflexen schwierig zu beurteilen (Karzinome meistens auch reflexarm).
- Methode von der Untersuchererfahrung abhängig.

Sonographische Anatomie

- *Haut:* dünner, echodichter Streifen, bei Kompression Dicke der Haut zunehmend.
- *Subkutanes Fettgewebe:* altersabhängig, echoarm.
- *Cooper-Ligamente:* septenförmig, teilweise Schattenphänomene, die bei Änderung der Schallebene verschwinden.
- *Drüsenkörper:* Echodensität zwischen Fett und Faszie, altersabhängig, hormonell abhängig. Echodichte oberflächliche Faszie.
- *Retromamilläres Fettgewebe:* liegt zwischen Drüsenkörper und Pectoralisfaszie, kann ausgeprägt sein.
- *Pectoralismuskulatur.*
- *Rippen:* im knöchernen Anteil schattengebende Halbkreise, im knorpeligen Anteil echoarme Halbkreise, nicht mit benignen Tumoren verwechseln.
- *Mamillenregion:* häufig Schallauslöschung (nipple shadow), die durch Kompression teilweise verschwindet.
- Haut der Areola echoärmer als übrige Haut.

13

Normalbefund: Mammasonographie

Inspektorisch und palpatorisch regelrechte Verhältnisse ohne Herdbefund. Haut, Mamillen-region, M. pectoralis und Pectoralisfaszie sonographisch unauffällig. Das Parenchym ist homogen und echodicht ohne Anhalt für Herdbefund. Kein Nachweis von axillären, supra- oder infraklavikulären Lymphknoten.
Beurteilung: Sonographisch regelrechte Darstellung beider Mammae.

Indikation

Prinzipiell ist die Mammasonographie als *ergänzende Methode* zur Mammographie einzusetzen, sie kann diese nicht ersetzen, bietet aber zusätzliche diagnostische Möglichkeiten. Mammographie und Sonographie gehören in die Hand *eines* Untersuchers.

- Abklärung unklarer mammographischer Befunde.
- Die röntgendichte Brust bei jungen Patientinnen, bei Mastopathie, in der Stillzeit.
- Bei Z.n. prothetischem Aufbau.
- Postoperativ bzw. nach Bestrahlung.
- Thoraxwandnah oder exzentrisch gelegene Befunde.
- Auffinden von axillären, supra- oder infraklavikulären Lymphknoten.
- Beurteilung der Thoraxwand bei Z.n. Mastektomie.
- In der Schwangerschaft.
- Zystendiagnostik.
- Ultraschallgeführte Punktionen.

Auswertung und Befundung

- *Parenchym:* homogen echodicht, aufgelockert echodicht, teilinvolviert, involviert, laktierend.
- Beurteilung von *Haut, Pectoralisfaszie* und *M. pectoralis.*
- *Mikrokalk:* nicht beurteilbar.

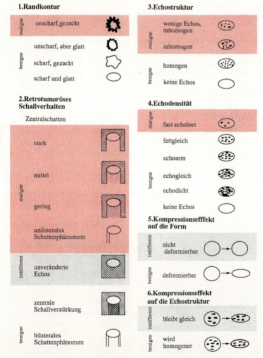

Sonographische Beurteilungskriterien von Herdbefunden (nach Leucht, W., Lehratlas der Mamma-sonographie, Thieme-Verlag)

FKDS der Mamma

Technik

Bei der farbkodierten Duplexsonographie (FKDS) wird gleichzeitig zu einem *B-Bild* aus
zahlreichen Meßpunkten eine *Doppler-Information* abgeleitet.
- Kodierung der *Strömungsrichtung* in verschiedene Farben.
- Kodierung der *Strömungsgeschwindigkeit* in verschiedene Farbhelligkeitsstufen.
- *Blutfluß* kann in *Echtzeit* sichtbar gemacht werden.
- Zeitaufwendige und von der Erfahrung des Untersuchers abhängige Methode.

Indikation

- Zusatzuntersuchung zur Mammographie und Sonographie.
- Versuch der Differenzierung maligner und benigner Prozesse durch Erkennen pathologischer
  Vaskularisation von Tumoren.
- Abschätzung der Tumorvaskularisation (es ist nicht geklärt, ob die Doppler-sonographisch
  geschätzte Durchblutung mit der Gefäßdichte im Tumor korreliert und ob diese Gefäße nutritiv
  wirksam sind).

MR-Mammographie

Technik

- Spezielle *Oberflächenspulen*, sog. *Mamma-Doppelspulen*.
- Beide Mammae werden gleichzeitig abgebildet.
- Lagerung: Patientin liegt auf dem Bauch.
- Dynamische Messung (nach Heywang bzw. Kaiser).
- Gadolinium-DTPA i.v.: 0,1 mmol/kg (Magnevist).
- Injektionszeit: 15–20 s.
- Nachinjektion von 20 ml NaCl (0,9 %).
- Dynamische Gradienten-Echo-Sequenzen bei hoher Feldstärke.
- Signalzunahme von gesundem und karzinomverdächtigem Gewebe wird untersucht.
- Subtraktionsaufnahmen: KM-Serie wird von Leeraufnahme abgezogen.

13

Indikation: Die MR-Mammographie stellt *kein Screening-Verfahren* dar, sondern sollte
zusätzlich zur Mammographie eingesetzt werden. Es ist möglich, kleinere Karzinome als in der
Mammographie zu entdecken. Häufig gelingt die Detektion von multifokalen Karzinomen, die ebenfalls in der Mammographie nicht nachgewiesen werden können. Hieraus leitet sich eine Indikation vor
Durchführung von brusterhaltenden Op. ab, um multifokale Ca. auszuschließen. Nachteilig sind die
hohen Kosten und die geringe Verfügbarkeit.
- Wenn Mammographie und Mammasonographie kein eindeutiges Ergebnis liefern, wie z.B. bei:
  dichter Brust, Dichteasymmetrien, unklaren Mikroverkalkungen, Z.n. Op., Bestrahlung, plastischen Op., Z.n. Protheseimplantation, in der Schwangerschaft.

Kontraindikation: Mamma-Op. in den letzten 6 Monaten, Strahlentherapie in den letzten 18
Monaten.

Auswertung und Befundung

- Karzinome nehmen immer Kontrastmittel auf.
- Karzinome zeigen einen initialen Signalanstieg um mehr als 90 % in der ersten Minute, ein
  Maximum in den ersten 2 Minuten und danach eine leichte Signalreduktion.

Mammapunktion, -markierung, -biopsie

Mammasonographie: Punktion, Biopsie

Technik

Unter sonographischer Sichtkontrolle kann eine *Punktion*, insbesondere eine Zystenpunktion oder eine *Feinnadel- oder Stanzbiopsie* durchgeführt werden.

Zystenpunktion
- Hautdesinfektion unter sterilen Kautelen.
- Zyste mit Daumen und Zeigefinger fixieren oder Zyste mit dem Schallkopf gegen Thoraxwand drücken und so fixieren.
- Mit einer Einmalkanüle Nr. 1 und aufgesetzter Spritze punktieren.
- Unter vorsichtiger Kompression den Zysteninhalt absaugen.
- Zysteninhalt muß zytologisch untersucht werden.
- Entleerte Zyste zur Verhinderung eines Rezidivs mit Luft aufblähen, wobei man etwas weniger Luft einbringt, als man Zysteninhalt aspiriert hat.
- Sonographische Kontrollen zur Dokumentation der vollständigen Entleerung.
- Mammographische Kontrollen zur zusätzlichen Beurteilung der Zystenwand können durchgeführt werden.
- Indikation zur Zystenpunktion: symptomatische Patientin, komplizierte Zyste ohne glatte Zystenwandberandung im US, Zysteninhalt mit Binnenechos.
- *Praktische Hinweise:* Zystenwand kann sehr derb sein. Zur Entleerung der Zyste Lageveränderung der Patientin hilfreich.

Punktionszytologie
Richtige Aussage 90 %, falsch-negativ 10 %, falsch-positiv 0,4 %.

Ebenso können Feinnadel- oder Stanzbiopsien durchgeführt werden mit Hilfe eines sog. „Pistolengriffes" und spezieller Punktionsschallköpfe. Hierbei sollten mehrere Gewebeproben (> 5 Biopsien) gewonnen werden, die dann histologisch untersucht werden. Auch Lokalisationen sind mammasonographisch durchführbar.

Mammographie: Punktion, Markierung, Biopsie

Technik

Unklare Befunde sind auch mammographisch zu punktieren und zu biopsieren.

Konventionelle Lokalisation
- Entweder frei bei geübter Hand oder:
- Nach Markierung mit kleinen Bleikügelchen, die auf die Haut in Höhe des suspekten Herdes aufgeklebt werden, wobei eine zusätzliche Kontrollaufnahme notwendig ist.
- Markierung unter sterilen Kautelen mit speziellen Markierungshaken, die nach Entfernung der Punktionsnadel aufklappen und so ein Verrutschen vermeiden.
- Lokalanästhesie nicht notwendig.
- Anschließend Mammographie in 2 Ebenen.

Stereotaktische Lokalisation
- Spezielle stereotaktische Zusatzeinrichtungen der Mammographiegeräte notwendig.
- Exakte Lokalisation unklarer Befunde möglich.
- Zusätzlich können auch stereotaktische Lokalisationen zur Op.-Vorbereitung von offenen Biopsien durchgeführt werden.

Präparatemammographie

- 20–24 kV, eine zusätzliche Plus-Stufe. Kompression nicht notwendig.
- Wenn vorhanden: folienloser Präparatefilm (z.B. Kodak).
- Wenn vorhanden: Lochplatten- oder Kreuzplattenmarkierung.
- Markierung des Präparats vom Operateur: wichtig bei randständig erfaßtem Befund zur genauen Lokalisation der erforderlichen Nachresektion.

Klinische Untersuchung

Anamnese

- Familienanamnese, insbesondere Mammakarzinome.
- Eigenanamnese, frühere Krebserkrankungen.
- Gynäkologische Anamnese, Zeitpunkt der Menarche, Mensestyp, Geburten, Fehlgeburten, Zeitpunkt der Menopause und deren Ursachen (physiologisch, Uterusexstirpation, Ovarektomie, Strahlenkastration).
- Laktation, Häufigkeit und Dauer, puerperale Mastitiden.
- Operationen der Brust, kosmetisch, Inzisionen, Biopsien.
- Medikamenteneinnahme (Hormonpräparate).
- Aktuelle Anamnese, Schmerzen (zyklusabhängig? Mastopathie?), Trauma, Knotenbildung, Sekretion, Hautveränderungen.
- Letzte Mammographie.
- Selbstuntersuchung der Brust.

Inspektion

Sie wird ebenso wie die Palpation *im Stehen,* bei *vornübergeneigter Patientin* und *im Liegen* durchgeführt. Die Arme sollten hierbei nacheinander seitlich locker herabhängen, über den Kopf gehoben werden und in beide Hüften gestemmt werden.

- Form und Größe, häufig physiologische Asymmetrie.
- Vorwölbungen, Einziehungen, Abflachungen, Orangenhautphänomen (Peau d'orange) durch behinderten Lymphabfluß.
- Mamillen, Einziehungen, Sekretion (Kleidung untersuchen!), akzessorische Mamillen.
- Rötungen, Hämatome, Narben.
- Hautveränderungen, dermatologische Veränderungen (Warzen können zu Fehlinterpretationen führen), verstärkte Venenzeichnung.
- Exulzerationen, Hautmetastasen.

13

Palpation

Wie bei der Inspektion im Stehen und Liegen; bimanuelle Untersuchung beider Brüste einschließlich der inframamillären Falten, der Axillen, der Supraklavikulargruben. Am besten quadrantenweise von außen nach innen, die *Beschreibung* sollte *analog zur Uhrzeit (1–12 Uhr)* und im *Abstand zur Mamille in Zentimeter* angegeben werden. *Die Qualität der Information wächst nicht durch den groben Druck der palpierenden Hand!*

- Bei normaler Brust keine deutlichen Konsistenzunterschiede im Seitenvergleich.
- Diffuse körnige bis knotige Konsistenzvermehrung beidseitig entspricht einem mastopathischen Tastbefund.
- Bei Herdbefunden Größe in Zentimeter, Konsistenz, Schmerzhaftigkeit, Verschieblichkeit gegenüber Haut und Parenchym, Lokalisation.
- Thoraxwandverschieblichkeit.
- Durch Zusammendrücken der Hautoberfläche mit Daumen und Zeigefinger beider Hände können sich Plateaubildungen und Orangenhaut zeigen. Feine Einziehungen nicht nur bei Karzinomen, auch bei Fettnekrosen, Traumen, Verkürzungen der Cooper-Ligamente, Fibrosen.

- Bei entsprechender Anamnese Sekretion der Mamille provozieren durch quadrantenweises radiäres Ausstreichen zur Mamille hin. Sekret immer zytologisch untersuchen.
- 9 % der palpablen Mammakarzinome sind mammographisch nicht nachweisbar!
- Tumor nur bis zu seiner doppelten Größe in der Tiefe tastbar.

Strategie der Mammadiagnostik
- Inspektion/Palpation durch Patientin/Arzt.
- Mammographie.
- Sonographie (bis 30 LJ nur Sono wegen dichter Brust).
- MRM.
- Punktion.
- Biopsie/Op.

Normale und abnormale Entwicklung

Normale Entwicklung
Zum Zeitpunkt der Geburt hat die Milchdrüse bereits 15–20 Milchgänge mit aber nur spärlicher Drüsenaussprossung. In der Pubertät kommt es zur Aussprossung der Milchgänge. Die Entwicklung kann symmetrisch, aber auch stark seitendifferent erfolgen. Während der Gravidität kommt es zur Vollentwicklung der Drüsenacini.

Menstruelle Einflüsse
Nach der Ovulation kommt eine Auflockerung durch den Progesteroneinfluß des Drüsengewebes zustande. Klinisch äußert sich dies durch eine vermehrte Spannung und Vergrößerung. Im Röntgenbild ist die Brust dichter, die Läppchen sind größer und konfluierend.
Nach der Menstruation kommt es unter Östrogeneinfluß zur Rückbildung dieser Vorgänge (günstigster Zeitpunkt zur Mammographie).

Laktation
In der Gravidität kommt es unter Progesteroneinfluß zur vollen Entwicklung der drüsigen Anteile. Im Röntgenbild nimmt die Dichte des Drüsenkörpers zu. Die Läppchen konfluieren, sind teilweise nur noch grobknotig unscharf abgrenzbar, was durch vermehrte Wassereinlagerung noch verstärkt wird. Pathologische Prozesse sind nur schwer abgrenzbar.
Nach dem Abstillen bilden sich zuerst die Drüsenacini zurück (was die Brust kleiner und schlaff machen kann), die Milchgänge bleiben noch längere Zeit erweitert. Es kann zu Duktektasien und Kaliberschwankungen kommen.

Chiari-Frommel-Syndrom: verlängerte Laktation, monate- manchmal jahrelang, mit Uterusatrophie, sekundärer Amenorrhoe, Depression.

Altersatrophie
Mit Einsetzen des Klimakteriums nehmen die Drüsenacini ab. Die Milchgänge werden enger, verbunden mit einer periduktalen Fibrose, oder werden bei angestautem Sekret weiter. Das Fettgewebe nimmt deutlich zu, die Bindegewebssepten werden spärlicher. Die Parenchyminvolution beginnt medial unten und setzt sich nach oben lateral fort. Im Röntgenbild findet sich die sog. „leere Mamma" (Involutionsmamma).

Medikamentöse Hormoneinwirkung
Bei exogener Östrogeneinwirkung, z.B. bei Einnahme von Ovulationshemmern oder Präparaten zur Osteoporoseprophylaxe, findet sich eine deutliche Zunahme des Drüsenschattens. Die Brust wird dichter und ist schwieriger zu beurteilen.

Anomalien

- *Amastie:* Fehlen der Brustanlage.
- *Polythelie:* Entwicklung mehrerer Brustwarzen.
- *Polymastie:* zusätzliche Brustwarze mit retromamillärem Parenchym.
- *Akzessorische Parenchymanlagen:* ohne gleichzeitige Mamillen.
- *Mammahypertrophie:* familiär, bilateral, unilateral.
- *Vorzeitige Mammaentwicklung:* uni- oder bilateral, hormonelle Abklärung.

Gutartige Veränderungen der weiblichen Brust

Mastopathie

Keine eigentlich krankhafte Veränderung (eigentlich inkorrekte Terminologie). Häufigste Veränderung der Brust. Mastodynie in der 2. Hälfte des Zyklus.

1. *Fibrozystische Mastopathie:* hormonabhängige Umbauvorgänge des Drüsengewebes, Dilatation des Gangsystems, Hyperplasie und Proliferation des *Milchgangepithels.*
2. *Fibroadenotische Mastopathie:* Fibrosierung des Mantelgewebes.

Histologische Einteilung nach Prechtel
Prechtel I: keine Epithelproliferation
Prechtel II: reguläre Epithelproliferation ohne Atypie
Prechtel III: Epithelproliferation mit Atypien, Präkanzerose!

- *Rö:* dichte Mamma, homogen (bei Fibrose) oder mit klein- oder grobknotigen Parenchymstrukturen (bei Zysten). Streifenzeichnung. Knotig strukturiertes Parenchym, einzelne Knoten noch abgrenzbar (*bei Übereinanderprojektion:* Vergrößerungsaufnahmen mit Tubus). *Kalkmilchzysten* (Kalziumkarbonat und Zystensekret mit sog.Teetassenphänomen, Verkalkung mit zentraler Aufhellung). Klein- und großzystische Veränderungen. *Makrozysten:* ab 35. LJ, glatt berandet, rundliche Verschattungen mit schmalem Halo (zirkulärer Aufhellungssaum um die Zyste). DD: Zyste/Adenom ⇨ Sonographie, Pneumozystographie.
- *Pneumozystographie:* glatte Wand ohne Wandverdickung, keine intrazystischen Raumforderungen.
- *Sono:* Zysten: echofrei, scharf berandet mit dorsaler Schallverstärkung, teilweise bilaterale schmale Schallverstärkung.
- *MRM:* Unterscheidung zwischen Zyste (kein Signalanstieg), nichtproliferativer (geringe Signalzunahme) und proliferativer Mastopathie (mäßige Signalzunahme) und Karzinom (eindeutige Signalzunahme).

13

Adenose

Hypertrophie und -plasie der *Drüsenendstücke,* progressive Umbauvorgänge.

1. *Einfache lobuläre Hypertrophie:* Zahl der terminalen Gänge erhöht.
2. *Kleinzystische „blunt duct adenosis":* zusätzlich Epithelproliferationen.
3. *Kleinzystische Adenose:* zystisch erweiterte terminale Drüsenschläuche.
- *Rö:* kleinfleckig strukturiertes Parenchym, Knötchen nicht mehr eindeutig abgrenzbar. Bei fibrosierender Adenose zusätzlich Kalkablagerungen in den adenomatösen Veränderungen. Kalk ist rundlich und größer (> 500 µ) als bei Karzinomen. Häufig diffus verteilt über weite Teile der Brustdrüse.

Carcinoma lobulare in situ: ebenfalls Epithelproliferation der Drüsenendstücke, aber ohne röntgenologisches Korrelat. 30 % Entartung.

Fibroadenome

Fibröse und epitheliale Knotenbildung, die hormonellen Einflüssen unterworfen ist. Am häufigsten nach der Pubertät (20.–30. LJ), Neuauftreten nach dem 30. LJ selten. Rückbildung in der Menopause mit Verkleinerung und Verkalkung. Bei Kinderwunsch und Fibroadenomen >2 cm operative Entfernung. Gut verschieblicher Knoten, meist mit anderen mastopathischen Veränderungen einhergehend. Maligne Entartung extrem selten.

- *Rö:* glatt berandeter, rundlicher oder gelappter Knoten. Teilweise schmaler Halo (Fettsaum). Grobschollige popcornartige Verkalkungen pathognomonisch. DD Zyste: ☞ Sono, Punktion.

Riesenfibroadenom = Cystosarcoma phylloides

Histologische Ähnlichkeit mit Fibroadenomen. Mittleres Lebensalter (40.–50. LJ), bei jungen Frauen eine Rarität. Großer gelappter Tumor mit darüberliegender atrophischer Haut.

- *Rö:* großer homogener Tumor, Konglomerat aus Einzelknoten. Keine Verkalkungen. DD: Sarkom.

Papillome

Fibroepitheliale Proliferation aus der Milchgangswand. Papillome sind die häufigste Ursache der serösen oder blutigen Milchgangssekretion. Entartung möglich. Formen: *intraduktale Papillome, intrazystische Papillome* (Zyste entspricht dem erweitertem Milchgang), *Papillomatose* (multiple Papillome mit gleichzeitiger Duktektasie, ältere Frauen).

- *Rö:* erst erkennbar ab Bohnengröße retromamillär oder mamillennah bei Involutionsmamma. Achse der RF zur Mamille gerichtet. Ansonsten nur erkennbar in der Galaktographie.
- *Galaktographie:* KM-Aussparungen in ektatischen Milchgängen und Milchgangsabbrüche.

Lipome

Fettgewebsgeschwulst mit dünner Bindegewebskapsel, mittleres bis hohes Lebensalter, kein Krankheitswert.

- *Rö:* Fettgewebe des Lipoms genauso transparent wie umliegendes Fettgewebe, abgrenzbar durch Bindegewebskapsel.

Andere gutartige Tumoren

- *Hämangiom:* selten. Glattberandeter, rundlicher oder gelappter Knoten, der durch die Haut rötlich-bläulich schimmert.
- *Neurofibrom:* selten. Subkutan, glattberandeter Knoten.
- *Leiomyom:* selten. Glatt berandeter Knoten.
- *Fibroadenolipom:* selten. Adenomatöse und fibröse Anteile, glatt berandeter fetthaltiger Tumor mit fleckigen Anteilen.

Entzündungen

Akute Mastitis

Mastitis puerperalis: in der Laktation. Häufigste Form, meist durch Streptococcus aureus ausgelöst. Typische Klinik, Röntgen meist nicht notwendig.
Mastitis nonpuerperalis: Außerhalb der Laktation. Durch Furunkel, infizierte Schweißdrüse oder hämatogen bedingt. Klinische Entzündungszeichen.

- *Rö:* Hautverdickung. Ödem des subkutanen Fettgewebes. Konfluierender oder sternförmiger Abszeßschatten. DD: inflammatorisches Mammakarzinom.

Chronische Mastitis = „Plasmazellmastitis"

Abakterielle Erkrankung der älteren Frauen infolge Sekretverhaltung bei Duktektasie. Gelegentlich seröse oder milchige Sekretion. Mamille häufig retrahiert. Keine Behandlung notwendig.

- *Rö:* typische, lanzettenförmige Verkalkungen in Richtung Mamille. Retromamilläre Verdichtung bei Fibrose. Mamille und Warzenhof verdickt.

Mondor-Syndrom

Thrombophlebitis der V. thoracoepigastrica. Bei jüngeren Frauen und auch Männern. Erhabener Strang oder auch Einziehung an der lateralen Brust tastbar.

- *Rö:* ganz feiner, zarter Venenstreifen am besten bei tangentialer Einstellung sichtbar. Malignom ausschließen!

Andere Veränderungen

- *Fettgewebsnekrose:* traumatisch, entzündlich oder altersbedingt. Röntgenologisch narbige Fibrose mit bindegewebiger Kapsel (Ölzyste) oder mit Kalkablagerungen, auch blasenförmige Verkalkungen.
- *Spontane Nekrose:* bei Thrombose, vorwiegend im unteren Brustabschnitt.
- *Büstenhalter-Syndrom:* infolge lang anhaltenden Drucks bei schlechtsitzendem BH. Röntgenologisch Hautverdickung, Gewebsvermehrung, kein Kalk. DD: Malignom.
- *Hautveränderungen:* Naevi, Fibrome und Talgzysten können sich in die Mamma projizieren. Klinische Untersuchung!
- *Mastitis tuberculosa:* heute sehr selten. Klinik: Abszeßbildung, Fisteln, Exulzerationen. Knotige, sklerosierende oder diffuse Form wie bei Mastitis, Lymphangiosis carcinomatosa oder szirrhösem Karzinom.
- *Aktinomykose:* sehr selten. Durch Actinomyces israeli ausgelöst. Kleiner, sehr schmerzhafter Knoten. DD: Neoplasma.

Bösartige Veränderungen

Bei den bösartigen Mammatumoren handelt es sich überwiegend um *Karzinome*, selten sind Neubildungen des Bindegewebes *(Sarkome)* und Organmanifestationen von Systemerkrankungen *(Leukämie, Lymphogranulomatose)*.

Das Mammakarzinom ist die häufigste bösartige Erkrankung der Frau (24 % aller Malignome) und die häufigste Todesursache bei Frauen zwischen dem 40. und 50. LJ. Das Erkrankungsrisiko steigt zwischen dem 20. und 40. LJ an und hat einen zweiten Gipfel in der Postmenopause. Mammakarzinome benötigen 20–30 Jahre, um klinisch manifest zu werden. Das natürliche Risiko liegt bei 8–13 %. Bei zusätzlichem Mammographie-Screening alle 2 Jahre zwischen 40. und 70. LJ erhöht es sich um 0,6 %. Aber regelmäßige Mammographien reduzieren die Sterblichkeit um ca. 30 %.

Das Mammakarzinom entsteht durch maligne Entartung:

- des *Milchgangepithels* (duktales Karzinom), häufigste Form;
- der *Drüsenläppchen* (lobuläres Karzinom), selten.

13

Risikofaktoren

- Verwandte 1. Grades mit Mammakarzinom.
- Frühe oder späte Menarche.
- Frühe oder späte Menopause.
- Nullipara.
- Keine Stillzeit.
- Mastopathie II. und III. Grades.
- Mammakarzinom der Gegenseite.
- Adipositas.
- Andere Tumoren.

Lokalisation

- 50 % lateraler kranialer Quadrant.
- 15 % medialer kranialer Quadrant.
- 12 % lateraler kaudaler Quadrant.
- 6 % medialer kaudaler Quadrant.
- 14 % submamillär.
- 3 % multizentrisch.

Malignitätskriterien im Röntgen

- *Mikroverkalkungen*
  Schattendicht, aber weniger dicht als benigner Kalk, kristallin aussehend.
  Gruppiert, lobulär (>3 auf 1 cm^2).
  Polymorph.
  Form: feinkörnig, eckig oder bizarr (wie mit dem Hammer zerschlagen), V-, W-, X-, Y-, Z-förmig.
  Größe: ab ca. 0,15 mm nachweisbar, < 2 mm.
- *Krebsfüßchen*
  Sternförmige Ausläufer um Kernschatten, Szirrhus.
- *Zeltzeichen*
  Retraktion des Parenchyms.
- *Kutisverdickung.*
- *Retraktion der Kutis.*
- *Duktuserweiterung.*
  Wellige Kontur eines retromamillären Milchgangs, aber auch bei gutartigen Papillomen.
- *Weite Vene in unmittelbarer Nachbarschaft.*
- *„Kometenschweif".*
- *Retromamilläre Verdichtung.*

TNM-Kassifikation

Tis	Ca. in situ: intraduktales Ca. oder lobuläres Ca. in situ oder M. Paget der Mamille ohne nachweisbaren Tumor.
T1	Tumor maximal 2 cm.
T1a	Tumor ≤ 0,5 cm.
T1b	Tumor > 0,5 cm ≤ 1 cm.
T1c	Tumor > 1 cm ≤ 2 cm.
T2	Tumor maximal 5 cm.
T3	Tumor > 5 cm.
T4	Tumor jeder Größe mit direkter Ausdehnung auf die Brustwand oder Haut.
N1	Metastasen in beweglichen ipsilateralen axillären LK.
N2	Metastasen in fixierten ipsilateralen axillären LK.
N3	Metastasen in ipsilateralen LK entlang der A. mammaria interna.

Regionäre LK: axilläre und interpektorale LK entlang der V. axillaris; ipsilaterale LK entlang der A. mammaria interna. Andere LK-Metastasen werden als Fernmetastasen klassifiziert, einschließlich supraklavikulärer, zervikaler oder kontralateraler LK an der A. mammaria interna.

Intraduktales solides Karzinom (Komedokarzinom)

Nichtinvasiv, invasiv. Bei invasivem Karzinom Knotenbildung, Sekretion (selten), Hautinfiltration.
- *Rö:* Mikroverkalkungen (bei diffuser Durchsetzung des Drüsenkörpers sicheres Zeichen). Duktektasien in der Galaktographie. Bei fortgeschrittenem Karzinom knotiger Tumorschatten mit szirrhösen, sternförmigen Strukturen.

Papilläres (kribriformes) Mammakarzinom

Intraduktal oder intrazystisch (sehr selten). Entstehung primär, selten durch sekundäre Entartung eines gutartigen Papilloms. Klinik: (blutige) Sekretion.
- *Rö:* Nativröntgen unergiebig.
- *Galaktographie:* mit dieser Methode nicht vom Papillom unterscheidbar.
- *Pneumozystographie:* Zystenwandverdickung.
- *Sono/MRM:* weitere Abklärung.

Paget-Karzinom

Milchgangskarzinom mit intraepidermaler Ausbreitung. Ekzem der Mamille.
- *Rö:* Mamillenverdichtung. Streifenartige Verdichtung der retromamillären Milchgänge. Mikrokalzifikationen (gruppiert, intraduktal).

Carcinoma solidum simplex

Nur mäßige bindegewebige Komponente. Tumorfixierung mit Mamillen- und Hautretraktion.
- *Rö:* Unregelmäßig konturierter höckriger Knoten. Unscharfer Rand mit feiner Zähnelung. Weite Vene in der Nachbarschaft, korkenzieherartiger Verlauf. Streifige Gewebsvermehrung zwischen Tumor und Mamille. Infiltration von Fett und Kutis. Verkalkungen größer und unregelmäßig, kein Mikrokalk.

Szirrhus

Produktive Fibrose. Häufigste Form des Mammakarzinoms. Tastbarer, häufig fixierter Knoten, Plateauphänomen.
- *Rö:* zentraler Knoten, höckrig, unscharf begrenzt. Streifige Ausläufer (krebsartig), sternartige Figur. DD: Mastopathie (der Krebs hat nicht nur Beine, sondern auch einen Körper). **Warnstreifen:** langbahnige streifige Verbindung zur Mamille ohne den bogigen Verlauf der Milchgänge.

13

Medulläres Karzinom

Überwiegend karzinomatöses Epithel. Selten, oft gut abgrenzbarer Tumor.
- *Rö:* rundlicher, ovaler oder gelappter Knoten (DD: Fibroadenom, Zyste), häufig glatte Begrenzung. Kometenschweif nur diskret. Andere Sekundärzeichen erst im fortgeschrittenem Stadium. Größe des Tumors entspricht etwa dem Bildbefund.

Gallertartiges Karzinom (Kolloidkarzinom)

Exzessive Schleimbildung. Imponiert als gutartiger, verschieblicher Knoten, selten.
- *Rö:* wie gutartiger Tumor. DD: Fibroadenom, Zyste.

Lobuläres Carcinoma in situ

Proliferation der Drüsenläppchen ohne Durchbrechen der Basalmembran. Häufig beidseitige und laterale Lokalisation.
- *Rö:* schwierig! *Mikrokalk:* einzelnstehend, rundlich wie bei sklerosierender Adenose, innerhalb eines mastopathischen Bezirks oder wie bei intraduktalem Karzinom.

Lobuläres infiltrierendes Karzinom

Häufig aus lobulärem Ca. in situ entstehend. Oberer äußerer Quadrant.
- *Rö:* unregelmäßig, unscharf konturierter Knoten. Sternförmige Ausläufer, Kometenschweif. In parenchymreicher Brust schwierig erkennbar.

Diffuses inflammatorisches Karzinom

Ausbreitung der Karzinomzellen innerhalb subepithelialer Lymph- und Blutgefäße mit Lymphstauung und venöser Stauung. Bild wie bei diffuser Mastitis, kein bestimmter histologischer Typ. Hautödem mit Apfelsinenhaut. Vergrößerung, Verhärtung der Brust. Schmerzhafte, gespannte Brust. Exulzerationen. Schlechte Prognose.
- *Rö:* Kutisverdickung und Infiltration mit Durchsetzung des subkutanen Fettgewebes. Manchmal Karzinomknoten mit Mikrokalk.

Sarkom

Vom Bindegewebe ausgehend. Selten, bei männlichen Mammatumoren häufiger. Rasches Wachstum. Palpatorisch mobiler Knoten.
- *Rö:* großer, rundlicher Knoten, glatt begrenzt, Parenchym verdrängt. Teilweise strukturierter, grober Kalk (DD: Fibroadenom).

Lymphogranulomatose

Selten als Erstmanifestation des M. Hodgkin, häufiger im Spätstadium. Kann Mammakarzinom vortäuschen.
- *Rö:* knotiger Tumor (DD: medulläres Karzinom, Fibroadenom). Keine Verkalkungen. Scharfe oder auch unscharfe Begrenzung. Diffuse Infiltration. Lymphknoten, Stauungsödem.

Leukämie

Diffuse Hautrötung, DD: Entzündung.
- *Rö:* Knoten, diffuse Infiltration. Lymphknoten, Stauungsödem.

Die operierte und bestrahlte Brust

- *Inzisionen:* narbige Kutisverdickung. Streifige Subkutisverdichtung. Keine Deformierung des Drüsenparenchyms.
- *Probeexzisionen:* narbige Kutisverdickung. Streifige Subkutisverdichtung. Deformierung des Drüsenparenchyms. Röntgenbeurteilung erschwert oder unmöglich.
- *Verkalkungen:* im Postoperationsgebiet. Meist im subkutanen Fettgewebe (hier nicht bei Malignomen). Strich- oder blasenförmig.
- *Ölzysten:* nach Op., plastischen Op., Quetschungen. Zartwandige Ringfigur, im Zentrum wie Fettgewebe. Palpabler, harter Knoten.
- *Fremdkörper:* Gazestreifen, Drainageschläuchchen, Nahtmaterial usw.
- *Plastische Operationen:* Mamillenkorrektur (narbige Veränderungen mit Mikroverkalkungen); Verkleinerungsplastik (Verlagerung des Parenchyms an atypische Stelle, Narben, Verkalkungen); Vergrößerungsplastik (nach Prothesenimplantaten Rö-Beurteilung nicht mehr möglich. Sonographie, MRM).
- *Bestrahlung:* exsudative Reaktion mit nachfolgender Fibrose. Kutisverdickung. Subkutis netzigtrabekulär durchsetzt. Bindegewebssepten verdickt.

Die männliche Brust

Zur Entwicklung von Drüsenacini kommt es beim Mann durch die fehlende hormonelle Stimulation nicht. Die normale Brustanlage des Mannes zeigt in der Mammographie lediglich *Fettgewebe* und ganz spärlich *rudimentäre Milchgänge hinter der Mamille.*

Gynäkomastie

Gutartige Vergrößerung der männlichen Brust infolge einer *Hyperplasie der Ausführungsgänge* und des Bindegewebes. Eine Entwicklung der Drüsenläppchen ist sehr selten. Meist in der Pubertät oder bei Männern zwischen 50 und 70 LJ. Hinter der Mamille mäßig fester Knoten tastbar (ca. 2–4 cm) oder diffuse Resistenz.

- *Rö:* 1. *Fibröse Gynäkomastie* (am häufigsten): radiäre, streifige Verdichtung retromamillär.
  2. *Großknotige Gynäkomastie:* dichte, rundliche Struktur.
  3. *Sezernierende Gynäkomastie* (meist durch androgene Hormontherapie, DD: Duktektasie, Papillom).
  4. *Pseudogynäkomastie* bei Adipositas.

Fibrome, Zysten: entsprechend der weiblichen Brust.

Karzinome: 1 % der Mammakarzinome und 0,2 % aller Karzinome beim Mann. Klinisch und radiologisch den Veränderungen der weiblichen Brustdrüse entsprechend. DD: strahlige retromamilläre Gewebsverdichtung bei fibröser Gynäkomastie, die aber symmetrisch hinter der Mamille lokalisiert ist und nicht exzentrisch liegt wie das Karzinom.

Wichtige Differentialdiagnosen

Verkalkungen
• *Grobschollig:* Fibroadenom (popcornartig), Karzinom mit zentraler Fibrose.
• *Ring- und halbkreisförmig:* Zyste, Fibroadenom, Liponecrosis microcystica calcificata (zentrale Aufhellung), Ölzyste, Plasmazellmastitis, verkalkte Talgdrüsen.
• *Linienförmig:* Arteriosklerose, Plasmazellmastitis, Milchgangskarzinom.
• *Gruppiert:* Milchgangskarzinom, proliferative Mastopathie, mastopathische Fibrose, fibrosierende Adenose, lobuläres Carcinoma in situ, Narbenverkalkungen, beginnende Verkalkungen in Fibroadenom oder Zysten, beginnende Verkalkung in Arterien.
• *Diffus:* fibrosierende Adenose, Milchgangskarzinom, multizentrisches lobuläres Ca. in situ, Epithelproliferationen bei Mastopathie, fibröser Mastopathie.
• *Artefakte*

Rundschatten
• *Gutartiger Tumor:* Zyste, intrazystisches Papillom, Fibroadenom, Riesenfibroadenom, intraduktales Papillom, Hämangiom, Fibroadenolipom.
• *Bösartiger Tumor:* Karzinome, Karzinommetastasen, Sarkom, M. Hodgkin.
• *Entzündlich:* Abszeß, Hautfurunkel, Tuberkulose, Lymphknoten (zentrale Aufhellung, Hilus).
• *Sonstige:* Atherom, Hautwarze, Neurofibromatosis Recklinghausen, umschriebenes Drüsenparenchym, nicht tangential eingestellte Mamille, orthograd getroffene Vene.

Sternförmige Verschattungen
• *Gutartiger Tumor:* fibrosierende Adenose, sog. radiäre Narbe, hyalinisiertes Fibrom (mit Fibrose).
• *Bösartiger Tumor:* Szirrhus, Baby-Szirrhus, Carcinoma solidum simplex.
• *Entzündlich:* Tuberkulose, Aktinomykose, Fistelbildung.
• *Sonstige:* Fettnekrose mit Fibrose, Fremdkörpergranulom, regressives Hämatom, Narben nach Inzisionen, Biopsien, Traumen, Entzündungen, Summationseffekte.

Diffuse Verdichtungen
• *Gutartiger Tumor:* Riesenfibroadenom, Leiomyomatose.
• *Bösartiger Tumor:* diffuses Karzinom, M. Hodgkin, Fibroliposarkom.
• *Entzündlich:* akute Mastitis, diffuse Tuberkulose.
• *Sonstige:* Z. n. mehrfacher Biopsie, Z. n. Bestrahlung, großes Hämatom, Lymphstauung und Ödem unterschiedlicher Genese, Silikonprothese, ausgedehnte Mastopathie.

13

Bildgebende Verfahren

Beckenaufnahme nach Martius

Lagerung	Technik
a.-p.: Rückenlage. Oberkörper 45° aufgerichtet. Zentralstrahl:2 QF über Nabel in Beckenmitte.	85 kV. Automatik, mittlere Meßkammer. Filmformat: 24 x 30 cm, quer. Empfindlichkeitsklasse 200. Raster. FFA: 115 cm.

Beckenaufnahme nach Guthmann

Lagerung	Technik
Seitlich: Seitenlage. Beine in Knie und Hüfte leicht angewinkelt. Zentralstrahl: senkrecht auf die exakt übereinanderstehenden Hüftköpfe.	117 kV. Automatik, mittlere Meßkammer. Filmformat: 24 x 30 cm. Empfindlichkeitsklasse 200. Raster. FFA: 115 cm.

Röntgenanatomie/Auswertung
- Beckeneingang, Conjugata vera (obstetrica) = ca. 11 cm.
- Beckenausgang: ca. 9 cm.
- Beckenquerdurchmesser: ca. 13,5 cm.
- Beckenschrägdurchmesser: ca. 12 cm.
- Symphysenspalt: < 6 mm.
- Winkel vom Os coccygis zum Os sacrum: 10–20° nach ventral geneigt (große Variabilität).
- Praktische Hinweise: zur Strahlenreduktion max. einblenden oder besser digitale Aufnahmesysteme verwenden. Messung ebenso mit MRT oder CT möglich.

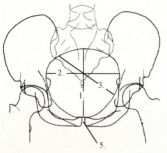
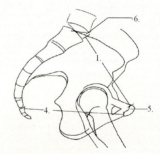

Becken nach Martius

Becken nach Guthmann

1. Beckeneingang (Conjugata vera)
2. Beckenquerdurchmesser
3. Beckenschrägdurchmesser

4. Beckenausgang
5. Symphysis
6. Promontorium

Indikationen: Beckenmessung: Disproportion zwischen Kopf des Feten und dem Becken der Mutter. Selten: schwere fetale Mißbildung mit Skelettanomalien. Lage und Reifezeichen des Kindes werden sonographisch bestimmt.

Normalbefund: Beckenaufnahmen nach Guthmann und Martius

In den Beckenaufnahmen nach Guthmann und Martius zeigt sich eine symmetrische, gynäkoide Form des Beckenskeletts. Beckeneingang, Beckenausgang, Beckenquer- und -schrägdurchmesser liegen im Normbereich. Es finden sich keine Stufenbildungen. Der Symphysenspalt ist normal weit. Das Os coccygis hat einen normalen Winkel. Die Weichteile sind unauffällig.

Beurteilung: Regelrechte Darstellung des weiblichen Beckens mit normalen Maßen der Beckenräume.

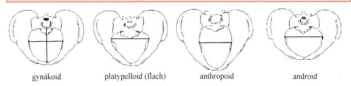

| gynäkoid | platypelloid (flach) | anthropoid | android |

Verschiedene Beckentypen

Beckenübersicht: ☞ Kap. 4 Abdomen und Gastrointestinaltrakt.

Indikationen: heute sehr eingeschränkt. Abklärung meist sonographisch, bei weitergehenden Fragestellungen mittels CT oder MRT.

Zufallsbefunde: *Myome* (inhomogene Verkalkungen mit Weichteilschatten), *Dermoidzysten* (Verkalkungen in Projektion auf das Ovar, teils mit knöchernen Anteilen oder Zahnanlagen), *Ovarialzysten* (selten Verkalkungen, die sich homogen und scharf begrenzt oder sternförmig darstellen).

Hysterosalpingographie (HSG)

Allgemeine Maßnahmen

- Durchführung in der 1. Zyklushälfte (7.–14. Zyklustag).
- Antibiotische/antiseptische Vorbehandlung der Vagina mit Vaginalzäpfchen (z.B. Mysteclin).
- Ausschluß entzündlicher Erkrankungen (Adnexitis, Kolpitis). Ausschluß einer KM-Allergie. Einverständniserklärung.

Technik

- Orientierende DL oder Abdomenübersicht.
- Untersuchung in Steinschnittlage auf dem Bucky-Tisch, Beine der Patientin in Beinhaltern gelagert.
- Gründliche Desinfektion von Vagina und Portio.
- Unter sterilen Bedingungen Anlage eines *Schultze-Apparats*: Nach Einlegen von selbsthaltenden Entenschnabelspekula werden die vordere und untere Muttermundlippe mit einer/zwei Kugelzangen gefaßt und eine Hohlolive in den Zervikalkanal eingeführt. Die Muttermundlippen werden mit leichtem Zug über den Konus gespannt.
- Eine mit KM gefüllte Kanüle mit Verlängerungsschlauch (keine Luft!) wird eingelegt.
- Die Patientin wird vorsichtig kranialwärts gezogen, so daß die Beine gestreckt sind.
- Unter DL vorsichtiges Spritzen von ca. 10 ml H$_2$O-löslichem, jodhaltigem KM (z.B. Urografin). Cave: Nie stärkeren Druck beim Spritzen aufwenden, da es sonst zu Rupturen mit Extravasaten kommen kann.
- Unter DL vollständige Füllung des Cavum uteri und den KM-Austritt in die freie Bauchhöhle beobachten.

14

- Aufnahmen a.-p., ggf. seitlich.
- KM-Resorption nach ca. 3 h.
- Nach der Untersuchung Patientin ca. 30 min unter Beobachtung auf einer Liege ausruhen und viel trinken lassen.
- Praktische Hinweise: Bei verklebten Tuben kann unter leichtem Druck ein Öffnen der Tuben bewirkt werden.

Röntgenanatomie

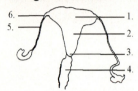

1. Uterusfundus
2. Uteruscavum
3. Isthmus
4. Zervix
5. Tuben
6. Ostium der Tuben

HSG

- *Zervikalkanal:* 2–3 cm lang. Konturen glatt oder leicht gefiedert. Übergang Zervix/Uterus: leichte Einschnürung, sog. Isthmus, 6–10 mm ∅.
- *Uterusform:* gleichschenkeliges Dreieck, leichte Taillierung.
- *Uteruslage:* mittelständig, Retro- oder Anteflexion.
- *Zervix-Cavum-Achse zur Körperachse:* Sinistro-, Dextroposition des Uterus.
- *Einschnüren des Uterusfundus:* < 1 cm = normal; 1,5–2 cm = Uterus arcuatus; > 2 cm = Uterus bicornis.
- *Tuben:* intramuraler Anteil: 1–2,5 mm. Isthmischer Anteil: fadenförmig. Ampullärer Anteil: ca. 5–8 mm breit, ca. 6–8 cm lang.

Indikationen: Sterilitätsprobleme. V. a. Anomalien der Uterushöhle und der Eileiter oder des Müller-Gang-Systems. V.a. Verklebungen (Synechien), Tubenverklebungen, Tubenverschlüsse. Wiederherstellung der Tubendurchgängigkeit.

Normalbefund: HSG

In der orientierenden Durchleuchtung stellen sich regelrechte Skelettstrukturen und Weichteile ohne Anhalt für pathologische Verkalkungen dar. Nach Anlegen eines Schultze-Apparats unter sterilen Bedingungen und Injektion von ca. 10 ml jodhaltigem, wasserlöslichem KM kommt es zur Darstellung des glatt berandeten, normal langen und breiten Zervikalkanals. Anschließend füllt sich das Cavum uteri regelrecht. Es findet sich eine normale Lage und Aufdehnbarkeit ohne Anhalt für KM-Aussparungen im Bereich des Uterus. Die Füllung der symmetrischen und normal weit angelegten Tuben ist regelrecht mit unauffälligem Schleimhautrelief und ohne KM-Aussparungen oder -abbrüchen. Das KM tritt unbehindert in die freie Bauchhöhle über.
Beurteilung: Regelrechte Darstellung in der Hysterosalpingographie.

Auswertung und Befundung

Darstellung von Anomalien, die von einer kompletten Doppelung der Vagina, der Zervix und des Uterus bis zu einer leichten Eindellung der Uteruskuppe (Uterus arcuatus) variieren können. Intrauterine Synechien. Tubenerkrankungen und Defekte, wie Kinking, Adhäsionen, Tubenverschluß oder Tubenatresie.

Sonographie der weiblichen Geschlechtsorgane

Technik

- **Abdominale Untersuchung:** Patientin in Rückenlage. Volle Harnblase (Schallfenster). 3,5-MHz-Sektorschallkopf. Bessere Übersicht, geringere Auflösung.
- **Vaginale Untersuchung:** Patientin in Rückenlage mit aufgestellten Beinen oder in Stein-schnittlage. Harnblase nicht gefüllt. 5–7,5-MHz-Vaginal-Sektorschallkopf. Eingeschränkte Übersicht, gute Auflösung, Beurteilung der Organe in natürlicher Lagebeziehung. Nicht bei Kindern, Virgines oder Frauen mit atrophischer Vagina.
- Darstellung der Organe sowie evtl. pathologischer Befund in Längs- und Querschnitt mit Dokumentation.

Sono-Anatomie: ☞ Kap. 4 Abdomen und Gastrointestinaltrakt, Sonographie.

Indikationen: Die Sonographie des weiblichen Genitales sollte von einem erfahrenen Gynä-kologen oder Geburtshelfer durchgeführt werden. Dennoch sollte die Untersuchung des weiblichen Genitales im Rahmen der Abdomensonographie stets mit durchgeführt oder auch bei speziellen Fra-gestellungen zur Abgrenzung verschiedener pathologischer Befunde eingesetzt werden. In der abdo-minellen Ultraschalldiagnostik kann eine Frühschwangerschaft als Zufallsbefund entdeckt werden. Für den Radiologen kann sie bei unklaren Angaben der Patientin vor Röntgenuntersuchungen als „Schwangerschaftstest" dienen.
Weitere Indikationen: Mißbildungen, Entzündungen, Tumoren, benigne Ovarialveränderungen, Extrauteringravidität, Blasenmole, Beckenmessung in der Geburtshilfe.

Sonographie als „Schwangerschaftstest"

- *Fruchtblase:* ab 30.–31. Tag p.m. mit 2 mm ⌀ in der Vaginalsonographie erkennbar.
- *Herzaktion:* ab ca. 40. Tag p.m. erkennbar.
- *Dottersack:* zwischen 5. und 10. abge-schlossener SSW nachweisbar, 4–5 mm ⌀, Ringstruktur.

Scheitel-Steiß-Länge (SSL)

Abgeschlossene SSW (+ Tag)	SSL
4 (+ 1–7)	≤ 0,5 cm
5 (+ 1–7)	≤ 1 cm
6 (+ 1–7)	≥ 1 cm
7 (+ 1–7)	1–2 cm
8 (+ 1–7)	≥ 2 cm
9 (+ 1–7)	≥ 3 cm
10 (+ 1–7)	≥ 4 cm
11 (+ 1–7)	≥ 5 cm

14

Computertomographie des Beckens

Technik

- Vorbereitung: perorale Magen-Darm-Kontrastierung (1500 ml Tee mit 20 ml Gastrografin, 90 min vor Untersuchungsbeginn).
- Lagerung: Rückenlage, Arme über den Kopf.
- Topogramm: a.-p., kurz.
- Gantry-Kippung: 0°.
- Schnittebene: axial.
- Scan-Strecke: Beckenkamm bis Symphyse.
- Algorithmus: standard.
- Schichtdicke: 10 mm, kontinuierlich.
- Fensterung: Weichteil: 350/50, Knochen: 1600/400.
- Atemlage: Atemstillstand in tiefer Exspiration.
- KM: 50 ml mit 2 ml/s und 50 ml mit 0,5 ml/s, Injektionsbeginn 30 s vor dem ersten Scan.
- Tips und Tricks: zur besseren Abgrenzung der Vagina: Tamponeinlage. Zur besseren Abgrenzung des Rektums: Einlauf mit 100–200 ml Gastrografin-Lsg. Zur Darstellung einer Blaseninfiltration: Harnblase über Blasenkatheter mit verdünntem KM füllen. Enddarm hierbei mit negativem KM (z.B. Methylzellulosegemisch) zur besseren Differenzierung füllen.

CT-Röntgenanatomie

- *Vagina:* querovale Weichteilstruktur. Lumen durch lufthaltigen Tampon markierbar. Ist zusammen mit der Harnröhre und dem Rektum durch die Schenkel des M. levator ani seitlich begrenzt.
- *Zervix:* querovale Weichteilstruktur. ∅ < 3 cm. Lumen teilweise mit Lufteinschlüssen. Nach KM-Gabe gleichmäßiges Enhancement, gute Abgrenzung gegen umgebendes Fettgewebe.
- *Corpus uteri:* Form und Lage abhängig vom Füllungszustand der Harnblase. ∅ ≤ 5 cm.
- *Tuben:* am Abgang des Uterus erkennbar.
- *Ovarien:* ovale bis rundliche Weichteilstruktur, 3 x 1,5 cm groß. Häufig nicht gegen Darmschlingen abgrenzbar. Durch KM-gefüllten Ureter, der direkt hinter den Ovarien verläuft, erkennbar.
- *Parametrium:* bindegewebige Schicht, seitlich am Uterus ansetzend und bis zur Beckenwand verlaufend. Strukturverdickungen > 3–4 mm pathologisch.

Indikationen: Differenzierung zwischen zystischen/soliden RF. Tumorausdehnung, KM-Aufnahme als Ausdruck der Vaskularisation der Tumoren. Metastasierung, LK-Nachweis. Knöcherne Destruktionen. Verlaufskontrollen.

Klinische Untersuchung/Anamnese

Schmerzen, Blutungen, Schwellungen, Voruntersuchungen, vor Op., Vorerkrankungen, Z.n. Strahlentherapie.

Anomalien der weiblichen Geschlechtsorgane

1. Uterus bicornis unicollis
2. Uterus arcuatus
3. Uterus subseptus
4. Uterus biforis

Uterusmißbildungen

- **Aplasie von Uterus und Vagina** (Mayer-Rokitansky-Küster-Syndrom)
  Ausbleiben der Kanalisierung des Genitalstrangs, Vagina fehlt, Uterus meist rudimentär.
  Diagnostik: klinisch, Sono, CT.
- **Hymenale Atresie**
  Fehlender Durchbruch der Membran am Müller-Hügel. Diagnostik: klinisch, Sono (Rückstau des
  Menstrualblutes in Vagina, Uterus, Tuben).
- **Vaginalsepten**
  Vagina teilweise oder vollständig durch Septum geteilt. Diagnostik: klinisch, Sono, CT, HSG.
- **Uterussepten**
  Uterus septus; Uterus subseptus: Septen vom Fundus ins Cavum vorspringend; Uterus biforis:
  Septum auf Zervix beschränkt. Kombinationen möglich. Diagnostik: Sono, HSG.
- **Mißbildungen des Uterus**
  Uterus arcuatus: Eindellung in Fundusbereich; Uterus bicornis unicollis: doppelhörniger Uterus;
  Uterus unicornis: symmetrische Anlage des Uterus mit nur einem Uterushorn. Diagnostik: Sono,
  HSG (CT).

Gutartige Veränderungen des Uterus

Myome

Etwa 20 % aller Frauen > 30 Jahre haben Myome. Formen: 1. *subserös*, 2. *intramural* (zusammen
ca. 95 % d.F.), 3. *intraligamentär*, 4. *submukös*. Größe: wenige Millimeter bis über 20 cm. Entartung
sehr selten. *DD:* Korpus-Ca. (schnelleres Wachstum, regionale LK-Vergrößerungen, Aszites), Myome
(Multiplizität, jugendliches Alter der Patientin).
- *Sono:* Vergrößerung des Uterus mit knolliger, gut abgrenzbarer, echoreicher oder echoarmer (bei
  sekundären Veränderungen wie Nekrose, Erweichung, zystische Degeneration) oder gemischt
  echogener RF. Häufig Verkalkungen mit dorsalem Schallschatten.
- *CT:* Verformung und Verlagerung des Uterus. Knollige, meist scharf begrenzte weichteildichte RF,
  teils mit hypodensen Zonen (regressive Veränderungen) oder Verkalkungen. Bei Infektion Gaseinschlüsse (nach KM häufig keine eindeutige Abgrenzbarkeit).

Bösartige Veränderungen des Uterus

Zervixkarzinom

Häufigstes weibliches Genital-Ca. Vorwiegend Frauen zwischen dem 45.–50. LJ. 95 % Plattenepithelkarzinome, 4 % Adenokarzinome. Breitet sich zunächst lokal in die Seitenwand in Richtung
Vagina aus. Bis zur Überschreitung der Organgröße (Stad. IIa) operabel. Ab Stad. IIb/IIIb Strahlentherapie. Frühe lymphogene Metastasierung in die reginalen LK, Fernmetastasen erst spät und selten.

14

FIGO-/TNM-Stadien des Zervixkarzinoms

FIGO[1]-Stadien	TNM-Stadien	Erläuterungen	CT-/Sono-Befunde
0	Tis	Ca. in situ	
I	T1	Ca. begrenzt auf den Uterus.	Bis Ib meist nicht erkennbar
Ia	T1a	Mikroinvasives Ca, das nur histologisch gesichert werden kann.	
Ia1	T1a1	Minimale Stromainvasion, max. 1 mm	
Ia2	T1a2	Invasionstiefe max. 5 mm, Oberflächenausdehnung max. 10 mm	
Ib	T1b	Tumor > T1a2	
II	T2	Zervix überschritten, Beckenwand und unteres Drittel der Vagina aber nicht infiltriert	Vaginalinfiltration meist nicht erkennbar
IIa	T2a	Infiltration nur der Vagina, nicht der Parametrien	Exzentrische Verbreiterung des ringförmigen Zervixgewebes, Wanddickung der oberen 2/3 der Vagina, Parametrien frei, nach KM-Gabe Tumor hypodens
IIb	T2b	Parametrien befallen	Unscharfe Begrenzung der Zervix, echoarme/hypodense RF, weichteildichte/echogene streifig-knotige Verdickung der Parametrien
III	T3	Ausbreitung bis zur Beckenwand und/oder Befall des unteren Drittels der Vagina und/oder Hydronephrose oder stumme Niere	
IIIa	T3a	Befall des unteren Drittels der Vagina	Veränderungen im unteren Drittel der Vagina meist nur unsicher erkennbar. Ausgedehnte weichteildichte/echogene RF und Infiltration des Fettgewebes im Bereich der Parametrien, Obstruktion und Dilatation des Ureters
IIIb	T3b	Befall der Parametrien bis zur Beckenwand und/oder Hydronephrose oder stumme Niere	
IVa	T4	Infiltration von Blasen- und/oder Rektumschleimhaut	Perivesikale und/oder pararektale Fettschicht obliteriert, Harnblase und/oder Rektumwand asymmetrisch verdickt, evtl. Tumorzapfen, Tumor überschreitet das kleine Becken.
IVb	M1	Fernmetastasen außerhalb des Beckens	Selten: Lunge > Leber > Knochen > Gehirn
	N1	Regionäre LK bis Leistenband/Aortenbifurkation.	Ab 0,5–1 cm nachweisbar. Sichere Infiltration ab 1,5 cm.
	N4	LK oberhalb der Aortenbifurkation/unterhalb des Leistenbandes	

[1] FIGO: Fédération Internationale de Gynécologie et d'Obstétrique

Korpuskarzinom

Dreimal seltener als Zervixkarzinom. 45.–60. LJ. Meist Adenokarzinom > Adenokankroid > adenosquamöses Karzinom. Lange auf Cavum uteri beschränkt, dann Infiltration der Zervix, selten Durchbruch in die freie Bauchhöhle. LK-Metastasen paraaortal, lumbal, seltener in die Iliaka-Externa-Gruppe. Fernmetastasen: Lunge, Skelett. Häufig gleichzeitig Tuben- oder Ovarial-Ca.

- *Sono:* inhomogene Struktur/Verdickung des Endometriums. Unregelmäßige Grenze zum Myo-metrium. Aufweitung des Cavums. Vergrößerung des Uterus. Bei wandüberschreitendem Wachs-tum unscharfe Uterusgrenze. Bei Verschluß des Zervikalkanals Vergrößerung des Korpus mit echoarmem (flüssigkeitsgefüllter) RF (Hämatometra, Pyometra).
- *CT:* sichere Diagnostik bei Kavumdicke > 8 cm. Auftreibung und Verformung des Uterus. Nach KM-Gabe hypodense RF. Infiltration der Parametrien, des pararektalen Fettgewebes, der Blase und des Rektums. Regionäre LK-Metastasierung/Fernmetastasen.

FIGO[1]-Stadien des Korpuskarzinoms

Stadium	Erläuterung
0	Ca. in situ
I	Tumor auf das Corpus uteri begrenzt.
Ia	Tumor auf das Endometrium begrenzt.
Ib	< 50 % Myometriuminfiltration.
Ic	> 50 % Myometriuminfiltration.
II	Tumorausdehnung auf die Cervix uteri, aber auf den Uterus begrenzt.
IIa	Endozervikale glanduläre Tumorausdehnung.
IIb	Tumorinvasion in das Zervixstroma.
III	Tumorausdehnung über den Uterus hinaus, auf das kleine Becken begrenzt.
IIIa	Infiltration der Uterusserosa bzw. Adnexbefall bzw. positive intraoperative peritoneale Zytologie.
IIIb	Tumorinfiltration der Vagina.
IIIc	Infiltration von pelvinen bzw. paraaortalen LK.
IVa	Infiltration von Blase bzw. Darm bzw. Wachstum des Tumors über das kleine Becken hinaus.
IVb	Fernmetastasen.

[1] FIGO: Fédération Internationale de Gynécologie et d'Obstétrique

Rezidive bei Uterusmalignomen

Tumorrezidiv meist am Stumpf, seltener an der lateralen Beckenwand. Infiltration von Harnblase, Rektum und/oder regionalen LK. Hydronephrose, Knochendestruktionen.
DD: postoperative Narben, Z.n. Strahlentherapie mit Fibrosierung.

Adnexentzündungen

Salpingitis (entzündliche Erkrankung des Eileiters), *Adnexitis* (sekundäre Mitbeteiligung des Ovars), *Ovarialabszeß.* 10–15 % der sexuell aktiven Frauen betroffen. Altersgipfel 15.-20. LJ.
Komplikationen: *Adnexabszeß, Douglas-Abszeß, Tuboovarialabszeß. DD:* Endometriose, Ovarial-karzinom.

- *Sono:* inhomogene, teils gekammerte, zystische RF im Bereich der Adnexe. Ovar unscharf abgrenzbar, vergrößert. Freie Flüssigkeit im Douglas-Raum.
- *CT:* Ind. bei atypischen Fällen, die sonographisch nicht abgeklärt werden können oder bei weiterer abdomineller Ausdehnung. Dickwandige, meist flüssigkeitsgefüllte RF im Bereich der Adnexe mit Septierung. Unscharfe Begrenzung zum Uterus und den angrenzenden Darmschlingen. Infiltration des Rektums und Sigmas. Verdickung der Ligamente. Infiltration des umgebenden Fettgewebes. LK-Vergrößerung. Hydronephrose, Hydroureter.

14

Ovarialtumoren

Tumor	Pathogenese	Sono/CT
Funktions-/ Retentions- zysten	Häufigste Ursache einer ovariellen RF:. 1. *Follikelzyste* (nicht gesprungener Graaf-Follikel), *Corpus-luteum-Zyste* (meist in der Schwangerschaft), *Luteinzyste* (Überstimulation des Ovars, Mehrlingsgravidität). 2. *Schokoladenzyste* (bei ektopischen Endometrium)	1. Bis 8 cm große, dünnwandige zystische RF mit serösem Sekret, glatt begrenzt. 2. Bis ca. 12 cm große, meist doppelseitige, glatt begrenzte RF. Dichte durch eingedicktes Blut echogen/ iso-/hyperdens
Poly- zystische Ovarien	Stein-Leventhal-Syndrom mit Infertilität, sekundärer Amenorrhoe und Hirsutismus	Multiple kleine Retentionszysten, ∅ < 0,5 cm. Größe der Ovarien nicht mehr als verdoppelt. Hypoplastischer Uterus
Seröse/ muzinöse Zyst- adenome	35 % aller benignen Ovarialtumoren. Muzinöses Z. bis 15 % Entartung	Uni-/multilokuläre dünnwandige zystische RF, glatt begrenzt. Nach KM-Gabe kein Enhancement *Seröses Z. :* feinste Verkalkungen (Psammome). Häufig doppelseitig. Keine Kammerung. Dichte ca. 15 HE *Muzinöse Z. :* Häufig gekammert. Dichte ca. 26 HE
Dermoid- zyste	Reife Teratome. Altersgipfel 20.–35. LJ. 5–10 % der Ovarialtumoren. Lipoid-/ talghaltig, Verkalkungen (Knochen, Zähne). Maligne Entartung möglich	Zystische, glatt berandete RF mit echogenen/weichteildichten und fettigen Anteilen, Verkalkungen (Zähne, Knochen), selten Fett-Flüssigkeits-Spiegel
Ovarial- karzinom	85 % epithelial, ansonsten von Keimzellen/Stroma ausgehend. Altersgipfel 60. LJ. Fehlende Früherkennung, schlechte Prognose. Metastasierung diffus intraperitoneal, hämatogen (Lunge > Leber > Skelett > Gehirn)	Solide, zystische oder kombinierte, meist sehr große RF. Verlagerung des Uterus aus der Medianebene mit teilweise unscharfer Abgrenzung. Aszites. Peritonealkarzinose: kleine Knötchen ab ca. 0,5 cm ∅ an Leber, im Douglasraum oder am Omentus majus, teils zu Konglomeraten verdichtet

Malignitätszeichen der Ovarialtumoren

- **Größe:** > 4 cm.
- **Wanddicke:** > 3 mm.
- **Beschaffenheit:** solide oder solid-zystisch.
- **Septen:** häufig, > 3 mm dick.
- **Sonstiges:** Nekrosen, Aszites, LK, Infiltration der Beckenwand, Peritonealkarzinose.

TNM-/FIGO-Klassifikation des Ovarialkarzinoms

TNM	FIGO	
T1	I	Tumor auf die Ovarien beschränkt.
T1a	Ia	Tumor auf ein Ovar beschränkt, kein Aszites.
T1a1	Ia(i)	Kapsel intakt, kein Tumor auf der Ovaroberfläche.
T1a2	Ia(ii)	Kapsel rupturiert oder Tumor auf der Ovaroberfläche.
T1b	Ib	Beide Ovarien befallen, kein Aszites.
T1b1	Ib(i)	Kapseln intakt, kein Tumor auf den Ovaroberflächen.
T1b2	Ib(ii)	Eine oder beide Kapseln rupturiert oder Tumor auf einer oder beiden Ovaroberflächen.
T1c	Ic	Tumor auf ein oder beide Ovarien beschränkt, Aszites oder Peritonealspülung mit malignen Zellen.
T2	II	Tumor eines oder beider Ovarien, Ausdehnung auf das kleine Becken beschränkt.
T2a	IIa	Befall von Uterus und/oder Tuben, kein Aszites.
T2b	IIb	Befall anderer Organe des kleinen Beckens, kein Aszites.
T2c	IIc	Befall von Organen des kleinen Beckens, Aszites oder Peritonealspülung mit malignen Zellen.
T3	III	Tumor in einem oder beiden Ovarien, intraperitoneale Metastasen außerhalb des kleinen Beckens und/oder retroperitoneale LK-Metastasen, Befall des Omentum majus oder des Dünndarms.
	IIIa	Ausschließlich mikroskopische Metastasen außerhalb des kleinen Beckens.
	IIIb	Metastasen bis 2 cm Größe außerhalb des kleinen Beckens.
	IIIc	Metastasen > 2 cm außerhalb des kleinen Beckens oder retroperitoneale Lymphknotenmetastasen.
M1	IV	Fernmetastasen.
N0		Kein Anhalt für Befall der regionären LK.
N1		Befall regionärer (= iliakaler oder paraaortaler)LK.

Postpartale Entzündungen

Endometritis/Endomyometritis

Postpartal-Fieber, starke Schmerzen, uterine Blutungen.
- *Sono/CT:* Uterus inhomogen, postpartal vergrößert. Echogene/hyperdense Areale im Cavum durch Blut mit unscharfer Abgrenzung des Cavum uteri.

14

Septische Ovarialvenenthrombose

Seltene Ursache des Wochenbettfiebers. Wahrscheinlich durch Hyperkoagulabilität postpartal oder durch Verletzungen unter der Entbindung bedingt.
- *Sono/FKDS:* vergrößerter inhomogener Uterus, teils mit Blut im Cavum. Verdickte Adnexe. Ovarialvene bei frischer Thrombose echoarm; bei älterer Thrombose echodicht, vergrößert; bei komplettem Verschluß fehlender Fluß. Thrombose kann sich bis nach kranial in die V. cava inferior entwickeln.
- *CT:* vergrößerter, inhomogener Uterus. Vergrößerte Adnexe. Erweiterte Vene mit hypodensem Lumen. Nach KM-Gabe nur Anreicherung der Gefäßwand bzw. des Restlumens. Beurteilung des Ausmaßes der Thrombose, teilweise Thrombosierung der V. cava inferior.

Wichtige Differentialdiagnosen bei Erkrankungen der weiblichen Geschlechtsorgane

Freie Flüssigkeit im Douglas-Raum

- Follikelruptur, Ovulation, ektope Schwangerschaft, Ovarialneoplasma, entzündliche Erkrankungen.

Verkalkungen im weiblichen Genitaltrakt

- Uterus (Myom = Leiomyom).
- Ovarien: Dermoidzyste, Zystadenom mit Psammomkörperchen, Zystadenokarzinom, chronische ovarielle Stieldrehung, Pseudomyxoma peritonaei.
- Tuben: tuberkulöse Salpingitis.
- Plazenta.

Raumforderungen der Adnexe

1. Zystisch
- Physiologische Ovarialzyste (Graaf-Follikel, in der Mitte des Zyklus, < 25 mm. Corpus luteum, 2. Zyklushälfte, < 15 mm).
- Retentionszysten (Follikelzyste, Corpus-luteum-Zyste, Luteinzyste).
- Schokoladenzyste bei Endometriose.
- Tuboovarieller Abszeß.
- Dermoid.
- Hydrosalpinx.
- Ektope Schwangerschaft.
- Seröses/muzinöses Zystadenokarzinom.
- Überstimulierte Ovarien.

2. Solide
- Ovarialtumor.
- Ovarielle Stieldrehung.
- Polyzystische Ovarien.

Uterus

1. Verdicktes, irreguläres Endometrium (normale Dicke < 1 cm)
- Endometriumpolypen (bis 3 % d.F. maligne Entartung).
- Endometriumhyperplasie (Verdickung > 6 mm).
- Endometritis.
- Primäres Karzinom des Endometriums.
- Metastasen.
- Blasenmole.
- Inkompletter Abort.

2. Diffuse Vergrößerung des Uterus
- Diffuse Myome.
- Adenomyosis.
- Endometriumkarzinom.

3. Raumforderungen des Uterus
- Benigne: Myome, Pyometra, Uterus bicornus, Adenomyosis, intrauterine Schwangerschaft.
- Maligne: Zervixkarzinom, Korpuskarzinom, Leiomyosarkom, Chorionkarzinom.

NNH

Bildgebende Verfahren

Nativ-Röntgendiagnostik der NNH: ☞ Kap. 11 Knochen.

CT der NNH

Technik
- Lagerung: Rückenlage, bei koronaren Schichten Kopf max. rekliniert und fixiert.
- Topogramm: lateral 256 mm.
- Gantry-Kippung: axial parallel zur Orbitaoberkante. Koronar senkrecht zur Orbitaachse.
- Schnittebene: axial/koronar.
- Scan-Strecke: axial: Orbitadach bis Alveolarkamm. Koronar: Nasenspitze bis Hinterwand der Keilbeinhöhle.
- Algorithmus: standard.
- Schichtdicke: 2–5 mm, kontinuierlich.
- Fensterung: 2000/100.
- Atemlage: normale Atmung.
- KM: nur in Tumordiagnostik.
- Tips und Tricks: in axialer bzw. halbaxialer Schnittebene Orbitatrichter und „Retroorbitalraum" besser beurteilbar.

CT-Röntgenanatomie der NNH

Nasengänge und Nebenhöhlenöffnungen (=ostiomeatale Einheit)

- *Unterer Nasengang:* zwischen Nasenboden und Ansatz der unteren Muschel gelegen. Keine Nebenhöhlenostien, aber Mündung des Tränennasengangs (D. nasolacrimalis).
- *Mittlerer Nasengang:* zwischen unterer und mittlerer Muschel gelegen. Mündung der Ausführungsgänge der Stirnhöhle, der Kieferhöhle und der vorderen Siebbeinzellen.
- *Oberer Nasengang:* zwischen mittlerer und oberer Muschel gelegen. Mündung des Ausführungsgangs der Keilbeinhöhle und der hinteren Siebbeinzellen.

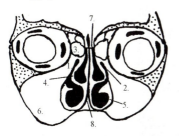

1. Infundibulum
2. Processus uncinatus
3. Bulla ethmoidalis
4. Mittlere Muschel
5. Untere Muschel
6. Sinus maxillaris
7. Lamina cribrosa
8. Nasenseptum

Anatomie der ostiomeatalen Einheit im CT, nach Der Radiologe, 2/94.

Anatomische Varianten

Ein- oder beidseitige Pneumatisation der mittleren Conchen. Pneumatisation des Processus uncinatus. Vergrößerte Bulla ethmoidalis. Retrobulbäre Ausdehnungen der hinteren Ethmoidalzellen mit Nachbarschaft zum N. opticus. Ausgedehnte Pneumatisation des Os sphenoidale nach lateral mit Gefahr der Verletzung des N. opticus bei Op. Starke Absenkung der Lamina cribrosa gegenüber dem Niveau des Siebbeindaches.

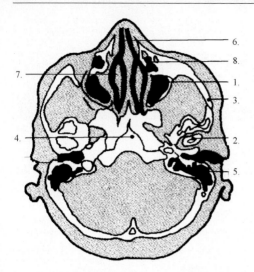

1. Sinus maxillaris
2. Caput mandibulum
3. Arcus zygomaticus
4. Clivus
5. Os petrosum
6. Septum nasi
7. Concha nasalis
8. Canalis nasolacrimalis
9. Sinus frontalis
10. Os frontale
11. Cavum nasi
12. Bulbus oculi
13. Glandula lacrimalis

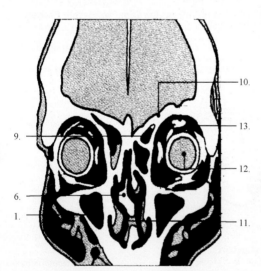

Axial- und Koronarschnitt in Höhe des parapharyngealen Raumes, aus Lange, S. et al.: Zerebrale und spinale Computertomographie, 1988

Indikationen: Diagnostik und Beurteilung von Entzündungen und Tumoren. Differenzierung von zystischen und soliden Veränderungen. Beurteilung von knöchernen Destruktionen, präop., postop., Verlaufskontrollen.

Normalbefund: CT der NNH

Unauffällige Darstellung sämtlicher Nasennebenhöhlen, insbesondere kein Nachweis einer Schleimhautschwellung oder einer Sekretspiegelbildung. Die knöchernen Strukturen stellen sich unauffällig dar.
Beurteilung: Regelrechte Darstellung der NNH im CT.

Akute Sinusitis

Infektiös oder allergisch bedingt. Eine Sinusitis der Kieferhöhlen kann auch durch infizierte Zähne des Oberkiefers bedingt sein.
- *Rö:* Schleimhautschwellung mit zirkulärer Verschattung der NNH-Wand. Transparenzminderung durch Exsudat und/oder Schleimhautschwellung (normalerweise haben die NNH die gleiche Strahlentransparenz wie die Orbita). Luft-Flüssigkeits-Spiegel (Sinusitis häufigste Ursache eines Luft-Flüssigkeits-Spiegels). Destruktion der angrenzenden knöchernen Strukturen selten.
  Pansinusitis: komplette Verschattung aller NNH.

Chronische Sinusitis

Bakteriell, mykotisch, idiopathisch oder begleitend bei anderen Erkrankungen (Sarkoidose, Erythema nodosum). Komplikationen: Pyozele, Osteomyelitis, Orbitaphlegmone, Hirnabszeß.
- *Rö:* Weichteilschwellung. Partielle/vollständige Transparenzminderung. Polypenartige Veränderungen. Knochendestruktionen und -sklerose.
- *CT:* Darstellung von Transparenzminderung, polypösen Veränderungen, Knochendestruktionen, Abflußbehinderung. Präoperative Diagnostik.

Retentionszysten

Entstehen durch entzündlich bedingte Abflußbehinderungen, enthalten Schleim oder seröse Flüssigkeit.
- *Rö:* homogene, glatt begrenzte Verschattung. Am häufigsten am Boden und der Seitenwand der Kieferhöhlen.

Polypen

Entzündlich, hypertrophische Schleimhautschwellung.
- *Rö:* polypoide, homogene, glatt begrenzte Verschattung, am häufigsten in der Kieferhöhle.

Mukozelen

Entstehen durch Verschluß des Ausführungsgangs der betroffenen NNH und anhaltender Sekretion.
- *Rö:* am häufigsten Stirnhöhle betroffen. Weichteildichte Verschattung, teils lobuläre Form. Später Druckerosionen des Knochens, lokale Osteoporose.
- *CT:* weichteildichte Verschattung (25–40 HE). Nach KM-Gabe kein Enhancement. Verdrängendes Wachstum mit Knochenarrosionen (DD: Malignom: invasives Wachstum).
  Pyozele: Dichte höher als bei Mukozele, nach KM-Gabe ringförmiges Enhancement.

15

Läsionen der NNH

Läsion	Bevorzugte Lokalisation	Röntgenzeichen
Benigne Tumoren		
Osteom	Stirnhöhle	Dichte, glatt begrenzte Verschattung. Selten Knochendestruktionen
Chondrom	Siebbeinzellen	Weichteildichte Verschattung. Knochendestruktionen möglich. Selten Entartung zum Chondrosarkom
Fibrom	Oberkiefer, Stirnhöhle	Selten. Weichteildichte RF. Knochenarrosionen
Myxom	NNH	Glatt begrenzte Verschattung. Druckarrosionen
Hämangiom	Stirnhöhle	Weichteildichte Verschattung mit Verkalkungen, Knochenarrosionen und bürstenähnlicher Umformung der Knochenbälkchen *CT:* weichteildichte Verschattung mit unregelmäßigem Enhancement nach KM-Gabe
Epitheliale Tumoren (Papillom, Adenom, Epidermoid = Cholesteatom)	NNH	Weichteildichte Verschattung. Druckarrosionen *CT:* Epidermoid: herabgesetzte Dichte, Fettanteile
Neuroepitheliale Tumoren	NNH	Uncharakteristisch. Verschattung, Druckarrosionen
Oberkieferzyste	Oberkiefer, Kieferhöhlenbasis	Glatt begrenzte, rundliche Verschattung
Adamantinom	80 % d.F. im Unterkiefer, Kieferhöhlenbasis	Seifenblasenartige Aufhellung, meist glatt begrenzt. Entartung möglich
Odontom	Kieferhöhlenbasis	Selten. Verschattung mit hoher Dichte
Maligne Tumoren		
Karzinom	80 % d.F. in der Kieferhöhle. >70. LJ Am häufigsten Plattenepithelkarzinom	Weichteildichte RF. Knochendestruktionen. *CT:* Darstellung des Ausmaßes des Tumors und der Knochendestruktion Tumorausbreitung in den Retromaxillarraum und die Orbita. Penetration der Rückwand der Stirn- oder Keilbeinhöhle. LK-/Metastasensuche
Sarkom	NNH	Selten. Totalverschattung der betroffenen NNH. Knochendestruktionen. Keine DD zu Karzinom möglich *CT:* Darstellung des Ausmaßes des Tumors und der Knochendestruktion, LK-/Metastasensuche
Sonstige		
Wegener-Granulomatose	NNH	Ein-/beidseitige Weichteilverschattung. Frühzeitige Knochenarrosionen, vermehrte Sklerose (DD: Karzinom)
Fibröse Dysplasie	NNH	Vergrößerung und inhomogene Verschattung der betroffenen NNH. Sklerose der knöchernen Strukturen und der angrenzenden Gesichtsknochen
M. Paget	NNH	Verschattung der NNH, aber keine Weichteilschwellung. Verdichtung und Sklerose der Knochen

Felsenbein

Bildgebende Verfahren

Nativ-Röntgendiagnostik der Felsenbeine: ☞ Kap. 11 Knochen.

CT der Felsenbeine

Technik

- Lagerung: Rückenlage.
- Topogramm: lateral, 256 mm.
- Gantry-Kippung: parallel zur Orbitomeatallinie.
- Schnittebene: axial.
- Scan-Strecke: Unterkante Mastoid bis Oberkante Felsenbein.
- Algorithmus: hochauflösend (HR).
- Schichtdicke: 2 mm, kontinuierlich, in Höhe des Befundes 1 mm.
- Fensterung: 3100/100
- Atemlage: normale Atmung
- KM: Zunächst nativ. Ind.: bei V. a. Tumoren (Glomustumor) oder angrenzenden knöchernen Destruktionen.
- Tips und Tricks: Einzelvergrößerung der pathologischen Seite. Rekonstruktionen nicht erforderlich. Koronare Schnittführung zur besseren Darstellung des Meatus acusticus, des Trommelfells, des N. facialis und teilweise der Gehörknöchelchen.

Röntgenanatomie des Felsenbeins

- *Äußerer Gehörgang:* ca. 3 cm lang. Im CT kein Weichteilschatten.
- *Fissura tympanosquamosa bzw. petrotympanica:* DD Fraktur.
- *Trommelfell:* ca. 0,1 mm dicke Membran. Im CT nur schemenhaft darstellbar.
- *Gehörknöchelchen:* axial und koronar abgrenzbar.
- *Paukenhöhle (Cavum tympani):* luftgefüllter Hohlraum, durch 6 Wände begrenzt.
- *Promontorium:* Vorwölbung an der medialen Wand der Paukenhöhle, durch die basale Schneckenwindung hervorgerufen.
- *Antrum mastoideum:* schleimhautausgekleideter Hohlraum, der mit den Cellulae mastoideae über den Aditus ad antrum (= Zugang) mit der Paukenhöhle verbunden ist.
- *Tuba auditiva:* luftgefüllte Verbindung der Paukenhöhle mit dem Nasenrachenraum. Etwa 3–4 cm lang.
- *Mastoidzellen:* Pneumatisation mit großer Variabilität, teilweise bis in die Schläfenbein- und Hinterhauptschuppe sowie in die Felsenbeinspitze reichend.
- *Kochlea (Schnecke):* Spirale mit 2,5 Windungen im vorderen Teil des Labyrinths.
- *Vestibulum:* Teil des Labyrinths, der den Utrikulus (Ansatz und Endpunkt der Bogengänge) und den Sakkulus (mit einem Sinnesfeld ausgestattetes rundliches Bläschen) enthält.
- *Bogengänge:* dorsalster Anteil des Innenohrs.
- *Meatus acusticus internus:* beginnt an der Felsenbeinhinterkante im Porus acusticus internus und verläuft lateralwärts im Felsenbein. Enthält den VII. und VIII. Hirnnerv und die A. labyrinthi.

15

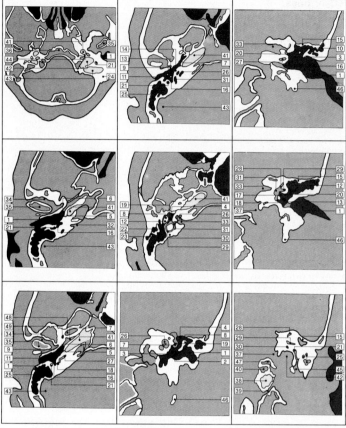

1 Meatus acusticus externus
2 Membrana tympani
3 Cavum tympani
4 Recessus epitympanicus
5 Recessus hypotympanicus
6 Semicanalis tubae auditivae
7 Semicanalis m. tensoris tympani
8 Caput mallei
9 Manubrium mallei
10 Corpus incudis
11 Crus longum incudis
12 Crus breve incudis
13 Stapes
14 Promontorium

15 Tegmen tympani
16 Sinus tympani
17 Fenestra vestibuli
18 Fenestra cochleae
19 Ganglion geniculatum
20 Canalis n. facialis
   (tympanales Segment)
21 Canalis n. facialis
   (mastoidales Segment)
22 Aditus ad antrum mastoideum
23 Antrum mastoideum
24 Processus mastoideus
25 Cellulae mastoideae
26 Cochlea

27 Cochlea (basale Windung)
28 Canalis semicircularis anterior
29 Canalis semicircularis lateralis
30 Canalis semicircularis posterior
31 Vestibulum
32 Aquaeductus vestibuli
33 Meatus acusticus internus
34 Art. temporomandibularis
35 Caput mandibulae
36 Clivus
37 Fissura petrooccipitalis
38 Condylus occipitalis
39 Art. atlantooccipitalis
40 Canalis hypoglossi

CT-Schnitte des Felsenbeins, aus Lange, S.: Zerebrale und spinale Computertomographie, Medizinisch-wissenschaftliche Buchreihe Schering 1988

Indikationen: exakte Darstellung des Innenohrs und des Mittelohrs mit der Gehörknöchelchenkette und der Pyramide. Beurteilung der knöchernen Strukturen.

Normalbefund: CT der Felsenbeine

Der äußere Gehörgang, die Paukenhöhle und der innere Gehörgang stellen sich in den axialen (koronaren) Schichten regelrecht mit normaler Weite bzw. Länge und glatter knöcherner Begrenzung dar. Das Trommelfell und die Gehörknöchelchen sind schemenhaft abgrenzbar. Es findet sich eine regelrechte Pneumatisation der Mastoidzellen. Im Innenohr lassen sich Kochlea, Vestibulum und die Bogengänge, soweit darstellbar, regelrecht abgrenzen. Der Canalis caroticus und der Bulbus jugularis sind normal weit und von glatter knöcherner Begrenzung. Kein Anhalt für pathologische RF, entzündliche Veränderungen oder sklerosierende bzw. destruierende Knochenveränderungen.

Beurteilung: Regelrechte Darstellung der Felsenbeine und der angrenzenden Strukturen im HR-CT.

Entzündungen

Akute Otitis media

Entzündung im Nasopharynx beginnend und sich über die Tuba Eustachii auf das Mittelohr ausbreitend. Frühzeichen klinisch oder otoskopisch.

- *Rö:* Verschattung des pneumatischen Systems. Unscharf abgebildete Zellsepten.
- *CT:* Sekret im pneumatischen System. Verdickung des Trommelfells.

Mastoiditis

Übergreifen auf das Mastoid bei Otitis media. Komplikationen: septische Sinusvenenthrombose, intrakranielle Abszesse, subdurales Empyem.

- *Rö:* Verschattung des Mastoids, Knochenarrosionen der Zellbälkchen.
- *CT:* fehlende Pneumatisation. Knochenarrosionen. Weichteildichte Verschattungen und weichteildichtes Material in den destruierten Anteilen. Arrosion der hinteren Pyramidenkante.

Otitis maligna externa

Entzündlicher Prozeß des Mittelohrs und des Mastoids mit akuter Osteomyelitis. Meist Pseudomonasbakterien bei immungeschwächten Patienten oder Diabetikern. Übergreifen auf das Kiefergelenk, in die Fossa jugularis möglich.

- *CT:* weichteildichte destruierende RF vom Mittelohr über das Mastoid in die Fossa jugularis reichend. Knöcherne Arrosionen (DD: destruierend wachsendes Karzinom).

Chronische Otitis media

Bei unabgeheilter Otitis media oder bei nur mäßig virulentem Erreger.

- *Rö:* Verschattung des pneumatischen Systems, unscharfe Zellsepten, Knochendestruktionen.
- *CT:* Pneumatisches Systems des Innenohrs mit granulomatösem Gewebe ausgefüllt. Reaktive Sklerose des Mastoids. Verdickung des Trommelfells. Gehörknöchelchenkette intakt/destruiert.

15

Cholesteatom

Weichteiltumor aus abgeschilfertem geschichteten Plattenepithel und einer Außenschicht von sub-
epithelialem Bindegewebe. Angeboren (selten) oder erworben (häufig, chronisch entzündliche Prozesse des Mittelohrs ursächlich). Langsam expansives Wachstum mit Destruktion der angrenzenden
Strukturen.

- *Rö:* Schüller-/Stenvers-Aufnahme: weichteildichte Verschattung mit Arrosion der Seitenwand des
  Epitympanons, der Spina tympanica, der hinteren oberen Gehörgangswand und Teilen der
  Gehörknöchelchenkette.
- *CT:* Methode der Wahl.
  Weichteildichte RF mit Ausbreitung medial oder lateral der Gehörknöchelchenkette und Verlage-
  rung der Gehörknöchelchenkette. Knöcherne Arrosionen der Epitympanonseitenwand, der Spina
  tympanica, der hinteren oberen Gehörgangswand und Teilen der Gehörknöchelchenkette. Aus-
  breitung in das Antrum und das Mastoid mit Destruktion und Bildung von Hohlräumen.
  Komplikationen: intrakranielle Ausbreitung: Abszeß, Sinusvenenthrombose.
  Arrosion des Labyrinths: Fistelbildung, meist seitlicher Abschnitt des lateralen Bogengangs.
  Destruktion der Pyramide und Ausbreitung in die Kleinhirnbrückenwinkelregion und die Fossa
  jugularis.
  Arrosion des Fazialiskanals mit peripherer Fazialisparese.

Gutartige Tumoren der Felsenbeinregion

Glomustumoren

Benigne nichtchromaffine Paragangliome. Hochvaskularisierte, lokal destruierende Tumoren.
Lokalisation: Bulbus Vv. jugulares, N. tympanicus, N. vagus, Paukenhöhle.

- *Rö:* Schüller-Aufnahme: Destruktion des Cavum tympani, des äußeren Gehörgangs.
  Stenvers-Aufnahme: Destruktion der Pyramide, Labyrinthbeteiligung.
- *CT:* weichteildichte RF. Darstellung von Ausdehnung und Destruktion. Nach KM-Gabe deutliches
  Enhancement.

Neurinome

Am häufigsten Akustikusneurinom, seltener Neurinome des 5., 7., 9., 11. und 12. Hirnnervs.
Beziehung zum Felsenbein mit Arrosion der knöchernen Strukturen.

- *CT:* homogene weichteildichte RF. Knochendestruktionen (Pyramide, mittlere Schädelgrube).
  Nach KM-Gabe starkes Enhancement.

Bösartige Tumoren der Felsenbeinregion

Meist Karzinome des äußeren Gehörgangs mit Infiltration des Felsenbeins, Plattenepithelkarzinom,
seltener Adenokarzinome, Zylindrome, Sarkome, Plasmozytom.

- *Rö/CT:* weichteildichte RF, Knochendestruktion (äußerer Gehörgang, Schläfenbein, Sinus
  sigmoideus, Fazialiskanal, Innenohr, Kiefergelenk, mittlere/hintere Schädelgrube).

Mundhöhle und Pharynx

Bildgebende Verfahren

Röntgendiagnostik des Pharynx: ☞ Kap. 4 Abdomen und Gastrointestinaltrakt.

Röntgenanatomie

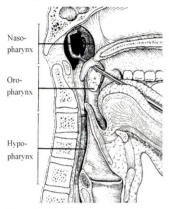

Naso-
pharynx

Oro-
pharynx

Hypo-
pharynx

Etagen des Pharynx

- *Nasopharynx = Epipharynx:* von der Schädelbasis bis zum Ansatz des weichen Gaumens am Palatum durum reichend.
- *Oropharynx = Mesopharynx:* vom Unterrand des Epipharynx bis zum oberen Drittel des Os hyoideum reichend.
- *Hypopharynx = Laryngopharynx:* vom Unterrand des Oropharynx bis zum pharyngo-ösophagealen Übergang reichend, unter Einschluß des M. cricopharyngeus.
- *Pharyngoepiglotische Falten* (Valleculae): Mesopharynx, a.-p. und seitlich sichtbar
- *Recessus piriformes:* Hypopharynx, a.-p. und seitlich sichtbar
- *Ösophagusmund:* in Höhe der Recessus piriformes, gleiche Höhe wie Ringknorpel, Beginn des Ösophagus.
- *M. cricopharyngeus:* verschließt den Ösophagusmund.

CT/Sono: ☞ unten, CT/Sono des Halses.

Gutartige Tumoren des Pharynx

Juveniles Nasenrachenfibrom (juveniles Angiofibrom)

Auftreten bei männlichen Jugendlichen ab 10. LJ. Häufigster benigner Tumor des Nasenrachenraums. Entstehung am Rachendach. Verdrängendes und expansives Wachstum mit Ausfüllung des Nasenrachenraumes, der Nase, der NNH und der Fossa pterygopalatina.
- *Rö:* weichteildichte Verschattung des Nasenrachenraumes. Druckarrosionen der einzelnen Knochen.
- *CT:* weichteildichte RF. Knochendestruktionen der angrenzenden knöchernen Strukturen. Nach KM-Gabe deutliches Enhancement.

15

Chordom

Ausgehend von Resten der embryonalen Chorda dorsalis mit Sitz am Keilbein, Hinterhauptbein, HWS. Frühe Destruktion der benachbarten Knochen bis zum Dorsum sellae.
- *CT:* weichteildichte RF, teilweise zarte Verkalkungen.

Bösartige Tumoren von Mundhöhle und Pharynx

Zunge, Mundboden, Lippen, Wangen: fast ausschließlich Plattenepithelkarzinome, Diagnose klinisch. Sono/CT zur LK- und Metastasensuche.

Nasopharynx (Epipharynx)

Plattenepithelkarzinom (am häufigsten), seltener Adenokarzinom, lymphoepitheliale Tumoren (Schmincke-Tumor), maligne Lymphome. Ausbreitung erfolgt per continuitatem:
1. In den lateralen parapharyngealen Raum oder in das poststyloidale Kompartiment.
2. Kranialwärts in Richtung Schädelbasis.
3. Dorsalwärts in den retropharyngealen Raum.

Lymphogene (zervikalen LK) und hämotogene Metastasierung früh.
- *Rö:* bei ausgedehnten Prozessen Verlegung des Nasenrachenraumes, Knochenarrosionen.
- *CT:* weichteildichte RF mit Infiltration der Faszien, der Fettgewebssepten und der Muskulatur. Knöcherne Destruktion der angrenzenden Strukturen. Nach KM-Gabe Enhancement (teils unregelmäßig fleckig). Bei Invasion der angrenzenden Gefäße fehlende Kontrastierung. Zervikale LK-Metastasen.

Oropharynx (Mesopharynx, Tonsille, Zungengrund)

Am häufigsten Karzinome, lymphoepitheliale Tumoren (Schmincke-Tumor), maligne Lymphome. Tonsillenkarzinom nach dem Larynxkarzinom häufigster Tumor der oberen Luftwege. Ausbreitung per continuitatem mit Infiltration des Zungengrundes, des vorderen Gaumenbogens und Ausbreitung nach kranial und kaudal (Tonsillenkarzinom) bzw. paralingual und kraniodorsal in Richtung Schädelbasis (Tumoren der Mundhöhle, Zunge und/oder Unterkiefer). Frühe Metastasierung in die zervikalen LK.
- *CT:* weichteildichte RF. Abgrenzung meist erst nach KM-Gabe eindeutig. Teilweise Infiltration der benachbarten Gefäße. Homo-/kontralaterale zervikale LK-Vergrößerung.

Hypopharynx: ☞ Kap. 15 Larynx.

TNM-Klassifikation für Mundhöhlen- und Pharynxtumoren

Regionen und Bezirke	TNM-Klassifikation	
Mundhöhle		
1. Mundscheimhaut	Tis	präinvasives Karzinom (Ca in situ).
a) Innenseite der Ober- und Unterlippe	T1	Tumor in größter Ausdehnung < 2 cm.
b)Wangenschleimhaut	T2	Tumor in größter Ausdehnung 2–4 cm.
c) Retromolargegend	T3	Tumor in größter Ausdehnung >4 cm,
d) Sulcus buccoalveolaris in Ober- und		noch mit oberflächlichem Wachstum.
Unterkiefer	T4	Tumor mit massiver Tiefeninfiltration
2. Unterer Alveolarfortsatz		(unabhängig von seiner Größe).
3. Oberer Alveolarfortsatz		
4. Harter Gaumen		
5. Zunge		
a) Zungenrücken und -rand vor Papillae		
circumvallatae (vordere 2 Drittel)		
b) Zungenunterseite		
6. Mundboden		
Oropharynx		
1. Vorderwand (anterior)	Tis	Präinvasives Karzinom (Ca. in situ).
a) hintere Zunge bis zu den Papillae circum-	T0	Primärtumor nicht erkennbar.
vallatae (hinteres Drittel, Zungengrund)	T1	Tumor beschränkt sich auf einen Bezirk
b) Valleculae		(Ausdehnung < 2 cm).
c) Linguale Epiglottisfläche	T2	Tumor beschränkt sich auf zwei Bezirke
2. Seitenwand: Tonsillen, Gaumenbogen,		(Ausdehnung > 2 cm, aber < 4 cm).
Glossotonsillarfurche	T3	Tumor über Oropharynx hinausgehend
3. Hinterwand: Rachenhinterwand		(Ausdehnung 4 cm, aber noch
4. Oberwand: Vorderfläche weicher Gaumen		oberflächliches Wachstum).
und Uvula	T4	Tumor mit massiver Tiefeninfiltration
		(unabhängig von seiner Größe).

Regionen und Bezirke	TNM-Klassifikation	
Nasopharynx		
1. Dach mit Hinterwand: Grenze zwischen hartem und weichem Gaumen bis Schädelbasis 2. Seitenwand: schließt Rosenmüller-Grube ein 3. Vorderwand: Rückfläche weicher Gaumen	Tis	Präinvasives Karzinom (Ca. in situ).
	T0	Primärtumor nicht erkennbar.
	T1	Tumor beschränkt auf einen Bezirk.
	T2	Tumor beschränkt auf zwei Bezirke.
	T3	Tumor über Nasopharynx hinausgehend ohne Knochenbefall.
	T4	Tumor über Nasopharynx hinausgehend mit Knochenbefall.
Hypophyrynx		
1. Sinus piriformis 2. Postkrikoidbezirk 3. Hypopharynxhinterwand	Tis	Präinvasives Karzinom (Ca. in situ).
	T0	Primärtumor nicht erkennbar.
	T1	Tumor beschränkt sich auf den Sinus piriformis (bzw. für 2. auf postkrikoide Fläche, bzw. für 3. auf hintere Hypopharynxwand), ohne an benachbarte Strukturen fixiert zu sein.
	T2	Tumor erstreckt sich vom Sinus piriformis bis zur hinteren Hypopharynxwand oder bis zu postkrikoidalen Fläche, ohne an benachbarte Strukturen fixiert zu sein.
	T3	Tumor ausgedehnt auf mehrere Bezirke mit Fixation an die Umgebung.
	T4	Tumor mit Überschreiten des Hypopharynx und massivem Einbruch in die Umgebung.

N0 keine regionären LK-Metastasen. N1 Metastase in einem solitären LK <3 cm. N2 Metastase in solitärem LK 3–6 cm. N3 Metastasen in LK >6 cm.
M0 keine Fernmetastasen, M1 Fernmetastasen.

Larynx

Bildgebende Verfahren

Nativaufnahme

Stehender Patient in a.-p. Stellung (mit minimaler Drehung, damit die Dornfortsätze knapp neben der Randkontur der Trachea liegen) und in seitlicher Position (Patient wird um 45° nach links gedreht = Fechterstellung).
Filmformat: 24 x 30 cm, zweigeteilt, hochkant.

Zusatzaufnahmen

- Die Untersuchung kann zur Diagnostik unklarer Atemnotzustände (Stridor usw.) in beiden Ebenen in max. Inspiration und Exspiration wiederholt werden.
- Zusätzliche KM-Gabe: zur besseren Abgrenzung von RF (☞ Kap. 4). KI für KM-Darstellung: ösophagotracheale Zyste.

Röntgenanatomie

- *Weite der Trachea:* M=15–22,5 mm, F=11,5–18 mm.
- *Retrotrachealraum:* Weite 8–22 mm (in Höhe von C6).
- *Retropharyngealraum:* bis 7 mm (in Höhe von C2).

15

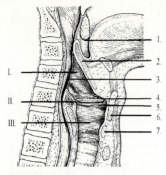

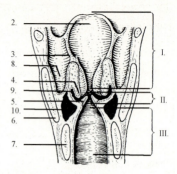

Kehlkopf, seitlich   Kehlkopf von hinten

I. Supraglottischer Raum   4. Taschenfalte
II. Glottis   5. Stimmband
III. Subglottischer Raum   6. Schildknorpel
                                            7. Ringknorpel
1. Zungengrund   8. Recessus piriformis
2. Epiglottis   9. Ventriculus Morgagni
3. Aryepiglottische Falte   10. M. vocalis

Indikationen: vor Struma-Op., vor Intubationsnarkose, Diagnostik bei unklaren Atemnot-
zuständen (wie Stridor usw.). Diagnostik von unklaren RF.

Normalbefund: Trachea

**Pharynx und Trachea sind regelrecht gelegen und normal weit. Die Konturen sind glatt
begrenzt. Der Retropharyngeal- und Retrotrachealraum sind normal weit. Das Kehlkopf-
skelett und die Zungenbänder sind nach Form und Lage regelrecht. Normales Verhalten in den
Funktionsaufnahmen.**
Beurteilung: Regelrechte Darstellung der Trachea.

CT/Sono: ☞ unten, CT/Sono des Halses.

Gutartige Tumoren des Larynx

Polypen

Häufigste gutartige Neubildung. Diagnose klinisch, laryngoskopisch.
● *Rö:* polypoider Weichteilschatten.
● *CT:* weichteildichte, glatt begrenzte RF ohne Knochenarrosionen.

Bösartige Tumoren des Larynx

TNM-Klassifikation der Larynx-Tumoren

Glottis ca. 65 %	Tis	Präinvasives Karzinom (Ca. in situ).
	T1	Tumor beschränkt auf die Glottis mit normaler Beweglichkeit der Stimmlippen.
	T1a	Befall einer Stimmlippe.
	T1b	Befall beider Stimmlippen.
	T2	Tumor mit Übergang auf die Subglottis oder die Supraglottis bei normaler oder eingeschränkter Beweglichkeit der Stimmlippen.
	T3	Tumor beschränkt auf den Larynx mit Fixation einer oder beider Stimmlippen.
	T4	Tumor überschreitet den Larynx, z.B. Einbruch in das Kehlkopfknorpelgerüst, den Sinus piriformis, die Postkrikoidregion oder die Haut.
Subglottis ca. 5 %	Tis	Präinvasives Karzinom (Ca. in situ).
	T1	Tumor beschränkt auf die Subglottis mit normaler Beweglichkeit der Stimmlippen.
	T1a	Befall einer subglottischen Seite.
	T1b	Befall beider subglottischer Seiten.
	T2	Tumor der subglottischen Region mit Übergang auf eine oder beide Stimmlippen.
	T3	Tumor beschränkt auf den Larynx mit Fixation einer oder beider Stimmlippen.
	T4	Tumor überschreitet den Larynx, z.B. Einbruch in die Postkrikoidregion, die Trachea oder die Haut.
Supraglottis ca. 30 %	Tis	Präinvasives Karzinom (Ca. in situ).
	T1	Tumor beschränkt sich auf die Supraglottis mit normaler Beweglichkeit der Stimmlippen.
	T1a	Tumor beschränkt auf die laryngeale Fläche der Epiglottis oder auf eine aryepiglottische Falte oder auf einen Morgagni-Ventrikel oder auf eine Taschenfalte.
	T1b	Tumor befällt die Epiglottis und dehnt sich auf den Morgagni-Ventrikel oder auf die Taschenfalte aus.
	T2	Tumor der Epiglottis und/oder der Morgagni-Ventrikel oder der Taschenfalten, ausgedehnt auf die Stimmlippen ohne Fixation.
	T3	Tumor beschränkt auf den Larynx mit Stimmlippenfixation und/oder Destruktion oder anderen Zeichen von Tiefeninfiltration.
	T4	Tumor überschreitet den Larynx und befällt z.B. den Sinus piriformis oder die Postkrikoidregion oder die Vallecula oder die Zungenbasis.

N0 keine regionären LK-Metastasen. N1 Metastase in einem solitären LK <3 cm. N2 Metastase in solitärem LK 3–6 cm. N3 Metastasen in LK >6 cm.
M0 keine Fernmetastasen, M1 Fernmetastasen.

Kehlkopfkarzinome (häufigster bösartiger Tumor des Kopfes/Halses) und

Hypopharynxkarzinome sind verhornende oder nichtverhornende Plattenepithelkarzinome, seltener undifferenzierte Karzinome oder Sarkome. M:F = 10:1.> 60. LJ. Meist Zigaretten- und Alkoholkonsum.

- *CT:* weichteildichte RF mit Ausbreitung per continuitatem in die angrenzenden Strukturen. Nach KM-Gabe Enhancement. Knorpeldestruktionen und Fehlstellungen. Metastasierung in die zervikalen LK.

15

Hals

Bildgebende Verfahren

CT des Halses

Technik
- Lagerung: Rückenlage, Arme am Körper.
- Topogramm: a.-p., 256 mm.
- Gantry-Kippung: 0°.
- Schnittebene: axial.
- Scan-Srecke: vom Orbitaunterrand bis in Höhe des Aortenbogens.
- Algorithmus: standard, dynamisches CT.
- Schichtdicke: 5 mm, kontinuierlich.
- Fensterung: 350/50.
- Atemlage: flache Atmung, nicht schlucken.
- KM: 50 ml, mit Flow 2,5 ml/s, 100 ml, mit Flow 1,5 ml/s. Injektionsbeginn 10 s vor 1. Scan. Ind.: Lymphknotenvergrößerungen, Tumoren, Abszesse. Nativ-Scan häufig nicht erforderlich.
- Tips und Tricks: bei starken Aufhärtungsartefakten durch Zahnfüllung: Gantry-Kippung nach ventral neigen bei max. rekliniertem Kopf. Brille, Zahnprothese, Ohrringe, Haarklammern, Halskettchen usw. vor Untersuchungsbeginn entfernen.

Röntgenanatomie: ☞ Kap. 2 Untersuchungsmethoden.

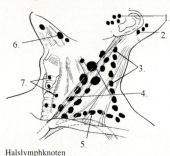

1. Lnn. parotidei
2. Lnn. retroauriculares
3. Lnn. cervicales superficiales
4. Lnn. cervicales profundi
5. Lnn supraclaviculares
6. Lnn. submentales et submandibulares
7. Lnn. tracheales
(3., 4. und 7. = laterozervikale LK)

Halslymphknoten

Indikationen: Darstellung von Muskelgruppen, Faszien, knöchernen Strukturen, vor allem im Seitenvergleich. Tumordiagnostik, präop., postop., nach Bestrahlung, Verlaufskontrolle. Entzündungen, Granulomatosen.

Normalbefund: CT des Halses

Die Nasennebenhöhlen stellen sich, soweit abgebildet, frei von Verschattung dar. Der Alveolarraum, die Zunge und der Mundboden sind unauffällig. Computertomographisch kein Anhalt für tumoröse oder entzündliche RF oder LK-Vergrößerungen, auch nicht im weiteren zervikalen Verlauf. Hypopharynx und Larynx regelrecht.
Beurteilung: Unauffällige Darstellung des Halses in CT.

Sonographie der Schilddrüse: ☞ Kap. 10 Endokrine Organe.

Sonographie der Speicheldrüsen und Halsweichteile

Technik
- Schallkopf: Parallel-Scanner mit 5–12 MHz. Bei divergentem Schallgang muß eine Wasservorlaufstrecke verwendet werden.
- Patientenlagerung: Rückenlage, leicht reklinierter Kopf.
- Darstellung der Glandula parotis, der Glandulae sublinguales und submandibulares in Längs- und Querschnitten, stets im Seitenvergleich.
- Darstellung der A. carotis im Verlauf in Längs- und Querschnitten und der V. jugularis im Längs- und Querschnitt in Exspiration und Inspiration.
- Darstellung der Halsmuskeln, ggf. Darstellung von LK in Längs- und Querschnitt mit genauer Größenbestimmung.

Indikationen: Bestimmung von Lage und Größe der Speicheldrüsen bei V.a. Entzündungen, Tumoren, prä- und postoperative Kontrolle, Verlaufsbeobachtungen. Metastasensuche bei Tumoren im HNO-Bereich, malignen Lymphomen, Schilddrüsenkarzinomen.
Anomalien. Granulomatosen. Differentialdiagnose von reflexarmen, reflexreichen und zystischen Veränderungen. Indikationsstellung zur Feinnadelbiopsie.

LK-Vergrößerungen des Halses

1. **Unspezifisch bei bakteriellen/viralen Entzündungen.**
- *Sono/CT:* scharf berandete, nur gering vergrößerte echogene/weichteildichte noduläre RF. Nach KM-Gabe nur mäßiges Enhancement.

2. **Tbc**
- *Sono/CT:* noduläre, teils zu Konglomeraten konfluierende RF, zentral mit zystischen oder nekrotischen Anteilen. Im floriden Stadium randständiges Enhancement, in Abheilung Verkalkungen.

3. **Sarkoidose**
- *Sono/CT:* noduläre RF oder flächige Konglomerate, echogen/weichteildicht, selten Verkalkungen.

4. **Karzinommetastasen**
   Metastasierungshäufigkeit: Nase und NNH 20 %, Mundhöhle 45 %, Kopf, Speicheldrüse 50 %, Nasopharynx 60 %, Oropharynx 70 %, Hypopharynx 70 %, Kehlkopf 25 %, Mittelohr 30 %.
- *Sono/CT:* Nachweis und Größenbestimmung, ab 1 cm vergrößert (= pathologisch). Noduläre, teils konfluierende RF, häufig zentral zystische, nekrotische Umwandlung. DD zwischen zystischer und solider RF.

5. **Maligne Lymphome**
   Klassifikation: ☞ Kap. 3 Lunge und Mediastinum.
- *Sono/CT:* noduläre echogene/weichteildichte RF. Nach KM-Gabe mäßiges Enhancement, Abgrenzung von den Gefäßen.

Laterale Halsfisteln und -zysten
Äußere Öffnung des Fistelgangs liegt am Vorderrand des M. sternocleidomastoideus etwa in Höhe des Kehlkopfes. Der Gang verläuft oberhalb der Karotisgabel zwischen den Gefäßen und mündet als Rest der 2. Schlundtasche oberhalb der Gaumenmandel in den Recessus supratonsillaris.
- *Rö:* KM-Füllung von der Fistelöffnung aus zeigt Verlauf und Verzweigung. Bei komplett durchgehender Fistel Mündung des KM in den Rachen (Patient gibt KM-Geschmack an).

15

Mediane Halszysten und -fisteln

Mediane Halszyste: Residuen des D. thyreoglossus. *Mediane Halsfistel:* durch Perforation des D. thyreoglossus in die Haut, infektionsbedingte Spontanruptur medialer Halszysten oder durch iatrogene Manipulation.

● *Rö:* KM-Füllung des Fistelgangs mit Darstellung von Lage und Aufzweigung.

Speicheldrüsen

Bildgebende Verfahren

Nativröntgen

Glandula parotis	Glandula submandibularis
Aufnahme tangential a.-p.	a.-p.-Aufnahme (submandibulär eingestellte Panoramaaufnahme)
Aufnahme tangential axial	Unterkiefer rein seitlich
Unterkiefer 45° schräg	Enoral in die Retromentalregion eingelegter Kleinfilm

Nach Schratter N. et al.: Konventionelle Röntgendiagnostik der Speicheldrüsen, Radiologe (1994), 34: 248–253

Indikationen: Nachweis schattengebender Konkremente, sonstiger Verkalkungen sowie von Knochendestruktionen bei malignen Tumoren.

Sialographie

Technik

● Zunächst Nativaufnahme oder Vergleich mit zuvor angefertigten Nativaufnahmen.
● Lokalanästhesie meist nicht nötig.
● Aufsuchen der Mündung der Ausführungsgänge.
● Bei schwieriger Sondierung Massage der Speicheldrüse zur Sekretionsanregung.
● Spreizen der Wangen bzw. Weghalten der Zungenspitze mit einem Spatel.
● Sondierung des Ostiums unter sterilen Bedingungen mit spezieller Sonde. Anschließend Einführen einer Kunststoffkanüle (0,6–0,8 mm Außendurchmesser) 1–3 cm (Parotis) bzw. 2–5 cm (Submandibularis) tief in den Ausführungsgang.
● KM: 0,5–1,5 ml (Parotis)/0,2–0,5 ml (Submandibularis) eines H_2O-löslichen KM (z.B. Isovist).
● KM-Stopp bei Druckgefühl oder Schmerzen des Patienten.
● Direkt nach Füllung a.-p., seitliche und 45°-Schrägaufnahme anfertigen bzw. Aufnahme unter DL.
● KM-Abfluß: bis 30 min nach Instillation.

Komplikationen

● Probleme bei der Auffindung der Ausführungsgänge.
● Gangperforation mit KM-Austritt.
● Zu geringe KM-Füllung.
● KM-Reflux in die Mundhöhle bei unzureichend tief gelegter Kanüle.
● „Überspritzung": primär keine duktale Phase, sondern gleich azinäre Füllungsphase mit Überlagerung.

Röntgenanatomie

	Glandula parotis	Glandula submandibularis
Mündung des Hauptausführungsganges	In der Wangenschleimhaut gegenüber dem 2. Molaren des Oberkiefers	Unter der Zungenspitze hinter den Schneidezähnen des Unterkiefers neben dem Frernulum linguae auf der warzenförmigen Caruncula sublingualis in der Nähe des D. sublingualis major
Länge des Hauptausführungsganges	6 cm	5 cm
⌀ des Hauptausführungsganges	1–2 mm	1–3 mm
Verlauf des Hauptausführungsganges (Mündung zur Drüse)	C-förmig von der Wangenschleimhaut, dann horizontal nach hinten bzw. lateral	Schräg nach kaudolateral bis zur Hinterkante des M. mylohyoideus, dann steil nach kaudal
Intraglanduläre Gänge	Oberer und unterer Hauptast, harmonisches Aufzweigungsmuster in Seitenäste (individuelle Variationen). Keine parallel verlaufenden Gänge	Harmonische Aufzweigung in Seitenäste (individuelle Variationen). Seitengänge dünnwandiger und kürzer als in der Parotis

Normalbefund: Sialographie

Nach Sondierung des Ausführungsgangs der Glandula parotis/Glandula submandibularis und Einführung eines dünnwandigen Katheters einige Zentimeter in den Einführungsgang wurden insgesamt 1,5/0,5 ml jodhaltiges, wasserlösliches KM injiziert. Der Ausführungsgang stellt sich in regelrechter Form, Weite und Länge mit regelmäßiger Aufteilung in die Seitenäste dar. Das Gangsystem ist insgesamt unauffällig, glattwandig und ohne KM-Aussparungen bzw. pathologische Abbrüche. Regelrechter KM-Abfluß.

Beurteilung: Regelrechte Darstellung des Gangsystems der Glandula parotis/Glandula submandibularis.

CT/Sono: ☞ oben CT/Sono des Halses.

15

Erkrankungen der Speicheldrüsen

Erkrankung	Nativaufnahme/Sialographie	Sonographie	CT
Sialadenitis 1. Akut: viral (Mumps)/bakteriell 2. Chronisch	1. Sialographie kontraindiziert! 2. Gangdilatation, Kaliberunregelmäßigkeiten, Strikturen, Drüsenatrophie, verzögerte Entleerungsphase	1. Drüsenvergrößerung. Homogen/inhomogen herabgesetzte Echogenität. LK-/Abszeßnachweis 2. Echoarm, heterogen mit kleinen echofreien Arealen (Duktektasien). Verkalkungen/ Konkremente mit dorsalem Schallschatten	Geringer Stellenwert. Gangsystem nicht darstellbar (Ausnahme: Kombination von Sialographie und CT)
Sialolithiasis M:F = 2:1. 80 % d.F. Gl. submandibularis	Meist Hauptausführungsgang. 90 % der Konkremente nativ schattengebend. Sialogramm: Aussparung, proximale Duktektasien, verzögerte Entleerung	Stark echogene Konkremente mit dorsalem Schallschatten (Bestimmung von Anzahl und Lage). Duktektasien. Drüsenvergrößerung. Inhomogene Drüsentextur	Gute Erkennbarkeit der Konkremente
Sialadenosen 1. Sjögren-Syndrom (Sicca-Syndrom) 2. Sialadenosis multimicronodularis bei Granulomatosen	1. 90 % positiver Befund im Sialogramm. Vergrößerung der Drüse, Gangektasien, Füllungsdefekte, kleine 1–2 mm durchmessende Zysten durch KM-Austritte. 2. Multiple kleine Füllungsdefekte	1. Diffuse Organvergrößerung, ansonsten unspezifisch 2. Drüsenvergrößerung, ansonsten unspezifisch	Keine Indikation
Gutartige Tumoren 1. Pleomorphe Adenome (am häufigsten) 2. Wartin-Tumor (Zystadenolymphom, nur in der Parotis) 3. Hämangiom (Kinder)	Umschriebene intraduktale/intraglanduläre Aussparungen. Kaliberunregelmäßigkeiten, Gangabbrüche, Gangverlagerungen. Keine Knochendestruktionen ☞ Gutartige Tumoren, jedoch Knochendestruktionen.	1. Rundliche, ovale, glatt begrenzte, teils lobulierte RF. Homogenes/heterogenes Bild mit zystischen, soliden, verkalkten Anteilen 2. Rundliche, glatt begrenzte, heterogene, echoarme, teils zystische RF. 30 % d.F. multipel 3. Unscharf begrenzte, echoarme RF, komprimierbar	Homogene/heterogene RF. Solide Anteile meist mit höherer Dichte als Drüsengewebe (nicht bei Kindern durch geringeren Fettgehalt). Nach KM-Gabe homogenes/heterogenes Enhancement. Hämangiome mit deutlichem Enhancement nach protrahierter KM-Gabe. Abgrenzung maligne/benigne RF schwierig
Maligne Tumoren 1. Mukoepidermoidkarzinom 2. Adenoid-zystisches Karzinom	1. Umschriebene RF mit inkompletter Kapsel, teils zystisch/nekrotisch. Infiltratives Wachstum 2. Echoarme RF. Teilweise unscharf begrenzt. Langsames Wachstum		☞ Gutartige Tumoren. Beurteilung von infiltrativem Wachstum, LK-Metastasen und knöchernen Destruktionen

Bildgebende Verfahren

Unterkieferast seitlich

Lagerung	Technik
Seitenlage. Kopf seitlich über die schräg ange-stellte Kassette legen, mit dem aufzunehmenden Kieferast dem Film anliegend. Zentralstrahl senkrecht oder 10° kaudokranial in den Mund-boden auf den filmnahen Kieferwinkel.	60 kV/40 mAs. Filmformat: 18 x 24 cm. Empfindlichkeitsklasse 200. Kein Raster. FFA: 105 cm. Strahlenschutz: Bleischürze.

Röntgenanatomie/Auswertung
- Unverkürzt dargestellter vertikaler und horizontaler Unterkieferast mit regelrechter Kontur und Struktur.
- Glatte Kontur des Kieferköpfchens mit regelrechter Artikulation in der Pfanne.
- Kieferwinkel: ca. 110–140°.
- Unauffälliger Zahnstatus (nach Sanierung).
- Weichteile: keine Schwellung, keine Verkalkungen, keine Fremdkörper.

Unterkiefer nach Clementschitsch

Röntgenanatomie/Auswertung
- Unterkiefer, Oberkiefer, Kieferhöhlen, Nasencavum und Os zygomaticum symmetrisch mit regelrechter Kontur und Struktur.
- Gelenk: seitengleiche Form und Stellung der Kieferköpfchen.
- Zahnstatus: Oberkiefer nur frontale Zähne beurteilbar. Unterkiefer 14 Zähne + 2 Weisheitszähne (oder nach Sanierung).
- Weichteile: keine Schwellung, keine Fremdkörper, keine Verkalkungen.

Orthopantomogramm des Kiefer-Gesichts-Schädels (OPG)

Röntgenanatomie/Auswertung
- Ober- und Unterkiefer und Gesichtsschädel: Form und Größe regelrecht, regelrechte Kontur und Struktur.
- Gelenk: bds. symmetrisch. Form, Stellung, Artikulation regelrecht. Normal weiter Gelenkspalt.
- Zahnstatus: 28 Zähne, 4 Weisheitszähne. Krone, Zahnschmelz intakt. Canalis und Cavum pulpae normal weit, Kontur glatt und scharf. Zahnwurzeln regelrecht im Alveolarknochen. Keine Verbreiterung der Parodontalspalten.
- Weichteile: keine Schwellung, keine Fremdkörper, keine Verkalkungen.

16

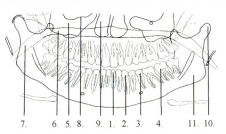

1. Dens incisivus (Frontzahn)
2. Dens caninus (Eckzahn)
3. Dens praemolaris (vorderer Backenzahn)
4. Dens molaris (hinterer Backenzahn)
5. Sinus maxillaris
6. Harter Gaumen
7. Weicher Gaumen
8. Orbitaboden
9. Nasenhaupthöhle
10. Caput mandibulae
11. Mandibula

OPG

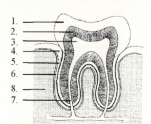

1. Zahnschmelz
2. Dentin
3. Pulpa
4. Gingiva
5. Peridontium
6. Lamina dura
7. Wurzelkanal
8. Alveolarknochen

Schematische Darstellung eines Backenzahns

Zahnstatus

Bleibende Zähne

rechts	links
1	2
4	3

Milchzähne

rechts	links
5	6
8	7

Bezeichnung der Zähne
1. Ziffer: Quadrant des Zahnkreuzes
2. Ziffer: Zahn

	Kennziffer 1								Kennziffer 2								
rechts	18	17	16	15	14	13	12	11	21	22	23	24	25	26	27	28	links
rechts	48	47	46	45	44	43	42	41	31	32	33	34	35	36	37	38	links
	Kennziffer 4								Kennziffer 3								

Computertomographie: ☞ Kapitel 11 Knochen.

Anomalien

- **Zahnretentionen:** häufigste Anomalie, ca. 20 %.
- **Mikrognathie:** abnorm kleiner Kiefer.
- **Prognathie:** abnormal weiter Vorstand des Oberkiefers vor den Unterkiefer (häufigste Biß-anomalie.
- **Hyper-/Hypodontie:** Über-/unterzählige Zahnanlagen.
- **Mikro-/Makrodontie:** zu kleine/zu große Zähne.

Erkrankungen der Zähne

Karies: Diagnose durch zahnärztliche Untersuchung.
- *Rö:* Defekt in der Zahnkrone (DD: nichtschattengebendes Füllungsmaterial).

Parodontose (nicht entzündlich, degenerativ)/ **Parodontitis** (entzündlich): Resorption des Knochens einschließlich der Lamina dura um den Hals und den proximalen Anteil der Zahnwurzel. Lamina dura um die Spitze intakt.

Zahnwurzelgranulom: reaktive Bildung von Granulationsgewebe an der Wurzelspitze bei chronischen Entzündungen.
- *Rö:* scharf begrenzte Aufhellung an der Wurzelspitze, Destruktion des Knochens im Bereich der Aufhellung.

Zahnfrakturen: Kontinuitätsunterbrechung im Bereich der Zahnkrone, im Zahnhals- oder Zahnwurzelbereich.

Erkrankungen des Kiefers
Zysten des Kiefers

Parodontale Zyste: häufigste Kieferzyste. Meist entzündlich bedingt. **Residualzyste:** nach Entfernung eines Zahnes.
- *Rö:* scharf begrenzte Aufhellung mit dünnem sklerotischem Randsaum, einige Millimeter bis Zentimeter groß. Bei größeren Zysten Knochenauftreibungen.

Follikuläre Zyste: meist bei jungen Menschen. Geht vom Follikel eines nicht durchgebrochenen Zahnes aus.
- *Rö:* ovale oder rundliche scharf begrenzte Aufhellung bis 1 cm groß. Betrifft sowohl Korpus als auch Ramus des Kieferknochens. Typischerweise enthält die Zyste die Krone eines nicht durchgebrochenen Zahnes.

Primordialzyste: hinter dem 3. Molaren gelegen. Teilweise ohne Kontakt zu einem Zahn. Entstehung aus embryonalem Zahnsäckchen.
- *Rö:* scharf begrenzte zystische Läsion. Röntgenologisch Verdachtsdiagnose.

Solitäre (traumatische) Knochenzyste: meist jüngere Menschen. Oft posttraumatisch, spontane Rückbildung möglich.
- *Rö:* unscharf begrenzte Aufhellung mit welliger Kontur von unterschiedlicher Größe.

Tumoren des Kiefers

Ameloblastom (Adamantinom): häufigster Tumor der Mandibula. Meist nach dem 30. LJ. Wachstum lokal infiltrativ. Selten maligne Entartung.
- *Rö:* uni-/multilokuläre zystische Aufhellung meist mit glatter Begrenzung. Häufig „seifen-blasenartiges" Aussehen mit grobtrabekulären Strukturen. Größe 1 cm bis den ganzen Kiefer infiltrierend.
- *CT:* Bestimmung der Tumorgröße und -abgrenzung.

Odontogenes Fibromyxom: meist in der Mandibula.
- *Rö:* unscharf begrenzte, teils multilokuläre Aufhellungen, von kleineren knöchernen Septen durchzogen. Bei Weichteilinfiltration CT-Abklärung.

Zusammengesetztes Odontom: Fehlentwicklung des zahnbildenden Gewebes.
- *Rö:* Läsion mit Zahneinlagen und fehlgestalteten Zähnen.

Zementom: meist Zufallsbefund.
- *Rö:* meist gut abgrenzbare kalkdichte RF, teilweise von schmalem Aufhellungssaum umgeben.

Nichtodontogene benigne Tumoren: selten. Aneurysmatische Knochenzyste, Riesenzelltumor, Hämangiom, Neurinom (☞ Kapitel 11 Knochen, Knochentumoren).

Nichtodontogene maligne Tumoren: selten. Osteosarkom, Chondrosarkom, Fibrosarkom, Ewing-Sarkom, Plasmozytom (☞ Kapitel 11 Knochen, Knochentumoren).

Metastasen: hämatogen oder Infiltration per continuitatem von malignen Tumoren in Mund- und Nasenhöhlenbereich oder den Speicheldrüsen.

16

Erkrankungen des Kiefergelenks

Rheumatoide Arthritis: in ca. 20 % d.F. Mitbeteiligung des Kiefergelenks. Schwellung, evtl. Kieferklemme.
- *Rö:* Erosionen an Mandibula, Gelenkspaltverschmälerung, selten Ankylose. Rheumatoide Veränderungen auch bei Gicht, HPT oder bei pyogener Arthritis.

Arthrosis deformans: Okklusions- und Artikulationsstörungen führen zur Schädigung von Gelenkknorpel und -diskus. Sekundär arthrotische Veränderungen bei Verlust der Molaren. Exkursionshemmungen des Caput mandibulae. Anteriore Diskusverlagerung bei Schädigung des Kapsel-Band-Apparates. Ankylosen.
- *Rö:* Gelenkspaltverschmälerung, z.T. nur partiell. Sklerose der Gelenkflächen. Weiterführende Diagnostik: Funktionsaufnahme, CT, MRT.

Ophthalmologie

Bildgebende Verfahren

Orbita-Übersicht: ☞ Kap. 11 Knochen.

Orbita-Schrägaufnahme (Foramen opticum nach Rhese)

Lagerung	Technik
Bauchlage. Orbitaseitenwand, Nasenspitze und Jochbogen der aufzunehmenden Seite dem Tisch anliegend. Medianebene 50° zur Tischebene geneigt. Zentralstrahl: 10° kraniokaudal auf die zu untersuchende Orbita geneigt.	65 kV. Automatik, mittlere Meßkammer. Filmformat: 18 x 24 cm, quer. Empfindlichkeitsklasse 200. Raster. FFA 115 cm Strahlenschutz: Bleischürze.

Röntgenanatomie/Auswertung
- Orbitabegrenzung mit Orbitadach, lateraler Seitenwand, Orbitaboden.
- Foramen opticum: lateraler unterer bis mittlerer Quadrant der Orbita. ∅: 4–5 mm, max. Seitendifferenz 1 mm.
- Regelrechte Knochenkontur und -struktur.
- NNH: hintere Siebbeinzellen, Anteile der Stirn- und Kieferhöhle, Keilbeinhöhle mit regelrechter Pneumatisation, Form und Kontur.
- Weichteile: keine Weichteilschwellung, Verkalkung oder Fremdkörper.
- Ind: Tumor des N. opticus, Hirndrucksteigerung, andere pathologische Knochenveränderungen.

Konventionelle Tomographie: ☞ Kap. 2 Untersuchungsmethoden. Elliptische Tomographie mit starker Verwischung. Schichtabstände 2–5 mm. Darstellung der die NNH und Orbitae begrenzenden Knochen. Ind.: Gesichtsschädelfrakturen, insbesondere Orbitabodenfrakturen, frontobasiläre Frakturen, tumoröse Erkrankung mit osteolytischen/-plastischen Veränderungen.

Orbita-CT

Technik
- Lagerung: Rückenlage, Kopfschale. Bei koronarer Schichtung Kopf maximal rekliniert und fixiert.
- Topogramm: lateral, 256 mm.
- Gantry-Kippung: axial: parallel zum Orbitaunterrand. Koronar: senkrecht zur Orbitaachse.
- Schnittebene: axial/koronar.
- Scan-Strecke: axial: oberhalb des Orbitadaches bis zur oberen Kieferhöhle. Koronar: Orbitavorderwand bis Orbitahinterwand.
- Algorithmus: standard.
- Schichtdicke: 2 mm, kontinuierlich.
- Fensterung: Weichteilfenster 350/50, Knochenfenster 1600/400.
- Atemlage: normale ruhige Atmung.
- KM: nach Nativserie ggf. bei V.a. Entzündungen, Tumoren, Gefäßmißbildungen.
- Tips und Tricks: bei axialer Darstellung koronare Rekonstruktionen.

CT-Röntgenanatomie
- *Orbitahöhle:* ca. 35 mm hoch, 40 mm breit, 40 mm tief.
- *N. opticus:* ∅ intraorbital 3–4 mm.
- *Tränendrüse:* durch Überlagerung mit den Weichteilen des Oberlides nicht immer eindeutig abgrenzbar.

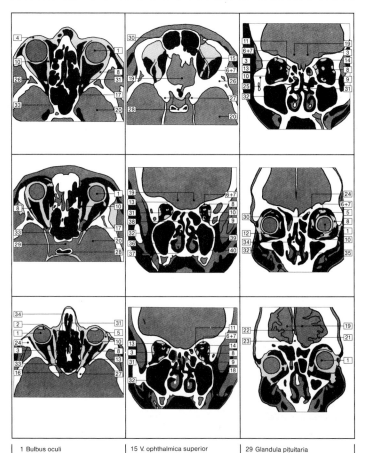

1 Bulbus oculi	15 V. ophthalmica superior	29 Glandula pituitaria
2 Lens	16 Canalis opticus	30 Sinus frontalis
3 Corpus adiposum orbitae	17 Fissura orbitalis superior	31 Cellulae ethmoidales
4 Palpebra superior	18 Fossa pterygopalatina	32 Sinus maxillaris
5 Glandula lacrimalis	19 Lobus frontalis	33 Sinus sphenoidalis
6 M. levator palpebrae superioris	20 Lobus temporalis	34 Septum nasi
7 M. rectus superior	21 Cavum subarachnoidale	35 Cavum nasi
8 M. rectus lateralis	22 Falx cerebri	36 Concha media
9 M. rectus inferior	23 Crista galli	37 Concha inferior
10 M. rectus medialis	24 Os frontale	38 Meatus nasi superior
11 M. obliquus superior	25 Os zygomaticum	39 Meatus nasi medius
12 M. obliquus inferior	26 Os sphenoidale	40 Meatus nasi inferior
13 N. opticus	27 Proc. clinoideus anterior	
14 A. ophthalmica	28 Dorsum sellae	

Axiale und koronare CT-Schnitte der Orbita, aus Lange, S.: Cerebrale und spinale Computertomographie, Medizinisch-wissenschaftliche Buchreihe Schering 1988

17

Indikationen: retrobulbäre Tumoren, extraorbitale RF mit Bezug zur Augenhöhle, Abklärung eines Exophthalmus, Frakturen, Fremdkörper, Fehlbildungen, Retinoblastome.

Normalbefund: CT der Orbita

Symmetrische Darstellung beider Orbitae mit regelrechter Darstellung von Form, Weite und Größe. Die Augenmuskeln, der N. opticus, der Bulbus und die Linse kommen unauffällig zur Darstellung ohne RF-Zeichen. Die knöchernen Begrenzungen zeigen eine glatte Kontur und Struktur. Die mitdargestellten NNH und Gesichtsweichteile kommen ebenfalls unauffällig zur Darstellung.
Beurteilung: Regelrechte Darstellung der Orbita im CT.

Traumatologie: ☞ Kapitel 11 Knochen.

Gutartige Veränderungen der Orbita

Endokrine Orbitopathie

Wahrscheinlich genetisch bedingte Autoimmunerkrankung, die meist mit einer immunogenen Hyperthyreose verbunden ist. Es kommt zu einer entzündlichen Infiltration des orbitalen Weichteil-gewebes mit vermehrter Mukopolysaccharideinlagerung, fettiger Degeneration und Ödem der Augenmuskeln. Später stärkere Ödembildung mit Fibrose des retrobulbären Gewebes und Protrusio bulbi.
- *CT:* meist bilateral, symmetrisch. Mm. recti medialis und inferior am häufigsten betroffen. Nachweis einer N.-opticus-Kompression durch die aufgetriebene Muskulatur im Bereich der Orbitaspitze.

Entzündungen

Orbitaphlegmone

Meist Sinusitis frontalis oder ethmoidalis, seltener Furunkel im Gesichtsbereich oder Osteomyelitis im Oberkiefer. Bei Säuglingen infizierte Zahnkeimanlagen.
- *CT:* Verdickung und Verdichtung des retrobulbären Fettgewebes, einzelner Augenmuskeln sowie Entzündungszeichen vor dem Septum orbitale. Exophthalmus, Lidschwellung. Nachweis der Ursache: Sinusitis, Osteomyelitis.

Dakryoadenitis

Einseitige Entzündung meist infektiös, doppelseitige Entzündungen meist bei Sjögren- und Mikulicz-Syndrom.
- *CT:* vergrößerte Tränendrüse. Exophthalmus. Nach KM-Gabe meist nur mäßiges Enhancement.

Idiopathische Pseudotumoren

Vorkommen bei Systemerkrankungen (Wegener-Granulomatose, Kollagenose, Sarkoidose), intra-orbitalem Fremdkörper oder ohne Ursache (idiopathisch). Meist Ausschlußdiagnose.
- *CT:* mit/ohne Muskelbeteiligung. Auftreibung einzelner Muskelabschnitte oder diffus aller Muskeln. Weichteildichte Zone im Retrobulbärraum. Exophthalmus. Verlagerung des Bulbus. Nach KM-Gabe mäßiges Enhancement.

Neoplasmen der Orbita

I. Intrabulbäre Tumoren

1. Malignes Melanom
Häufigster primärer maligner intraokulärer Tumor des Erwachsenen. 6.–7. LJZ. Diagnose klinisch. Weiterführende Diagnostik: Sonographie, MRT.
- *CT:* bei Progredienz in den Retrobulbärraum Feststellung der Tumorausdehnung. Nativ hyperdense RF.

2. Retinoblastom
Häufigster intraokulärer Tumor des Kindesalters. 90 % vor dem 3. LJ. Bds. Befall in 30 % d.F.
- *CT:* RF mit multiplen Verkalkungen. Nach KM-Gabe starkes Enhancement. Häufig Knochen- und intrakranielle Metastasen.

3. Metastasen
In der Aderhaut. Am häufigsten Mamma- und Bronchial-Ca.
- *CT:* meist unregelmäßig geformte weichteildichte RF mit unscharfer Abgrenzung. Häufig Knochenerosionen.

II. Retrobulbäre Tumoren

1. Hämangiome
Häufigste gutartige orbitale RF. Bei Erwachsene meist kavernöse Hämangiome mit regressiven Veränderungen (Thrombose, Sklerose, Fibrose). Bei verdrängendem Wachstum Schädigung des N. opticus.
- *Rö:* auch bei großen Hämangiomen keine Knochendefekte, aber Orbitaerweiterung.
- *CT:* weichteildichte RF, glatt von orbitalem Fettgewebe, den Muskeln und dem Sehnerven abgrenzbar. Nach protrahierter KM-Gabe bei kavernösen Hämangiomen eindeutiges Enhancement.

2. Tumoren des N. opticus
Optikusgliom: bis zu 50 % d.F. mit M. Recklinghausen assoziiert.
- *Rö:* Übersichtsaufnahme und Rhese-Aufnahme: Erweiterung des Canalis opticus.
- *CT:* Weichteildichte, gegen Orbitalfett meist gut abgrenzbare RF mit Sehnervauftreibung. Erweiterung des Canalis opticus. Keine Verkalkungen. Nach KM-Gabe nur mäßiges Enhancement.

Optikusscheidenmeningeom
Ähnlich wie intrakranielle Meningeome mit typischer Verkalkung. Exophthalmus selten.
- *Rö:* Rhese-Aufnahme: Erweiterung des Canalis opticus.
- *CT:* Erweiterung des Canalis opticus. Knochendestruktionen. Hyperostosen der angrenzenden Knochen. Nach KM-Gabe deutliches Enhancement.

3. Maligne Lymphome
Orbita relativ häufige Lokalisation. Gewöhnlich keine knöchernen Destruktionen.
- *CT:* meist homogene weichteildichte RF mit unregelmäßiger und unscharfer Begrenzung gegenüber orbitalem Fett, Augenmuskeln und Sehnerven.

4. Neurinome
Ebenfalls Häufung bei M. Recklinghausen. Meist keine knöchernen Erosionen.
- *CT:* lobulierte, kolbenförmige RF um den N. opticus mit relativ scharfer Begrenzung gegenüber dem orbitalen Fettgewebe. Nach KM gutes Enhancement.

17

Tumoren der Tränendrüse

Unterschiedliche Histologie, auch gutartige Mischtumoren.
- *CT:* RF im oberen äußeren Quadranten. Knöcherne Erosionen bei gutartigen und bösartigen Tumoren. Einbeziehung intraokulärer Strukturen. *DD:* bei doppelseitigem Befall Dakryoadenitis.

Dermoidzysten

Häufig in der Fovea lacrimalis oder am Orbitadach. Unterschiedliche Gewebszusammensetzung mit meist talghaltigem Material.
- *CT:* glatt berandete rundliche RF im oberen äußeren Quadranten oder am Orbitadach. Dichte abhängig von der Zusammensetzung der Dermoidzyste.

Meningeome

Meist vom Keilbeinflügel oder der Sella ausgehend und in die Orbita einwachsend oder als Metastase. Verkalkungen häufig, zystische Umwandlung seltener.
- *Rö:* knöcherne Erosionen möglich.
- *CT:* Verdrängung und Verdichtung des betroffenen Knochens mit orbitaler, intrakranieller oder temporaler Ausdehnung des Tumors. Verkalkungen. Nach KM-Gabe starkes Enhancement.

Vaskuläre Prozesse

A.v. Gefäßmißbildungen führen zu einem zunehmenden Exophthalmus. Diagnose sonographisch, Doppler-sonographisch oder angiographisch (Angiographie zur genaueren Befunderfassung bzw. zur angiographischen Intervention).
- *CT:* Gefäßauftreibung mit schlechter Abgrenzung (*DD:* Hämangiom) und inhomogener Dichte. Verkalkungen möglich. Nach KM-Gabe deutliches Enhancement.

Kontrastmittel

I. Wasserlösliche KM

Physikalische und chemische Eigenschaften

- *Jodgehalt:* wird in mg/ml angegeben. Die Jodkonzentration bestimmt die Röntgenstrahlen-absorption. Jodhaltige KM müssen vor Lichteinwirkung geschützt werden, da sich sonst anorganisches Jod abspaltet.
- *Viskosität:* je höher der Jodgehalt, desto höher die Viskosität. Je mehr Jodine mit niedrigem Molekulargewicht enthalten sind, desto visköser ist das KM. Eine Temperaturerhöhung mindert die Viskosität.
- *Osmolalität:* KM können Ionen und Wasser in einer durchströmten Region verschieben. Hyperosmolare KM entziehen dem extravasalen Raum Wasser. Niederosmolare KM sind hämodynamisch und kardiovaskulär besser verträglich und vermindern den endothelialen Schmerz bei Injektion. Die osmotische Aktivität ist proportional der Jodkonzentration und beträgt das 5- bis 7fache der Plasmaosmolalität.
- *Molekülstruktur:* Die Stammsubstanz der KM-Moleküle ist die Trijodbenzoesäure. Es werden ionische monomere KM (z.B. Urografin), ionische divalente Dimere (z.B. Dimer X), ionische monovalente Dimere (z.B. Hexabrix), nichtionische monomere KM (z.B. Solutrast, Omnipaque) und nichtionische dimere KM (z.B. Isovist) unterschieden.

Nephrotrope KM

Pharmakokinetik

- *Injektion:* in 2–3 min verteilt sich das KM im Blutplasma.
- *Diffusion:* in 10–30 min verteilt sich das KM im Interzellularraum. Niederosmolare KM diffundieren geringer als hochosmolare.
- *Ausscheidung:* abhängig von der glomerulären Filtrationsrate. Plasmahalbwertszeit 1–3 h. 85 % werden über die Niere ausgeschieden, der Rest über das hepatobiliäre System, über den Darm und evtl. über die Speicheldrüsen.

Nichtionische nephrotrope KM: dissoziieren in Wasser nicht und haben daher eine geringe Osmolalität.

Ionische nephrotrope KM: dissoziieren in Wasser und sind daher hyperosmolar.

Ionische und nichtionische nephrotrope KM im Vergleich

Wirkung	Ionische KM	Nichtionische KM
Allgemeine Toxizität (Albuminbildung)	Faktor 3	Faktor 1
Osmolalität	Hoch	Gering
Diurese	Höher	Relativ gering
Glomeruläre Filtration	Gering	Höher
Tubuläre Wasserrückresorption	Vermehrt	Unverändert
KM-Konzentration im Harn	Geringer	Höher
Nephrotoxizität	Höher	Relativ gering
Kardiodepression/Bradykardie	Relativ häufig	Keine
Blutdruckabfall	Immer	Gering
Intravasaler Schmerz bei der Angiographie	Häufig	Nicht
Bei Schädigung der Blut-Hirn-Schranke Zelltoxizität	Häufig	Gering
Handelsnamen, Beispiele	Urografin, Conray, Telebrix 38	Solutrast, Omnipaque, Ultravist, Isovist u.a.

Nach Laubenberger, Th. + J., Technik der medizinischen Radiologie, Deutscher Ärzteverlag

18

Hepatotrope intravenöse KM

- *Pharmakokinetik:* Bindung im Blutplasma an Albumin und an die Rezeptorproteine der Leber. Nur albumingebundenes KM kann über einen aktiven Sekretionsmechanismus der Leberzelle in die Gallenwege sezerniert werden. Die Ausscheidung ist limitiert. 15–30 % des KM werden über die Nieren ausgeschieden (latente heterotrope Ausscheidung).
- Ursachen einer fehlenden Darstellung der Gallenwege: verminderte Albuminbildung, Leberzellschäden, Abflußbehinderung der Gallenwege.
- Gallengängige intravenöse KM sollen langsam injiziert werden!
- *Beispiele:* Biliscopin, Biligrafin, Endobil.

Hepatotrope orale KM

- *Pharmakokinetik:* werden durch Einwirkung der Gallenblase über den Dünndarm resorbiert. Ausscheidungsdauer zwischen 3 und 19 h. Nach der Resorption Bindung an Albumine und Ausscheidung über das hepatobiliäre System.
- Fehlende Darstellung der Gallenwege: Resorptionsstörung bei Gallensäuremangel und Diarrhoe, Abflußbehinderungen der Gallenwege.
- Meist nur Abbildung der Gallenblase.
- *Beispiele:* Biloptin, Bilibyk.

II. Wasserunlösliche KM

1. **Lymphographie-KM:** Öl-, Jod-, Lipid-Emulsionen (jodierte Äthylester aus gesättigten und ungesättigten Fettsäuren).
   Beispiel: Lipiodol-Ultra-Fluid
2. **Bronchographie-KM:** wäßrige Suspensionen mit jodhaltigen, organischen Verbindungen, heute nicht mehr gebräuchlich.
3. **Wasserunlösliche KM zur Magen-Darm-Diagnostik:** wasserunlösliches Bariumsulfat (BaSO$_4$). Einsatz auf den Magen-Darm-Trakt beschränkt. Für die perorale Anwendung mit stabilisierenden Kolloidzusätzen und Geschmacksstoffen, für die rektale Anwendung mit Kolloidzusätzen und adstringierenden und laxierenden Substanzen versetzt. Beispiel: Micropaque.
4. **Wasserlösliche KM zur Magen-Darm-Trakt-Darstellung**
   Wasserlösliche KM werden bei V.a. auf Perforation eingesetzt. Sie werden nur minimal im Darmtrakt resorbiert und haben eine hohe osmotische Aktivität, die bei Kindern und alten Patienten zur Verringerung des Plasmavolumens durch Flüssigkeitsresorption aus der Blutbahn in den Darm führen kann. Es sind ionische KM. Beispiele: Gastrografin, Peritrast oral, Telebrix Gastro.

III. Negative KM

Luft wird als negatives KM zur Magen-Darm-Trakt-Darstellung in der Gelenkdiagnostik verwendet.

Häufig verwendete jodhaltige Röntgen-KM, (alphabetisch aufgelistet)

Handelsname	INN	KM-Konz. (in %)	Osmolalität (mOsm/kg H$_2$O bei 37 °C)	Viskosität (mPa x s bei 37 °C)	Jod (mg/ ml)	Anwendung
Angiografin	Megluminamidotrizoat	65	1,53	5,0	306	ERCP, Fistulographie, Sialographie
Biligrafin	Iodipaminsäure	50	580	4,7	250	i.v. Cholangiographie
Biloptin	Iopodinsäure	500 mg/Kps.			61 %/100 g	orale Cholegraphie
Biliscopin 50 ml	Iotroxinsäure	22,8	350	1,2	108	i.v. Cholangiographie
Biliscopin 100 ml	Iotroxinsäure	10,5	290	0,9	50	i.v. Cholangiographie
Endomirabil/ Endobil	Iodoxaminsäure	40	540	2,9	183	i.v. Cholangiographie
Gastrografin	Megluminamidotrizoan	66	2150		370	Darstellung des Magen-Darm-Traktes; Additivum: Anisöl
Hexabrix	Ioxaglinsäure	59	560	7,5	320	DSA, A. Ph, Koro, Arthro
Imagopaque 150	Iopentol	32,9	310	1,7	150	Femoralis-Arteriographie
Imagopaque 200	Iopentol	43,8	410	2,8	200	Ph
Imagopaque 250	Iopentol	54,8	520	3,9	250	Ph
Imagopaque 300	Iopentol	65,8	640	6,5	300	A, U, Ph, CT
Imagopaque 350	Iopentol	76,8	810	12,0	350	U, CT, Angiokardiographie
Isovist 240	Iotrolan	51,3	270	3,9	240	Ventrikulographie, Darstellung des Subarachnoidalraumes, Zisternographie, Arthro, HSG, ERCP, Galaktographie, indirekte Lymphographie
Isovist 300	Iotrolan	64,1	320	8,1	300	Ventrikulographie, Darstellung des Subarachnoidalraumes, Zisternographie, Arthro, HSG, ERCP, Galaktographie, indirekte Lymphographie, Magen-Darm-Trakt
Omnipaque 240	Iohexol	51,8	520	3,2	240	U, CT, A, DSA, Arthro, HSG, Fistulographie
Omnipaque 300	Iohexol	64,7	690	5,7	300	U, CT, A, DSA, Arthro, HSG, Fistulographie
Omnipaque 350	Iohexol	75,5	820	10,5	350	U, CT, A, DSA, Arthro, HSG, Fistulographie
Optiray 160	Ioversol	33,9	375	1,9	160	DSA
Optiray 240	Ioversol	50,9	530	3,0	240	A, DSA, Ph, U, CT
Optiray 300	Ioversol	63,6	645	5,5	300	A, DSA, Ph, U, CT
Optiray 320	Ioversol	67,8	695	5,8	320	A, DSA, Koro, Ph, U, CT, Ventrikulographie
Optiray 350	Ioversol	74,1	780	9,0	350	A, DSA, Koro, Ph, U, CT, Ventrikulographie

18

Häufig verwendete jodhaltige Röntgen-KM, (alphabetisch aufgelistet)

Handelsname	INN	KM-Konz. (in %)	Osmolalität (mOsm/kg H$_2$O bei 37 °C)	Viskosität (mPa x s bei 37°)	Jod (mg/ ml)	Anwendung
Peritrast-oral-GI	Amidotrizoat	60	1500		300	Magen-Darm-Trakt oral Additivum: Pfefferminzaroma, Äthanol (0,1 %)
Peritrast KE	Amidotrizoat	36			180	Nur für KE
Solutrast 200	Iopamidol	40,8	413	2,0	200	Ph, DSA der Lungengefäße
Solutrast 250	Iopamidol	51,0	514	3,0	250	Ph
Solutrast 300	Iopamidol	61,2	616	4,5	300	A, Ph, DSA, CT, U, Koro, Angiokardiographie
Solutrast 370	Iopamidol	75,5	799	9,5	370	A, Ph, DSA, CT, Koro, Angiokardiographie
Telebrix Gastro	Ioxitalaminsäure	66	1889 (4 % verdünnt ca. 50)		300	Magen-Darm-Trakt oral, rektal (verdünnt 1:3). CT (verdünnt 4 %) Additivum: Zitrusfruchtaroma, Äthanol 0,48 %
Ultravist 150	Iopromid	31,2	340	1,5	150	DSA
Ultravist 240	Iopromid	49,9	480	2,8	240	A, DSA, CT, U, Darstellung von Körperhöhlen
Ultravist 300	Iopromid	62,3	610	4,6	300	A, DSA, CT, U, Darstellung von Körperhöhlen
Ultravist 370	Iopromid	76,9	770	9,5	370	A, DSA, CT, U, Darstellung von Körperhöhlen
Urografin 76	Megluminamidotrizoat	76	2100	8,9	370	A, DSA, U, Darstellung von Körperhöhlen
Urografin 60	Megluminamidotrizoat	60	1500	4,0	292	A, DSA, U, Darstellung von Körperhöhlen

Abkürzungen:
A Angiographie, Arthro Arthrographie, CT Computertomographie, DSA Digitale Subtraktionsangiographie, HSG Hysterosalpingographie, INN Internationale Kurzbezeichnung,, KE Kolonkontrasteinlauf, Koro Koronarangiographie, Ph Phlebographie, U Urographie.

Wasserunlösliche KM zur Magen-Darm-Darstellung

Handelsname	Inhaltsstoff	Anwendung
Micropaque Colon	92,38 g BaSO$_4$/100 g Pulver	Doppelkontrastuntersuchung des Kolons
Micropaque CT	5 g BaSO$_4$/100 ml Suspension	Abgrenzung des Verdauungstraktes bei der CT

Sowie: Micropaque flüssig, Micropaque Ösophaguspaste, Micropaque HD Oral.

Risiken bei der i.v. Applikation von jodierten KM

1. *KM-Typ:* ionisch > nichtionisch.
2. frühere KM-Reaktionen: Allergien, Asthma bronchiale.
3. *Alter:* > 70 Jahre, Kinder.
4. *Allgemeinzustand:* chronische Erkrankungen > Tumorpatienten > Reduktion des Allgemein-zustandes > Bewußtlosigkeit mit schwerster Reduktion des Allgemeinzustandes.
5. *Niere:* Kreatinin im Serum > 1,5 mg/100 ml, Dehydratation.
6. *Herz-Kreislauf:* Herzinsuffizienz, Herzrhythmusstörung, Hypertonie, Herzinfarkt.
7. *Lunge:* chronische Bronchitis > Pneumonie> Asthma bronchiale.
8. *Stoffwechselerkrankungen:* Diabetes mellitus, Hyperthyreose, Gicht, Hyperlipidämie.
9. *Leber:* Leberzirrhose.
10. *Paraproteinämien:* Plasmozytom, M. Waldenström.
11. *ZNS:* TIA, Hirninfarkt.
12. *Medikamente*/Drogenkonsum/therapeutische oder diagnostische Eingriffe.
13. *Polyvalente Allergien:* z.B. Heuschnupfen, atopisches Ekzem, allergisches Asthma bronchiale.

Prophylaxe bei V.a. KM-Allergie (modifiziert nach Arlart und Krier)

- Vor KM-Injektion Allergieanamnese erheben.
- Notfallmedikamente und Notfallausrüstung bereithalten (☞ Kap. 19 Notfälle in der Radiologie).

1. Bei Allergie-Anamnese oder vorausgegangener leichter Unverträglichkeitsreaktion bei früherer KM-Gabe
- Nichtionische KM bevorzugen.
- Präparatewechsel bei vorausgegangener KM-Nebenwirkung.
- Evtl. H_1-/H_2-Blocker.
- Bei ionischen KM oder i.v. Cholangiographie: obligat H_1-/H_2-Blocker oder orale 2-Dosis-Steroid-Prophylaxe.

2. Bei bekanntem schweren KM-Zwischenfall
- Nur wenn unumgänglich KM-Gabe, obligat nichtionische KM, obligat H_1-/H_2-Blocker und i.v. Steroide.

Medikamentöse Prophylaxe (modifiziert nach Arlart und Krier)

1. H_1-/H_2-Blocker

Körpergewicht (kg)	H_1-Antagonist, z.B. Fenistil® (1 Amp. = 4 ml = 4 mg)	H_2-Antagonist, z.B. Tagamet® (1 Amp. = 2 ml = 200 mg)
> 90	3 Amp.	3 Amp.
45–90	2 Amp.	2 Amp.
< 45	1 Amp.	1 Amp.
Kinder 1–8 Jahre	13 Tropfen p.o.	–

Applikationsform:
- Tagamet: 1 Amp. in 10 ml NaCl (0,9 %) gelöst, pro Amp. mindestens 2 min Injektionsdauer. Fenistil: mindestens 30 s/Amp. Injektionsdauer. Beide Substanzen getrennt applizieren oder
- Kurzinfusion beider Substanzen in 50 ml 0,9 %iger NaCl in 3–5 min.
- KM-Applikation nach 15–20 min beginnen. *Cave:* Sedierungseffekt durch H_1-Blocker!

2. i.v. Steroide
- Volon A solubile (Triamcinolon) 200 mg oder Fortecortin Mono (Dexamethason) 40 mg; 15 min vor KM-Applikation.

3. Orale 2-Dosis-Steroide
- Urbason® (Methylprednisolon), je 32 mg 12 sowie 2 h vor KM-Applikation.

KM-Zwischenfall: ☞ Kap. 19 Notfälle in der Radiologie und im Buchdeckel.

18

Patienten mit latenter/manifester Hyperthyreose

- Bevor eine Hyperthyreose ausgeschlossen bzw. therapiert werden konnte, ist eine KM-Gabe nur in dringlichen Fällen indiziert. Vor KM-Gabe Absprache mit behandelndem und möglichst endokrinologisch erfahrenem Kollegen!
- Vor KM-Gabe Schilddrüsendiagnostik (fT$_3$, fT$_4$, TSH basal i.S.) durchführen.
- Natriumperchlorat (z.B. Irenat): 3x1 ml täglich (1 ml = 300 mg = 15 Tropfen), *2–3 Tage vor* und *14 Tage nach* KM-Applikation. Natriumperchlorat hemmt kompetitiv die Jodaufnahme.
- Ggf. zusätzlich Thiamazol (z.B. Favistan) 10 mg täglich (1 Tbl. Favistan = 20 mg). Labor inkl. Blutbildkontrollen!
- Radiojodtherapie (z.B. bei Schilddrüsenkarzinom) nach KM-Gabe auf Monate hin unmöglich!
- Empfohlene Intervalle zwischen jodhaltiger KM-Gabe und Schilddrüsenfunktionstests: *nephrotrope KM* (4 Wochen), *hepatotrope i.v. KM* (8 Wochen), *hepatotrope orale KM* (3 Monate), *KM bei der Lymphographie* (> 1 Jahr).

KM-Gabe bei Niereninsuffizienz

Risikofaktoren für akutes Nierenversagen nach KM-Gabe

- Präexistente Niereninsuffizienz, Serum-Kreatinin > 1,5 mg/dl (= Einschränkung der Nierenfunktion um mindestens 50 %).
- Gleichzeitige Gabe von nephrotoxischen Medikamenten (z.B. Zytostase, nichtsteroidale Antirheumatika, Aminoglykoside usw.).
- Diabetische Nephropathie.
- Leberzirrhose, Hyperurikämie, hohes Alter, Dehydratation, Plasmozytom.

Prophylaxe bei Patienten mit Niereninsuffizienz

- Bestimmung des Serum-Kreatinins, Anamnese der Risikofaktoren (s.o.), ggf. Rücksprache mit Nephrologen.
- Ausreichende Flüssigkeitszufuhr: 1000–2000 ml NaCl-Lsg (0,9 %) i.v. *3 h vor* KM-Applikation (keine kaliumhaltigen Lsg. wegen häufiger Hyperkaliämie bei niereninsuffizienten Patienten geben). Die Gabe von reichlich Flüssigkeit führt zur gesteigerten Diurese und Nierenperfusion und Verdünnung der KM in den Nieren-Tubuli.
- Weitere Flüssigkeitszufuhr nach KM-Gabe: 1000–2000 ml in *4–5 h nach* KM-Untersuchung.
- *Cave:* herzinsuffiziente Patienten.
- Ggf. Steigerung der Diurese: 20–80 mg Furosemid (Lasix) i.v. *2–4 h vor* KM-Gabe, ggf. Diuretikagabe auch nach Untersuchung fortsetzen.
- Ggf. Dopamin in Nierendosis (Steigerung der normalen Perfusion durch Dilatation der Nierengefäße): Niedrigdosisbereich bis 3 µg/kg KG/min i.v. mit Perfusor (1 Amp. = 200 mg = 5 ml auf P50 (physiologische Kochsalzlösung) verdünnen, Perfusor auf 2 ml/h einstellen).

Medikamente in der Radiodiagnostik

Die folgenden Auflistungen beinhalten eine Auswahl der häufigsten und gebräuchlichsten Medikamente in der Radiodiagnostik. Indikation und Dosierung beziehen sich auf die Anwendung in der Radiodiagnostik. Die Dosierungsangaben gelten für Erwachsene mit normalem Körpergewicht (70 kg). Bei den aufgeführten Präparaten handelt es sich um Beispiele.

KM-Allergie

Wirkprinzip	Substanz (INN)	Dosis	Indikation	Kontraindikation	Nebenwirkungen	Antidot
Sympatho-mimetika	Suprarenin (Epinephrin)	0,5–1 mg i.v.; 1 ml=1 Amp. =1,0 mg auf 20 ml NaCl verdünnen, davon 1–10 ml i.v. evtl. wiederholen, Injektion langsam unter RR- und Pulskontrolle	Schwere anaphylaktische Reaktion (Schock)	Im Notfall keine	RR-Anstieg, Herzrhythmusstörungen bis hin zum Kammerflimmern/ Herzstillstand, Lungenödem, Kreislaufzentralisation	Symptomatisch, Infusion vaso-dilatatorischer Präparate
Gluko-kortikoide	Urbason solubile forte (Methyl-prednisolon)	Amp. mit 250/1000 mg; 500–1000 mg langsam i.v	Anaphylaktischer Schock	Im Notfall keine	Vor allem bei höherer Dosierung und längerer Behandlungsdauer entsprechend den pharmakologischen Wirkungen der Glukokortikoide	
	Fortecortin Mono 100 mg (Dexa-methason)	1 Amp.=10 ml=100 mg; langsam i.v. nach primärer Gabe von Suprarenin i.v	Anaphylaktischer Schock	Im Notfall keine	Vor allem bei höherer Dosierung und längerer Behandlungsdauer entsprechend den pharmakologischen Wirkungen der Glukokortikoide	
	Volon A solubile 200 mg (Triamcinolon)	1 Amp.=5 ml=200 mg	Anaphylaktischer Schock	Im Notfall keine	Vor allem bei höherer Dosierung und längerer Behandlungsdauer entsprechend den pharmakologischen Wirkungen der Glukokortikoide	
H₂-Blocker	Fenistil (Dime-tindenmaleat)	1 Amp.=4 ml=4 mg; 2 Amp. i.v. langsam	Anaphylaktischer Schock bzw. als Prophylaxe vor jodhaltigem KM in Kombination mit H₂-Blockern	Bekannte Überempfindlichkeit, Schwangerschaft, Stillzeit	Sedation, Herabsetzen des Reaktionsvermögens, Mydriasis, Mundtrockenheit, Übelkeit	Symptomatisch, ggf. Physostigmin i.v.

KM-Allergie (Fortsetzung)

	Tavegil (Clemastin)	1 Amp.=5 ml =2 mg; 1-2 Amp.	Anaphylaktischer Schock. Prophylaxe bei jodhaltigem KM in Kombination mit H_2-Blockern.	Bekannte Überempfindlichkeit gegen Antihistaminika, Glaukom, Prostatahypertrophie, stenosierendes Magengeschwür, Schwangerschaft, Stillzeit.	Sedation, Herabsetzen des Reaktionsvermögens, Mydriasis, Mundtrockenheit, Überempfindlichkeitsreaktionen, Kopfschmerzen, Schwindel	Symptomatisch ggf. Physostigmin i.v.
H_2-Blocker	Tagamet (Cimetidin)	1 Amp.=2 ml=200 mg, 2 Amp. i.v.	Anaphylaktischer Schock. Prophylaxe bei jodhaltigem KM in Kombination mit H_1-Blockern.	Bekannte Überempfindlichkeit, Schwangerschaft, Stillzeit	Bradykardie, Verwirrtheit, Durchfälle, Kopfschmerzen, Schwindel, Transaminasen-/ Kreatininanstieg, Überempfindlichkeitsreaktionen.	Symptomatisch.
Broncho-lytika	Euphyllin 0,24 (Theophyllin)	1 Amp.=10 ml=193,2 mg Theophyllin; 1-2 Amp. i.v. langsam (max. Dosis 800 mg)	Akute und schwere Atemnotzustände bei Obstruktion der Atemwege.	Epilepsie, frischer Herzinfarkt.	Unruhe, Erregungszustände. Kopfschmerzen, Übelkeit, Erbrechen, Durchfall, Blutdruckabfall, Pulsbeschleunigung.	Symptomatisch.
	Berotec Dosier-Aerosol (Fenoterol)	1 Hub=100 µg; 1-2 Hübe, ggf. mehr	Atemnotzustände, Obstruktion der Atemwege.	Bekannte Überempfindlichkeit gegen Berotec, hypertrophe obstruktive Kardiomyopathie, Tachyarrhythmie.	Unruhe, Tremor, Tachykardie, Miktionsstörungen, Trockenheit der Schleimhäute, Blutdrucksteigerung/-senkung, Überempfindlichkeitsreaktion.	Symptomatisch, Betablocker.

Notfallmedikamente

	Handelsname (INN)	Dosis	Indikation	Kontraindikation	Nebenwirkungen
Sympato-mimetika	Suprarenin (Epinephrin)	☞ Tabelle KM-Allergie	☞ Tabelle KM-Allergie	☞ Tabelle KM-Allergie	☞ Tabelle KM-Allergie
	Dopamin	Perfusor: 1 Amp.=200 mg =5 ml auf 50 ml NaCl mit 2–8 ml/h oder 1 Amp. in 250 ml G5 mit 10–40 ml/h	Hypotonie, kardiogener Schock.	Phäochromozytom, Thyreotoxikose, Engwinkelglaukom, Prostataadenom, Tachyarrhythmie	Arrhythmie, Tachykardie, Angina pectoris, Hypo-/Hypertonie, Atemnot
	Dobutrex (Dobutamin)	Perfusor: 1 Amp.=250 mg auf 50 ml NaCl mit 2–8 ml/h oder 1 Amp. in 250 ml G5 mit 10–40 ml/h	Hypotonie, kardiogener Schock	Bekannte Überempfindlichkeit, Herztamponade, Pericarditis contrictiva, Hypovolämie	Herzrhythmusstörungen, Angina pectoris, Überempfindlichkeitsreaktionen, Herzfrequenzanstieg
Anti-hypertensiva	Adalat (Nifedipin)	10–20 mg, Kapsel zerbeißen und Inhalt schlucken	Hypertonie	Herz-Kreislauf-Schock, Aortenstenose, bekannte Überempfindlichkeit	Kopfschmerzen, Hautrötung, Tachykardie, Unterschenkelödeme, Magen-Darm-Störungen
	Ebrantil (Urapidil)	1 Amp.=25 mg i.v., ggf. nach 2 min 1–2mal wiederholen	Hypertensive Krise	Aortenisthmusstenose	Kopfschmerzen, Schwindel, Übelkeit, Arrhythmie, Tachykardie, Überempfindlichkeitsreaktionen
	Catapresan (Clonidin)	1 Amp.=0,15 mg i.v.	Hypertensive Krise	Bekannte Überempfindlichkeit, AV-Block, Bradykardie	Mundtrockenheit, Bradykardie, Orthostase
	Nepresol (Dihydralazin)	1 Amp.=25 mg; 6,25–12,5 mg=¼–½ Amp. i.v.	Hypertensive Krise, auch bei Schwangerschaft	Bekannte Überempfindlichkeit, SLE, Aortenaneurysma, pulmonale Hypertonie, Herzklappenstenosen.	Orthostase, Flush, Tachykardie, Angina pectoris, selten BB-Veränderungen
	Regitin (Phentolamin)	5–10 mg i.v.	Hypertensive Krise bei Phäochromozytom		
Kardiaka/Anti-arrhythmika	Nitrolingual (Glyceroltrinitrat)	Kapsel: 0,8 mg zerbeißen. Perfusor: 50 mg auf 50 ml NaCl mit 1–6 ml/h (1 Amp.=5 ml=5 mg)	Hypertensive Krise, Lungenödem, Myokardinfarkt	Schock, Hypotonie	Flush, Orthostase, Kollaps, Kopfschmerzen

18

Notfallmedikamente (Fortsetzung)

	Atropin	1. 1–2 mg i.v., alle 3 min wiederholbar 2. 0,5–0,8 mg i.v.	1. Asystolie, AV-Block II./III. Grades. 2. Bradykardie	1. Im Notfall keine. Engwinkelglaukom, Blasenentleerungsstörung, mechanische Stenosen im Magen-Darm-Bereich, Tachyarrhythmie	Hautreaktionen, zentralnervöse Störungen, Akkommodationsstörungen, Mundtrockenheit, Tachyarrhythmie, Miktionsbeschwerden
	Lidocain	1 Amp.=100 mg=5 ml i.v.	Kammerflimmern, ventrikuläre Tachykardien	AV-Block II./III. Grades	Überempfindlichkeiten, zentralnervöse Störungen
Diuretika	Lasix (Furosemid)	20–80 mg i.v.	Überwässerung, kardiogener Schock, Hypertonie	Bekannte Überempfindlichkeit, Hypovolämie, Hypotonie, Hypokaliämie/-natriämie, Coma hepaticum	Störungen des Elektrolythaushaltes, RR-Abfall, Hypovolämie, gastrointestinale Störungen
Broncholytika/ Antiasthmatika	Euphyllin (Theophyllin)	⇨ Tabelle KM-Allergie	⇨ Tabelle KM-Allergie	⇨ Tabelle KM-Allergie	⇨ Tabelle KM-Allergie;
	Berotec (Fenoterol)	⇨ Tabelle KM-Allergie	⇨ Tabelle KM-Allergie	⇨ Tabelle KM-Allergie	⇨ Tabelle KM-Allergie
Kortikoide	Urbason soluble forte (Methylprednisolon)	⇨ Tabelle KM-Allergie	⇨ Tabelle KM-Allergie	⇨ Tabelle KM-Allergie	⇨ Tabelle KM-Allergie
	Fortecortin Mono 100 (Dexamethason)	⇨ Tabelle KM-Allergie	⇨ Tabelle KM-Allergie	⇨ Tabelle KM-Allergie	⇨ Tabelle KM-Allergie
	Volon A solubile (Triamcinolon)	⇨ Tabelle KM-Allergie	⇨ Tabelle KM-Allergie	⇨ Tabelle KM-Allergie	⇨ Tabelle KM-Allergie
H1-/H2-Blocker	Fenistil (Dimetindenmaleat)	⇨ Tabelle KM-Allergie	⇨ Tabelle KM-Allergie	⇨ Tabelle KM-Allergie	⇨ Tabelle KM-Allergie
	Tagamet (Cimetidin)	⇨ Tabelle KM-Allergie	⇨ Tabelle KM-Allergie	⇨ Tabelle KM-Allergie	⇨ Tabelle KM-Allergie
Narkosemittel	Hypnomidate (Etomidat)	1 Amp.=10 ml: 1 ml=2 mg; 0,2 mg/kg/KG ⇨ 7–10 ml i.v.	Kurzhypnotikum zur Einleitung bei Intubation	Im Notfall keine	Übelkeit, Erbrechen, Atemdepression (gering im Vergleich mit Benzodiazepinen), Herzrhythmusstörungen, Krämpfe
	Norcuron (Vecuroniumbromid)	0,08–0,1 mg/kg/KG; 1 Amp.=4 mg; HWZ: 30 min	Muskelrelaxans zur Einleitung bei Intubation	Im Notfall keine	Selten Bronchospasmus
Antidote	Anexate (Flumazenil)	1 Amp.=10 ml=1 mg; 0,1–0,2 mg/min i.v. initial, bis gewünschte Wirkung eintritt	Aufhebung der Wirkung von Benzodiazepinen	Überempfindlichkeiten gegen Anexate	Übelkeit, Erbrechen, Angstgefühl, Herzfrequenzanstieg

Magen-Darm-Diagnostik

Substanz (INN)	Dosis	Indikation	Kontraindikation	Nebenwirkungen
Buscopan (Butylscopolamin)	20–40 mg i.v./i.m.=1–2 Amp. (1 Amp. =1 ml=20 mg)	Spasmolytikum zur Reduktion der Darmperistaltik bei Röntgenuntersuchungen	Glaukom, Prostatahypertrophie, Herzrhythmusstörungen	Akkommodationsstörungen, Tachykardie, Miktionsstörungen, Trockenheit der Schleimhäute
Glucagon	0,5–1,0 mg i.v. langsam=1/2–1 Amp. (1 Amp.=1 ml=1 mg)	s. o. bei KI für Buscopan	Phäochromozytom, Insulinom, Glucagonom (Hypoglykämien)	Übelkeit, Erbrechen, Hypoglykämie, Anaphylaxie
Paspertin (Metoclopramid)	*Tropfen:* 30 Tropfen einmalig (1 ml=4 mg). i.v.: 10–20 mg i.v. langsam=1–2 Amp. (1 Amp.=2 ml=10 mg)	Beschleunigung der Magen- und Dünndarmpassage (insbesondere nach Gabe von Buscopan). Erleichterung der Duodenal- / Jejunalsondierung. Übelkeit, Erbrechen	Phäochromozytom, mechanischer Darmverschluß, Magen-Darm-Perforation/-Blutungen, Patienten mit extrapyramidalen Störungen, Epilepsie	Durchfall, Kopfschmerzen, Müdigkeit, Schwindel, Ruhelosigkeit, dyskinetisches Syndrom, Überempfindlichkeitsreaktionen
sab simplex (Dimeticon)	15 ml (3 Teel.) am Vorabend und 15 ml (3 Teel.) 3 h vor Beginn der Untersuchung	Zur Reduktion von Gasschatten bei der Sonographie und der Röntgendiagnostik	Überempfindlichkeitsreaktionen gegen sab simplex	Keine
X-Prep (Trockenextrakt aus Alexandriner-Sennesfrüchten)	Am Tag vor der Untersuchung: um 14 h eine Portionsflasche (75 ml), 1 großes Glas Flüssigkeit nachtrinken (keine Milch), stündlich 1 großes Glas Flüssigkeit, insgesamt 2–3 l trinken, nichts mehr essen. 5–6 h nach der Einnahme von X-Prep beginnt die Darmreinigung	Vollständige Darmreinigung vor Röntgenuntersuchungen	Ileus, akutes Abdomen	Darmspasmen, Übelkeit, Erbrechen, Dehydration und Elektrolytverlust durch Diarrhoe. *Cave:* Lsg. enthält Äthanol
Prepacol Kombipackung (Tbl.: Bisacodyl, Lsg: Natriumhydrogenphosphat)	1 Tag vor Untersuchung: um 8 h Prepacol Lsg. mit 1 Glas Wasser und stündl. 1 Glas Flüssigkeit (keine Milch) trinken. Um 12 h 4 Tbl. mit 1 Glas Wasser und stündl. 1 Glas Flüssigkeit trinken, nüchtern bleiben	Darmreinigung vor Röntgenuntersuchung	Ileus, akute entzündliche Magen-Darm-Erkrankung, schwere Niereninsuffizienz	Blähungen, Übelkeit, Bauchkrämpfe, Erbrechen, Wasser- und Elektrolytverlust durch Diarrhoe
Cascara-Salax Kombipackung (Pulver: Magnesiumsulfat, Tbl.: Cascararinde)	1 Tag vor Untersuchung: 8 h 2 Tbl. Cascara, 1 Btl. Salax mit 1 Glas Flüssigkeit und stündl. 1 Glas Flüssigkeit (keine Milch) trinken. Um 12 h 2 Tbl. Cascara und 1 Btl. Salax, stündl. 1 Glas Flüssigkeit trinken, nüchtern bleiben	Darmreinigung vor Röntgenuntersuchung	Ileus, akut entzündliche Magen-Darm-Erkrankungen	Blähungen, Übelkeit, Bauchkrämpfe, Wasser- und Elektrolytverlust durch Diarrhoe
CO₂ Granulat (Natriumhydrogencarbonat)	1 Btl. CO₂-Granulat	Doppelkontrastuntersuchung des Magens und Duodenums in Kombination mit BaSO₄	–	Völlegefühl, Aufstoßen

18

Sedativa/Antikonvulsiva

Substanz (INN)	Dosis	Indikation	Kontraindikation	Nebenwirkungen	Antidot
Valium (Diazepam)	1 Amp.=2 ml=10 mg; *Angstzustände:* 2–10 mg i.v.; *Status epilepticus:* 5–10 mg i.v., max. 30 mg	Angst- und Spannungszustände, Status epilepticus	Myasthenia gravis, Ataxie, im Notfall keine	Müdigkeit, Bewußtseinsstörungen, Schwindelgefühl, Ataxie, Dyskinesien, RR-Abfall, Atemdepression!, Hypotonie	Symptomatisch, Kontrolle von Atmung, Puls, RR; direktes Antidot: Anexate (Flumazenil) 0,1–0,2 mg/min, bis gewünschte Wirkung eintritt
Rivotril (Clonazepam)	1 Amp.=1 ml=1 mg	Status epilepticus	Mysthenia gravis, Ataxie, Überempfindlichkeiten gegen Benzodiazepine, im Notfall keine	Müdigkeit, Schwindelgefühl, Verwirrtheit, RR-Abfall, Atemdepression!, Überempfindlichkeitsreaktionen	☞ Valium
Phenhydan (Phenytoin)	1 Amp.=5 ml=250 mg; 1–2 Amp. i.v.	Status epilepticus	AV-Block III. Grades, Leukopenie	Herzrhythmusstörungen, Überempfindlichkeitsreaktionen	Symptomatisch
Dormicum (Midazolam)	1 Amp.=5 ml=5 mg; *Status epilepticus:* 10–15 mg i.m.	Sedierung, Antikonvulsivum, Muskelrelaxation	☞ Rivotril	Kopfschmerzen, Übelkeit, Müdigkeit, Schwindel, Atemdepression, Herzrhythmusstörungen	☞ Valium
Atosil (Promethazin)	*Tropfen:* 1 ml=20 Tropfen= 20 mg; 5–25 Trpf.; i.v.: 1 Amp.=2 ml=50 mg; ¼–½ -1 Amp. i.v. oder i.m.	Erregungs- und Unruhezustände	Kreislaufschock, Stillzeit, Schwangerschaft, Überempfindlichkeit gegen Atosil	Miktionsstörung, Funktionsstörung des Magen-Traktes, Akkommodationsstörung, vermehrter Tränenfluß, Sekretionsstörungen der Speichel- und Schweißdrüsen, Müdigkeit, Tachykardie, Dyskinesien	Symptomatisch, ggf. Physostigmin i.v.; *Dyskinesien:* Diazepam (Valium) 3–10 mg i.v., Biperiden (Akineton) 2,5–5 mg i.v. oder i.m.

Medikamente in der Angiographie

Wirkprinzip	Substanz	Dosis	Indikation	Kontraindikation
Spasmolytika	Buscopan (Butylscopolamin)	20–40 mg i.v./i.m. (1–2 Amp., 1 ml=20 mg)	Reduzierung der Darmperistaltik, kurz vor KM-Gabe applizieren	Glaukom, Prostatahypertrophie, Herzrhythmusstörungen
	Glucagon	0,5–1,0 mg i.v. langsam (1/2–1 Ampulle, 1 ml=1 mg)	s. o.	Phäochromozytom, Insulinom, Glukagonom
Vasodilatatoren	Adalat (Nifedipin)	10–30 mg, Kapsel sublingual	Gefäßspasmen	Schock, Hypotonie
	Nitrolingual (Glyceroltrinitrat)	*Spray*: 0,4 mg/Hub *Sublingual*: 0,8 mg/Kapsel *i.a.*: 50–100 μg *i.v.*: 10–100 μg 1 Amp=5 ml=5 mg (1 ml=1 mg=100 μg)	Gefäßspasmen	☞ Adalat. Bei i.v. oder i.a. Gabe laufende RR- und Pulskontrollen.
	Priscol (Tolazolin)	25 mg i.a. langsam=1–2,5 Amp. (1 Amp.=1 ml=10 mg)	Arterielle Stenosen, renale, periphere, mesenteriale Gefäßveränderungen	Hyper-/Hypotonie, Ulcus pepticum, Diabetes mellitus, zerebrovaskulärer Insult.
	Papaverin	1. 25–30 mg i.a. oder Infusion 1 mg/min i.a. 2. 30–60 mg i.a. über 60–90 s, dann Infusion 0,5–1 mg/min i.a.	1. Nicht okklusive mesenteriale Ischämie. 2. Periphere Gefäßspasmen	Herzrhythmusstörungen.
Vasokonstriktoren	Adrenalin, Suprarenin (Epinephrin)	3–12 μg i.a. langsam; *Adrenalin 1:1000*: 1 Amp.=1 ml=1 mg auf 10 ml NaCl verdünnen, davon 1 ml wieder auf 10 ml NaCl verdünnen=0,1 mg in 10 ml, davon wieder 1 ml auf 10 ml NaCl verdünnen=0,01 mg=10 μg in 10 ml	Tumorgefäßdarstellung (Tumoren reagieren mit einer geringeren Vasokonstriktion als das übrige Gewebe aufgrund einer geringeren Rezeptorzahl auf Adrenalin ☞ relative Mehrdurchblutung), Leber- und Milzarterien sprechen stärker an als Pankreas- und Nebennierenarterien	i.a.: Darstellung der Endarterien, Engwinkelglaukom. Schock, Hypertonie, Herzrhythmusstörungen, Phäochromozytom, Blasenentleerungsstörungen.
	Vasopressin (Lypressin)	Therapie: 0,1–0,4 IE/min Diagnostik: 1 IE einmalig	Therapie: gastrointestinale Blutungen. Diagnostik: Pankreas	Renale und koronare Insuffizienz ☞ Tabelle Notfallmedikamente
Lokalanästhetika	Xylocain 1 % (Lidocain)	10–20 ml	Infiltrationsanästhesie	

18

Fibrinolytika: Präparate und Dosierung bei lokaler Lysetherapie von arteriellen Thrombosen

- **Streptokinase:** 5–10 000 IE/h.
  (Wirkmechanismus indirekt, HWZ 30 min, häufig allergische Reaktionen.)
- **Urokinase:** initial 5 000 IE Heparin, dann 50 000–70 000 IE/h oder
  125 000 IE initial, dann 125 000 IE/h über Perfusor, spätestens nach 4 h auf 60 000 IE/h reduzieren.
  (Wirkmechanismus direkt, HWZ 5 min, keine Antigenität.)
- **rtPA:** 10 mg in 50 ml NaCl, Perfusor auf 25 ml/h, 20 mg/2 h oder
  2,5 mg initial, dann 2,5 mg/h über Perfusor. Maximaldosis 20 mg!

Absolute Kontraindikation gegen eine lokale Fibrinolyse-Therapie
- Hämorrhagische Diathese, pathologischer Gerinnungsstatus.
- Akute innere Blutung.
- Intrakranieller Tumor, zerebraler Insult und ZNS-Op. < 3–6 Monate.
- Intraokkuläre oder kardiochirurgische Eingriffe < 6 Wochen (< 6 Monate).

Relative Kontraindikation
- Vorausgegangene Op. < 10–14 Tage, kürzlich vorausgegangenes Trauma oder Z.n. kardiopulmonaler Reanimation.
- Schwere Hypertonie.
- Kardiale Embolie, subakute bakterielle Endokarditis.
- Schwangerschaft.
- Schwere diabetische Retinopathie, Fundus hypertonicus IV. Grades.
- Arterienpunktion < 10 d, Punktion der V. subclavia oder V. jugularis interna < 7 d.

Nebenwirkungen der Fibrinolytika
- Blutungen: Mikrohämaturie, Blutung aus Stichkanälen; Hämatome und Sicker-blutungen, intrazerebrale, retro-peritoneale, gastrointestinale und intrahepatische Blutungen.
- Unverträglichkeitsreaktionen (insbesondere Streptokinase).
- Rethrombosierung.
- Nierenversagen (Crush-Niere).

Komplikationen der lokalen Lysetherapie
- Periphere Embolien, klinisch stumm/akut, Gefäßspasmen, Dissektionen.

Medikamentöse Zusatztherapie

1. **Heparin**
   Zusatztherapie bei lokaler Lyse: 5 000 IE initial, dann
   Vollheparinisierung: 500–1 000 IE/h über Gefäßschleuse (zur Vermeidung von Thromben im Katheter oder in der Schleuse), ⇨ 25 000 IE/24 h, Heparin auf 50 ml NaCl aufziehen, Perfusor auf Position 2. PTT: 60–80 s PTT=1,5- bis 3fache Norm.
   Spülung der Schleusen: 5 000 IE Heparin auf 500 ml NaCl über 24 h, Infusiomat auf 22 ml.
   Antidot: Protaminsulfat i.v. 1 mg Protaminsulfat neutralisiert 100 IE Heparin.
2. **Aspirin** (Acetylsalicylsäure): 100 mg/d über 6 Monate mit der Beginn der Lysetherapie.

Gerinnungsparameter (Normalwerte)
- *PTT:* 20–38 s.
- *Quick (TPZ):* 70–100 %.
- *Thrombinzeit:* 14–20 s.
- *Fibrinogen:* 160–450 mg/dl.
- *Antithrombin III:* 85–115 %.

Sonstige Medikamente

Substanz (INN)	Dosis	Indikation	Kontraindikation	Nebenwirkungen
Irenat (Natrium-perchlorat)	1 ml= 15 Trpf.=300 mg; 3 x 15 Trpf./d 2–3 d vor u. 14 d nach KM-Gabe	Prophylaxe bei V.a. Hyperthyreose (kompetitive Hemmung der Jodaufnahme in die Schilddrüse)	Plummerung zur Op.-Vorbereitung	Exanthem, Übelkeit, Mundtrockenheit, Agranulozytose, aplastische Anämie
Favistan (Thiamazol)	1 Tbl.=20 mg; 10 mg/d	Prophylaxe bei V.a. Hyperthyreose	Überempfindlichkeitsreaktion, Schwangerschaft	Hautausschläge, Agranulozytose
Aspirin (Acetylsalicylsäure)	*Thromboseprophylaxe:* 100 mg/d *Analgetikum:* Tbl. mit 100/200/500 mg, max. Dosis 3 g/d *i.v.:* Aspisol 1 Flasche=0,5 g	Analgetikum, Thromboseprophylaxe	Hämorrhagische Diathese, Magen-Darm-Ulzera, Niereninsuffizienz, genetisch bedingter Mangel an Glukose-6-Phosphat-Dehydrogenase	Gastrointestinale Blutung, Thrombozytopenie, Nierenschädigungen, Überempfindlichkeitsreaktionen

Glukokortikosteroide

Substanz	Handelsname	Biol. HWZ (h)	Glukokortikoide Potenz	Mineralokortikoide Potenz	Cushing-Schwelle (mg/d)
Hydrocortison	Hydrocortison	8–12	1	1	30
Cortison	Cortison	8–12	0,8	1	37,5
Prednison	Decortin	12–36	4	0,8	7,5
Prednisolon	Solu-Decortin H	12–36	4	0,8	7,5
Methylprednisolon	Urbason	12–36	5	–	6
Fluocortolon	Ultralan	12–36	4	–	7,5
Triamcinolon	Volon	12–36	5	–	6
Betamethason	Betnesol	36–72	30	–	1
Dexamethason	Fortecortin	36–72	30	–	1,5

18

[modifiziert nach JAMA AHA: Guidelines for ECC and CPR, 268 : 2184 (1992)]

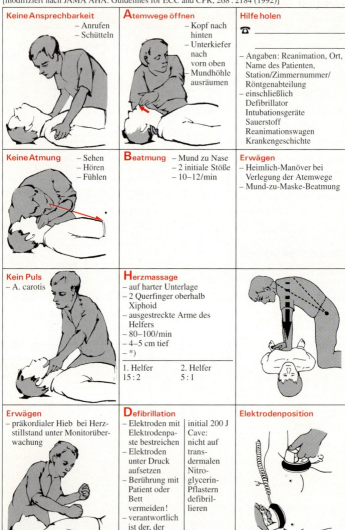

Keine Ansprechbarkeit
- Anrufen
- Schütteln

Atemwege öffnen
- Kopf nach hinten
- Unterkiefer nach vorn oben
- Mundhöhle ausräumen

Hilfe holen

☎ _____

_____

- Angaben: Reanimation, Ort, Name des Patienten, Station/Zimmernummer/ Röntgenabteilung
- einschließlich Defibrillator Intubationsgeräte Sauerstoff Reanimationswagen Krankengeschichte

Keine Atmung
- Sehen
- Hören
- Fühlen

Beatmung
- Mund zu Nase
- 2 initiale Stöße
- 10–12/min

Erwägen
- Heimlich-Manöver bei Verlegung der Atemwege
- Mund-zu-Maske-Beatmung

Kein Puls
- A. carotis

Herzmassage
- auf harter Unterlage
- 2 Querfinger oberhalb Xiphoid
- ausgestreckte Arme des Helfers
- 80–100/min
- 4–5 cm tief
- *)

| 1. Helfer | 2. Helfer |
| 15 : 2 | 5 : 1 |

Erwägen
- präkordialer Hieb bei Herzstillstand unter Monitorüberwachung

Defibrillation
- Elektroden mit Elektrodenpaste bestreichen
- Elektroden unter Druck aufsetzen
- Berührung mit Patient oder Bett vermeiden!
- verantwortlich ist der, der defibrilliert

initial 200 J
Cave: nicht auf transdermalen Nitroglycerin-Pflastern defibrillieren

Elektrodenposition

CPR: kardiopulmonale Reanimation
* Kompression : Relaxation = 1 : 1

Elektrokardiogramm

modifiziert nach Chamberlain DA et al. (1993) Adult advanced cardiac life support. BMJ 306 : 1589

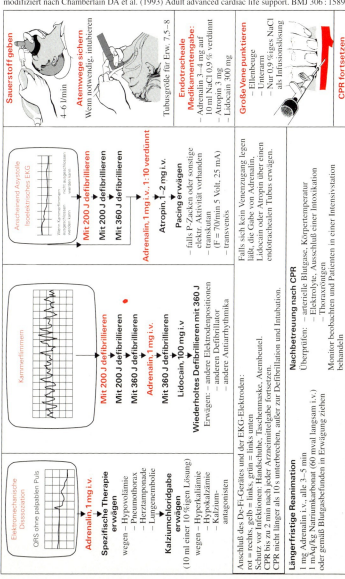

Sauerstoff geben
4–6 l/min

Atemwege sichern
Wenn notwendig, intubieren
Tubusgröße für Erw. 7,5–8

Endotracheale Medikamentengabe:
– Adrenalin 3–4 mg auf 10 ml NaCl 0,9 % verdünnt
– Atropin 3 mg
– Lidocain 300 mg

Große Vene punktieren
– Ellenbeuge
– Unterarm
– Nur 0,9 %iges NaCl als Infusionslösung

CPR fortsetzen

Anscheinend Asystolle
Isoelektrisches EKG

Wenn Kammerflimmern ausgeschlossen werden kann / nicht ausgeschlossen werden kann

Mit 200 J defibrillieren

Mit 200 J defibrillieren

Mit 360 J defibrillieren

Adrenalin, 1 mg i.v., 1 : 10 verdünnt

Atropin, 1–2 mg i.v.

Pacing erwägen
– falls P-Zacken oder sonstige elektr. Aktivität vorhanden
– transkutan (F = 70/min 5 Volt, 25 mA)
– transvenös

Falls sich kein Venenzugang legen läßt, die Gabe von Adrenalin, Lidocain oder Atropin über einen endotrachealen Tubus erwägen.

Kammerflimmern

Mit 200 J defibrillieren

Mit 200 J defibrillieren

Mit 360 J defibrillieren

Adrenalin, 1 mg i.v.

Mit 360 J defibrillieren

Lidocain, 100 mg i.v

Wiederholtes Defibrillieren mit 360 J
Erwägen: – andere Elektrodenpositionen
– anderen Defibrillator
– andere Antiarrhythmika

Nachbetreuung nach CPR
Überprüfen: – arterielle Blutgase, Körpertemperatur
– Elektrolyte, Ausschluß einer Intoxikation
– Thoraxröntgen
Monitor beobachten und Patienten in einer Intensivstation behandeln

---

Elektromechanische Disssoziation
QRS ohne palpablen Puls

Adrenalin, 1 mg i.v.

Spezifische Therapie erwägen
wegen – Hypovolämie
– Pneumothorax
– Herztamponade
– Lungenembolie

Kalziumchloridgabe erwägen
(10 ml einer 10 %igen Lösung)
wegen – Hyperkaliämie
– Hypokalzämie
– Kalzium-
antagonisten

Anschluß des De-Fi-Gerätes und der EKG-Elektroden:
rot = rechts, gelb = links, grün = links unten
Schutz vor Infektionen: Handschuhe, Taschenmaske, Atembeutel.
CPR bis zu 2 min nach jeder Arzneimittelgabe fortsetzen.
CPR nicht länger als 10 s unterbrechen, außer zur Defibrillation und Intubation.

Längerfristige Reanimation
1 mg Adrenalin i.v., alle 3–5 min
1 mÄq/kg Natriumkarbonat (60 mval langsam i.v.)
oder gemäß Blutgasbefunden in Erwägung ziehen

19

Freimachen und Freihalten der Atemwege

Überstrecken des Kopfes

Die häufigste Ursache für eine Verlegung der oberen Luftwege ist das **Zurücksinken des Zungengrunds** gegen die Rachenhinterwand. Die einfachste Methode zur Herstellung freier Atemwege ist deshalb oft das Überstrecken des Kopfes in den Nacken.

Technik
Die eine Hand des Helfers faßt den Kopf des Patienten an der Stirn, die andere unter das Kinn. Nun wird der Kopf nach hinten überstreckt.
In der Regel sollte nun der **Unterkiefer vorgezogen** werden. Dazu wendet man den Esmarch-Handgriff oder andere Techniken an.

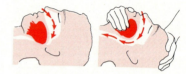

Esmarch-Handgriff

Technik
Der Kopf des Patienten wird von hinten so umfaßt, daß mit den Fingern die Unterkieferwinkel auf beiden Seiten und mit dem Daumen das Kinn umschlossen werden. Die Finger schieben dann durch Druck auf die Unterkieferknochen den Unterkiefer nach vorn, die Daumen öffnen den Mund.

Das Öffnen des Mundes erlaubt eine Inspektion des Mund-Rachen-Raums. Dieser muß von Sekreten, Blut oder Erbrochenem gereinigt werden.

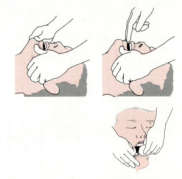

Reinigen des Mund-Rachen-Raums

Technik
Das Reinigen des Mund-Rachen-Raums erfolgt am einfachsten durch **manuelles Ausräumen oder Auswischen**.
Flüssiges Sekret kann selbstverständlich **abgesaugt** werden. Grundsätzlich empfiehlt es sich, **künstliche Gebisse, Zahnprothesen** etc. zu entfernen!

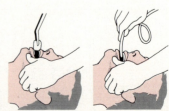

aus v. Planta, M., Memorix, Innere Medizin, 3. Auflage, Chapman & Hall

Heimlich-Handgriff

Der Heimlich-Handgriff ist eine Maßnahme, die zum Entfernen von Fremdkörpern aus dem Bereich der oberen Luftwege (Bolusgeschehen) dient.

Er kommt dann zur Anwendung, wenn der Patient nicht mehr in der Lage ist, den Fremdkörper aus eigener Kraft, z. B. durch **kräftiges Husten**, herauszubefördern und wenn **kräftige Schläge** mit der flachen Hand **zwischen die Schulterblätter** des Patienten keine Lösung des Fremdkörpers bewirken.

3

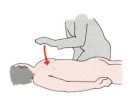
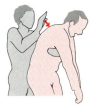

Technik
Der Heimlich-Handgriff kann sowohl beim stehenden als auch beim liegenden oder sitzenden Patienten angewandt werden.

Beim **stehenden** oder **sitzenden** Patienten umfaßt der Helfer den Patienten von hinten, indem er beide Hände im Bereich des Epigastriums übereinanderlegt und dann **mehrere kräftige Druckstöße in Richtung Zwerchfell** durchführt.

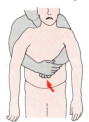

Beim **liegenden** Patienten kniet der Helfer mit gespreizten Beinen über dem Betroffenen, bringt seine übereinandergelegten Hände wieder im Epigastrium in Position und drückt senkrecht mit einem oder mehreren kräftigen Stößen in Richtung Zwerchfell.

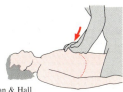

aus v. Planta, M., Memorix, Innere Medizin, 3. Auflage, Chapman & Hall

19

Klinische Zeichen des Atem- und Herz-Kreislauf-Stillstandes
- Pulslosigkeit (A. carotis, A. femoralis).
- Bewußtlosigkeit nach 8–15 s.
- Atemstillstand oder evtl. terminale Schnappatmung nach 15–40 s.
- Erweiterung und Lichtstarre der Pupillen nach 30–90 s.
- Fehlender Herzschlag bei der Herzauskultation.
- Grau-zyanotische Verfärbung der Haut nach 15–30 s (unsicheres Zeichen).

Technik der Intubation

Für die Intubation benötigte Utensilien

1. Laryngoskop.
2. Tubus der Größe 7,5–8 (30–34 Charrière, 1 Charrière = 0,333 mm).
3. Meaverin Gel für den Tubus.
4. Führungsstab.
5. Silikonspray für den Führungsstab.
6. 10er-Spritze zum Blockieren.
7. Klemme.
8. Mullbinde zum Festbinden des Tubus.

Orotracheale Intubation unter Sicht

- Ggf. Zahnprothese entfernen.
- Ambu-Beutel: O_2-Gabe.
- Ggf. medikamentöse Einleitung 3–5 min vorher: 0,2 mg/kg/Körpergewicht Hypnomidate, 1 ml = 2 mg ⇨ 7–10 ml i.v..
- Laryngoskop in die linke Hand.
- Mund des Patienten mit der rechten Hand öffnen; Schutz der Oberkieferzähne mit dem Daumen.
- Laryngoskop einführen, so daß die Zunge links neben dem Spatelblatt zu liegen kommt. Lippe nicht zwischen Zähne und Spatelblatt einklemmen.
- Spatelspitze in den Winkel zwischen Zungengrund und Epiglottis vorschieben.
- Ziehen (nicht hebeln) des Laryngoskops in Richtung des Schaftes: der Blick in den Kehlkopfeingang wird frei.
- Vorsichtiges Einführen des Tubus in die Trachea. Blockierung, bis der Tubus unter Beatmung gerade luftdicht schließt.
- Tubus nicht loslassen, bis er richtig fixiert ist.
- Lagekontrolle: visuell: Thorax hebt sich seitengleich bei Beatmung. Auskultatorisch: Atemgeräusch über beiden Lungen.
- Fehlintubation: Tubus im Ösophagus (fehlendes Atemgeräusch, Aufblähung des Magens bei Beatmung), zu tief eingeführter Tubus (einseitige Intubation, meist rechts, links abgeschwächtes Atemgeräusch, ungleiche Thoraxexkursion).
- O_2-Gabe: initiale Einstellung Hubvolumen 1000 ml, Frequenz 10/min, FiO_2 100 %.
- Intubation bei Säuglingen und Kleinkindern:
  Grundsätzlich wie bei Erwachsenen, jedoch wird bei Säuglingen die Epiglottis mit der Spatelspitze angehoben (aufgeladen). Oft ist hier die Deflexion des Kopfes vorteilhafter. Gerade Laryngoskopspatel eignen sich besser.
  Tubusgröße: Neugeborene und Kleinkinder 3,0/3,5 (ungeblockt); Kinder 4–7 (ab Größe 6 geblockt).

Effektivität der kardiopulmonalen Reanimation
- Tastbarer Karotis- oder Femoralpuls. Der Femoralispuls eignet sich zum Palpieren besser, da der Kopf durch die Herzmassage wackelt, so daß ein sicheres Pulstasten schwierig ist.
- Engerwerden der Pupillen.
- Wieder Erwärmen und rosig werden der Haut.
- Einsetzende Spontanatmung.
- Einsetzendes Bewußtsein.
- Weiterbehandlung des Patienten auf Intensivstation.

Kriterien der Beendigung der Reanimationsmaßnahmen
- Zerebrale Zeichen des Herz-Kreislauf-Stillstandes mit weiten, lichtstarren Pupillen, Bewußtlosigkeit, fehlender Spontanatmung > 30 min nach Beginn der ordnungsgemäßen Reanimation.
- Zeichen des Herztodes im EKG > 15 min.
- Entscheidung wird vom reanimierenden Arzt getroffen.

Basismaßnahmen der Schockbehandlung

- Lagerung: Patienten hinlegen, Beine hochlagern (Ausnahme kardiale Insuffizienz und Ursachen im Bereich des Kopfes, der Lungen, des oberen Gastrointestinaltraktes ➪ Oberkörper hochlagern).
- Unterstützung der Atmung : Ambu-Beutel, O_2-Maske, Intubation, O_2-Zufuhr 4–6 l/min.
- Anlegen großlumiger venöser Zugänge.
- Flüssigkeitszufuhr.
- Überwachung: RR, Puls, EKG.
- Schmerzbekämpfung, bei Unruhe Sedierung.
- Hypothermie: warme Decken.
- Medikamentöse Therapie.

Kardiogener Schock

Ursachen
- Versagen der Pumpfunktion bei Herzinfarkt, Herzrhythmusstörungen, akuter Herzinsuffizienz, Herztamponade, Lungenembolie.

Symptome
- Unruhe, Angst, Dyspnoe, Zeichen der Links-/ bzw. Rechtsherzinsuffizienz.

Therapie
- *Lagerung:* Oberkörper hoch, Beine tief.
- *O_2-Zufuhr:* 4–6 l/min.
- *Sedierung:* 10 mg Valium (Diazepam) i.v., *Schmerzbekämpfung:* Fortral (Pentazocin) 1 Amp. = 30 mg; 15–30 mg i.v..
- *Nitroglyzerin:* 2 Hübe sublingual; ggf. Perfusor: 50 mg Nitroglyzerin auf 50 ml NaCl (0,9 %), 1–6 ml/h.
- *Hypotonie:*
  Dopamin: Perfusor: 1 Amp. = 200 mg = 5 ml auf 50 ml NaCl (0,9 %) mit 2–8 ml/h oder 1 Amp. in 250 ml G5 mit 10–40 ml/h.
  Dobutamin (Dobutrex): Perfusor: 1 Amp. = 250 mg (Trockensubstanz) auf 50 ml NaCl (0,9 %) mit 2–8 ml/h oder 1 Amp. in 250 ml G5 mit 10–40 ml/h.
- *Furosemid* (Lasix): 20–80 mg i.v.
- *Ggf. Antiarrhythmika.*

19

Bewußtlos (spontanatmend, nichtintubiert)	**Nicht bewußtlos**
Stabile Seitenlagerung 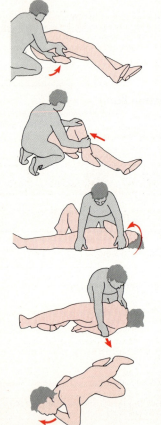	**Schädel-Hirn-Trauma** Oberkörper erhöht, Kopf in Mittelstellung, Senkung des Hirndrucks erwünscht 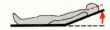<hr>**Dyspnoe** Oberkörper erhöht, ggf. Beine abgesenkt; z. B. Herzinsuffizienz, Lungenödem, Asthma bronchiale 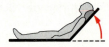<hr>**Thoraxtrauma** Oberkörper erhöht, Lagerung auf die verletzte Seite 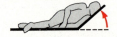<hr>**Akuter Beinarterienverschluß** Bein tief lagern 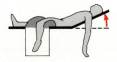<hr>**Volumenmangel** Hochlagerung der Beine (Autotransfusion), ggf. Kopftieflagerung 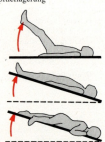

aus v. Planta, M., Memorix Innere Medizin, 3. Auflage, Chapman & Hall

75 % der KM-Zwischenfälle treten in den ersten 5 min und 90 % der schweren Reaktionen treten innerhalb der ersten 15 min p.i. auf. Patienten mit erhöhtem Risiko (☞ Kap. 18 Kontrastmittel und Medikamente in der Radiodiagnostik) müssen besonders gut während der KM-Untersuchung beobachtet werden.

> **KM-Gabe sofort beenden!**

I. Leichte Allgemeinreaktionen

Symptomatik
- *Allgemeinreaktionen:* Unruhe, Angst, Übelkeit, Brechreiz, Hustenreiz, Niesen, Hitzegefühl.
- *Hautreaktionen:* Flush, Juckreiz, Lidödem und Quaddelbildung.

Therapie
- Beruhigung des Patienten.
- Fortlaufende Kontrolle von RR und Puls.
- Frischluft- oder Sauerstoffzufuhr (4–6 l/min).
- Evtl. Sedierung mit Valium (Diazepam), 5–10 mg langsam i.v.
- Bei Haut- und Schleimhautreaktionen: H_1-Blocker Fenistil (Dimetinden), 1–3 Amp. langsam i.v.; H_2-Blocker Tagamet (Cimetidin), 1–3 Amp. langsam i.v..
- Evtl. Glukokortikoide: Urbason 250- 500 mg i.v.
- Ärztliche Weiterbeobachtung des Patienten.

II. Schwere Allgemeinreaktionen, anaphylaktischer Schock

Symptomatik
- *Allgemeinsymptome:* Angst, Schweißausbruch, Blässe, Schüttelfrost, Unruhe, Erbrechen, generalisiertes Exanthem.
- *Respiratorische Symptome:* Tachypnoe, Dyspnoe, Bronchospasmus, Asthma-Anfall, Glottisödem.
- *Kardiovaskuläre Symptome:* Tachykardie, RR-Abfall, Schock, Bewußtlosigkeit, zentral ausgelöste Krämpfe.

Therapie
- Sofort Hilfe anfordern: Anästhesieabteilung, Notarzt, nächstes Krankenhaus.
- Lagerung: Patienten hinlegen, Beine hochlagern.
- Atemwege freihalten, Sauerstoffgabe, Maskenbeatmung, Intubation.
- Volumensubstitution: 1–2 l als Druckinfusion, z.B. Ringer-Lsg.; kolloidale Plasmaersatz-Lsg. 1000–1500 ml, z.B. Humanalbumin (5 %).
- Suprarenin (Adrenalin), 1 ml = 1 mg auf 10 ml NaCl (0,9 %) verdünnen, 1–5 ml langsam i.v., evtl. mehrfache Wiederholung.
- Glukokortikoide: Urbason (Methylprednisolon) 500–1000 mg i.v.
- H_1- und H_2-Blocker: Fenistil (Dimetinden), 1–3 Amp. langsam i.v., Tagamet (Cimetidin), 1–3 Amp. langsam i.v.

III. Herz-Kreislauf-Stillstand

Symptomatik
- Bewußtlosigkeit, zentrale Pulse nicht mehr tastbar.

Therapie
☞ kardiopulmonale Reanimation.

19

Hypertensive Krise

Symptome
- RR > 230/120 mm Hg, Kopfschmerzen, Schwindel, Verschwommensehen, Übelkeit, Bewußtseinstrübung, Angina pectoris, Linksherzdekompensation.

Therapie
- RR nur vorsichtig senken, nicht < 160/100 mm Hg.
- Fortlaufende RR- und Pulskontrolle.
- Adalat (Nifedipin) 10–20 mg, Kapsel zerbeißen und runterschlucken, Wirkungseintritt nach 3–5 min. Wiederholung bei Bedarf nach 10–20 min.
- Nitrolingual-Kapsel (Glyceroltrinitrat) 0,8 mg als Kapsel zerbeißen und Inhalt schlucken. Wiederholung bei Bedarf nach 10–20 min.
- Bei ausbleibender oder ungenügender Wirkung nach 20 min kommen folgende Alternativen in Frage:
- Bei Trachykardie: Catapresan (Clonidin), 1/2–1 Amp. = 0,15 mg i.v., Wirkungseintritt nach 10–20 min, ggf. nach 30 min wiederholen.
- Ebrantil (Urapidil), 1 Amp. = 25 mg i.v., Wirkungseintritt nach 5–10 min. ggf. nach 10–20 min. wiederholen.
- Bei Bradykardie: Nepresol (Dihydralazin), 1 Amp. = 25 mg, $^1/_4$-$^1/_2$ Amp. (6,25–12,5 mg) langsam i.v., Wirkungseintritt nach 5–10 min, ggf. nach 20 min wiederholen.
- Bei Überwässerung: Lasix (Furosemid) 20–40 mg i.v.
- Ggf. Nitro-Perfusor: 50 mg Nitroglyzerin auf 50 ml NaCl (0,9 %), 1–6 ml/h.
- Bei Phäochromozytom: Regitin (Phentolamin) 5–10 mg i.v..
- Bei Schwangerschaft: Nepresol (Dihydralazin), ☞ oben.
- Weitere Therapie: stationär auf Intensivstation.

Notfallmaßnahmen bei Krampfanfällen

Sofortmaßnahmen beim Grand-mal-Anfall

Symptomatik
- Initialschrei, Hinstürzen, tonische Phase mit gestreckten Beinen und gebeugten/gestreckten Armen, Apnoe (ca. 30 s) und anschließender klonischer Phase mit rhythmischen Zuckungen von Armen und Beinen, Zungenbiß, Schaum vor dem Mund, Urinabgang (0,5–5 min), anschließend Terminalschlaf, Amnesie für den Anfall.

Therapie
- Lockerung der Kleider. Flach auf dem Boden lagern. Umstehende Gegenstände entfernen.
- Gummikeil zwischen die seitlichen Zahnreihen zur Vermeidung von Zungen- und Schleimhautverletzungen. Postiktal stabile Seitenlagerung.
- Medikamente: Anfall erschöpft sich i.d.R. nach 0,5–5 min ohne medikamentöse Therapie. Zur Unterbrechung oder Vermeidung eines Rezidivs oder Start eines Status epilepticus: Rivotril (Clonazepam), 1 Amp. = 1 mg = 2 ml i.v. oder Valium (Diazepam), 1 Amp. = 10 mg = 2 ml langsam i.v.

Notfallmaßnahmen beim Status epilepticus

Symptomatik
- Grand-mal-Anfälle, die im Abstand von weniger als 1 h (meist 5–15 min) rezidivieren oder Patient erlangt nicht das Bewußtsein. Letalität 5–10 %.

Therapie
- Gummikeil zwischen die seitlichen Zahnreihen, Guedel-Tubus, ggf. Intubation.
- O_2-Gabe 4–6 l/min.
- Rivotril (Clonazepam), 1 Amp. = 1 mg = 2 ml langsam i.v. oder Valium (Diazepam), 1 Amp. = 10 mg = 2 ml langsam i.v.
- Bei Therapieresistenz nach 30 min: Phenhydan (Phenytoin), 1 Amp. = 5 ml = 250 mg langsam i.v..
- Weitere Therapie auf Intensivstation.

19

Klinik	Bildgebende Verfahren	Seitenzahl	Fragestellung
Schädel-Hirn-Trauma	Rö-Schädel CCT nativ	256–261 282	Fraktur, Blutung, Ödem, Einklemmung
Plötzliche Bewußt-seinsstörung	CCT nativ, evtl. danach mit KM	282	Intrazerebrale Blutung, Infarkt, Abzeß, RF
HWS-Trauma	Rö-HWS Tomographie CT, evtl. mit Recos	234–237 10 280	Fraktur (stabil/instabil), Luxation, Dislokation, Verlegung des Spinalkanals
Übrige WS-Traumen	Rö nativ Tomographie CT, evtl. mit Recos	238–241 10 280	Fraktur (stabil/instabil), Luxation, Dislokation, Verlegung des Spinalkanals
Akuter Band-scheibenvorfall	Rö nativ Myelographie CT	234–241 280	Wurzelkompression, Spinal-kanalstenosen, Abklärung sonstiger RF, Lokalisation
Dyspnoe	Rö-Thorax evtl. CT mit KM	45 ff. 58 ff.	Infiltrate, RF, Pneumothorax, Erguß, Lungenödem, Herzinsuffizienz
V.a. Lungen-embolie	Perfusions-/Ventilationsszinti Rö-Thorax Spiral-CT mit KM	 45 ff. 59	Perfusionsausfälle, DD: Infiltrate, Thromben
V.a. Aorten-aneurysma	Sono/FKDS CT mit KM	108–110 59	Größe, Lokalisation, Ruptur, Dissektion
Thoraxtrauma	Rö-Thorax CT/Spiral-CT	45 ff. 58 ff.	Kontusionen, Blutungen, Pneumothorax, traumatische Mediastinalverbreiterung, Thoraxskelettverletzungen
Hämoptysen	Rö-Thorax Angio (evtl. mit Intervention)	45 ff. 405, 406	Blutung, Infiltrate
Schluckstörungen	DL mit/ohne KM CT	111 ff., 122 452	Fremdkörper, RF, neurogene Schluckstörungen
Akutes Abdomen	Abdomenübersicht Sono CT ggf. MDP/KM-Einlauf mit Gastrografin	103 ff. 108 ff. 111 124 ff., 151	Perforation, freie Luft, Ileus
Stumpfes Bauchtrauma	Abdomenübersicht Sono CT	103 ff. 108 ff. 111	Freie Flüssigkeit, Organ-verletzung/-ruptur, Gefäß-verletzungen
Gastrointestinale Blutung	Abdomenübersicht Sono ERCP Angio (evtl. Intervention)	103 ff. 108 ff. 375, 383, 405, 406	Lokalisation, ggf. Therapie
Akute Oligurie/ Anurie	Abdomenübersicht Sono CT i.v.P.	103 ff. 108 ff. 196 190 ff	RF, Hämatom, Ruptur, Harnleiter-/Blasensteine, Prostatahypertrophie
Extremitäten: 1. Akuter Arterienverschluß	FKDS Angio	407 364, 384 ff.	Embolie, Thrombose, Dissektion, Trauma
2. Akuter Venenverschluß	FKDS Phlebo ggf. CT mit KM	409 391, 393 111	Thrombose (Kava-Thrombose), RF
3. Verletzung	Rö nativ Tomographie	234 ff. 278	Knochen-/Weichteil-verletzung

1. Antes, G., Dünndarmradiologie. Einführung und Atlas, Springer Verlag, 1986
2. Antes, G., Enteroklysma-Technik und Ergebnisse, Nicholas Schriftreihe: Texte zur Radiologie des Gastrointestinaltraktes
3. Barth, V., Mammographie, Intensivkurs und Atlas für Fortgeschrittene, Thieme Verlag, 1994
4. Becker, W., Hals-Nasen-Ohren-Heilkunde, Thieme Verlag, 1984
5. Birkner, R., Das typische Röntgenbild des Skeletts, Urban & Schwarzenberg, 1977
6. Burchardi, H., Akute Notfälle, Thieme-Verlag, 1985
7. Burgener, S.A., Kormano, M., Röntgenologische Differentialdiagnostik, Thieme Verlag, 1993
8. Dähnert W., Radiology Review Manual, Williams und Wilkins, 1993
9. Dihlmann, W., Gelenke – Wirbelverbindungen, Thieme Verlag, 1982
10. Elke, M., Kontrastmittel in der radiologischen Diagnostik, Thieme-Verlag, 1992
11. Fachinformationen des Bundesverbandes der pharmazeutischen Industrie
12. Felson, B. et al., Röntgenologische Grundlagen der Thoraxdiagnostik, Thieme Verlag, 1984
13. Freyschmidt, J., Knochenerkrankungen im Erwachsenenalter, Springer-Verlag, 1980
14. Freyschmidt, J., Ostertag, H., Knochentumoren, Springer-Verlag 1988
15. Georgi, M., Einführung in die Angiographie, Springer-Verlag, 1985
16. Gladisch, R., Praxis der abdominellen Ultraschalldiagnostik, Schattauer Verlag, 1992
17. Graf, R., Sonographie der Säuglingshüfte und therapeutische Konsequenzen, Enke Verlag, 1993
18. Greenspan, A., Skelettradiologie, VCH, 1993
19. Herold, G. Innere Medizin, 1996
20. Hoeffken W., Lanyi, M., Röntgenuntersuchung der Brust, Thieme Verlag, 1973
21. Husmann, K. et al., Radiologische Einstelltechnik, Blackwell Wissenschaftsverlag, 1995
22. Junge-Hülsing, G. et al., Interne Notfallmedizin, Springer-Verlag, 1987
23. Kadir, S., Angiographie – Normalbefund und Varianten, VCH, 1992
24. Kaufmann, G. W. et al., Röntgenfibel, Springer Verlag, 1995.
25. Kern, R., Laufs, A., Die ärztliche Aufklärungspflicht bei der diagnostischen Anwendung jodhaltiger Kontrastmittel; Röntgenpraxis 35, 33–38 (1982)
26. Köster, O., Computertomographie des Felsenbeines, Thieme Verlag, 1988.
27. Laer von, L., Frakturen und Luxationen im Wachstumsalter, Thieme-Verlag, 1991
28. Lange, S. et al., Zerebrale und spinale Computertomographie, Medizinisch-wissenschaftliche Buchreihe Schering, 1988
29. Lange, S., Radiologische Diagnostik der Lungenerkrankungen, Thieme Verlag, 1986
30. Laubenberger, Th., Laubenberger, J., Technik der medizinischen Radiologie, Deutscher Ärzteverlag, 1994
31. Lehrbücher der Augenheilkunde
32. Leucht, W., Lehratlas der Mammasonographie, Thieme Verlag, 1989
33. Lörcher, U., Schmidt, H., HR-CT der Lunge, Thieme Verlag, 1996
34. Lüning, M., Felix, R., Komplexe bildgebende Diagnostik Abdomen, Deutscher Ärzteverlag, 1989
35. Marshall, M., Praktische Dopplersonographie, Springer Verlag, 1984
36. Mayer, R. Ultraschalldiagnostik der Schilddrüse, Schattauer Verlag, 1988
37. Meckler, U. et al., Ultraschall des Abdomens, Deutscher Ärzteverlag, 1989
38. Meschan, I., Diagnostik mit bildgebenden Verfahren, Band I/1: Abdomen Teil 1, Enke Verlag, 1988
39. Möller, T. B., Klose, K.C., Rezeptbuch der Radiologie, Springer-Verlag, 1989
40. Möller, T.B., Reif, E., Taschenatlas der Röntgenanatomie, Thieme Verlag, 1991
41. Möller, T.B., Röntgennormalbefunde, Thieme-Verlag, 1987
42. Müller, N.E. et al., Manual der Osteosynthese, Springer-Verlag, 1992
43. Narr, H., Die Aufklärungspflicht des Radiologen in der Praxis; Radiologe 1983, 23, 241–247
44. Pschyrembel, Klinisches Wörterbuch, Verlag de Gruyter, 1986
45. Radiologe: Speicheldrüsenerkrankungen, 34, 225–272, 1994
46. Radü, E.W. et al., Computertomographie des Kopfes, Thieme Verlag, 1994
47. Reeders, J.W.A.J., Tytgat, G.N.J., Ösophagus-Magen-Darm, Radiologische Diagnostik, Band XI, Thieme Verlag, 1991
48. Reinhardt, H.-J. et al., Ökologisches Stoffgebiet, Duale Reihe, Hippokrates Verlag, 1995
49. Schild, H., Angiographie – Angiographische Interventionen, Thieme Verlag, 1994
50. Schmitd, G., Ultraschall-Kursbuch, Thieme Verlag, 1994
51. Tabàr, L., Dean, P.B., Lehratlas der Mammographie, Thieme Verlag, 1985

20

52. Thelen, R.W.G., Thelen, M., Interventionelle Radiologie, Thieme Verlag, 1988
53. Treichel, J., Doppelkontrastuntersuchung des Magens, Thieme Verlag, 1990
54. Webb, W. R. et al., High Resolution CT of the Lung, Raven Press, 1992
55. Wegener, O. H., Ganzkörpertomographie, 2. Auflage, Blackwell Wissenschaftsverlag, 1992
56. Weiske R., Radiologische Kontrastmitteldiagnostik des Colons und Rektums, in Aktuelle Röntgenkontrastmitteldiagnostik des Gastrointestinaltraktes, Schnetztor-Verlag, 1989
57. Weiss, H. und A., Ultraschallatlas II, VCH, 1990
58. Wicke, L., Röntgendiagnostik-Einstelltechnik, Urban & Schwarzenberg, 1983
59. Wolf, K.J., Fobbe, F., Farbkodierte Duplex-Sonographie, Thieme-Verlag, 1993

21

21

21

21

21

21

21

21

21

21

21

21

Adam Greenspan

Skelettradiologie

2. neubearbeitete Auflage

1993. XIII, 714 Seiten, 1066 Abb.,
294 in Farbe, 53 Tabellen. Gebunden.
DM 360,-/SFR 330,-/ÖS 2628,-.
ISBN 3-527-15518-X

Es ist für Ärzte der Radiologie, der Orthopädie
und der Unfallchirurgie bei ihrer Suche nach
einem guten Buch der Skelett-radiologie immer
wieder erstaunlich, daß auf dem Feld zwischen
Einführungstexten und großen Lehrbüchern eine
deutliche Lücke klafft. Diese Lücke wurde schon
mit der ersten Auflage dieses reich bebilderten,
kombinierten Lehrbuchs und Atlasses
geschlossen. Inzwischen ist das Buch ein
Standardwerk der Skelettradiologie geworden.
Nach einer Einführung in die bildgebenden
Verfahren findet der Leser in 28 Kapiteln eine
breite Darstellung der Skelettradiologie. Neu sind
in der zweiten Auflage die zahlreichen, zu fast
allen Krankheitsbildern aufgenommenen
Magnetresonanztomographieaufnahmen als
diagnostisch wertvolle Bereicherung des
radiologischen Spektrums.

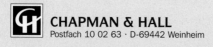

CHAPMAN & HALL
Postfach 10 02 63 · D-69442 Weinheim   Stand der Daten: 5/97

Matthew J. Kuhn

Atlas der
Neuroradiologie

1994. 228 Seiten, 600 Abb. Gebunden.
DM 250,-/SFR 238,-/ÖS 1825,-.
ISBN 3-8261-0000-X

Der Atlas zur Neuroradiologie enthält das
gesamte Spektrum neuropathologischer
Krankheiten, die mit bildgebenden Verfahren
darstellbar sind. Je nach Indikation und
diagnostischen Aussagemöglichkeiten besitzt
jedes dieser Verfahren einen ganz bestimmten
Stellenwert in der Neuroradiologie. Nach
Krankheitsbildern geordnet, sind in diesem Atlas
alle Aspekte der Neuroradiologie abgehandelt.
Parallel zu den Originalabbildungen erleichtern
Schemazeichnungen der anatomischen und
pathologischen Verhältnisse die Interpretation
der Befunde. Eine didaktisch gelungene
Darstellung für Radiologen, Neurologen und
Neurochirurgen aller Ausbildungsstufen.

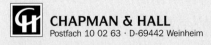

CHAPMAN & HALL
Postfach 10 02 63 · D-69442 Weinheim   Stand der Daten: 5/97

Klaus Tiedemann

Anatomy of the Head and Neck

A multiplanar Atlas for Radiologists
and Surgeons

1993. X, 204 Seiten, 420 Abb.
davon 264 in Farbe. Gebunden.
DM 620,-/SFR 570,-/ÖS 4526,-.
ISBN 3-527-15509-0

Bereits heute zeigen bildgebende Verfahren weit
mehr anatomische Details als der Betrachter
identifizieren kann. Dieser Schnittbildatlas enthält 36 Frontal-, 60 Axial- und 23 Sagittalschnitte
in einer bisher einmaligen Schichtdicke von nur
3 mm, die meisten davon in Farbe und original-
groß sowie frei von präparationsbedingten Artefakten. Parallel dazu - auf der gleichen Seite -
finden sich Röntgenbilder des gleichen Schnitts,
die die sonst erreichbare Detailgenauigkeit um
vieles übertreffen. Alle erkennbaren anatomischen Strukturen sind sorgfältig beschriftet und
vermitteln so ein plastisches Bild der menschlichen Kopf- und Halsregion. Die Bildqualität und
Detailgenauigkeit dieses Atlasses wird Radiologen, Chirurgen und Neurochirurgen sicher
gleichermaßen begeistern.

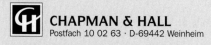

CHAPMAN & HALL
Postfach 10 02 63 · D-69442 Weinheim   Stand der Daten: 5/97

Werner Jaschke / Claus Claussen /
Reinhard Loose

Einführung
in die Radiologie

1997. 500 Seiten. Broschur.
Ca. DM 82,00/SFR 78,-/ÖS 599,-.
ISBN 3-8261-0050-6
Erscheint: September 1997

Ein Lernbuch sowie Nachschlagewerk, das sich
auszeichnet gemäß der Devise: Weniger ist
manchmal mehr!
Bewußt wurde auf eine lexikonartige Auf-
zählung von Einzelfakten verzichtet. Ballastfrei
und präzise wird dem Leser der Überblick über
das Fachgebiet der Radiologie präsentiert. Der
Aufbau des Textes, didaktisch übersichtlich und
aufeinander aufbauend, sowie die anschauliche
und großzügige grafische Gestaltung fördern die
Hervorhebung der wesentlichen Inhalte und
begünstigen somit die kurze Repetition. Die hier
vermittelten Wissensinhalte garantieren ein
festes Fundament für die spätere Vertiefung, z.
B. beim weiterführenden Studium komplizierter
und komplexer Speziallehrbücher.

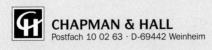

CHAPMAN & HALL
Postfach 10 02 63 · D-69442 Weinheim   Stand der Daten: 5/97

Memorix

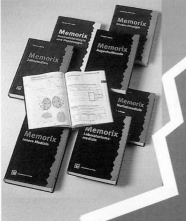